DEPENDÊNCIA QUÍMICA

UMA HISTÓRIA A SE TRATAR

DEPENDÊNCIA QUÍMICA

UMA HISTÓRIA A SE TRATAR

Organizadores

Selene Franco Barreto

Psicóloga Clínica e Consultora. Pós-Graduada em Prevenção em Tratamento de Álcool e Outras Drogas pela Universidade Cândido Mendes. MBA em Gerência de Saúde pela Fundação Getúlio Vargas (FGV). Certificada pela Associação Brasileira de Estudos do Álcool e outras Drogas (Abead). Diretora da Evolução Clínica & Consultoria Ltda. Fundadora do Instituto Re-evolução e Transformação Social (Irets).

Luiz Guilherme da Rocha Pinto

Psicólogo. Terapeuta de Família. Mestre em Prevenção e Assistência às Drogadependências pela U.S.A.L. (Buenos Aires) e pela Universidad de Deusto (Bilbao). Professor e Supervisor do Curso de Pós-Graduação em Dependência Química da Pontifícia Universidade Católica (PUC)-Rio. Profissional Certificado como Especialista pela Associação Brasileira de Estudos do Álcool e Outras Drogas. Conselheiro Fiscal da Abead na Gestão 2021-2023.

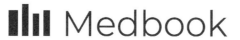

DEPENDÊNCIA QUÍMICA – Uma História a se Tratar
Direitos exclusivos para a língua portuguesa
Copyright © 2022 by MEDBOOK Editora Científica Ltda.

Nota da editora: Os organizadores e a editora não podem ser responsabilizados pelo uso impróprio nem pela aplicação incorreta de produto apresentado nesta obra. Apesar de terem envidado esforço máximo para localizar os detentores dos direitos autorais de qualquer material utilizado, os organizadores e a editora estão dispostos a acertos posteriores caso, inadvertidamente, a identificação de algum deles tenha sido omitida.

Preparação de originais e edição de conteúdo: Andréia Amaral do Espírito Santo
Editoração eletrônica e capa: Adielson Anselme

As imagens apresentadas no *Álbum de Fotos* foram cedidas pelos profissionais entrevistados e colaboradores desta obra.

CIP-BRASIL. CATALOGAÇÃO NA PUBLICAÇÃO
SINDICATO NACIONAL DOS EDITORES DE LIVROS, RJ

D468d

Dependência química: uma história a se tratar/Selene Franco Barreto, Luiz Guilherme da Rocha Pinto. – 1. ed. – Rio de Janeiro: Medbook, 2022.
   340 p; 28 cm.

   Apêndice
   Inclui bibliografia
   ISBN 9788583690924

   1. Drogas - Abuso - Brasil. 2. Abuso de substância. 3. Alcoolismo. I. Barreto, Selene Franco. II. Pinto, Luiz Guilherme da Rocha. II. Título.

22-76254   CDD: 362.29
                             CDU: 362.08(083.94)

Gabriela Faray Ferreira Lopes – Bibliotecária – CRB-7/6643

23/02/2022   25/02/2022

Reservados todos os direitos. É proibida a duplicação ou reprodução deste volume, no todo ou em parte, sob quaisquer formas ou por quaisquer meios (eletrônico, mecânico, gravação, fotocópia, distribuição na Web ou outros), sem permissão expressa da Editora.

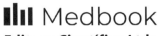

Editora Científica Ltda
Avenida Treze de Maio 41/sala 804 – Cep 20.031-007 – Centro – Rio de Janeiro – RJ
Telefone: (21) 2502-4438 – www.medbookeditora.com.br – instagram: @medbookoficial
contato@medbookeditora.com.br – vendasrj@medbookeditora.com.br

Agradecimentos

A história deste livro começa quando, aos 59 anos, decidi fazer uma reflexão sobre minha vida profissional. Foi então que percebi o quanto minha trajetória de crescimento pessoal e profissional havia sido bonita: conheci pessoas incríveis, ajudei muitos dependentes e seus familiares e levei informação e prevenção para muitas empresas e escolas Brasil afora.

O que mais me tocou foi concluir que minha vida sempre esteve muito ligada à história do tratamento da dependência química no Brasil, ao lado de outros profissionais que também se dedicaram a esse objetivo. Pensei: por que não registrar essa jornada? Seria meu grande desafio antes da aposentadoria. Parti em busca de um parceiro que tivesse uma linda história de perseverança, memórias e conquistas pessoais e profissionais para dividir comigo a tarefa de organizar um livro – por isso convidei Luiz Guilherme da Rocha Pinto para encarar essa empreitada.

Foram mais de 3 anos de muitos encontros e desencontros com pessoas incríveis. Fizemos entrevistas, buscamos histórias através das memórias para compor uma narrativa, reunimos estagiários com grande potencial para a área, como Fernanda Catapano, além de profissionais que foram se juntando ao nosso percurso – como o jornalista Rafael Sento Sé, que com delicadeza e profissionalismo colaborou nas pesquisas, e a professora Maria de Lourdes da Silva, doutora em História pela Uerj, que nos auxiliou e ensinou muito, direta e indiretamente, com seu conhecimento científico.

Posso dizer, sem medo de errar, que, além da busca pelo conhecimento, das melhores técnicas, da excelência profissional e científica, todo o meu percurso foi marcado por afeto. A sociedade sabe ser cruel com quem não se enquadra em parâmetros. Ser colocado à margem é um desafio diário para quem busca conviver socialmente, exercendo sua cidadania com deveres e direitos, erros e acertos. A estigmatização devasta e pode levar à loucura, à depressão e até mesmo à morte. A sociedade embrutecida ofusca, e enxergar o outro passa a ser um exercício diário para não naturalizar o sofrimento e a invisibilidade. É difícil prosseguir sem uma rede de apoio.

Agradeço aos meus amados e saudosos pais, Florisvaldo dos Santos Barreto e Dalva Franco Barreto, que, com simplicidade, me dedicaram muito amor e deixaram muitos ensinamentos sobre princípios, valores éticos e, principalmente, uma força interior para nunca desistir, não perder meu foco, apesar de tantas dificuldades e dos preconceitos enfrentados. Não posso deixar de agradecer, também, a meus queridos e admirados irmãos e sobrinhos pelo amor transmitido, cada um do seu jeito, e a confiança depositada.

Na caminhada da vida, fui colecionando verdadeiramente alguns amigos que poderia chamar de irmãos do coração. Esses amigos são de infância, da escola secundária, da faculdade, do trabalho e das viagens, e foram responsáveis por embelezar meu caminho.

Ao olhar para essa longa caminhada, reconheço o quanto foi importante, nos últimos 23 anos, ter ao meu lado uma fonte diária de companheirismo, cumplicidade, amor, amizade, afeto, troca e respeito. Esse apoio eu sempre encontrei em José Mauro Braz de Lima, em uma vida na qual muitas vezes os aspectos profissionais e pessoais se misturaram com admiração e incentivo.

Muito obrigada a todos por fazerem parte da minha trajetória.

Selene Franco Barreto

Agradecimentos

Minha participação como um dos autores e organizadores deste sonhado livro seguramente se confunde com minha própria história. Quando aparentemente escolhi minha profissão, no já longínquo ano de 1979, jamais imaginaria os desdobramentos e trapaças que o destino me reservava. Exatos 7 anos e meio após começar o curso de Economia, meus caminhos me levaram a um poço do qual foi bem difícil emergir. Contei com a ajuda de familiares, sobretudo da minha mãe, Wanda Tupinambá da Rocha – uma leoa que me carregou quando tive dificuldade de andar com minhas próprias pernas. Depois de emergir vagarosamente, vi-me diante de uma nova e inimaginável perspectiva, pois o mundo dos números econométricos, de micros, macros e do mercado financeiro também era muito atraente para mim. Mas aí surgiria o caminho das Ciências Humanas... Ah, jamais poderia imaginar que eu mergulharia do jeito que foi!

Em abril de 1989, aos 27 anos, ingressei no mundo da saúde mental e até hoje, 31 anos depois – dia em que escrevo estes agradecimentos – permaneço encantado. Fui seguramente um dos primeiros, depois de alguns outros profissionais, a percorrer o árduo caminho do tratamento dos pacientes adictos, em um momento em que, como será amplamente discutido neste livro, boa parte dos profissionais não tinha muito interesse em cuidar dessas pessoas.

Uma das profissionais que me antecederam, 7 "seculares" anos antes de mim, foi a doce leoa Selene Franco Barreto, uma das mulheres mais incríveis que conheci em toda a minha vida. Selene foi a primeira profissional com quem fiz um curso formal na área das adicções, absolutamente decisivo para minha trajetória profissional. Eu me senti muito honrado com o convite que ela me fez para dividirmos a organização deste livro, segundo a própria, por toda a experiência que adquiri... e por conta de uma privilegiada memória que Deus me deu.

Teria inúmeras pessoas a agradecer. E, apesar da privilegiada memória já mencionada, tenho muito medo de esquecer alguém. Então, encerro agradecendo muito à minha musa, Márcia Prisco, pelo amor estimulante, e a João Pedro Prisco da Rocha, meu filho querido, companheiro diário da minha longa jornada.

Luiz Guilherme da Rocha Pinto

Homenagem aos Entrevistados

Quando este livro começou a ser produzido, o mundo era outro. Nós éramos outros. Não faz tanto tempo assim... Passaram-se cerca de 5 anos entre pensar que a trajetória dos profissionais dedicados ao tratamento da dependência química merecia um registro histórico, a busca pelos caminhos para a concretização da obra e a conclusão da escrita. Quando começamos, não tínhamos noção de que levaria tanto tempo e de o quanto esse percurso iria mexer com a gente.

A pesquisa nos fez revisitar memórias, entrar em contato com muitos amigos que vêm tecendo essa rede de profissionais há anos, alguns dos quais ficaram pelo caminho, deixando a sensação de que se despediram cedo demais e de que ainda haveria muito a nos ensinar, a trocar. Nessa área, entretanto, também vamos aprendendo a importância de viver um dia de cada vez, a lidar com as incertezas e a estar sempre preparados para o imponderável.

Então, quando nos dedicávamos a planejar a finalização do livro e a sonhar com o lançamento, veio a pandemia da Covid-19. O inesperado nos ensinou que não comandamos o tempo e que o rio da vida corre de acordo com o fluxo das tempestades. Fomos obrigados a rever o ritmo, a recalcular a rota, e tivemos ainda mais certeza de que lançar o livro seria nossa grande recompensa. Depois de encararmos um mundo carregado de medo e tristeza, perdas e isolamento social para a preservação de vidas, desejamos que esta obra, construída por muitas mãos, seja simbolicamente o resultado de tudo o que já construímos juntos, e que possibilite logo nosso reencontro para uma celebração.

Mais do que textos que ajudam a contar a história de profissionais e de uma área da saúde no Brasil, nosso livro é também uma homenagem a todas as pessoas que aceitaram nos fornecer uma entrevista, uma palavra de incentivo, que se interessaram em colaborar, indo além de suas pesquisas, de seu trabalho em clínicas, em consultórios, ou onde quer que possam ser úteis. Pessoas que mostraram suas emoções ao falar sobre suas trajetórias nos estudos, na persistência, e por acreditarem na importância de ajudar os dependentes químicos e seus familiares.

O ano de 2020 fez a humanidade passar a valorizar ainda mais duas categorias que são essenciais nesta obra: o profissional da saúde e os cientistas, e a entender que não há nada mais precioso do que a busca por uma existência que possa preservar e respeitar a vida de cada pessoa, sua individualidade, sem desprezar a coletividade, o estar junto.

Há um conceito tradicional africano que é parte da filosofia humanista e que é expresso pela palavra *ubuntu*. Não temos em português uma palavra com o mesmo significado, mas podemos sintetizar, dizendo que ela simboliza a importância da aliança e do relacionamento respeitoso entre as pessoas. Uma pessoa com *ubuntu* tem consciência de que é afetada quando seus semelhantes são diminuídos, oprimidos. O progresso pessoal só faz sentido quando também promove o progresso da comunidade. Em resumo, *ubuntu* quer dizer: "Eu sou porque somos."

Essa é a essência deste livro. Desejamos que ele possa contribuir para o progresso de nossa comunidade. A seguir, com sentimento de gratidão, deixamos registrados os nomes de todos os profissionais entrevistados para esta obra:

- Ana Cecília Petta Roselli Marques
- Ana Cristina Melo Souza
- Ana Lucia Fontoura
- Analice Gigliotte
- Antônio Nery Filho
- Arthur Guerra de Andrade
- Elisaldo de Araújo Carlin

Homenagem aos Entrevistados

- Miguel Chalub
- Cid Merlino Fernandes
- Clara Lucia Inem
- Dartiu Xavier da Silveira
- Fábio Damasceno
- Elie Cheniaux
- Paulo Roberto Yog Miranda Uchôa
- Maria Heloisa Bernardo
- João Carlos Dias
- João Pena
- Joaquim de Melo Neto
- John Burns
- José Manoel Bertolote
- José Mauro Braz de Lima
- Luiz Guilherme da Rocha Pinto
- Magda Vaissman
- Marcelo Santos Cruz
- Margarida Constâncio
- Maria Ângela Madeira Ribeiro
- Marlúcia Costa Van Der Put
- Padre Haroldo
- Oscar Cox
- Oswaldo Saide
- Patrícia Riedel
- Raul Caetano
- Renato Mussi
- Roberto Flores
- Roberto Martins
- Roberto Robalinho
- Selene Franco Barreto
- Sérgio Dario Seibel
- Sérgio de Paula Ramos

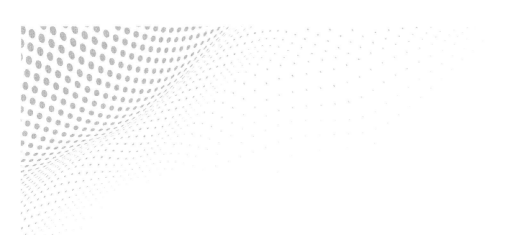

Colaboradores

Alberto José de Araújo
Médico formado pela FM-UFRJ. Mestre e Doutor em Engenharia de Produção pela COPPE/UFRJ. Especialista em Medicina do Trabalho pela UFF. Medicina Social e Saúde Pública pela ENSP/Fiocruz. Pneumologia Sanitária pela DNPS/Fiocruz. Fellow in Environmental and Occupational Medicine by the Mount Sinai School of Medicine, NY. Consultor e Revisor Ad Hoc das Revistas de Psicologia da UNB, do *Caderno de Saúde Pública* e da Revista *Ciência e Saúde Coletiva* da ENSP/Fiocruz, do *Jornal Brasileiro de Pneumologia* da SBPT e da *Revista Brasileira de Cancerologia*.

Alessandra Diehl
Psiquiatra. Mestre e Doutora pela Unifesp. Pós-Doutora pela EERP/USP. Presidente da Abead (gestão 2021-2023).

Alexandre Kieslich da Silva
Psiquiatra com Residência em Psiquiatria pelo Hospital Psiquiátrico São Pedro e Residência em Psiquiatria da Adição pelo Hospital de Clínicas de Porto Alegre. Mestre em Ciências da Saúde pela UFRGS. Formação em Terapia Comportamental Dialética (DBT) pelo Behavioral Tech Institute. Docente do Curso de Medicina na Universidade do Vale do Taquari/Univates. Professor das Residências de Psiquiatria dos Hospitais Bruno Born e Divina Providência.

Ana Cecilia Petta Roselli Marques
Psiquiatra. Doutora em Neurociências pela Unifes. Membro do Conselho Consultivo da ABEAD. Coordenadora da Comissão de Psiquiatria das Adicções da Associação Brasileira de Psiquiatria (ABP) – 2017-2022. Supervisora do Programa Periscópio, a Política Municipal de Drogas de Tarumã – 2007-2022. Especialista em Saúde Pública e Saúde Mental pela Unesp.

Anderson Ferreira da Silva
Assistente Social e Mestre em Serviço Social pela PUC-Rio. Assistente Social na Equipe de Saúde Mental de Nova Iguaçu. Supervisor Clínico Institucional no Caps III Casa Azul – Prefeitura Municipal de Mesquita.

Andréia Amaral do Espírito Santo
Produtora Editorial. Graduada pela Escola de Comunicação da UFRJ com especialização em Produção e Gestão de Materiais Didáticos pelo Laboratório de Novas Tecnologias (Lante/UFF). Ex-Editora Executiva dos selos Civilização Brasileira e Paz e Terra, editora do selo Rosa dos Tempos. Responsável pela publicação de e-books e audiolivros da Editora Record. Integrante da Equipe de Criação e Desenvolvimento de Projetos Educativos da Escola Nacional de Saúde Pública (Fiocruz). Consultora de autores independentes e editoras.

Andresa Barbosa da Silva Gouveia
Graduada em Serviço Social. Pós-Graduada em Dependência Química (PUC-Rio). Mestranda em Psicologia Clínica (PUC-Rio). Pesquisadora do Ladip (Laboratório de Diferenças Individuais e Psicopatologias/PUC-Rio).

Daiana Amaral de Lima
Graduada em Serviço Social pela ESS/UFRJ. Mestre em Serviço Social pela ESS/UFRJ. Especialista em Saúde Mental e Atenção Psicossocial pela ENSP/Fiocruz (2018). Assistente Social no Corpo de Bombeiros Militar do Estado do Rio de Janeiro – Hospital Central Aristarcho Pessoa.

Eliana de Andrade Freire
Mestre em Psicologia com especialização em Aconselhamento em Dependência Química e Psicodrama. Ex-Professora de Psicologia Social, Alcoolismo e Toxicomania, Bases Teóricas da Dependência Química (PUC-RJ).

João Raphael Ramos dos Santos
Licenciado em Ciências Sociais pela UFRJ. Professor Unidocente do Colégio de Aplicação da Fundação Roberto Marinho. Mestre em Educação pelo PPGE/UFRJ. Membro do GEAR (Grupo de Estudos em Educação Antirracista) da UFRJ.

Joaquim Ferreira de Melo Neto
Médico Gastroenterologista e Mestre em Saúde Coletiva. Coordenador do Programa de Prevenção e Controle do Tabagismo de Empresa e Membro do Conselho Consultivo da Abead.

José Mauro Braz de Lima
Neurologista. Pós-Doutor em Neurociência pela Universidade de Paris. Ex-Coordenador Geral do Programa Acadêmico de Álcool e Drogas (Cepral) e do Programa Acadêmico sobre Doenças do Neurônio Motor/Esclerose Lateral Amiotrófica (ELA) da UFRJ. Ex-Diretor Geral do Hesfa/UFRJ (2008 a 2011). Diretor-Médico da Evolução Clínica e Membro do Grupo de Trabalho e Droga.

Lilian Monteiro Ribeiro
Psicanalista. Especialista em Dependência Química pela University of California (UCLA), Los Angeles.

Ludmilla Furtado
Psicóloga. Especialista em Teoria e Clínica Psicanalítica. Especialista em Psicoterapia de Família e Casal. Mestre em Psicologia e Doutora em Psicologia Social.

Luiz Guilherme da Rocha Pinto
Psicólogo. Terapeuta de Família. Mestre em Prevenção e Assistência às Drogadependências pela U.S.A.L. (Buenos Aires) e pela Universidad de Deusto (Bilbao). Professor e Supervisor do Curso de Pós-Graduação em Dependência Química da PUC-Rio. Profissional Certificado como Especialista pela Associação Brasileira de Estudos do Álcool e Outras Drogas. Conselheiro Fiscal da Abead (2021-2023).

Márcia Prisco Rodrigues
Psicóloga. Gestalt Terapeuta. Terapeuta de Família. Psicoterapeuta Infantil.

Marcia Rachid
Formada em Medicina pela Unirio. Mestre em Doenças Infecciosas e Parasitárias pela UFRJ). Membro do Comitê Técnico Assessor para Manejo da Infecção pelo HIV em Adultos do Departamento de Doenças de Condições Crônicas e Infecções Sexualmente Transmissíveis do Ministério da Saúde. Cofundadora do Grupo Pela VIDDA-RJ.

Nathália Janovik
Médica Psiquiatra com Área de Atuação em Psiquiatria de Adição pelo Hospital de Clínicas de Porto Alegre (UFRGS). Especialista em Psicoterapia de Orientação Analítica pelo Centro de Estudos Luis Guedes (CELG/HCPA). Formação em Terapia Comportamental Dialética pelo Behavioral Tech-Linehan Institute (EUA). Doutora em Psiquiatria e Ciências do Comportamento Humano pela UFRGS.

Patricia Brunfentrinker Hochgraf
Médica Psiquiatra. Doutora em Psiquiatria pela USP. Médica Assistente da USP e Coordenadora do Programa da Mulher Dependente Química (Promud) do Instituto de Psiquiatria do Hospital das Clínicas da Faculdade de Medicina da Universidade de São Paulo (IPq – HC – FMUSP). Autora do livro *Como lidar com o alcoolismo* (Hogrefe, 2018).

Pedro Paulo Canedo Cavalcanti
Psicólogo. Pós-Graduação em Dependência Química pela PUC/Rio. Pós-Graduação em Filosofia Contemporânea pela PUC/Rio.

Rafael Sento Sé
Jornalista. Idealizador do blog RJ450. Ex-Repórter do *Jornal do Brasil*, da revista *Domingo* e da *Veja Rio*.

Renata Brasil Araújo
Psicóloga. Ex-Presidente da Abead (2019-2021). Responsável por Coordenar e Supervisionar os Programas de Dependência Química e de Terapia Cognitivo-Comportamental do Hospital Psiquiátrico São Pedro. Sócia, Diretora e Psicóloga do Modus Cognitivo – Núcleo de Terapia Cognitivo-Comportamental. Experiência na Área de Psicologia com ênfase em Dependência Química e Terapia Cognitivo-Comportamental.

Renato Fernandes Elias
Graduado em Medicina pela UFRJ com dignidade acadêmica no grau Cum Laude. Pós-Graduado em Psiquiatria pela PUC-Rio. Especialista em Prevenção e Tratamento de Abuso de Drogas Psicoativas pela PUC-Rio. Pós-Graduação latu sensu em Medicina do Sono pela Faculdade de Ciências da Saúde Albert Einstein. Professor da Pós-Graduação de Dependência Química da PUC-Rio. Major Médico do Serviço de Psiquiatria do Hospital Central Aristarcho Pessoa – CBMERJ. Médico do Serviço de Psiquiatria do Município de Rio Bonito. Médico da Psiquiatria do Hospital Municipal Conde Modesto Leal da Prefeitura Municipal de Maricá.

Roseana Ribeiro

Psicóloga. Especialista em Dependência Química. Terapeuta Familiar Sistêmica, Consultora em Motivação para Mudança e Membro do Motivational Interviewing Network Trainers (Mint).

Roseli Camargo Mendonça

Enfermeira. Especialista em Dependências Químicas, Enfermagem do Trabalho, Urgência & Emergência e Ergonomia. Coautora e realizadora do Programa de Controle do Tabagismo

Selene Franco Barreto

Psicóloga Clínica e Consultora em Empresas e Instituições de Saúde. Pós-Graduada em Prevenção e Tratamento de Álcool e Outras Drogas pela Universidade Cândido Mendes. MBA em Gerência de Saúde pela Fundação Getúlio Vargas (FGV). Certificada pela Associação Brasileira de Estudos do Álcool e outras Drogas (Abead). Diretora da Evolução Clínica & Consultoria Ltda. Fundadora do Instituto Re-evolução e Transformação Social (Irets).

Silvia Brasiliano

Psicóloga. Psicanalista. Doutora em Ciências pela Faculdade de Medicina da USP. Coordenadora do Programa da Mulher Dependente Química (Promud) do IPq – HC – FMUSP. Autora do livro *Como lidar com o alcoolismo* (Hogrefe, 2018).

Thales Monteiro Ferro

Graduado em Psicologia (CRP 05/63758). Pós-graduado em Dependência Química (PUC-Rio).

Thiago André da Costa Barreto

Advogado Especialista em Direito Empresarial e do Trabalho. Mestrando em Recursos Humanos. Consultor de Empresas referente aos Problemas Relacionados a Álcool e Outras Drogas. CEO na Evolução Consultoria. Membro certificado da Associação Brasileira de Mentores de Negócios (Abmen).

Prefácio

A obra *Dependência química – uma história a se tratar* aborda não só os relevantes aspectos e acontecimentos que marcaram parte da trajetória da dependência química no Brasil, sobretudo a partir da segunda metade do século XX, mas também contempla protagonistas que construíram essa história. Considerando a perspectiva escolhida pelos organizadores, este livro deverá figurar como especial referência para muitos que lidam com os diversos problemas relacionados ao consumo (uso, abuso e dependência) de álcool e de outras drogas (Prads), independentemente de serem profissionais experientes, estudantes ou leigos.

Ao aceitar o especial convite para fazer este prefácio, um dilema se impôs: como dar conta dessa importante tarefa, considerando a abordagem histórico-biográfica e sociocultural deste trabalho? Cabe ainda refletir sobre o contexto em que o livro está sendo publicado: um país com sérios problemas de desigualdades médico-sociais e político-econômicas, no qual o impacto das questões relacionadas ao consumo de bebidas alcoólicas e de outras drogas, lícitas e ilícitas, ganha maior dimensão na vida dos indivíduos, das famílias, das comunidades, das empresas e da sociedade em geral, além dos impactos econômicos para os cofres públicos.

Diante dos diferentes caminhos possíveis, optei por destacar o contexto das práticas e experiências relatadas pelos autores que marcam o desenvolvimento da história da dependência química no Brasil. Portanto, minha intenção é apontar a relevância de uma obra como esta, diante da gravidade das consequências relacionadas ao alcoolismo e ao consumo de drogas, que representam uma das mais sérias questões de saúde e de segurança públicas em nosso país e em grande parte do mundo na atualidade.

O leitor irá constatar que entramos na terceira década do século XXI tendo de rever, readequar e realinhar conceitos e paradigmas estabelecidos há mais de 50 anos, em face das novas e significativas mudanças ocorridas nos âmbitos sociais, culturais, políticos, econômicos e científicos, fora as mudanças no nível das políticas públicas que vêm sendo criadas para dar conta de novas demandas associadas ao aumento do consumo de álcool e drogas. Cabe destacar aqui que entre esses novos e importantes aspectos no campo do conhecimento referente ao mundo das drogas os diversos avanços da neurociência foram, talvez, os que mais causaram impacto no saber médico-científico moderno. Não por acaso, entre os anos 1990 e 2000, a ONU tomou a iniciativa de criar a chamada "Década Mundial do Cérebro", a fim de dar destaque às significativas novidades provenientes das descobertas científicas da década citada. Naturalmente, esses avanços e descobertas tiveram impacto efetivo sobre o conhecimento relacionado ao mundo das drogas. Nesse período, o então diretor do National Institute of Drug Abuse (Nida), Allan Leschner, publicou emblemático artigo com o sugestivo título de "Addiction is a brain disease, it's matter", na revista *Science* (1997). Em 2004, a própria Organização Mundial da Saúde (OMS) lançou um livro consagrando os avanços da neurociência na questão das drogas: *Neuroscience of Psychoactive Substance Use and Dependence*.

Também acompanhamos outro movimento se fortalecendo: a nova abordagem com ênfase nos vieses das políticas de saúde e segurança públicas, conforme novas recomendações da OMS expressas em carta do ex-Secretário-Geral da ONU, Dr. Kofi Annan, divulgada em 2017, quando transmitia seu cargo ao sucessor, Ban Ki-moon.[1] Esses dois movimentos – os avanços da

---
[1] Uma nova abordagem da política de drogas da ONU – Evolução de paradigma das Políticas Públicas: da Dependência Química (DQ) para Problemas Relacionados ao Álcool e de outras Drogas (PRADs). Texto de José Mauro Braz de Lima sobre a Carta de Kofi Annan, ex-Secretário-Geral da ONU, disponível no site www.evolucaovida.com.br.

neurociência e a nova abordagem, mais transversal e sistêmica, com ênfase maior nos vieses da saúde e segurança públicas – se desenvolveram significativamente, impondo-nos o desafio e a necessidade de revisar, atualizar e readequar ao novo momento os conceitos e paradigmas estabelecidos no século passado.

Há algum tempo tem ficado cada vez mais evidente que a dependência química não pode ficar limitada ao âmbito da condição médica ou da saúde mental, mas precisa ser encarada como complexa condição biopsicossocial e econômica, abrangendo uma gama de "problemas relacionados ao uso, abuso e dependência de álcool e de outras drogas"; não só como doença definida pelo aspecto médico-biológico, mas também pelos aspectos psicológicos, sociais, culturais, políticos e econômicos. Portanto, o papel dos médicos e psicólogos continua sendo imprescindível, mas outros atores sociais – professores, assistentes sociais, conselheiros, juízes, advogados, legisladores e outras autoridades – passaram a desempenhar importantes papéis no cenário e no enfrentamento dos transtornos relacionados ao uso/abuso de substâncias psicoativas.

Essa mudança de paradigma contribuiu para que todos os que estão ligados à questão das drogas em nosso país – pacientes, profissionais, famílias, comunidades, empresas... – sejam efetivos atores e protagonistas envolvidos no estabelecimento e no desenvolvimento de ações e estratégias concernentes ao tratamento, diagnóstico, prevenção e reabilitação dos "dependentes", dos abusadores e eventuais usuários de risco – o denominado uso de risco está relacionado a muitos casos de acidentes de trânsito, de trabalho ou domésticos, violência urbana e doméstica e, no caso das mulheres grávidas, à síndrome alcoólica fetal (SAF).

Cabe observar que os organizadores e os diversos colaboradores com certeza realizaram um importante e inovador trabalho, não apenas sobre narrativas com base em documentos e registros históricos, mas também a partir de relatos dos que "fizeram história", por meio de suas práticas e exercícios profissionais ao longo das últimas décadas. A intenção não é esgotar ou dar conta do conjunto de fatos que envolvem as diversas facetas das complexas questões relacionadas ao uso, abuso e dependência de álcool e de outras drogas. Sem dúvida, o conjunto da obra merece destaque pela bagagem de informações e conhecimentos que reúne, uma relevante contribuição profissional e técnico-científica a todos os que se interessam pelo assunto.

Dr. José Mauro Braz de Lima, PhD

Introdução

Para começo de conversa...

O que seria dos homens sem uma de suas habilidades mais essenciais: a de registrar memórias e compor a longa teia que chamamos de história? Construída como um campo de conhecimento a partir da modernidade, a história passa a estabelecer regimes de verdades que justificariam a hierarquia da escrita sobre a oralidade. É aí que surge a cisão entre história e memória. Do Iluminismo em diante, à medida que a escrita passa a ter primazia e o homem é colocado como centro da criação, grupos sociais inteiros são silenciados, apagados, dominados pela história, soterrando-se a importância da memória na forma de ver o mundo e de reagir a seus estímulos.

Hoje, a sociedade recorre à história para garantir o entendimento de que somos feitos de *lembranças* e não de *esquecimentos*. De acordo com Nora (1993), fruto da separação entre história e memória na sociedade contemporânea, a memória se enraíza no concreto, no espaço, no gesto, na imagem, no objeto. A história só se liga a continuidades temporais, às evoluções e às relações das coisas. A memória é o absoluto, e a história, o relativo. Se não há mais memória, o que há? Nora aproxima memória e história. A seu ver, "tudo o que é chamado de clarão de memória é a finalização de seu desaparecimento no fogo da história. A necessidade de memória é uma necessidade da história" (NORA, 1993, p.14).

Não se pode deixar de reconhecer, no entanto, experiências de resistência a essa cisão e à primazia da escrita sobre a oralidade, da história sobre a memória: os registros individuais ou coletivos que invertem as lógicas do apagamento histórico, que trazem o protagonismo de processos importantes por pessoas comuns, como você e eu, mas que desempenharam papéis sem igual na mudança de paradigmas de uma sociedade que escolhe seus heróis – quase todos homens – e supervaloriza grandes feitos – quase todos europeus. Impedimos os riscos de uma história única e asseguramos a construção de uma história mais democrática.

Dessa forma, o presente livro tem a intenção de recuperar a história dos tratamentos do uso nocivo de álcool, tabaco e outras drogas no Brasil nos últimos 40 anos. Compreendemos que as gerações de profissionais e estudiosos que se dedicaram ao tema, grande parte deles ainda em ação, detêm um legado precioso das práticas coletivas sobre a matéria que impactam, nos dias atuais, os caminhos abertos pelos novos paradigmas. Há um acervo individual e coletivo inestimável nas práticas e ações desses profissionais que deve ser esmiuçado e registrado, visto que apresentam um patrimônio representado pelos debates, pelas metodologias de tratamentos, pelas teses definidas em congressos e encontros.

A intenção aqui é organizar um pouco dessa documentação, recuperar e tratar essas memórias de modo a preencher algumas lacunas existentes na literatura atual sobre o assunto. Assim, buscamos assegurar o registro das experiências de tratamento ao uso problemático de álcool e outras drogas a partir de nossas próprias relações profissionais, dos grupos de convivência, e, contando com a participação dessas pessoas, impedir o esquecimento dos projetos e sonhos coletivos das gerações de profissionais que atuaram com amor e militaram na defesa de uma sociedade mais equânime e preventiva no tocante à dependência química.

A metodologia adotada consistiu na análise de entrevistas, documentos e publicações. A ideia é minimizar as avaliações que desqualificam a memória como procedimento da história, compreendendo que nos cabe tomá-la como mais um objeto da história e, sem desconsiderar suas limitações, incorporá-la ao registro escrito, adensando a massa plural com a qual se faz o mundo. Com esse método, pretendemos expor os debates, as tensões, as contradições teórico-metodológicas e os modos de apropriação dos profissionais envolvidos com a matéria.

Pierre Nora afirma que a memória não existe mais, que ela é apenas revivida e ritualizada, numa constante tentativa, por parte do indivíduo fragmentado. Ora, se somos indivíduos fragmentados e dotados de memória individual e coletiva, nosso desafio aqui é costurar essa malha na expectativa de comprovar, talvez, que Nora estava errado. Somos memória oral e escrita.

Boa leitura!
João Raphael Ramos dos Santos

Referências

NORA, P. *Entre memória e história:* a problemática dos lugares. Projeto História. São Paulo: PUC-SP, n.10, p. 12. 1993.

Sumário

SEÇÃO I — **HISTÓRIA, 1**

Capítulo 1   Marcos Históricos no Tratamento da Dependência Química no Mundo e no Brasil, 3
Selene Franco Barreto

Capítulo 2   Uma Dose de História – A Relação do Ser Humano com as Drogas, seus Modos de Uso, Efeitos e Perigos para a Saúde, 7
Selene Franco Barreto

Capítulo 3   Um Panorama Político e seus Reflexos na Questão da Dependência Química (do Final do Século XIX ao Século XX), 20
Luiz Guilherme da Rocha Pinto
Rafael Sento Sé

Capítulo 4   A Fundação da Associação Brasileira de Estudos de Álcool e Outras Drogas (ABEAD) e de Outras Instituições Importantes para o Campo da Dependência Química, 45
Selene Franco Barreto

Capítulo 5   O Surgimento das Políticas sobre Álcool e Outras Drogas no Ambiente Corporativo, 53
Selene Franco Barreto

Capítulo 6   Duas Experiências de Sucesso na Implantação de um Programa de Tabagismo em Empresas, 65
PARTE A – Programa de Prevenção e Controle do Tabagismo em uma Indústria no Rio de Janeiro, 65
Joaquim Ferreira de Melo Neto
PARTE B – Implementação do Programa de Tabagismo em uma Grande Empresa do Paraná: Relato de uma Gratificante Trajetória de Ajuda, 69
Roseli Camargo Mendonça

Capítulo 7   História dos Alcoólicos Anônimos e dos Narcóticos Anônimos no Brasil, 73
Luiz Guilherme da Rocha Pinto

Capítulo 8   Os Profissionais e seus Relatos a Respeito do Trabalho com a Dependência Química – Um Registro Histórico, 83
PARTE A – A Clínica de Adicção e o Psicólogo, 83
Lílian Monteiro Ribeiro
PARTE B – O "Apaixonamento" do Terapeuta, 84
Renata Brasil Araujo

PARTE C – A Evolução do Trabalho e os Sentimentos Despertados, 86
Selene Franco Barreto

PARTE D – Minha Vida e Meu Trabalho, 88
Eliana Freire

PARTE E – Fé, Bom Humor e Muito Amor, 90
Roseana Ribeiro

PARTE F – Alguns Registros para a História (Depoimentos), 91

Capítulo 9 O Passado que Celebramos – O Legado dos Gênios na Ciência, na Assistência e na Vida, 93
Selene Franco Barreto

SEÇÃO II OUTRAS PERSPECTIVAS HISTÓRICAS, 99

Capítulo 10 Álcool e Drogas no Brasil – Uma Questão Social, 101
João Raphael Ramos dos Santos

Capítulo 11 História do Tratamento de Mulheres Dependentes de Substâncias Psicoativas no Brasil, 109
Silvia Brasiliano
Patricia Brunfentrinker Hochgraf

Capítulo 12 A História do Tabagismo, 117
Alberto José de Araújo

Capítulo 13 Os Vários Olhares da Prevenção e de suas Ações no Contexto Histórico, 149
Selene Franco Barreto
Andréia Amaral do Espírito Santo

Capítulo 14 Legislação e Drogas, 159
Thiago André da Costa Barreto

Capítulo 15 A Criação do Conselho de Entorpecentes no Rio de Janeiro (Conen/RJ), o Sistema Estadual Antidrogas e o Programa Clínicas Populares – Ações em Saúde pelo viés da Justiça e da Assistência Social, 166
Anderson Ferreira da Silva

Capítulo 16 A Política Nacional de Drogas – Para Onde Estamos Indo?, 180
Ana Cecilia Petta Roselli Marques

SEÇÃO III O TRATAMENTO DA DEPENDÊNCIA E ALGUMAS OPÇÕES TERAPÊUTICAS, 189

Capítulo 17 História do Tratamento dos Transtornos por Uso de Álcool e Outras Substâncias no Brasil, 191
Alessandra Diehl
Selene Franco Barreto

Capítulo 18 Síndrome Alcoólica Fetal (SAF) – Uma Doença Subestimada no Brasil – Novas Perspectivas diante da Pandemia de Covid-19, 210
José Mauro Braz de Lima

Capítulo 19 Álcool e Drogas – Do Desenvolvimento da Medicina e da Psiquiatria no Brasil à Constituição do Modelo de Atenção Psicossocial, 218

PARTE A – O Tratamento da Dependência Química através da Consolidação da Psiquiatria e a Centralidade na Internação como Modalidade Terapêutica, 218
Renato Fernandes Elias

	PARTE B – O Redirecionamento do Tratamento em Álcool e Drogas a partir da Reforma Psiquiátrica, 224 *Daiana Amaral de Lima*	Capítulo 24	Uso de Drogas e Risco de Infecção pelo HIV, 274 *Marcia Rachid*
Capítulo 20	Tratamento Ambulatorial – Uma História de Conquista e Perseverança em Nome da Autonomia do Indivíduo, 232 *Selene Franco Barreto* *Luiz Guilherme da Rocha Pinto*	SEÇÃO IV	**CONTINUAMOS CONSTRUINDO A HISTÓRIA, 279**
		Capítulo 25	Trajetória Histórica das Especializações Acadêmicas em Dependência Química no Brasil, 281 *Andresa Barbosa da Silva Gouveia* *Thales Monteiro Ferro*
Capítulo 21	Espiritualidade no Tratamento da Adicção, 242 *Pedro Paulo Canedo Cavalcanti*	Capítulo 26	A Covid-19 e a Epidemia da Dependência Química, 290 *Nathália Janovik* *Alexandre Kieslich da Silva*
Capítulo 22	Aconselhamento Terapêutico, 250 *Luiz Guilherme da Rocha Pinto* *Pedro Paulo Canedo Cavalcanti*	Apêndice	Filmes que Retratam o Uso Abusivo de Álcool, Tabaco e Outras Drogas, 295
			Álbum de Fotos, 299
Capítulo 23	Terapia Familiar, 263 *Luiz Guilherme da Rocha Pinto* *Marcia Prisco* *Ludmilla Furtado*		Índice Remissivo, 311

Seção I

HISTÓRIA

Capítulo 1

Marcos Históricos no Tratamento da Dependência Química no Mundo e no Brasil

Selene Franco Barreto

■ Breve histórico do tratamento para uso de álcool, tabaco e outras drogas[1]

1900: publicação de *A interpretação dos sonhos*, de Sigmund Freud, marco inicial da psicanálise. A psicanálise contribuiu para dar voz e expressão ao indivíduo. Muitas abordagens terapêuticas tiveram como base os estudos psicanalíticos.

1912: no dia 23 de janeiro, em Haia, é assinada a Convenção Internacional do Ópio, considerada a pedra fundamental do controle mundial de drogas.

1914: nos EUA, é assinado o Harrison Act, primeira lei federal a controlar o uso de drogas (mais especificamente a cocaína e o ópio).

1920: é instituída a Lei Seca nos EUA com o objetivo de reduzir a criminalidade e a corrupção, resolver problemas sociais e melhorar as condições de saúde e higiene no país.

1930: é criado o Modelo Minnesota, precursor de todos os modelos de tratamento de dependência química, a partir da experiência do psicólogo Daniel Anderson no Wilmar State Hospital.

[1] Conforme o leitor irá perceber, a linha do tempo tem a intenção de registrar os fatos históricos mais relevantes para o tratamento da dependência química, e os dados se referem, majoritariamente, a fatos que ocorreram nos EUA. Isso se dá porque o Brasil e boa parte do mundo foram fortemente influenciados pelas políticas e ações proibicionistas norte-americanas, que deram o tom das convenções internacionais das quais somos signatários (e que estão registradas na linha do tempo). Até meados do século XIX, as drogas eram usadas de maneira irrestrita, seja como anestésicos, seja com fins religiosos ou de recreação, como veremos mais adiante. No entanto, com o desenvolvimento do imperialismo norte-americano, o uso de substâncias psicoativas passou a ser encarado como algo patológico e foi instaurada uma política agressiva para criminalização dos usuários e a proibição do uso de drogas internacionalmente, o que explica a relevância deste registro.

1933: a Lei Seca é revogada nos EUA, a qual se revelou uma medida ineficaz, contribuindo para o aumento do consumo de bebida alcoólica falsificada e da corrupção e para o fortalecimento do produto no mercado ilegal.

1935: Bill W e Bob S fundam os Alcoólicos Anônimos (AA).

1943: a empresa Du Pont dá início ao primeiro programa de assistência a alcoolistas.

1950: o National Institute of Mental Health forma uma divisão especial sobre alcoolismo.

1950: a American Medical Association (AMA) cria um comitê especial para desenvolver um programa de medicina do trabalho voltado para os problemas resultantes do alcoolismo.

1950: é sintetizada a clorpromazina, um fármaco indicado para pacientes psicóticos.

1952: com a primeira edição do *Manual Diagnóstico e Estatístico dos Transtornos Mentais (Diagnostic and Statistical Manual of Mental Disorders* [DSM-I]), a AMA define, pela primeira vez, o alcoolismo como doença.

1953: os Alcoólicos Anônimos publicam o programa dos 12 Passos.

1961: é realizada em Nova York a Convenção Única sobre Entorpecentes, promovida pela Organização das Nações Unidas (ONU) e outros importantes organismos internacionais. Essa é a primeira vez que um documento define quais substâncias deveriam ficar sob o controle da comunidade internacional para evitar o comércio ilícito, garantindo sua disponibilidade para pesquisa de médicos e cientistas.

1963: a American Public Health Association define oficialmente o alcoolismo como uma doença tratável.

1968: o Comitê Federal de Segurança no Trânsito reconhece a importância da prevenção no trânsito nos EUA.

1970: o Congresso americano aprova uma lei que define o tratamento e a reabilitação do alcoolismo, a qual passa a ser conhecida como lei Hughes e estabelece a criação do National Institute on Alcohol Abuse and Alcoholism (NIAAA).

1971: acontece em Viena, Áustria, a segunda edição da Convenção sobre Substâncias Psicotrópicas, realizada pela primeira vez em 1961, reunindo a comunidade internacional.

1983: tem início nos EUA a implementação de programas relacionados ao uso de álcool e outras drogas, incluindo análises toxicológicas. A empresa pioneira foi a National Transportation Safety Board.

1985: é fundada a American Academy of Psychiatrists in Alcoholism and Addictions.

1986: o presidente Ronald Reagan lança o programa Drug-Free Workplace.

1988: o governo norte-americano regulamenta a aplicação de teste de drogas em empregados que ocupam posições delicadas nas indústrias e na aviação (Federal Aviation Administration [FAA]).

1988: é realizada a Convenção contra o Tráfico Ilícito de Entorpecentes e Substâncias Psicotrópicas e realizada a terceira edição da convenção mundial, também em Viena, Áustria.

1989: uma lei federal, nos EUA, obriga que garrafas de bebidas contenham informações sobre os riscos do alcoolismo – os avisos alertam para os perigos do álcool durante a gravidez e a impossibilidade de dirigir ou operar máquinas quando alcoolizado.

1999: o Global Tobacco Surveillance System (GTSS) é desenvolvido em parceria da Organização Mundial da Saúde (OMS) com o Centers for Disease Control and Prevention (CDC) e a Canadian Public Health Association (CPHA).

2020: o mundo é abalado pela pandemia do novo coronavírus. Além de infectar milhões de pessoas, o vírus mudou o comportamento geral em relação ao consumo de substâncias psicoativas, lícitas ou ilícitas, e preocupa especialistas em todo o mundo.

2021: a Organização Panamericana da Saúde (Opas) lança oficialmente, em 19 de novembro, a Pahola, primeira e única profissional de saúde digital no mundo especializada em temas relacionados ao álcool e à saúde. Desenvolvida com base em inteligência artificial, a Pahola pode interagir com qualquer pessoa que precise falar sobre consumo de álcool, avaliar o próprio risco ou queira reduzir o uso e parar de beber. A assistente digital foi desenvolvida para entender três idiomas – português, espanhol e inglês – e fazer atendimentos de maneira interativa, empática e livre de julgamentos. A iniciativa visa ajudar a diminuir as taxas crescentes do consumo nocivo de álcool entre pessoas com idade entre 15 e 49 anos.

■ Breve história do álcool, tabaco e outras drogas no Brasil

1852: é criado o Hospício Pedro II.

1938: é editada a Lei 891, a primeira legislação a consolidar ações de prevenção, tratamento e repressão na área das drogas.

1943: é promulgada a CLT Lei 5.452 – Alcoolismo como causa de demissão.

1947: chegam ao país os Alcoólicos Anônimos.

1961: é criado o Instituto Nacional de Câncer (Inca).

1976: é promulgada a Lei 6.368, que dispõe sobre medidas de prevenção e repressão ao tráfico ilícito e ao uso indevido de substâncias entorpecentes ou que determinem dependência física ou psíquica.

1978: é realizado em Botucatu, São Paulo, o Primeiro Encontro Nacional sobre assistência ao dependente químico, organizado pela Associação Brasileira de Estudo do Álcool e do Alcoolismo.

1980: é promulgado o Decreto 85.110, que institui o Sistema Nacional de Prevenção, Fiscalização e Repressão de Entorpecentes e normatiza o Conselho Nacional de Entorpecentes.

1984: o Centro Brasileiro de Informações sobre Drogas Psicotrópicas (Cebrid), da Universidade Federal de São Paulo (Unifesp), publica o Primeiro Levantamento Epidemiológico.

1984: surge o grupo Toxicômanos Anônimos, no Rio de Janeiro, que mais tarde se torna Narcóticos Anônimos.

1986: é editada a Lei 7.560, que cria o Fundo de Prevenção, Recuperação e de Combate às Drogas de Abuso e dispõe sobre os bens apreendidos e adquiridos com produtos de tráfico ilícito de drogas ou atividades correlatas.

1987: é lançado, pelo Ministério da Saúde, o Programa Nacional de Tratamento do Alcoolismo (Pronal).

1989: o Ministério da Saúde lança o Programa Nacional de Controle do Tabagismo (PNCT) e entrega sua execução ao Instituto Nacional de Câncer José Alencar Gomes da Silva (Inca).

1989: é fundada a Associação Brasileira de Álcool e Drogas (Abead).

1993: a Lei 8.764 cria a Secretaria Nacional de Entorpecentes no Ministério da Justiça, órgão de supervisão técnica das atividades de prevenção, fiscalização e repressão ao uso indevido de produtos e substâncias entorpecentes ou que determinem dependência física ou psíquica, para dar estrutura ao Sistema Nacional de Prevenção, Fiscalização e Repressão de Entorpecentes. Altera a redação dos artigos 2º e 5º da Lei 7.560/86.

1996: a Lei 9.294 proíbe a propaganda de cigarro e de bebidas alcoólicas.

1996: com a promulgação da Lei 9.294, o Inca passa a coordenar as Políticas do Tabaco (banimento da propaganda + tratamento + rótulos).

1997: o Inca é designado pela primeira vez como Centro Colaborador da OMS para controle do Tabaco.

1998: a discussão de uma nova política nacional com medidas para redução da demanda e controle da oferta de drogas se inicia após a XX Assembleia Geral Especial das Nações Unidas.

1998: o Conselho Federal de Entorpecentes (Confen) é transformado em Conselho Nacional Antidrogas (Conad) e é criada a Secretaria Nacional Antidrogas (Senad), diretamente vinculada à Casa Militar da Presidência da República.

1998: acontece a XX Assembleia Geral Especial das Nações Unidas, em Nova York, com a discussão sobre os princípios da redução da demanda de drogas e responsabilidade compartilhada. Como consequência dessa assembleia, é criada, no Brasil, a Secretaria Nacional Antidrogas (Senad), vinculada ao Gabinete de Segurança Institucional da Presidência da República.

1999: o Programa Nacional de Controle do Tabagismo tem como marco a Convenção-Quadro para o Controle do Tabaco (CQCT).

2000: é realizado o Consenso Brasileiro sobre síndromes de abstinência e seu tratamento.

2001: é editada a Lei 10.216, sobre a proteção e os direitos das pessoas portadoras de transtornos mentais.

2001: é promulgada a Medida Provisória 2.216-37, que trata da organização da Presidência da República e dos Ministérios e altera a denominação do Fundo de Prevenção e de Combate às Drogas de Abuso (Funcab) para Fundo Nacional Antidrogas (Funad).

2001: a Senad realiza, em parceria com o Cebrid, o primeiro levantamento domiciliar sobre o uso de drogas psicotrópicas no Brasil, possibilitando, pela primeira vez, a obtenção de dados nacionais referentes ao consumo de drogas.

2002: são lançadas as diretrizes da Associação Médica Brasileira (AMB) para usuários de substâncias psicoativas.

2002: a Senad passa a coordenar a construção de uma Política Nacional Antidrogas por meio da articulação e integração entre Governo e sociedade.

2002: é promulgado o Decreto 4.345 – Política Nacional Antidrogas (Pnad).

2002: a Lei 10.409 modifica a Lei 636.8/1976, mas mantém partes significativas dessa legislação no que tange à redução da oferta.

2003: surgem os Centros de Atenção Psicossocial para Álcool e Drogas (Caps-ad).

2003: a Lei Estadual 4089/2003 "autoriza o Poder Executivo a instituir Programa de Prevenção de Síndrome Alcoólica Fetal (SAF)" – Deputada Heloisa Studart – Assembleia Legislativa do Rio de Janeiro.

2003: é aprovada a CQCT.

2003: o presidente da República em exercício assina, nas Nações Unidas, a CQCT para controle do tabaco e promove sua ratificação no Congresso Nacional.

2003: é lançada a Portaria 10/2003 – Acordo interministerial entre Senad e MTE.

2004: tem início a atualização da política instituída em 2002 por meio de seminários e fóruns por todo o país, onde foram apresentados os estudos epidemiológicos atualizados e cientificamente fundamentados, culminando na elaboração da nova Política Nacional sobre Drogas (Pnad).

2005: é realizada em Brasília a Primeira Conferência Pan-Americana de Políticas Públicas sobre o Álcool, organizada pela Organização Pan-Americana da Saúde.

2005: a Resolução 3/GSIPR/Conad aprova a Pnad sem rever o Decreto 4.345/2002.

2005: a Senad cria o Viva Voz (132), serviço para aconselhamento e prevenção de recaída, hoje funcionando 24 horas por dia.

2005: é realizado, em 108 cidades, o Segundo Levantamento Domiciliar sobre o uso de drogas psicotrópicas no Brasil (Cebrid e Senad). Além dos dados em si, também foram feitas comparações do consumo de diferentes drogas pela população entre os anos de 2001 e 2005.

2006: é criada, no Rio de Janeiro, a Lei Estadual "Dia Estadual de Atenção e Prevenção da SAF – 15 de setembro".

2006: uma nova lei sobre drogas, a Lei 11.343, revoga a Lei 6.378/76 e põe em prática o Sistema Nacional de Políticas Públicas sobre Drogas (Sisnad) (MJ/Senad/MS/MDS).

2006: a ACT Promoção da Saúde é fundada com o nome de Aliança de Controle do Tabagismo, lançando a proposta de trabalhar por políticas públicas de controle do tabagismo.

2006: a Lei 11.343/2006 institui o Sistema Nacional de Políticas Públicas sobre Drogas (Sisnad), suplantando

a legislação anterior, em especial a lei anterior. O Brasil entendeu que usuários e dependentes não devem ser penalizados pela Justiça com a privação de liberdade e, assim, a justiça retributiva baseada no castigo é substituída pela justiça restaurativa, cujo objetivo maior é a ressocialização por meio de penas alternativas:
- Advertência sobre os efeitos das drogas;
- Prestação de serviço à comunidade em locais/programas que se ocupem da prevenção/recuperação de usuários e dependentes de drogas;
- Medida educativa de comparecimento a programa ou curso educativo.

2006: o Decreto 5.912/2006, complementado pelo Decreto 7.426/2010, regulamenta as competências dos Órgãos do Poder Executivo no que se refere às ações de redução da demanda de drogas.

2007: é editado o Decreto 6.117, para que a Senad articule e implante a Política Nacional sobre o Álcool.

2008: a Lei 11.705/08 proíbe a venda de bebidas alcoólicas em rodovias federais.

2008: é instituída a Lei 11.754, por meio da qual o Conselho Nacional Antidrogas passa a se chamar Conselho Nacional de Políticas sobre Drogas (Conad), alterando também o nome da Secretaria Nacional Antidrogas para Secretaria Nacional de Políticas sobre Drogas (Senad).

2010: a Senad publica um compilado de legislação sobre drogas.

2011: o Governo Federal transfere a Senad do Gabinete de Segurança Institucional da Presidência da República para o Ministério da Justiça, a fim de potencializar e articular as ações da redução de demanda da oferta de drogas que priorizam o enfrentamento ao tráfico de ilícitos.

2011: é aprovada a Resolução 190, publicada no Diário Oficial da União 104, Programa de Prevenção do Risco Associado ao Uso Indevido de Substâncias Psicoativas na Aviação Civil – RBAC-120.

2012: é promulgada a Lei 12.619/12 – Exercício da profissão de motorista – Art. 235-B – VII – "exame e programa de controle de uso de droga e de bebida alcoólica, instituído pelo empregador, com ampla ciência do empregado".

2013: é divulgada a Resolução 432/13 do Contran – Reduz limite de tolerância do exame com etilômetro.

2013: a ACT, organização não governamental que atua na promoção e defesa de políticas de saúde pública, amplia seu campo de trabalho e passa a incorporar a defesa da alimentação adequada e saudável, da atividade física e do controle de álcool – pautas que representam os principais fatores de risco evitáveis para as doenças crônicas não transmissíveis (DCNT).

2014: a OMS lança um relatório intitulado "Prevenir o Suicídio – Um imperativo global" (*Preventing Suicide – A Global Imperative*), um projeto que visa, até 2020, à redução da taxa de suicídio em 10% nos países envolvidos.

2014: a Segunda Emenda ao Regulamento Brasileiro da Aviação Civil (RBAC-120) é aprovada por meio da Resolução 326, de 10 de junho.

2015: é lançada a Portaria MTPS 116, que regulamenta a realização dos exames toxicológicos previstos nos §§ 6º e 7º do Art. 168 da CLT.

2015: é promulgada a Lei 13.103/2015 – Exercício da profissão de motorista – Art. 168, § 6º: "serão exigidos exames toxicológicos previamente à admissão e por ocasião do desligamento".

2018: o Conad aprova a Resolução 1, que prevê a realização de estudos para realinhamento da Pnad.

2019: o Ministério da Cidadania cria a Secretaria Nacional de Cuidados e Prevenção às Drogas (Senapred).

2019: o Ministério da Saúde, a Secretaria de Atenção à Saúde (SAS), o Departamento de Ações Programáticas Estratégicas e a Coordenação Geral de Saúde Mental, Álcool e Outras Drogas (CGMAD) lançam a Nota Técnica 11/2019 com esclarecimentos sobre as mudanças na Política Nacional de Saúde Mental (PNSM) e nas diretrizes da Pnad. As mudanças na Pnad constituem uma nota técnica informando "Nova Política sobre Drogas no Brasil".

2019: a Diretoria Colegiada da Agência Nacional de Vigilância Sanitária (Anvisa) aprova o novo regulamento que elenca os requisitos para regularização de produtos derivados da *cannabis* no Brasil, que deverão conter o Certificado de Boas Práticas de Fabricação (CBPF) da instituição para que sejam produzidos e comercializados. Na mesma ocasião, é arquivada a proposta de regulamentação do plantio da substância para fins medicinais.

2019: o presidente da República em exercício assina decreto que altera a Pnad, retirando a menção às políticas de redução de danos e garantindo mais recursos para as comunidades terapêuticas.

2020: com a pandemia da Covid-19, muitos centros de recuperação se adaptaram e passaram a oferecer os serviços de teleatendimento e telemedicina como alternativa para os pacientes (no caso dos atendimentos a pacientes com síndrome alcoólica fetal, por exemplo, essa mudança foi bem expressiva). Houve grande impacto na redução de internações e atendimentos em hospitais-dia.

Capítulo 2

Uma Dose de História – A Relação do Ser Humano com as Drogas, seus Modos de Uso, Efeitos e Perigos para a Saúde

Selene Franco Barreto

■ De onde vêm as drogas?

Para entendermos o ponto em que nos encontramos hoje e a relação do ser humano com as drogas, precisamos voltar no tempo, uma vez que o consumo dessas substâncias sempre fez parte da história da humanidade. Pode-se dizer que no planeta existem mais de uma centena de compostos orgânicos capazes de alterar as sensações e modificar os ânimos. Trazendo energia ou uma percepção diferenciada, garantindo a serenidade, reduzindo a aflição, a dor, alterando o comportamento ou o funcionamento natural do corpo, essas substâncias estão presentes na vida humana desde os primeiros passos cambaleantes do *Homo sapiens*. É provável que o primeiro homem a habitar o planeta tenha tropeçado num cogumelo ou numa raiz, e sua experimentação mudaria de uma vez por todas a forma como via o mundo. Esse encontro passeou ao nosso lado durante a evolução e hoje é alvo de controvérsias, tabus e controle político, cultural e religioso nos diferentes agrupamentos humanos.

Evidências arqueológicas perderam-se no tempo, visto que as drogas são feitas de plantas, fungos e substâncias orgânicas que não se preservam com o passar dos anos. Pinturas rupestres nas cavernas, datadas de cerca de 10.000 a.C., ou lótus em vasos na Ásia de 2.000 a.C., cujas cordas e tecidos eram fabricados com fibras de *Cannabis sativa*, parecem evidenciar que as drogas já estavam presentes na vida do homem desde o Paleolítico Superior, entre 40.000 e 10.000 a.C. Podemos dizer que o ser humano, há muito tempo, fez uso de diversas substâncias para provocar e/ou alterar as funções físicas, psíquicas e comportamentais.

■ Mas, afinal, o que são drogas?

Para o senso comum, e segundo o significado presente nos dicionários, pode-se entender droga como um sinônimo de "coisa ruim" (o que confirmam as expressões "Droga, logo agora!" ou "Está tudo uma droga!"), fruto de décadas, ou até mesmo séculos, de preconceito, visto que o domínio católico passou a proibir e a demonizar o uso religioso "pagão" de substâncias em rituais ainda na Idade Média.

O termo *droga* provavelmente teve origem na palavra *droog* (holandês antigo), que significa folha seca; a ideia faz sentido, se considerarmos que grande parte dos medicamentos era produzida a partir de substâncias vegetais (CARLINI, 2004).

A Organização Mundial da Saúde (OMS) define droga como qualquer substância não produzida pelo organismo que tem a propriedade de atuar em um ou em mais de um de seus sistemas, produzindo alterações em seu funcionamento. Esse conceito inclui muitos tipos de substâncias, inclusive todos os medicamentos, mesmo os prescritos pelos médicos.

Aqui, vamos caracterizar a droga como sinônimo de substâncias naturais ou sintéticas que, introduzidas no organismo, são capazes de causar alterações/modificações no funcionamento dos órgãos ou dos sistemas sobre os quais atuam. As alterações se refletem no comportamento/percepção, sejam usadas drogas lícitas ou ilícitas. Essas drogas são chamadas de substâncias psicoativas. Elas atuam no sistema nervoso central (SNC), causando irritabilidade, agressividade, insônia, inapetência, euforia, alucinações, depressão; ou seja, perturbando o desempenho normal das funções psíquicas.

Ao longo da história, uma das mais difundidas maneiras de alteração da consciência se deu pelo uso de bebidas fermentadas. Presentes nas mais diversas sociedades humanas, suas formas de preparo são variáveis.

As técnicas de elaboração dos fermentados primitivos [...] oferecem elementos peculiares a diferentes estágios da evolução da tecnologia rudimentar, configurando quadros culturais correspondentes às mais diversas fases de preparo do mosto final, desde a mais primitiva utilização de seivas selvagens como líquidos dessedentadores [...] até os vinhos de sumo de frutas silvestres obtidos por mera atuação de leveduras ocorrentes na natureza, e as cervejas mais primitivas, em que a sacarificação do amido se realiza pela técnica da insalivação e esputo. Apresentando um degrau cultural mais avançado, estão as cervejas maltadas, de remotíssima origem, entre os povos que constituem as grandes civilizações da zona mesopotâmica [...] e os egípcios (LIMA, 1974, pp. IX-X).

Embora essas bebidas exerçam uma ação psicoativa sobre o corpo, seu uso não pode ser reduzido a esse efeito. Elas também reúnem qualidades nutritivas, o que faz a expressão *alimento-droga* ser a maneira mais correta de caracterizá-las.

Agora que já temos mais claramente definido o significado de droga, podemos avançar para conhecer algumas de suas classificações. A seguir, serão identificados alguns tipos de drogas psicoativas que atuam no SNC e sua classificação segundo a OMS (Quadro 2.1).

Não é possível, no entanto, garantir que essa classificação seja isenta de críticas, visto ser comum observar uma subversão desse sistema (por exemplo, a maconha, que causa sonolência como as drogas depressoras, ou o álcool, que está entre as depressoras, apesar de causar euforia e agitação em seus estágios iniciais).

Outra classificação divide as drogas de acordo com sua origem: se originadas da natureza ou modificadas pelo homem. O Quadro 2.2 apresenta uma visão mais detalhada dessa classificação.

Por fim, existe a classificação estabelecida a partir do ponto de vista legal (Quadro 2.3).

Independentemente da classificação, o fato é que a droga ocupa um lugar na vida do ser humano que não pode ser ignorado; mais que isso, um lugar repleto de significados e que não deve ser tratado de maneira simplista, preconceituosa ou estigmatizada. É fundamental conhecer os diversos tipos de drogas, as várias possibilidades de uso e os desdobramentos sociais e econômicos que tornam possível a busca de caminhos para ajudar os dependentes.

Estudos recentes indicam que cerca de 35 milhões de pessoas sofrem de transtornos decorrentes do uso de drogas em todo o mundo. Esses números, registrados no Relatório Mundial sobre Drogas 2020, reforçam a importância de ações de prevenção e a necessidade de permanência do tema no âmbito da saúde pública e na agenda internacional. Contudo, também é preciso encarar o fato de que a chave para entender a relação do ser humano com o uso nocivo das drogas está em focar, sobretudo, nas pessoas, e não nas substâncias.

Quadro 2.1 Classificação das drogas segundo a Organização Mundial da Saúde (OMS)

Estimulantes	Depressoras	Perturbadoras
Atuam no SNC, aumentando seu funcionamento e provocando agitação, excitação, insônia etc. As mais usadas no Brasil são a cocaína, a anfetamina e a nicotina	Tornam mais lento o funcionamento do sistema nervoso. Podem provocar diminuição da atividade motora e da ansiedade. São elas: álcool, drogas inalantes, opiáceos e benzodiazepínicos	As drogas dessa modalidade provocam alterações e mudanças na atividade do SNC, podendo causar delírios, ilusões ou alucinações por mecanismos neurobiológicos. Os exemplos mais evidentes são a maconha, o LCD e várias plantas alucinógenas

Quadro 2.2 Classificação das drogas de acordo com sua origem

Naturais	Sintéticas	Semissintéticas
São as substâncias extraídas de plantas ou de outros componentes vivos existentes na natureza, como fungos *Exemplo:* morfina e cocaína	São as drogas feitas totalmente em laboratório, a partir de ingredientes químicos artificiais, algumas fabricadas para imitar substâncias produzidas pelo corpo humano ou para reproduzir moléculas presentes nas drogas naturais *Exemplo:* anfetaminas e *ecstasy*	São aquelas criadas pela modificação de um composto químico natural *Exemplo:* LCD, produzido a partir do cogumelo ergot, ou heroína, produzida a partir da modificação da morfina
Medicinal	**Recreativo**	**Religioso**
Seu uso precisa ser autorizado por um órgão competente, como a Agência Nacional de Vigilância Sanitária (Anvisa). Alguns opioides são proibidos para uso recreativo, mas estão presentes nos hospitais para uso emergencial	Caracteriza-se por não fazer parte de tratamento médico, pesquisa científica e uso religioso	O uso religioso pode tornar lícita a utilização ritual de determinadas substâncias (por exemplo, a *ayahuasca*, utilizada pela seita Santo Daime, ou a maconha, utilizada pelos rastafáris)

Quadro 2.3 Classificação das drogas de acordo com o entendimento legal

Lícitas	Ilícitas	Controladas
Assim como o álcool e o tabaco, as drogas lícitas são aquelas cujos processos de produção e distribuição passam pela regulação dos Estados-Nação, ainda que não seu controle total	Drogas ilegais são aquelas que têm seus processos de produção e distribuição proibidos em convenções e acordos internacionais, a exemplo da anfetamina, codeína, maconha e LSD, entre outras	São controladas as drogas comuns em remédios importantes, vendidas somente com receita. Seu processo de produção e distribuição é altamente controlado

Como afirma o professor Antonio Nery Filho, no blog *Drogas e outras viagens*:

> O alvo não deve ser as drogas, mas a sociedade que descompassa cada vez mais os avanços tecnológicos e a tolerância com as diferenças, a estabilidade cedendo lugar ao transitório, descartável; a superficialidade em lugar do consistente. Nestas circunstâncias, o uso de drogas, legais e/ou ilegais, é uma possibilidade dos humanos para suportar o esgarçamento social, a solidão, o desamparo (NERY FILHO, 2015).

■ Abordagem de algumas das drogas mais usadas e conhecidas

Segundo o já citado Relatório Mundial sobre Drogas, divulgado no dia 25 de junho de 2020 pelo Escritório das Nações Unidas sobre Drogas e Crime (UNODC), cerca de 269 milhões de pessoas fizeram uso de drogas no mundo em 2018. A pesquisa aponta ainda que a maconha continua sendo a substância ilícita mais consumida e que os opioides aparecem como os mais nocivos (os estudos indicam alta de 71% das mortes por transtornos associados ao uso dessas substâncias), e é notório que os problemas provocados pelo uso de álcool e outras drogas impactam mais fortemente "os grupos vulneráveis e marginalizados, jovens, mulheres e as camadas mais pobres" (UNODC) (Figura 2.1).

Faremos a partir daqui uma breve abordagem das drogas mais utilizadas e conhecidas, fornecendo algumas informações históricas a respeito de cada uma.

Álcool

Os vestígios mais antigos de bebida alcoólica vêm da China e datam de 7.000 a.C., consistindo numa mistura feita de arroz, mel, uva e uma planta medicinal que influencia o sono, chamada espinheiro-alvar ou espinheiro-branco. Na Antiguidade, as bebidas fermentadas eram produzidas a partir de plantas silvestres locais e, mais tarde, de plantas cultivadas especificamente para esse fim. Isso contribuiu para o incremento da agricultura e o desenvolvimento da cerâmica. Com a dinâmica do comércio entre as civilizações, as técnicas para produção de cerveja e vinho foram se espalhando pelo mundo. Ao longo do tempo, quase todas as plantas

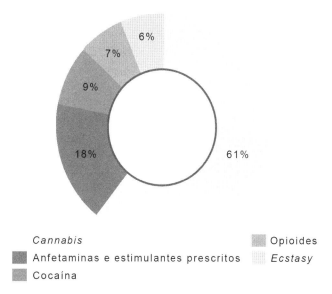

Figura 2.1 Número de usuários por milhão de acordo com as drogas ilícitas mais consumidas em 2018. (Fonte: World Drug Report, 2020.)

que continham açúcar ou amido foram fermentadas em épocas distintas e nos diversos continentes para produção do álcool.

O uso do álcool e a embriaguez acompanham a história humana. Um dos casos de excesso mais emblemático é descrito numa passagem do Antigo Testamento em que Noé, após o dilúvio, produziu e bebeu vinho, depois gritou, tirou a roupa e desmaiou, tendo seu filho Cam visto o pai "expondo suas vergonhas":

> Noé, que era agricultor, foi o **primeiro a plantar uma vinha**.
>
> **Bebeu** do vinho, **embriagou-se** e ficou nu dentro da sua tenda.
>
> Cam, pai de Canaã, viu a nudez do pai e foi contar aos dois irmãos que estavam do lado de fora.
>
> Mas Sem e Jafé pegaram a capa, levantaram-na sobre os ombros e, andando de costas para não verem a nudez do pai, cobriram-no.
>
> Quando Noé acordou do efeito do vinho e descobriu o que seu filho caçula lhe havia feito, disse:
>
> "Maldito seja Canaã!
> Escravo de escravos
> será para os seus irmãos."
>
> *(Gn 9:20-27 [grifo nosso].)*

No Egito antigo, os faraós deixaram registradas em papiros as técnicas de fermentação da cerveja e de produção e comercialização do vinho. Eles acreditavam no uso medicamentoso do álcool para combate aos parasitas provenientes das águas do rio Nilo. Na Roma antiga e na Grécia, ambos os povos conheceram os processos de fermentação da cerveja, apesar de o vinho ser a bebida mais consumida. Por se tratar de povos cuja representação divina incluía Dionísio – o Deus do vinho e da festa para os gregos (Baco para os romanos) –, era de se esperar que sua relação com a bebida fosse corriqueira, ainda que o excesso tenha sido censurado pelos dois povos (VIALA-ARTIQUES & MECHETTI, 2003).

Na Idade Média, a comercialização da cerveja e do vinho se expandiu, e a Igreja Católica participou ativamente desse processo, classificando a embriaguez como um pecado. Durante a Renascença passa a ocorrer a fiscalização de tabernas e bordéis, que têm seus horários de funcionamento controlados (VIALA-ARTIQUES & MECHETTI, 2003).

Apenas na contemporaneidade, em 1952, com a primeira edição do *Manual Diagnóstico e Estatístico dos Transtornos Mentais* (*Diagnostic and Statistical Manual of Mental Disorders* [DSM-I]), o alcoolismo passa a ser tratado como doença. Em 1967, a OMS incorporou o alcoolismo à Classificação Internacional das Doenças (CID-8), a partir da 8ª Conferência Mundial de Saúde (VIALA-ARTIQUES & MECHETTI, 2003).

O álcool é uma droga depressora do SNC. A fermentação de leveduras, também utilizadas para fazer o pão e a *pizza*, com o processamento de açúcar de grãos, frutas e outras matérias-primas produz o álcool etanol. A dependência dessa substância ocorre de maneira gradual, o que torna seu abandono complicado, uma vez que o álcool é utilizado socialmente. Entre seus riscos estão o coma alcoólico e a *overdose* (ainda que incomum), além de acidentes de trânsito e agressões.

A classificação da dependência do álcool como uma questão médica foi tardia porque durante muito tempo as bebidas alcoólicas eram usadas como recurso medicamentoso. Entretanto, o termo alcoolismo foi estabelecido desde meados do século XIX, mais precisamente no livro *Alcoholismus Chronicus, eller chrnisk alkoholsjukdom*, escrito pelo médico sueco Magnus Huss, que "realizou um inventário dos efeitos nocivos do álcool no corpo. Contudo, o médico sueco eximiu de sua análise as bebidas fermentadas, consideradas higiênicas, dedicando-se somente aos efeitos das bebidas destiladas" (SANTOS, 1995, *apud* COSTA, 2008).

A dependência do álcool é uma patologia crônica com possibilidades de recaídas durante o tratamento e pode causar prejuízos de diversas ordens ao indivíduo, como financeiras, trabalhistas, familiares, sociais, entre outras. O uso nocivo da bebida alcoólica está entre os fatores de risco mais impactantes para morbidade, mortalidade e incapacidades em todo o mundo. De acordo com o Relatório Global sobre Álcool e Saúde de 2018, estima-se que 43% da população tenham consumido bebida alcoólica nos 12 meses que antecederam a referida pesquisa. A média de consumo *per capita* no mundo foi de 6,4L de álcool puro. No Brasil, as pessoas que mais beberam no período pesquisado foram os homens (54% contra 27,3% das mulheres), e esses números estão abaixo da média registrada nas Américas (OMS, 2018).

No início do século XX, os brasileiros dependentes de álcool eram encaminhados para hospícios e tratados como loucos – os alcoolistas eram diferenciados por serem tratados como degenerados corrompidos pelas bebidas, o que acabava comprometendo seu vício e a ordem social; por isso, o tratamento passaria necessariamente pela instrução pedagógica e por tornar o dependente um sujeito produtivo, o que, além da regeneração, poderia assegurar a restauração da boa ordem social. Assim, a psiquiatria seguia buscando as causas biológicas e morais para o alcoolismo ao estabelecer uma associação natural entre bebida alcoólica e estados de demência e moléstias mentais (SANTOS & VERANI, 2010).

Um dos casos mais conhecidos, por se tratar de um interno que mais tarde se tornaria célebre e registrou suas memórias num romance inacabado (*O cemitério dos vivos*), é o do escritor Lima Barreto. Boêmio, o "escritor maldito" fora internado no Hospital Nacional de Alienados, no Rio de Janeiro, depois de passar uma noite inteira delirando e vagando pelas ruas da cidade, até ser conduzido por policiais à instituição. Internado como alcoólatra, Lima Barreto escreveu:

> Ao pegar agora no lápis para explicar bem estas notas que vou escrevendo no hospício, cercado de delirantes cujos delírios mal compreendo, nessa incoerência verbal de manicômio, em que um diz isto, outro diz aquilo, e que, parecendo conversarem, as ideias e o sentido das frases de cada um dos interlocutores vão cada qual para o seu lado, eu me lembro muito bem que um amigo de minha família, médico ele mesmo de loucos, me deu, logo ao adoecer meu pai, o livro de Maudsley, *O crime e a loucura*. A obra me impressionou muito e de há muito premedito repetir-lhe a leitura. Saído dela, escrevi um decálogo para o governo da minha vida; entre os seus artigos **havia o mandamento de não beber alcoólicos, coisa aconselhada por Maudsley, para evitar a loucura. Nunca o cumpri e fiz mal.** Muitas causas influíram para que viesse a beber; mas, de todas elas, foi um sentimento ou pressentimento, um medo, sem razão nem explicação, de uma catástrofe doméstica sempre presente. Adivinhava a morte de meu pai e eu sem dinheiro para enterrá-lo; previa moléstias com tratamento caro e eu sem recursos; amedrontava-me com

uma demissão e eu sem fortes conhecimentos que me arranjassem colocação condigna com a minha instrução; e eu me aborrecia e procurava distrair-me, ficar na cidade, avançar pela noite adentro; e assim conheci o *chopp*, o *whisky*, as noitadas, amanhecendo na casa deste ou daquele (BARRETO, 1920, p.7 [grifo nosso]).

Anfetamina

A história da anfetamina tem início na Universidade de Humboldt, em Berlim. No ano de 1871, o governo do Japão enviou o farmacêutico Nagai Nagayoshi, de 25 anos, para estudar na instituição com o objetivo de identificar os compostos ativos de plantas, como a chinesa *Ephedra sinica*. Em 1885, Nagayoshi isolou o composto da efedrina, presente nas plantas. Na época, a descoberta pode ter sido considerada sem efeito prático, o que supostamente o teria levado, em 1893, a usar a efedrina para sintetizar a metanfetamina. Em 1930, um químico japonês, Akira Oga, encontrou uma maneira mais fácil de sintetizar os cristais; assim a droga, em formato de pílulas, passou a ser usada para o tratamento do transtorno de déficit de atenção e hiperatividade (TDAH), como antidepressivo, descongestionante e no controle do apetite para combate à obesidade.

Durante a Segunda Guerra Mundial, o consumo da anfetamina cresceu muito. A droga foi apresentada aos soldados alemães com o objetivo de ajudar a minimizar a fadiga, elevar o moral, manter o estado de alerta e reforçar a resistência.

Entre os riscos do uso indiscriminado da anfetamina estão o infarto e o derrame. Ela pode levar à morte por hipotermia, se sua ingestão for combinada a atividades físicas intensas. Provoca dependência e age, sobretudo, na diminuição do apetite. Pode causar síndrome de abstinência forte, depressão, agressividade e irritabilidade, entre outros males. Nas últimas décadas, essa substância foi modificada clandestinamente e vem sendo utilizada com finalidades não medicinais.

Segundo o relatório do UNODC, o consumo de anfetaminas tem sido maior nos países em desenvolvimento, como o Brasil, que é visto como um mercado promissor. Os estudos apontam que essas drogas estão entre as cinco mais experimentadas, e seus principais usuários são pessoas que buscam perder peso e motoristas de caminhão que, por conta das longas viagens, consomem esse tipo de substância para manter-se mais tempo acordados.

Cafeína

A cafeína está presente em mais de 60 tipos de plantas e pode ser considerada uma droga "segura", se ingerida em quantidades razoáveis, mas com potencial para causar dependência e crises de abstinência leves. Quando consumida em doses terapêuticas, pode estimular o coração e aumentar a capacidade de atenção, mas, por ser metabolizada pelo fígado, seus efeitos variam de acordo com o metabolismo de cada indivíduo. Para algumas pessoas, os resultados são negativos, causando irritabilidade, ansiedade, dor de cabeça e insônia.

De acordo com a OMS, para que seja considerado dependente, um indivíduo deve manifestar pelo menos três dos seguintes sintomas: forte compulsão para usar uma substância e dificuldade de abandonar seu consumo; persistência no uso mesmo quando as consequências não são benéficas; abstinência fisiológica; desinteresse progressivo por outros hábitos alternativos.

Tomar um cafezinho é um ritual prazeroso e cultural em vários países, bem como a forma mais habitual de consumir a cafeína, o principal componente psicoativo do café. Depois de ingerida, a substância leva de 40 minutos a 2 horas para chegar à corrente sanguínea e é um estimulante que atua diretamente sobre o SNC.

São inúmeras as versões a respeito da origem do café. Uma das mais lembradas é a de que um pastor etíope teria notado que algumas de suas cabras, depois de ingerirem a folha do café, apresentavam um comportamento diferente das demais e, a partir de sua observação, os monges teriam se interessado pela substância.

Fato é que o plantio do café se originou na Etiópia e de lá alcançou a Arábia para em seguida aportar no Egito. Os árabes cultivaram a planta considerada milagrosa, que era usada para cura de diversos males. No entanto, foi na Turquia, no século XV, que o costume de tomar um cafezinho se estabeleceu como uma prática agradável e até sociável, seja em casa, seja em locais públicos.

A composição química do grão de café é muito complexa. Diversas reações químicas ocorrem durante o processo de torrefação, resultando num grão de café torrado que concentra mais de dois mil compostos químicos, alguns benéficos, outros nem tanto. Assim, os efeitos da bebida no organismo vão depender da qualidade e da quantidade dos compostos ingeridos.

A possibilidade de a cafeína provocar dependência é um assunto muito discutido entre os especialistas. O que se sabe é que, de maneira geral, a maior parte dos admiradores do café não desenvolve dependência. No entanto, alguns estudos relatam que essa possibilidade pode ser verificada nos casos de pessoas com histórico de abuso de substâncias químicas ou desordens psiquiátricas (ALVES, CASA & OLIVEIRA, 2009).

Cocaína

A cocaína é um alcaloide extraído das folhas da coca (*Erythoroxylon coca*), um dos estimulantes naturais mais antigos, potentes e tóxicos de que se têm conhecimento.

O cultivo da droga estaria relacionado aos incas, no Peru, desde 2.500 a.C. Eles consideravam a planta uma substância sagrada e a utilizavam durante os rituais religiosos, como cerimônias de casamento, de iniciação de jovens e nos funerais, sendo seu consumo restrito aos sacerdotes e à nobreza.

Com a chegada dos exploradores, o uso da cocaína aumentou. O rei espanhol Filipe II assinou um decreto que tornou a substância livre para consumo de toda a população, por considerá-la essencial ao bem-estar dos nativos (os efeitos da altitude na saúde dos peruanos podiam ser aliviados ao mascarem a folha da coca).

Já no século XIX, os europeus estudaram a cocaína e passaram a usá-la de forma medicinal, como anestésico. Naquela época, seu consumo era lícito, e o comércio se dava em grande escala, chegando a fazer parte da receita do refrigerante Coca-cola e a ser sintetizada por laboratórios farmacêuticos para produção de inaladores, *sprays* nasais, balas e pastilhas para aliviar dores de garganta e de dente.

Muitas personalidades fizeram uso da droga, inclusive o papa Leão XIII, o escritor Julio Verne e Thomas Edison, inventor da lâmpada elétrica. Sigmund Freud era um entusiasta do uso da substância como afrodisíaco, antidepressivo, para distúrbios digestivos e para o vício em opiáceos. Freud chegou a recomendar o uso da cocaína a um amigo viciado como alternativa para se livrar da dependência da heroína. Em pouco tempo, o homem, de 45 anos, morreu em decorrência do consumo abusivo da coca.

Diversos países ricos tentaram se beneficiar do negócio, porém o mais bem-sucedido foi a Holanda, que plantou, na ilha de Java, um tipo de cocaína de primeira qualidade, mais resistente às pragas e que acabou desbancando o Peru da posição de grande produtor do alcaloide. Em cerca de 30 anos, Java passou a ser responsável por algo em torno de 80% da produção mundial de coca.

O cultivo e a comercialização da droga prosperaram até a década de 1920. Embora o entusiasmo com o potente anestésico tenha sustentado o sucesso da substância por muitos anos, logo a indústria farmacêutica passou a produzir outros anestésicos sintéticos que não causavam dependência e eram eficazes e mais baratos. Além disso, com o uso indiscriminado da droga os efeitos negativos não tardaram a aparecer. A literatura médica passou a registrar casos de danos nasais em consequência do uso da coca e, paralelamente, restrições internacionais, acordadas a partir de convenções assinadas entre países que visavam conter o consumo da droga, acabaram contribuindo para a diminuição do uso e sua proibição oficial.

Mais tarde, na década de 1970, a popularidade do alcaloide voltou a crescer. A cocaína passou a ser consumida por muitos jovens das classes média e alta, preocupando governantes e terapeutas de países como os EUA, onde a droga acumulava adeptos com certa rapidez. Já na década de 1980, tornou-se uma droga glamourizada, em consonância com o ritmo e o ambiente dos grandes centros urbanos. Logo se ergueu uma rede de contrabando internacional, que traficava a droga a partir da Colômbia, primeiro para os EUA, rapidamente se expandindo para a Europa e a Ásia.

Em geral, os usuários da cocaína estão em busca de bem-estar, do aumento da sensação de prazer, da inibição do apetite, mas também precisam lidar com efeitos colaterais, como hipotermia, convulsões, derrames, paradas cardiorrespiratórias, dilatação da pupila (midríase), além do risco de sofrerem *overdose* e infecções graves em razão da utilização intravenosa sem controle dos danos. O risco de dependência é alto, acarretando vários danos psíquicos e físicos, e a abstinência da droga causa insônia, depressão, agressividade e leva ao desejo de consumi-la novamente, provocando a recaída dos pacientes em recuperação.

Segundo dados do Relatório Mundial da Organização das Nações Unidas (ONU) sobre Drogas, divulgado em 2019, a produção global de cocaína aumentou 50% entre 2007 e 2017, apesar dos esforços das autoridades da Colômbia, país responsável pela maior produção da substância no mundo (70%). Em 2016, o governo colombiano assinou um acordo de paz com as Forças Armadas Revolucionárias da Colômbia (as Farcs), mas, de acordo com o documento da ONU, novas plantações foram surgindo em áreas antes ocupadas pelos rebeldes.

O Brasil, que de acordo com o Global Drugs Survey (GDS) tem a cocaína com valor mais baixo no mundo (R$50,00 por grama), relatou um aumento considerável de apreensões da droga entre 2017 e 2018, mas vem despontando como um dos principais fornecedores de cocaína para o continente europeu.

Crack

O *crack*, que surgiu na década de 1980 nos EUA e inicialmente circulava pelos bairros mais pobres do país, é uma das substâncias psicoativas com maior potencial de causar prejuízos físicos e mentais ao dependente. No Brasil, a droga teria chegado uma década depois, pelas fronteiras com a Colômbia, e passou a ser adquirida a preços muito baixos, logo criando uma legião de usuários, independentemente de idade, sexo, religião ou classe social.

A substância é obtida a partir da mistura do cloridrato de cocaína com água e bicarbonato de sódio ou amônia. Depois de submetido a uma temperatura superior a 100°C, o composto sofre decantação, e as partes sólidas resultantes do processo formam pequenos cristais. Esses cristais estalam quando aquecidos em cachimbos ou outros artefatos utilizados para consumo, daí derivando o nome da droga.

Conforme dados da plataforma digital *Observatório do crack*, hospedada no *site* da Confederação Nacional de Municípios, a primeira pesquisa feita pela entidade para mapeamento do alcance do *crack* no país, em 2010, revelou que 98% das cidades brasileiras já enfrentavam problemas com a substância. Em outras palavras, em 20 anos (considerando a chegada do *crack* no início da década de 1990) a droga se espalhou por quase todo o território nacional.

A ação veloz do *crack* nos principais centros de prazer do cérebro, em cerca de 10 a 15 segundos, promove muito rapidamente no usuário uma sensação de euforia e prazer. Entretanto, seu efeito também é efêmero, o que faz a pessoa sentir a necessidade de consumir novamente o produto, aumentando sua tolerância e, consequentemente, causando uma compulsão – a chamada fissura.

O *crack* provoca falta de apetite, hiperatividade, um grande estado de excitação e tem um efeito devastador sobre o indivíduo. A droga pode comprometer o tecido pulmonar, corroer as vias respiratórias e levar à morte. Os usuários apresentam, em geral, sinais de cansaço e depressão e, muitas vezes, tentam buscar mais uma vez na droga uma resposta para amenizar esses efeitos.

Ecstasy (êxtase)

Droga sintetizada em 1912 e patenteada em 1914 pela empresa farmacêutica alemã Merck para estancar hemorragias, o *ecstasy* nunca chegou a ser comercializado com esse propósito. A substância que define o *ecstasy* é o MDMA, sigla para o composto ativo metilenodioxidimetanfetamina. Trata-se de um estimulante alucinógeno derivado da anfetamina, mais regularmente ingerido por via oral (embora também possa ser injetado via intravenosa) e que chega com rapidez às vias sanguíneas por meio do aparelho digestivo, espalhando-se por todo o corpo. Metabolizado pelo fígado, é eliminado em cerca de 2 dias através da urina.

O processo de preparação da droga permaneceu arquivado por muito tempo, até que o químico Alexander Schulgin decidiu realizar alguns testes em seu laboratório, oferecendo-se como cobaia e experimentando os efeitos do *ecstasy*. Em seguida, Schulgin publicou um artigo em que concluía que a substância alterava a consciência e produzia "harmonia sensual e emocional", aumentando até mesmo o desejo sexual – o que lhe rendeu o apelido de "droga do amor". Vários terapeutas passaram a indicar a droga a seus pacientes para promover o desbloqueio emocional.

Apesar de lícita, era recomendado o uso restrito, porque pouco se conhecia acerca dos efeitos da droga em longo prazo. Em pouco tempo, no entanto, já no início da década de 1980, a droga passou a ser encontrada em bares e festas eletrônicas nos EUA.

Os comprimidos, do tamanho de uma aspirina, eram a garantia de bem-estar, empatia, sensação de euforia, alegria e leveza, o que permitia que as festas durassem mais de 15 horas com os participantes numa espécie de transe coletivo. Contudo, são grandes os riscos para quem se torna usuário: lesões irreversíveis nas células nervosas, perturbações mentais e comportamentais, dificuldade de memória, além de alucinações, ataques de pânico e depressão profunda.

Em 1986, a Comissão de Entorpecentes das Nações Unidas e a OMS solicitaram que os EUA proibissem o uso do MDMA, inclusive para fins terapêuticos. Estima-se que a droga tenha o mesmo poder de viciar de outra substância: o LSD. Com a proibição, a substância passou a ser comercializada no mercado negro, além de ter sua composição alterada ao longo do processo de produção ilegal, o que diminuía os custos e aumentava os lucros dos vendedores. Assim, sem o controle e a fiscalização dos órgãos sanitários, os riscos à saúde dos dependentes se tornaram ainda maiores.

Quando chegou ao Brasil, o *ecstasy* era consumido mais regularmente por pessoas das classes média e alta por vir do exterior e ter um custo mais elevado. No entanto, aqui também a droga passou a ser produzida clandestinamente, o que interferiu diretamente na qualidade do produto final e, como consequência, no perigo que ela representa.

A MDMA intensifica a atividade de pelo menos três neurotransmissores: a serotonina, a dopamina e a noradrenalina. O aumento da atividade da serotonina age diretamente na regulação do humor, o que facilita a interação com outras pessoas em situações sociais – por isso seu uso é tão recorrente em *raves* e festas. No entanto, como as alterações provocadas por esse tipo de droga são muito acentuadas, é mais difícil que um usuário com vida social normal se torne dependente, uma vez que é complicado cumprir as responsabilidades diárias com o consumo intenso da substância. Logo, o mais natural é que seu uso se dê em situações específicas.

Os tipos mais comuns de *ecstasy* que circulam nas baladas são apresentados no Quadro 2.4.

Heroína

Originalmente fabricada em 1898, pelo laboratório alemão Bayer, a heroína chegou ao mercado com o objetivo de tratar a tuberculose e como alternativa para os dependentes da morfina. Produzida a partir da resina da papoula, a droga é resultado do refinamento do ópio – primeiro derivado da cápsula da flor da papoula, depois transformado em morfina e, por último, em heroína. No entanto, ela mostrou ser ainda mais viciante do que as outras duas drogas e foi proibida.

Quadro 2.4 Tipos de ecstasy mais usados

Alien verde: tem o formato da cabeça de um alienígena, provoca aumento da sudorese e costuma ser usada por quem quer dançar
Golfinho azul: é considerada a mais fraca; de cor azul-escura, ajuda no relaxamento mental e seu efeito tem a duração de cerca de 2 horas
Charada azul e charada verde: interferem diretamente nos reflexos, de gosto amargo, costumam ser utilizadas para estimular as relações sexuais
Shazam: é chamada assim porque traz o raio do super-herói em sua superfície; tem forte efeito estimulante, deixando o usuário bastante eufórico
F1: de cor escura, traz a marca F1 em sua superfície; é uma das mais difíceis de serem expelidas pelo organismo
Dollar: semelhante a uma bala, o dólar se esfarela rapidamente na boca; seu efeito é passageiro, o que acaba provocando a necessidade de novas doses
Calvin Klein azul: traz as iniciais CK estampadas na superfície do comprimido; provoca excitação e alucinações por longo período

Fonte: http://hospitalsantamonica.com.br.

Uma droga cara, pouco encontrada no Brasil, a heroína costuma ser usada a partir de sua forma sólida, que pode ser de cor branca ou marrom. Quando aquecida, derrete e é injetada por meio de uma seringa, mas também pode ser usada em pó, quando o dependente fuma a substância pura ou misturada com maconha. Como seu efeito não é prolongado, o usuário logo busca novas doses para chegar novamente à sensação de prazer e relaxamento que a substância proporciona. O uso contínuo causa lesões na atividade dos neurônios, provocando hipotermia, depressão, tontura, dores musculares, vômitos e outros sintomas. Entre os efeitos de longo prazo está o colapso das veias, em virtude do número excessivo de injeções, além de infecções e complicações pulmonares, como pneumonia, podendo levar o indivíduo à morte.

Inalantes e solventes

Inalantes são produtos industriais, combustíveis ou de limpeza que contêm alguma substância volátil que, quando aspirada pelo nariz ou pela boca, causa efeitos instantâneos, como euforia, alucinações, excitação e bem-estar. Quase todos esses produtos têm preços acessíveis e estão disponíveis sem muita dificuldade, o que aumenta muito sua utilização com propósito recreativo, principalmente por adolescentes em situação vulnerável e jovens.

Historicamente, a inalação de algumas dessas substâncias integrava rituais de cerimônias religiosas – há registros da prática desde a Antiguidade em diversas civilizações. No entanto, seu uso pode levar à dependência e provocar crises de abstinência, com consequências como ansiedade, depressão, perda de apetite, agressividade e tontura, entre outras. Segundo a Associação Brasileira de Psiquiatria e a Associação Médica Brasileira, os inalantes podem ser classificados em três grupos: o grupo I engloba os solventes voláteis, os combustíveis e anestésicos (*sprays* diversos, removedores de manchas, colas, tintas, isqueiros, gasolina, éter, cloreto de etila e halotano); o grupo II contém o óxido nitroso (encontrado em aerossóis, anestésicos e gás hilariante); o grupo III abarca os purificadores de ar e odorizadores de ambientes.

O óxido nitroso (N_2O) é um gás inodoro de rápida indução que promove bom efeito anestésico, sendo também conhecido como gás hilariante porque, quando inalado em pequenas doses, causa sensação de relaxamento e euforia, podendo provocar crises de riso. Foi sintetizado pela primeira vez em 1776 pelo mesmo cientista que isolou o oxigênio, o inglês Joseph Priestley. Mais tarde, em 1880, o químico britânico Humphry Davy inalou o N_2O para tratar de uma dor de dente e concluiu que o gás poderia ser usado nas intervenções cirúrgicas.

No Brasil, um inalante popular é feito à base de clorofórmio, éter, cloreto de etila e essência de perfume: o "cheirinho da loló" ou lança-perfume. O produto chegou ao Brasil no início do século XX e se popularizou durante o Carnaval, sendo utilizado pelas crianças, que esguichavam o líquido nos foliões, provocando uma sensação refrescante e um cheiro agradável, mas logo algumas pessoas passaram a inalar a mistura em busca do efeito de alegria e excitação. Em 1961, o então presidente Jânio Quadros proibiu o comércio e o uso da substância no país, depois de constatadas algumas mortes por parada cardíaca e embriaguez, comprovadas por investigações à época.

LSD (alucinógenos)

Substância sintetizada em laboratório, capaz de alterar a percepção e provocar alucinações no ser humano, o LSD (ácido lisérgico dietilamínico) foi descoberto em 1939 pelo suíço Albert Hoffman, que trabalhava no laboratório Sandoz e pesquisava uma praga comum no trigo, o ergot, em busca de um estimulante para a circulação sanguínea. Hoffman aspirou acidentalmente o LSD-25 e sentiu vertigem e a sensação de estar embriagado e com a imaginação estimulada. Curioso a respeito do que poderia ter causado os sintomas, testou novamente a substância e constatou seus efeitos psicoativos, apesar da pequena dose ingerida: distorção visual, ansiedade, vontade de rir, tontura – a experiência foi acompanhada por um médico. Em seguida, o cientista passou a defender o uso terapêutico do LSD, especialmente na psiquiatria.

A droga é um alucinógeno líquido geralmente pingado numa cartela de papel de alta absorção e ingerido de forma sublingual, apesar de também poder ser consumido a partir de um conta-gotas. Causa ilusões visuais, sonoras e táteis, aceleração e alteração do pensamento e promove o autoconhecimento. Ao contrário da maioria das drogas, não causa sensação de prazer, mas intensifica o estado de humor presente. Entre seus efeitos colaterais podem estar taquicardia, *bad trip*, confusão mental, ansiedade, depressão, paranoia, perda de apetite, delírio e alucinações, bem como outros sintomas. Não há relatos de mortes por ingestão desse tipo de substância, sendo as consequências mais graves decorrentes de acidentes ou do quadro de pânico e psicose que seu uso provoca. No Brasil, são proibidos o uso, a produção e o comércio do LSD.

Maconha

A maconha, da família *Cannabis*, é originária da Ásia e é cientificamente chamada de *Cannabis sativa*. Seu principal componente psicoativo é o tetraidrocanabinol (THC), isolado pela primeira vez em 1964. Apesar de a maconha conter outros alucinógenos, o THC é, sem dúvida, o mais potente de todos, sendo capaz de permanecer no sangue por aproximadamente 8 dias e de provocar alterações na atividade cerebral do usuário, causando delírios, prejudicando sua percepção em relação ao espaço e ao tempo e interferindo na coordenação motora, na capacidade de memória e na concentração. A interrupção do uso crônico pode acarretar insônia, irritabilidade, falta de apetite e ansiedade.

Segundo um estudo publicado em junho de 2019 no periódico *Science Advances* – coordenado por cientistas do Instituto Max Planck – a partir de escavações feitas no antigo cemitério de Jirzankal, nas montanhas Pamir, na China, é possível sustentar que a maconha já era usada de modo ritualístico pelos chineses há cerca de 2.500 anos, por conta de suas propriedades psicoativas.

No Brasil, o cultivo da erva foi incentivado pela Coroa portuguesa à época do Descobrimento, mas as primeiras plantações sul-americanas de *cannabis* foram localizadas no Chile e capitaneadas pelos espanhóis – a planta chegou à África e à América por intermédio dos europeus. Seu uso disseminou-se rapidamente entre os negros escravos e os índios nativos, que passaram a cultivá-la. No final do século XIX, chegou a ser recomendada sua aplicação no tratamento da insônia e de algumas doenças broncorrespiratórias.

Na década de 1930, a repressão ao uso da maconha se intensificou em diversos países, entre eles o Brasil e os EUA. A criminalização esteve muito ligada a questões raciais e escravocratas e foi sacramentada em convenções internacionais, especialmente na Convenção de Genebra, que fez avançar a política proibicionista:

> De poucos anos a essa parte, ativam-se providências no sentido de uma luta sem tréguas contra os fumadores de maconha. No Rio de Janeiro, em Pernambuco, Maranhão, Piauhy, Alagoas e mais recentemente Bahia, a repressão se vem fazendo, cada vez mais, [...] e poderá permitir crer-se no extermínio completo do vício (MAMEDE, 1945).

A *Cannabis sativa* apresenta variações que produziram drogas com potencial ainda mais prejudicial ao ser humano: o haxixe e o *skunk* – ambos com uma concentração de THC bem maior que a da maconha. O haxixe é extraído da resina das flores e folhas da planta e pode ser usado em cachimbos ou ingerido com água, numa espécie de chá. O consumo da droga é maior na Europa, principalmente em Portugal e na Irlanda. Já o *skunk* foi desenvolvido em laboratórios, obtido por um processo de cruzamento, potencializando em até 30% a concentração de THC. Ficou popularmente conhecido como "maconha de rico" devido ao alto custo de produção, o que também eleva o preço final em relação à maconha comum.

Apesar dos efeitos comprovadamente nocivos, há relatos de uso medicinal do THC em portadores de câncer e outras doenças, como epilepsia e autismo, os quais tiveram seus sintomas amenizados. Em dezembro de 2019, a Anvisa liberou a venda de produtos à base de maconha para uso terapêutico. A expectativa é que com a regulamentação eles possam ser comercializados em farmácias mediante prescrição médica, embora a regulação não permita que eles sejam chamados de medicamentos (os óleos e outros produtos destinados à administração oral e nasal terão de ser identificados como "produtos à base de *cannabis*"). Entretanto, o cultivo da erva no país ainda está proibido.

De acordo com os dados do 3º Levantamento Nacional sobre o Uso de Drogas pela População Brasileira, realizado pela Fiocruz entre maio e outubro de 2015, a maconha é a substância ilícita mais consumida no Brasil, seguida pela cocaína. A pesquisa aponta que 7,7% dos brasileiros de 12 a 65 anos já experimentaram a droga pelo menos uma vez na vida. Em relação à dependência, no entanto, há uma grande controvérsia. Estudos realizados em laboratório com humanos e animais atestaram o efeito reforçador da maconha, o que comprovaria que a exposição maior à substância aumentaria as chances de repetição de uso e, em médio e longo prazo, elevaria o risco de uso abusivo da erva. Os testes em humanos mostram, ainda, que doses acima de 3mg/dia aumentam os sinais de tolerância (GIGLIOTTI, LOPES & LARANJEIRA, 2005).

Opioides e opiáceos

Nem todos sabem a diferença entre opioides e opiáceos. Os primeiros são substâncias que podem ser sintéticas (criadas em laboratório), semissintéticas (também desenvolvidas em laboratório, mas a partir da molécula da morfina) ou naturais, derivadas do ópio. Já os opiáceos provêm do ópio e são extraídos diretamente da papoula.

Alguns exemplos de substâncias fabricadas em laboratório incluem meperidina, propoxifeno e metadona. Todas têm efeito analgésico (aliviam a dor) e hipnótico (dão sono).

A resina extraída das flores da papoula tem como principais princípios ativos a morfina e a heroína, como salientado anteriormente. Os efeitos podem ser percebidos em segundos após o consumo e consistem em relaxamento, sono prazeroso e torpor; a droga, porém, também pode provocar *overdose* e levar à morte por falta de ar, além de causar infecções, quando aplicada por meio de injeção. O uso constante de opiáceos e de opioides causa dependência. A abstinência da droga é caracterizada por fortes dores no corpo, corrimento nasal similar à gripe e suor.

Ao longo do século XIX, duas potências mundiais, a França e a Grã-Bretanha, se aliaram com o objetivo de obrigar a China a permitir a venda do ópio no país. O evento desencadeou a Guerra do Ópio. Os chineses comandavam relações comerciais muito vantajosas com os ocidentais, vendendo porcelana, especiarias e outras mercadorias, como o chá, tão consumido pelos ingleses. Os franceses e britânicos, por sua vez, tentavam obter lucro com a venda da droga em território chinês (o hábito de fumar ópio fora introduzido na China ainda no século XVII).

Duas batalhas foram travadas porque o governo de Pequim tentava impedir o comércio, que fez o consumo da droga explodir no país, ameaçando não só a economia, mas também a saúde da população chinesa (os chineses importavam cerca de 10 mil toneladas de ópio nessa época). No entanto, os europeus venceram a guerra, e durante muito tempo a China foi obrigada a conviver com a importação do ópio de maneira lícita – mais precisamente até 1949, quando a República Popular da China foi instituída sob o comando do governo comunista.

Sedativos

Sedativo é o nome dado a todo tipo de substância que age para controlar as atividades do cérebro em caso de excitação demasiada, sendo popularmente conhecido como calmante ou sedante.

Existem diversos tipos de sedativos: os que amenizam a dor – analgésicos; os que ajudam a controlar o sono – conhecidos como hipnóticos ou soníferos; e os que promovem o controle da ansiedade – ansiolíticos –, bem como os indicados aos epilépticos porque auxiliam a prevenção de convulsões.

Até o século XIX, o sedativo mais prescrito e utilizado era o álcool. Em 1869, experimentou-se pela primeira vez a propriedade hipnótica do hidrato de cloral. Ainda no século XIX foi testada a ação do brometo como sedativo, mas seus efeitos tóxicos o levaram a ser descartado pela comunidade médica. Em 1892, o barbital, derivado do ácido barbitúrico, foi sintetizado e teve validadas suas propriedades sedativas, passando a ser comercializado com o nome de Veronal®. Apesar de reconhecidos como drogas seguras e eficazes, logo foi constatado que os barbitúricos causavam dependência e poderiam levar a uma *overdose*.

Na década de 1960, os compostos benzodiazepínicos chegaram ao mercado como substitutos dos perigosos barbitúricos. Esses populares medicamentos "tarja preta" são rapidamente absorvidos pelo organismo, garantindo uma resposta eficaz em casos de transtorno de ansiedade, depressão, insônia e espasmos musculares.

Entre os barbitúricos mais populares está o Rivotril®, lançado no Brasil em 1973 e que já ocupou o segundo lugar na lista dos medicamentos mais vendidos no país, embora sua aquisição só seja possível com prescrição médica e retenção da receita pela farmácia.

Apesar do relaxamento, da sensação de tranquilidade e da redução da ansiedade, o uso prolongado de sedativos pode causar efeitos colaterais, como tontura, diminuição da coordenação motora e apagões de memória. Além disso, o consumo continuado e indiscriminado pode provocar a morte por insuficiência cardíaca, principalmente se combinado com o álcool, que potencializa os riscos da substância.

Tabaco

O tabaco é uma planta nativa das Américas, de nome científico *Nicotiana tabacum*. Suas folhas podem ser mastigadas, porém seu uso mais comum se dá por inalação, seja por meio de cigarro, charuto, cachimbo ou rapé. Apesar de existirem mais de 60 espécies de tabaco, apenas a *Nicotiana tabacum* sintetiza a nicotina, a substância de ação estimulante que provoca a sensação de bem-estar e também a dependência.

Acredita-se que a planta seja originária dos Andes bolivianos e que costumava ser utilizada pelos indígenas em rituais e como medicamento. O tabaco teria chegado ao Brasil, provavelmente, com a migração de tribos tupis-guaranis. A partir do século XVI, seu uso foi introduzido na Europa pelo então embaixador francês em Portugal Jean Nicot, que enviou tabaco à rainha Catarina de Médici para que tratasse de sua enxaqueca. A partir daí, o hábito de fumar difundiu-se rapidamente entre os nobres franceses e logo por toda a Europa. Sua popularidade estimulou a criação de um mercado poderoso, responsável pelo desenvolvimento das primeiras políticas de drogas da era moderna.

A nicotina está presente em todos os derivados do tabaco e é um dos componentes da fumaça do cigarro, que é constituída por quase 5 mil substâncias tóxicas, entre elas monóxido de carbono, amônia, cetonas, alcatrão e outras 40 substâncias cancerígenas. Depois de inalada, a nicotina chega ao cérebro rapidamente, em cerca de 7 a 19 segundos, e provoca excitação, além do aumento da concentração e a diminuição do apetite.

Quando consumida em altas doses, a nicotina pode causar tontura, enjoo, náuseas, dores de cabeça e impotência sexual nos homens. A inalação contínua faz o cérebro se adaptar e precisar de doses cada vez maiores para manter o mesmo nível de satisfação do dependente. Um dos registros mais antigos a respeito do prejuízo do tabaco à saúde humana data de 1761 e foi feito pelo médico John Hill, que estabeleceu a correlação entre tumores no nariz e o rapé (CARVALHO *apud* BARRETO, 2018).

Fumar uma ou duas vezes diariamente já pode desencadear a dependência e aumentar o risco de o indivíduo contrair algumas doenças, como diversos tipos de câncer, problemas cardiovasculares e respiratórios e infertilidade, e levar à morte. Deixar de fumar não é tarefa fácil, porque a abstinência da nicotina provoca sintomas desconfortáveis, como irritação, alterações no sono, dores de cabeça, tontura, ansiedade e aumento de peso.

Desde 1997, o Instituto Nacional de Câncer (Inca) é Centro Colaborador da OMS para o controle do tabaco e realiza estudos que ajudam a monitorar o consumo e as tendências referentes à substância no país. O tabaco é uma das maiores ameaças à saúde pública no mundo moderno, sendo responsável pela morte de mais de 8 milhões de pessoas a cada ano. No Brasil, entretanto, o percentual de adultos fumantes vem sofrendo uma expressiva queda nas últimas décadas em consequência das políticas bem-sucedidas de controle do tabagismo – de acordo com a Pesquisa Nacional de Saúde mais recentemente realizada pelo Ministério da Saúde (2013), em parceria com a Fundação Oswaldo Cruz (Fiocruz) e o Instituto Brasileiro de Geografia e Estatística (IBGE) (Figura 2.2).

Segundo dados mais recentes da Vigilância de Fatores de Risco e Proteção para Doenças Crônicas, uma pesquisa feita anualmente por telefone, o percentual total de fumantes com 18 anos ou mais no Brasil vem caindo gradativamente, como mostra a Figura 2.3.

■ Para onde vamos?

Os breves resumos aqui apresentados permitem observar as diferentes direções que a humanidade tomou ao longo da história no que diz respeito às suas relações com as drogas, seja no contexto social, seja no medicinal, religioso, cultural etc. Nosso caminho cruzou com o das drogas naturais na Antiguidade, enquanto a produção de bebidas

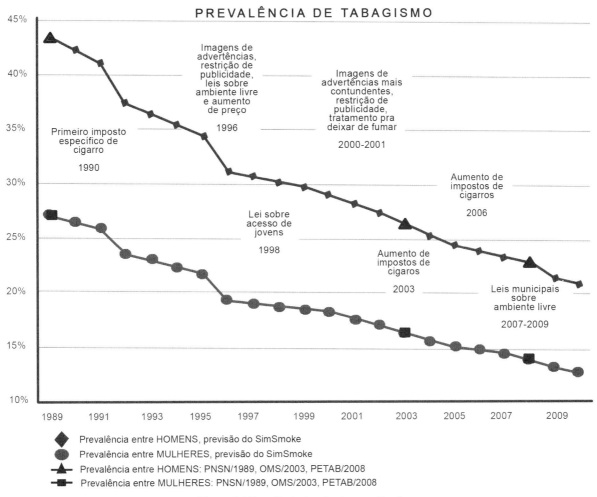

Figura 2.2 Prevalência do tabagismo no Brasil.

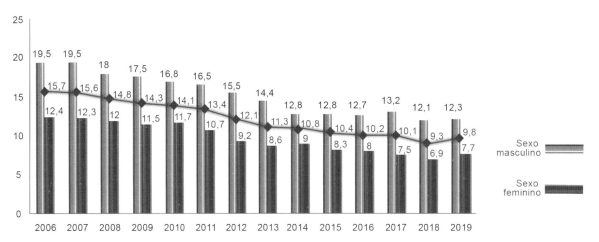

Figura 2.3 Fumantes/variação temporal. (Fonte: Vigitel Brasil 2006 a 2019: Vigilância de Fatores de Risco e Proteção para Doenças Crônicas por Inquérito Telefônico.)

alcoólicas estreitou nossa atuação sobre as substâncias presentes na natureza – que se tornaram objeto de rituais religiosos e indispensáveis em momentos de recreação. O consumo de drogas deve, portanto, ser considerado um fenômeno especificamente humano (BUCHER, 1989).

Presentes no cotidiano mundial e representando um desafio ainda maior diante da expansão das fronteiras e da globalização dos interesses nacionais, as drogas ainda irão movimentar Estados em torno de debates fundamentais sobre seu uso e regulamentação. Aos terapeutas, que têm um papel essencial nessa discussão, cabe um dos mais importantes lugares de fala: o daquele que, sobretudo, olha para o indivíduo, buscando sua integridade, saúde mental e exercício da cidadania.

CURIOSIDADES HISTÓRICAS

Ecstasy **(êxtase):** Uma das consequências mais perigosas do uso dessa droga é o desenvolvimento de hipertermia ou da síndrome hiperpiréxica, quando a temperatura corporal pode chegar a 43°C por conta da associação do esforço físico ao êxtase. Por isso, nos clubes, boates e festas de *rave* onde ela é usada, costuma ser muito grande a ingestão de água, o que torna o produto muito caro. Contudo, o excesso de água também pode ser perigoso, porque o êxtase dificulta a eliminação de líquidos do corpo (aumenta a liberação do hormônio antidiurético).

Haxixe: Para entender o que é haxixe (ou *hash*), é importante compreender a anatomia de uma planta de maconha, que, na verdade, consiste em duas partes. A primeira é o material vegetal real, incluindo caules, flores, folhas e botões. Desses, apenas os gomos contêm quantidade significativa de THC, que é a parte da planta que mais interessa aos produtores.

Nos brotos existem tricomas, os minúsculos pelos brancos, e são esses tricomas que compõem o haxixe. Na verdade, trata-se de pequenas glândulas, também conhecidas como *keifs*, que consistem no componente "dourado" da planta, pois contêm a maior parte do THC. Quando o haxixe é feito, esses tricomas precisam ser separados do resto da planta.

Maconha: Talvez a primeira menção à maconha em nossa língua tenha sido em um escrito de 1548 no qual está dito, no português daquela época: "e já ouvi a muitas mulheres que, quando hião ver algum homem, para estar choquareiras e graciosas a tomavão" (CARLINI – UNIFESP/CEBRID).

Enfiar o pé na jaca: A expressão surgiu entre os reis do cangaço, a turma de Lampião e Maria Bonita. Um dia, Corisco estava tão doido de álcool que pisou numa jaca e nem percebeu. Chegou cambaleante ao acampamento com a fruta enfiada no pé.

Inalantes: Mulheres que fazem uso de inalantes durante a gravidez aumentam as chances de terem fetos com alterações similares às provocadas pela síndrome alcoólica fetal (SAF): retardo do crescimento, déficit de atenção, disfunções cerebrais, microcefalia, atraso do desenvolvimento e até mesmo distúrbios de linguagem (LIMA, 2014).

Psicotrópicas: "A palavra **psicotrópico** é composta de dois elementos: **psico** e **trópico**. O primeiro é mais fácil de ser compreendido: remete à ideia de mente, ao estado mental. Já **trópico, ao contrário do que pode sugerir, não tem a ver com os trópicos e nosso clima tropical.** A palavra trópico, aqui, tem relação com o termo **tropismo**, que significa **atração por**. Então, **psicotrópico** significa atração pelo psiquismo, e drogas psicotrópicas são aquelas que atuam sobre nosso cérebro, alterando de alguma maneira nosso psiquismo" (CARLINE – CEBRID).

Bebidas alcoólicas: Os primeiros indícios do consumo de álcool pelos humanos datam de aproximadamente 8.000 a.C., na China. A análise arqueológica de jarros encontrados no norte do país revelou uma bebida à base de arroz, mel e frutas fermentadas. Tinha conteúdo alcoólico relativamente baixo, pois dependia exclusivamente do processo de fermentação, que teria acontecido por acaso.

Já os registros acerca das bebidas destiladas atestam que elas surgiram na Idade Média pelas mãos de um alquimista, que foi o inventor do primeiro alambique. Foram os árabes que compilaram os conhecimentos registrados pelos alquimistas.

Cocaína: No Brasil, assim como nos EUA, também aconteceu uma explosão do consumo de cocaína. Em 1914, o jornal *O Estado de S. Paulo* publicou: "Há hoje em nossa cidade muitos filhos de família cujo grande prazer é tomar cocaína e deixar-se arrastar até aos declives mais perigosos deste vício. Quando atentam, é tarde demais para o recuo."

Binge: A palavra *binge* vem do inglês e significa comer ou beber algo em excesso. O *binge drinking* caracteriza o consumo excessivo de álcool – mais especificamente o consumo de doses altas, repetidas vezes. Em geral, o uso acontece em baladas, durante eventos e em grandes festas. As consequências incluem aumento do risco de acidentes de trânsito e no trabalho, violência doméstica e urbana, suicídio, maior ocorrência de homicídios e de mulheres com SAF.

LSD – Alucinógenos: Ao realizar experiências com o ácido dietilamida lisérgico, a 25ª substância extraída numa série de testes com o fungo, o Dr. Albert Hoffman absorveu acidentalmente, através da pele, uma quantidade mínima da droga. Intrigado com os efeitos que experimentou, o cientista batizou a substância como LSD-25 e resolveu fazer novas pesquisas com ela, escrevendo mais tarde um relatório que chamou a atenção do mundo científico para a descoberta de uma droga que, segundo Hoffman, podia deflagrar um estado de realidade alterada. No começo da década de 1960, o LSD-25 foi empregado experimentalmente em sessões de psicoterapia, principalmente nos EUA, onde, na época, seu uso era legal.

Bibliografia

ALVES, R.C.; CASAL, S.; OLIVEIRA, B. Benefícios do café na saúde: mito ou realidade? Quím. Nova, São Paulo, v. 32, n. 8, p. 2169-2180, 2009. Disponível em: http://www.scielo.br/scielo.php?script=sci_arttext&pid=S0100-40422009000800031&lng=en&nrm=iso. Acesso em: jul. 2020.

ARAÚJO, T. Almanaque das drogas. São Paulo: Leya, 2002.

BUCHER, R. Prevenção ao uso indevido da droga. Brasília: Editora Universidade de Brasília, 1989.

CEBRID. Livreto informativo sobre drogas psicotrópicas. São Paulo: CEBRID/OBID, s/d.

CEBRID. Ópio, opiáceos/opióides, morfina. Disponível em: https://www2.unifesp.br/dpsicobio/cebrid/quest_drogas/opiaceos.htm#5. Acesso em: ago. 2020.

CEBRID. Tabaco. Disponível em: https://www2.unifesp.br/dpsicobio/cebrid/folhetos/tabaco_.htm. Acesso em: ago. 2020.

CISA. Relatório Global sobre Álcool e Saúde. Set. 2018. Disponível em: https://cisa.org.br/index.php/pesquisa/dados-oficiais/artigo/item/71-relatorio-global-sobre-alcool-e-saude-2018. Acesso em: ago. 2020.

COSTA, R. Alcoolismo, discurso científico e escrita de si no Diário do Hospício de Lima Barreto. In: Antíteses, vol. 1, n. 1, jan-jun. 2008. Disponível em: http://www.uel.br/revistas/uel/index.php/antiteses. Acesso em: ago. 2020.

EROWID. Psychoative Plants and Drugs. Disponível em: https://www.erowid.org/psychoactives/. Acesso em: jul. 2020.

ESCRITÓRIO DAS NAÇÕES UNIDAS SOBRE DROGAS E CRIME (UNODC). Saiba mais sobre as drogas. Disponível em: https://www.unodc.org/documents/lpo-brazil/Topics_drugs/Campanha-global-sobre-drogas/getthefacts11_PT_.pdf. Acesso em: set. 2020.

GIGLIOTTI, A.; LOPES, C.; LARANJEIRA, R. Síndrome de dependência da maconha. Disponível em: https://www.uniad.org.br/wp-content/uploads/2011/02/sindrome_de_dependencia_de_maconha_9-08-2005.pdf. Acesso em: set. 2020.

HOSPITAL SANTA MÔNICA. Metanfetamina: tudo que você precisa saber sobre a droga. Disponível em: https://hospitalsantamonica.com.br/metanfetamina-tudo-que-voce-precisa-saber-sobre-a-droga/. Acesso em: ago. 2020.

INPAD. Uniad. Unifesp. II Levantamento Nacional de Álcool e Drogas (Lenad). Ronaldo Laranjeira et al (Org.). São Paulo: Instituto Nacional de Ciência e Tecnologia para Políticas Públicas de Álcool e outras Drogas (Inpad/Unifesp). 2014.

LEITE, M. C.; ANDRADE, A.G. et al. Cocaína e crack: dos fundamentos ao tratamento. Porto Alegre: Editora Artes Médicas, 1999.

MACONHA, Dr. Haxixe X maconha: qual a diferença?Maconha Brasil. 12 ago. 2018. Disponível em: https://maconhabrasil.com.br/haxixe/. Acesso em: ago. 2020.

MASUR, J. O que é toxicomania. São Paulo: Editora Brasiliense, 1985.

MASUR, J. O que é alcoolismo. São Paulo: Editora Brasiliense, 1988.

MASUR, J.; CARLINE, E.A. Drogas: Subsídios para uma discussão. São Paulo: Editora Brasiliense, 1989.

MINISTÉRIO DA JUSTIÇA/SECRETARIA NACIONAL DE POLÍTICAS SOBRE DROGAS. Prevenção do uso de drogas: capacitação para conselheiros e lideranças comunitárias. 5. Ed. Brasília: Senad, 2013.

PORTAL SÃO FRANCISCO. LSD. Disponível em: https://www.portalsaofrancisco.com.br/saude/lsd. Acesso em: jul. 2020.

PURCELL, N. Diet, Community, and History at Rome. American Journal of Philology. 124. 329-358, 2003. Disponível em: http://www.press.jhu.edu/journals/american_journal_of_philology/. Acesso em: jul. 2019.

SANTOS, F.S.D.; VERANI, A.C. Alcoolismo e medicina psiquiátrica no Brasil do início do século XX. História, Ciências, Saúde-Manguinhos [online]. 2010, v. 17. p. 400-420. Disponível em: https://doi.org/10.1590/S0104-59702010000600008. Acesso em: set. 2021.

VIALA-ARTIGUES, J.; MECHETTI, C. Histoire de l´alcool les temps modernes partie 2. Disponível em: http://www.alcoologie.org/documentation/article.php3?id_article=121. Acesso em: jul. 2020.

Capítulo 3

Um Panorama Político e seus Reflexos na Questão da Dependência Química (do Final do Século XIX ao Século XX)

Luiz Guilherme da Rocha Pinto • Rafael Sento Sé

■ Introdução

Falar a respeito do tratamento da dependência de drogas na segunda metade do século XIX nos instiga a abordar o panorama de tratamento vigente na primeira metade do tão aguardado século XX, com as promessas de melhor qualidade de vida para as pessoas e das descobertas tecnológicas.

Essa expectativa de melhor qualidade de vida passava diretamente pela medicina, pois esperava-se que acontecessem descobertas capazes de impactar o bem-estar da população e promover o aumento da longevidade. Nos estudos sobre saúde mental, as perspectivas também eram boas, considerando-se que em 1890 foram descobertas as sinapses cerebrais e a psiquiatria começava a engatinhar.

Naquele momento, final do século XIX, Freud demonstrava grande interesse pela neurociência e avançava em seus estudos, mas suas descobertas não alcançaram o que ele de fato almejava. A demanda clínica, ou seja, o que os pacientes apresentavam como sintomatologia, não obtinha respostas a partir de suas investigações. Freud, então, encontrou na psicanálise resultados muito mais efetivos para tratar de seus pacientes. Ele e muitos de seus seguidores entendiam a adicção como um sinal de distorção do desenvolvimento psicossexual. Referia-se à masturbação como a "primeira adicção", o "vício primário", o "protótipo, por assim dizer, de todos os outros vícios subsequentes". Acreditava que outros tipos de "dependência" ao longo da vida serviam como substitutos desse comportamento.

> [...] Comecei a compreender que a masturbação é o grande hábito, o "vício primário", e que é somente como sucedâneo e substituto dela que outros vícios – álcool, morfina, tabaco etc. – adquirem existência (FREUD, 1950/1977, p. 367, *apud* STACECHEN, 2008).

Com isso, durante muitos anos a psicanálise reinou quase soberana no tratamento de algumas demandas de saúde mental.

Na primeira metade do século XX, o tratamento de saúde mental tinha como grande escola o que vinha sendo praticado na Europa. Lá surgia o que havia de mais atual e respeitado pelo restante do mundo. Não à toa, o notável psiquiatra brasileiro Juliano Moreira, para muitos o grande fundador da psiquiatria brasileira, viajou para a Alemanha e para outros países europeus com o objetivo de buscar o conhecimento nos locais considerados de referência. Na Alemanha também se deu uma relevante contribuição para o diagnóstico da esquizofrenia pelas mãos do psiquiatra Kurt Schneider, que apresentou uma proposição inédita e muito expressiva para a classificação da doença.

No Brasil, apesar de caminhar de forma muito lenta no início do século XX – melhorando significativamente nas décadas de 1920 e 1930, quando praticamente importou da Argentina o que havia de mais atual nessa área –, a psicanálise despertava o interesse de grande parte dos profissionais brasileiros. A busca pela formação em psicanálise nessa época influenciou diretamente o tratamento da saúde mental no país. Como disse o professor e pesquisador brasileiro Raul Caetano, um dos membros do conselho consultivo da Associação Brasileira de Álcool e outras Drogas (Abead), radicado há muitos anos nos EUA, essa quase devoção à escola psicanalítica inibiu, de certo modo, os empreendimentos em pesquisa na área da psiquiatria dos estudos epidemiológicos.

Um momento importante para a psiquiatria brasileira consistiu no aparecimento, nos anos 1950, da clorpromazina, medicamento antipsicótico que até então não tinha nenhum equivalente. Esse medicamento começou a promover alguma efetividade no tratamento dos doentes, que passaram finalmente a obter alta médica dos hospícios. Muitos desses pacientes, que passavam sempre pelo processo de reinternação, conseguiram, então, ficar sob controle e não mais voltavam a ser internados. Cabe lembrar que nessa época os pacientes mais graves geralmente recebiam tratamento psiquiátrico asilar. Muitas famílias, principalmente aquelas com menos recursos, abandonavam seus familiares, psicopatologicamente comprometidos, nos hospícios. Como diziam alguns autores, a sociedade tentava se proteger dos doentes.

No início dos anos 1960, segundo o eminente professor de psiquiatria Miguel Chalub, o adicto era visto como um fraco, como alguém que não resistia às pressões da própria vida, um indivíduo com uma anomalia, prejudicado, diminuído, sem fibra, estigmatizado como "o drogado". Com a evolução dos esforços de estudos e pesquisas, essa visão transformou-se de maneira expressiva. Porém, também de acordo com Chalub, uma parte da sociedade, inclusive pessoas da área da saúde, ainda mantêm essa visão preconceituosa e sobretudo equivocada.

Ainda nos anos 1960 e meados dos anos 1970, podemos destacar a iniciativa corajosa e empreendedora do médico psiquiatra Osvald Moraes de Andrade – um dos poucos brasileiros, naquela época, dedicados ao estudo e tratamento de pacientes adictos. Outros psiquiatras também se dispunham a tratar diretamente do adicto, e não apenas das decorrências clínicas, conforme destacado pelo professor Chalub em entrevista aos organizadores deste livro.

Durante as conversas travadas para a elaboração desta obra, entrevistamos o médico gaúcho Sérgio de Paula Ramos – psiquiatra, psicanalista, doutor pela Escola Paulista de Medicina da Unifesp e um dos fundadores da Abead – que há mais de 40 anos se dedica ao tratamento da dependência química. Ele relatou o caso de um membro de sua família que fora tratado por um psiquiatra não especialista em adicção, mas que, apesar disso, aceitou assumir o tratamento de maneira competente e efetiva, ajudando o paciente a construir uma recuperação sólida durante mais de três décadas, até o fim da vida.

Em alguns locais do país aconteciam outras iniciativas isoladas. Não podemos deixar de registrar, por exemplo, o trabalho dos Alcoólicos Anônimos (AA), que já existiam no Brasil desde 1947 e estavam crescendo. Além disso, no entanto, não havia nenhum outro tratamento mais efetivo que pudesse contemplar os pacientes de maneira eficaz.

Em 1977, o Dr. Sérgio de Paula Ramos, depois de algumas viagens aos EUA para estudar, descobriu um método de tratamento que vinha ajudando muitos dependentes químicos: o método Minnesota, criado em 1950 no estado que leva esse nome. De forma sucinta, podemos dizer que em certo sentido esse método foi baseado em práticas de psicoterapia, na prática médica e no programa de 12 Passos do AA, mais tarde adaptado pelos Narcóticos Anônimos (NA). Em outras palavras, aquele tratamento apreciado como algo que realmente funcionava chegaria finalmente ao Brasil, 27 anos depois, pelas mãos de um médico seguramente empreendedor, que aceitou o desafio de tratar de uma doença até então ignorada pela maioria absoluta dos profissionais da área.

No ano seguinte (1978), pela primeira vez na história do Brasil, alguns profissionais brasileiros da área da saúde mental e afins, interessados no debate sobre a dependência química, começaram a trocar experiências com a intenção de fazer que seus conhecimentos a respeito do tema pudessem ser cambiados e oficializados no país. Foi quando fundaram o cerne da associação que em 2018 completou 40 anos, inicialmente como Grupo Interdisciplinar de Estudos sobre o Álcool e o Alcoolismo (Grineaa), depois passando a se chamar Abea e, finalmente, Abead, sobre a qual iremos nos deter mais detalhadamente no Capítulo 4, dedicado à história das associações no Brasil. Esse intercâmbio de ideias fortaleceu muito a associação e seus membros. Como acontece com qualquer saber que vai se construindo, os profissionais partiram em busca de conhecimento, dentro e fora do país. Nos congressos da Abead sempre houve convidados internacionais que ofertavam à assistência o que havia de mais atual no mundo.

Os tratamentos especializados em dependência química começaram a replicar em algumas capitais brasileiras, como Porto Alegre, Rio de Janeiro, São Paulo, Curitiba, Belo Horizonte e Florianópolis. Mais que isso, alguns serviços foram sendo criados nas universidades, o que desenvolveu uma excelência acadêmica que fez muitos alunos começarem a vislumbrar mais possibilidades de tratamento. Os profissionais de diversas áreas que se interessavam pela dependência química passaram a estudar o assunto e a produzir teses de mestrado e de doutorado. No final da década de 1990, cursos de pós-graduação em dependência química começaram a ser oferecidos por algumas instituições.

Também na década de 1990, no auge dos estudos sobre a neurociência, houve grande evolução a partir da possibilidade de se enxergar o funcionamento do cérebro através da neuroimagem. Até então só era possível observar cérebros de pessoas mortas, o que dificultava a compreensão de seu mecanismo. Com os avanços da neurociência, muitos medicamentos foram criados, contemplando os pacientes, que passaram a ter acesso a uma medicação mais eficaz e com menos efeitos colaterais.

■ Ditadura militar: desafios e retrocesso

É comum ouvirmos nos dias de hoje que não existe uma história com "H" maiúsculo, como se costumava aprender nas escolas antigamente. Não é por acaso que no dicionário *Aurélio* não consta mais uma diferença entre "estória" (segundo Houaiss, fictícia ou inverossímil) e "história" (esta real, baseada em fatos): como realmente poderíamos ter certeza do quanto de história haveria em uma estória e o quanto de ficção haveria na história. (ROMÃO-DIAS, 2013).

As décadas de 1960 e 1970 destacaram-se por conta das profundas mudanças socioculturais, políticas e econômicas no Brasil e no mundo. A televisão ganhou os lares e passou a dividir com o rádio o papel de difusor de informações, influenciando as transformações dos costumes da população. Surgiam a Tropicália, importante movimento cultural de vanguardas, e o movimento *hippie*, o Brasil conquistava o título de tricampeão na Copa do Mundo de Futebol do México, e os EUA saíam derrotados da Guerra do Vietnã.

As experiências com drogas tornavam-se, nesse contexto, mais populares entre os jovens, principalmente dentre os que se identificavam com uma postura mais contestadora. Era uma época de busca por liberdade – e até mesmo pela transcendência, por muitos denominada "novas portas da percepção" –, igualdade e liberdade sexual, marcando inclusive certo posicionamento político. Mas a droga também funcionava como uma espécie de anestésico para soldados em guerra, sobretudo no Vietnã, tanto para as dores físicas como para as profundas marcas psicológicas, a tristeza e a angústia. Economicamente, o capitalismo vivia um de seus melhores ciclos, designado pelo historiador Eric Hobsbawm de a "Era de ouro". O economista Thomas Piketty refere-se ao período de pós-guerra, de 1945 a 1975, como "Os trinta gloriosos".

Esse cenário foi palco de muitos questionamentos e protestos dos jovens em relação ao *establishment*. Surge o feminismo, e os movimentos pelos direitos civis dos negros se tornam mais organizados, assim como os que defendiam o maior reconhecimento da diversidade sexual.

No Brasil, os anos de 1960 começaram sob o frescor da Bossa Nova, derivada do samba e com a influência do *jazz*, estilo que ficou internacionalmente conhecido e conquistou admiradores, como Frank Sinatra – "The Voice". Mais do que isso, a música brasileira foi reconhecida e adquiriu respeito e prestígio.

Do ponto de vista econômico, o país entrava na década de 1960 ainda sob os reflexos do desenvolvimento promovido pelo presidente Juscelino Kubitschek, eleito com um *slogan* de campanha que prometia um crescimento de "50 anos em 5". De fato, o que se viu foi um período de crescimento e estabilidade econômica que promoveu a expansão do interior do país e culminou com a construção de Brasília, a nova capital federal. Mas essa também foi uma época caracterizada pelo aumento da dívida externa brasileira.

Ao final de seu governo, Juscelino era acusado, por parte da classe política, de corrupção, sobretudo de superfaturamento por conta da construção de Brasília. Nas eleições seguintes, fora então substituído pelo paulista Jânio da Silva Quadros, político que teve uma ascensão meteórica, tendo sido, em curto espaço de tempo, vereador, deputado, prefeito e governador. Seu governo durou apenas 7 meses, pois em agosto de 1961, surpreendendo a grande maioria que o elegeu, Jânio Quadros renunciou à presidência da República.

Essa renúncia foi analisada por muitos autores como uma atitude estratégica, pois, apesar da votação expressiva, Jânio não conseguira apoio junto ao Congresso e sua governabilidade passava a ser no mínimo duvidosa. Ao renunciar, Jânio estaria estrategicamente pensando em mobilizar a população a seu favor. Caso isso tivesse acontecido, ele voltaria literalmente nos braços do povo e com melhores condições de governar.

No entanto, a realidade foi outra. O povo não se mobilizou pela volta de Jânio, e o vice-presidente, João Belquior Marques Goulart, não era bem visto pelos ministros militares. Goulart estava numa viagem internacional, e um movimento golpista tentou impedi-lo de assumir naturalmente a presidência da República. Nesse momento chegamos a viver um breve período parlamentarista, mas com o retorno ao regime presidencialista em seguida e a retomada de João Goulart ao governo.

Vale ressaltar que o mundo vivia, nesse início dos anos 1960, o auge do que ficou conhecido como Guerra Fria, cujo impacto se dava em todos os países de maneira e intensidade diferentes. A polaridade gerava uma permanente tensão, com uma disputa acirrada pelas então duas maiores potências mundiais: os EUA – representação do capitalismo – e a União Soviética – símbolo do comunismo.

A chegada de João Goulart à presidência reforçou o clima de conflito e insegurança que pairava na época, uma vez que Jango era visto como alguém perigoso para o *establishment* brasileiro por suas posições consideradas ousadas demais pelos que defendiam um Brasil conservador. Como bem descreve Elio Gaspari no livro *A ditadura envergonhada*, primeiro dos cinco livros que escreveu sobre os anos de chumbo, João Goulart não conseguiu ser bem-sucedido, se considerarmos o que aquele delicado momento exigia de um governante que pretendesse frear o golpe em curso.

Outro excelente livro sobre esse período da história foi escrito por Jacob Gorender – *Combate nas trevas: das ilusões perdidas à luta armada* – no qual o autor explica que a Revolução Cubana representou uma excepcionalidade irrepetível na história por duas razões: a burguesia cubana embarcou na onda dos revolucionários comunistas e houve uma certa leniência americana com os camaradas cubanos. Essas excepcionalidades não aconteceram de nenhuma maneira no Brasil. Aqui, embora muitos jovens burgueses ingressassem não só na onda esquerdista como até mesmo na luta armada, a burguesia como um todo não só não tomou partido, como as elites até mesmo financiaram o movimento direitista e militar que tomou o poder em abril de 1964.

Os americanos apoiaram os militares na medida em que o governo do então presidente americano Lyndon Johnson se colocou à disposição para cooperar militarmente, ou seja, com armas, navios e o que mais fosse preciso para que a direita "revolucionária" pudesse tomar o poder e acabar com todos os focos de "ameaça comunista". A ditadura, como descrito por Gaspari, começa de modo envergonhado, prometendo inclusive eleições diretas para breve.

Enquanto isso, a oposição foi se organizando de uma forma fragmentada, dividindo-se em partidos com uma série de siglas de organizações. Prisões, torturas, "desaparecimentos" e mortes começaram a se tornar cada vez mais frequentes e, quando o regime já estava vigente por quase 5 anos (de abril de 1964 a dezembro de 1968), aconteceu, efetivamente, o golpe dentro do golpe, com a decretação do AI-5, o ato institucional que restringia de maneira frontal e violenta as liberdades individuais e os direitos civis dos cidadãos, suspendendo inclusive o *habeas corpus*.

De acordo com Delmanto (2016), no livro *Camaradas caretas*, em meio aos anos de chumbo no Brasil, no auge da ditadura militar, o Decreto-lei 385, de 1976, alterou o artigo 281 do Código Penal e disciplinou a conduta do usuário de drogas de forma distinta da do traficante. Até então – mais precisamente de 1968, logo após a edição do Ato Institucional nº 5, até 1976, com o decreto mencionado – o Código equiparava a conduta do usuário à do traficante de drogas, um dos maiores absurdos a que já estivemos submetidos.

Nessa época, quem estava no poder era o general Ernesto Geisel – terceiro militar a presidir o Brasil depois do golpe de 1964 –, que tinha a pretensão de conduzir um processo de abertura do país de forma lenta, segura e gradual. No entanto, dentro das Forças Armadas havia um grupo contrário a essa postura, o qual o escritor Elio Gaspari chamou de "tigrada" em seu quinto e último livro sobre a ditadura, intitulado *A ditadura acabada* (GASPARI, 2016).

Um dos fatos decisivos para o fim do embate aconteceu em 1977, mais especificamente no dia 12 de outubro, feriado nacional de Nossa Senhora Aparecida. Nesse dia, o presidente Ernesto Geisel chamou para uma reunião seu então ministro do Exército, general Silvio Frota. Começou a reunião falando sobre as divergências de ideias entre ambos e sobre a intenção de Frota de se candidatar à presidência, o que, claro, não lhe agradava. Geisel, com sua frieza habitual, finalizou a conversa dizendo que o ministro deveria pedir demissão. Diante da negativa de Frota em aceitar a proposta, o próprio presidente tratou de demiti-lo. O então ex-ministro saiu do Palácio da Alvorada e tentou movimentar a "tigrada", mas a estratégia de Geisel revelou-se bastante efetiva: acabava ali uma das maiores resistências ao regime ditatorial.

Eram anos difíceis, e o contexto sócio-histórico não apresentava as condições ideais para que movimentos de prevenção e tratamento dos usuários – fossem de prática recreativa, eventual ou até mesmo os dependentes – pudessem se desenvolver. O país estava sob o impacto do chamado estado de exceção.

Muitas pessoas não sabem, mas entre aqueles que compunham parte da extrema-esquerda, fazendo parte diretamente da luta armada ou não, as drogas eram malvistas e até mesmo proibidas. Essas pessoas se sentiam – e, de certa forma, estavam – literalmente em guerra ou de prontidão para um conflito iminente. Mas, além disso, havia um ideário, das alas mais radicais da esquerda, de rejeitar, colocar de canto tanto homossexuais como usuários de drogas. Vejam bem, dissemos usuários, fossem eles dependentes ou não. Num outro segmento, tínhamos os jovens voltados para a contracultura, com a leitura de que o uso de drogas poderia expandir sua visão, trazer novas perspectivas, as tão cultuadas "portas da percepção".

Além desses, precisamos considerar os jovens que não estavam alinhados com o pensamento da esquerda nem identificados com o pensamento da contracultura, ou seja, jovens conservadores, independentemente da classe social a que pertenciam. Muitos desses jovens também usavam drogas, até porque, conceitualmente, do chamado usuário recreacional àqueles que se tornaram dependentes, precisamos, inevitavelmente, considerar determinantes biopsicossociais.

Naqueles tempos de Guerra Fria e de ditadura brasileira, não havia lugar para uma discussão a respeito das políticas públicas para álcool e drogas no país, como ressalta a historiadora Célia Regina Jardim Pinto: "enquanto na Europa e nos EUA o clima era de efervescência política, renovação de costumes e de radical renovação cultural, aqui no Brasil predominavam ditadura militar, repressão e morte." Estávamos sob um regime que distorcia os fatos para identificar o usuário com um perfil ideológico que era o "inimigo" a ser cassado: "quem usa droga é comunista", afirmava-se então.

Nesse sentido, podemos observar que não havia a preocupação do Estado brasileiro em conhecer melhor a questão, estudar, pesquisar e com isso empreender a prevenção e o tratamento com competência. Por outro lado, os profissionais, fossem eles médicos, psicólogos, assistentes sociais, entre outros, não demonstravam interesse suficiente para criar uma espécie de visibilidade, de perspectiva para a área. Os psiquiatras e psicólogos pareciam mais interessados em buscar formação na área da psicanálise, que por sua vez não olhava para esse problema de um modo mais efetivo. Havia um certo preconceito em relação ao dependente, que era definido como um fraco, com dificuldade de aderir ao tratamento e de se vincular a alguma proposta de recuperação. Era esse o senso comum.

Cabe destacar esses movimentos de iniciativas de tratamento e de prevenção, pois precederam de forma muito próxima as hoje conhecidas políticas efetivas que começaram em meados dos anos 1970.

■ Do mundo ao Brasil: experiências históricas no tratamento da dependência química

O ano de 1977 foi representativo para a área da saúde por ter marcado a chegada do primeiro método estruturado de tratamento para a dependência química no Brasil: o Minnesota. Como discutido previamente, o Dr. Sérgio de Paula Ramos, juntamente com outros três profissionais – José Manoel Bertolote, Jandira Masur e Elisaldo Carlini –, foi pioneiro no tratamento nessa desafiante área da saúde mental. O método Minnesota, que será mais bem descrito adiante, ainda é utilizado por muitas clínicas em diversas regiões brasileiras.

Cabe mencionar que outro médico, o Dr. Roberto Martins Ribeiro – também psiquiatra com mais de 20 anos de experiência na área de tratamento –, concluiu em 2002 seu mestrado na Johns Hopkins University, recebendo o título de Hubert Humphrey Fellow. Na ocasião de conclusão do curso, fora aconselhado pelo professor Wallace Mandell a escolher o método Minnesota caso decidisse oferecer um serviço de tratamento para dependentes químicos no Brasil. Este fato se deu quando o referido método completava bodas de prata no Brasil (1977-2002) e já fazia 2 anos que havia completado bodas de ouro nos EUA (1950-2002). Portanto, o método já havia adquirido reconhecimento. Mas quem, entre pesquisadores, profissionais da saúde e adictos, conhece essa história tão importante para entendermos o tratamento da dependência química no Brasil e no mundo? Por tudo isso, é importante resgatar essa memória e escrever sobre o assunto.

Em visita à Jamaica no início dos anos 1960 para realizar investigações sociopsiquiátricas, o pesquisador canadense H.B.M. Murphy, da Universidade McGill, de Montreal, foi procurado por colegas locais que enfrentavam um dilema: identificar quais tipos de distúrbio mental poderiam ser atribuídos ao uso da maconha. No país caribenho, a *marijuana* era utilizada em rituais religiosos, e os efeitos de seu uso prolongado preocupavam especialmente os médicos do país. Além da questão da saúde, eles se preocupavam com o impacto social nos adeptos do movimento rastafári.

A contribuição de Murphy se traduziu na forma de uma ampla pesquisa e análise da literatura produzida a respeito do tema a partir do final da década de 1930. Escrito em 1963 e publicado na primeira edição de 1966 do boletim da OMS, a análise baseia-se em 58 escritos acadêmicos sobre a droga e seus efeitos, incluindo pesquisas pioneiras desenvolvidas pelo Hospital Psiquiátrico de Pretória, na África do Sul, em 1938, e pelo Instituto de Pesquisa Médica, na Índia, no ano seguinte. Na maioria deles, conclui Murphy, os investigadores descrevem reações que não seriam suficientes para enquadrar a *cannabis* como substância entorpecente. Seria, portanto, incapaz de gerar dependência, à luz do conceito apresentado na sétima reunião do Comitê de Especialistas para Drogas que Causam Adicção, realizada em 1956. Em outras palavras, a substância não gerava irresistível desejo ou necessidade de procurar a droga nem tendência de aumento das doses, tampouco dependência de ordem psíquica e física. Além disso, a súbita interrupção do hábito não acarretaria crises de abstinência nem comportamentos compulsivos para obter a substância.

Sem deixar de alertar para os efeitos nocivos do uso prolongado, Murphy pondera, no entanto, que a maconha seria incapaz de gerar psicoses específicas em pessoas de perfil estável, apesar de ser capaz de desencadear surtos naquelas com histórico de neuroses ou psicoses. O pesquisador cita estatísticas de seis estudos clínicos realizados na Ásia, no Norte da África e na América Central e do Norte. A incidência de problemas desencadeados por seu uso poderia simplesmente ser nula – como em estudo com 310 pacientes dos EUA que consumiam a droga, em média, havia 7 anos – ou chegar a 1,93%, entre os 466 casos investigados na Índia. Em sua conclusão, Murphy chama a atenção não apenas para o conflito de ideias, mas especialmente para a confusão em relação à observação que leva alguns estudiosos a confundirem causa e efeito do uso da maconha:

> Tanto na complexidade de seus efeitos quanto em suas características mais específicas, *cannabis* está muito mais próximo ao álcool do que aos opiáceos e à cocaína. Como o álcool, não aparenta ter efeitos deletérios nos usuários moderados, que sabem a quantidade correta para relaxar ou ter euforia sem consequências adicionais. Como com o álcool, doses únicas oferecidas a personalidades instáveis podem provocar confusão mental, talvez com algum grau de violência, enquanto o uso continuado de doses pesadas pode possivelmente levar à demência parcial ou a uma reação psicótica. Como com o álcool, não traz riscos para personalidades estáveis, mas atrai os neuróticos e os sociopatas, que também são aqueles mais sujeitos ao consumo de quantidades pesadas.

Na opinião de Murphy, uma possível razão para o álcool ser tolerado e a maconha proibida nos países anglo-saxões estaria relacionada à dificuldade desses povos lidarem com a letargia gerada pela maconha, o que em outras culturas pode ser não apenas aceito, mas apreciado. A euforia causada pela ingestão de bebida alcoólica, no entanto, seria não apenas tolerada, mas estimulada. Essa visão, característica de potências com grande poder de influência na política internacional, teria contribuído para ações proibicionistas em outros países. Murphy, no entanto, questiona se a maconha realmente seria a causa de comportamentos agressivos, se realmente poderia ser imputada à droga a motivação para bárbaros assassinatos ou agressões. Todos os indícios apontavam que não: a *cannabis* não era a causa de crimes circunstancialmente cometidos por pessoas sob seu efeito.

Por mais que trate especificamente do caso jamaicano, o estudo do médico canadense era motivado por uma preocupação que também deveria afligir os praticantes de algumas religiões africanas no Brasil, que em seus rituais faziam uso de ervas e plantas, entre elas a *cannabis*. Além do paralelo que seria possível estabelecer entre os dois países que receberam grandes contingentes de africanos no período colonial, o psiquiatra brasileiro Oswald Moraes Andrade também contribuiu para que a tese ganhasse repercussão nos meios acadêmicos.

Estudioso da questão das drogas, Moraes Andrade se tornaria uma das principais fontes de consulta da imprensa para questões relacionadas às drogas, especialmente depois da inauguração do Pronto-Socorro Psiquiátrico da Zona Sul, que funcionou a partir de 1964 em ambulatório do Hospital Pinel, na Urca. Antes de assumir a função, o psiquiatra havia trabalhado no Manicômio Judicial Heitor Carrilho e ocupara o cargo de diretor do Instituto de Psiquiatria do Centro Nacional de Psiquiatria, no Engenho de Dentro. No dia 23 de abril de 1963, no auditório da instituição na Zona Norte do Rio, apresentou pela primeira vez à comunidade médica o ensaio *Contribuição ao estudo da maconha*.

Enquanto o médico canadense baseou-se em significativo apanhado de pesquisas realizadas a partir dos anos 1930 para responder se a maconha realmente incitava à prática de crimes bárbaros, paralelamente, no Brasil, Oswald Moraes Andrade recorreu a prontuários do manicômio judicial onde trabalhara na década de 1950 para chegar à sua conclusão. Dos 120 registros de assassinatos e delitos atribuídos ao uso da droga, em 83 os crimes foram cometidos por pessoas que já apresentavam personalidade antissocial (anteriormente denominada psicopatia) ou sujeitos com a mais grave das entidades psiquiátricas, a esquizofrênica. Nos outros 37 registros, o crime imputado foi o de tráfico ou porte. Portanto, a diamba, como também era chamada no Norte do país, desencadeara surtos em pessoas que já sofriam de distúrbios psiquiátricos; o fato de estarem sob seu efeito era muito mais uma questão circunstancial do que a causa em si. A maconha, assim, não seria um agente criminogênico, como se diria no jargão da medicina legal, especialidade que até meados do século XX se dedicava com mais interesse ao tema do que a própria psiquiatria:

> Notamos haver uma relação entre o crime e a patologia, independentemente do uso da *cannabis*. *Cannabis* é danoso para o indivíduo e para a sociedade, mas não tem o componente homicida tão alardeado pelos jornais, que chegam a chamá-la de "erva assassina", referindo-se a uma antiga lenda oriental. Aqueles que fazem uso da *cannabis* e outras substâncias tóxicas são, em geral, indivíduos predispostos que carecem mais de tratamento médico do que de repressão policial. Nossa estatística, abrangendo uma década de casos de delinquentes internados no Heitor Carrilho, torna evidente que aqueles que não apresentavam desvio de personalidade ou doença mental encontravam na *marijuana* um meio de sobrevivência – ou seja, eles vendiam e distribuíam a droga como um negócio [...] Como podemos notar, esses delinquentes apresentavam, em sua maioria, algum grau de psicopatia, para os quais a *cannabis* foi apenas uma questão circunstancial.

Os resultados da pesquisa do diretor do Instituto de Psiquiatria do Hospital do Engenho de Dentro seriam publicados também pela OMS em seu boletim 2 anos mais tarde, em 1965. O *Jornal do Brasil*, na edição de 19 de janeiro, ressaltou a publicação do estudo como uma proeza em matéria com o título "Organização mundial acata tese brasileira de que a maconha não leva ao crime". Sem entrar no mérito da constatação, simplesmente abre espaço para Moraes Andrade expor sua visão. A maconha, argumenta o psiquiatra, não se trata de substância entorpecente, pois não se enquadraria em definições clássicas para a toxicomania, ou seja, "aquela que pela sua privação produz sintomas somáticos ou psíquicos mais ou menos graves". A privação da maconha seria incapaz de induzir síndromes de abstinência, ao contrário de outras drogas citadas pelo especialista, como cocaína, ópio e seus derivados e drogas sintéticas de ação morfínica.

A matéria citada pode ser considerada histórica, pois foi a primeira vez que se levantou a bandeira da descriminalização da maconha. Depois do entretítulo "Código erra", o especialista se mostra contrário "ao enquadramento dos portadores ou transportadores da maconha no Código Penal, por entender que essa substância não poderia nem deveria ser contemplada no Código, pois não apresenta características de entorpecentes". Cita ainda que a defesa da criminalização se baseia em "muita fantasia", "falsa ciência" e "reportagens sensacionalistas". Os estudos de Oswald acatados pela OMS concluíam que o uso da maconha não era toxicomania, mas um hábito nocivo ao indivíduo e à sociedade. Poderia, portanto, ser interrompido sem produzir psicoses. Oswald defendia que os casos de uso de maconha fossem solucionados com medidas policiais.

Depois de expor a concordância com a estratégia de destruição das plantações clandestinas existentes nos estados do Norte e Nordeste – "única forma de erradicar o mal, ainda mais porque a plantação da erva é proibida por lei" –, Moraes Andrade conclui com a declaração: "os viciados em maconha ou outras substâncias são de um modo geral personalidades predispostas que precisam muito mais de orientação médica que de repressão policial."

A reação às ousadas opiniões não tardaria e se deu em outra matéria de jornal, publicada no *Diário de Notícias*, que naquela ocasião dedicava espaço a uma série de reportagens especiais sobre os entorpecentes intitulada "Brasil viciado aos 465 anos". Dois dos médicos entrevistados – Hélio Gomes, catedrático de medicina legal, da Faculdade Nacional de Direito, e Nilton Santos, diretor do Instituto Médico-Legal e ex-diretor do Instituto de Psiquiatria – posicionaram-se ao lado de Moraes Andrade, ou seja, contrariamente à classificação da maconha como substância "toxicomanógena", mas outros quatro porta-vozes, todos ligados de alguma forma à instituição responsável por pensar a política pública para as drogas – a Comissão Nacional de Fiscalização de Entorpecentes, então presidida por Décio Parreiras –, posicionaram-se enfaticamente contra, colocando em campos opostos as visões de médicos do alto escalão do Ministério da Saúde.

Criada no fim dos anos 1930, em função de acordos internacionais dos quais o Brasil era signatário, a Comissão Nacional de Fiscalização de Entorpecentes (CNFE) era vinculada ao Ministério das Relações Exteriores, mas presidida por servidor indicado pelo Ministério da Saúde, contando com representantes de outras pastas, entre elas a da Justiça, da Agricultura e de Comércio Exterior, das Forças Armadas e da polícia. Em seu depoimento, o presidente da CNFE buscou desqualificar as conclusões do estudo, citando inclusive o médico canadense que chegara à conclusão semelhante de que a maconha não seria um agente criminogênico. O professor Décio Parreiras, informa o *Diário de Notícias*, salientou ser uma grande asneira a afirmação de que a maconha não seja uma erva alucinógena, acrescentando que os próprios defensores desse ponto de vista confirmam sua ignorância, pois atestam que o álcool também não conduz à loucura, chegando mesmo a fazer apologia desses dois tóxicos que cientistas credenciados do mundo inteiro classificaram como profundamente nocivos ao homem e à coletividade.

No debate levantado pela matéria do *Diário de Notícias* sobre o artigo publicado por Oswald Moraes Andrade, outras três fontes ouvidas com estreita ligação com o CNFE reforçaram o discurso de seu presidente: os médicos Francisco Laport, presidente da Subcomissão de Alcoolismo, estrutura que integrava a Comissão, e Roberval Cordeiro de Farias, seu presidente na época, além do representante das Forças Armadas na CNFE, o capitão de fragata Irsag Amaral da Cunha, que, segundo o jornal, contribuiu de modo mais frequente para a série de reportagens "Brasil viciado aos 465 anos". Ao *Diário de Notícias*, o militar afirmou tratar-se de "grosseira leviandade sustentar que a maconha, não sendo entorpecente, não incita, por si só, os indivíduos que a consomem a atividades agressivas ou criminais". Explicou ainda que a tese atribuída ao psiquiatra brasileiro Oswald Moraes Andrade era, na verdade, de autoria do psiquiatra H.B. Murphy, do Departamento de Psiquiatria da Universidade de McGill, de Montreal. "Foi criticada pelas mais altas expressões mundiais em tóxicos, como os membros da Comissão de Estupefacientes do Conselho Econômico e Social da ONU", concluiu o capitão Amaral da Cunha.

Pudemos ver que o estudo de Moraes Andrade vinha sendo desenvolvido, na verdade, em paralelo ao do professor canadense. O debate em torno da questão não era tão novo assim, e o próprio Roberval Cordeiro de Farias nesse momento, pelo menos da maneira como o jornal apresenta, é taxativo: "a maconha, sem dúvida, é uma droga alucinatória que leva a atos criminosos." Anos antes, em balanço sobre o trabalho da CNFE, que então presidia, era mais cauteloso, citando inclusive um colega argentino, P.O. Wolff, autor da monografia *Dependência à droga e crime*, submetida à Sociedade Argentina de Criminologia, em 1941. Esse texto de Roberval Cordeiro de Farias, intitulado *Usos da maconha*, traz valiosas informações para o estudo da história da política de drogas no Brasil, tendo sido publicado inicialmente no livro *Maconha: coletânea de trabalhos brasileiros* (1958), antologia editada pelo Ministério da Saúde e posteriormente em boletim da ONU de 1955:

> Ainda não se pode comprovar completamente se a maconha (ou *marihuana*) gera dependência. A evidência atual, informa Dr. P.O. Wolff, mostra apenas que seu uso continuado causa efeitos desastrosos em inúmeros indivíduos e, sim, produz algum grau de dependência. Muitos, mas não todos, usuários de maconha têm necessidade de aumentar a dose, mas a droga não os torna "escravos" na mesma extensão que os opiáceos. De acordo com o estudo de Dr. P.O. Wolff, *marihuana* causa efeitos físicos e mentais, ocasionando em degenerações morais e mentais. Apesar de admitidamente o usuário de maconha possa se tornar perigoso, não se pode inferir que todos os que fumam e se intoxicam tornam-se suscetíveis a impulsos criminosos; ainda

assim, o uso excessivo inegavelmente precipita tendências criminais em alguns indivíduos. Muitas das vezes os danos que causam não são premeditados, mas têm origem em uma situação particular à qual reagem em parte por se tratar de um caso patológico e em outra porque obedece a impulso diretamente ligado à intoxicação. Neste aspecto, *marihuana* ou maconha é semelhante ao álcool, mas, devido às sensações especiais e às alucinações que causa, está demonstrado que é mais perigosa do que aquela substância (BRASIL, 1958).

É interessante perceber que até aquele momento, janeiro de 1965, enquanto ainda se acreditava na realização de eleições diretas para presidente, havia espaço para o debate sobre as drogas e médicos interessados no tema. A polêmica em torno da tese do psiquiatra Oswald Moraes Andrade não deixa dúvida de que havia médicos e autoridades preocupados com a questão. Como vimos, outros dois médicos – Hélio Gomes e Nilton Santos, ambos da área de medicina legal – concordavam com a tese de que a maconha estava longe de ser um fator que despertava a violência. Já se dedicava ao assunto naquela época o farmacologista Elisaldo Carlini, que desenvolvia estudos sobre o efeito da maconha em camundongos e peixes beta.

A esperada reação oficial naquele momento acaba por reforçar um aspecto retrógrado da CNFE. No entanto, com base apenas nesse posicionamento e em sua nomenclatura, seríamos induzidos a reduzir a atuação da instância apenas a seu aspecto meramente repressor, quando na verdade existiu, pelo menos até os anos 1950, uma preocupação com outros aspectos, como a pesquisa, a divulgação científica e a realização de campanhas educativas. Ignorar essa parte do trabalho seria desrespeitar o esforço de dezenas de pesquisadores em todo o Brasil que de algum modo dedicaram seus estudos à questão das drogas, como veremos adiante. É preciso ter o distanciamento para colocar em perspectiva o desenvolvimento da medicina na época. Quando criada, no fim dos anos 1930, portanto em plena Era Vargas, a especialidade que lidava com os "viciados", "toxicômanos" e "maconheiros" era a medicina legal e as tenebrosas ligas de higiene mental, entrando em cena, a partir dos anos 1940, a saúde mental.

A criação da CNFE, como bem ressaltou Jonatas C. de Carvalho, pesquisador do Núcleo de Estudos Interdisciplinares sobre Psicoativos, estava mais ligada a uma estratégia da política externa, numa tentativa de se fazer aceita como membro da Liga das Nações, do que a uma legítima preocupação com a saúde pública em si. Por essa razão, ainda que soe estranho, a comissão foi criada no âmbito do Ministério das Relações Exteriores, mas tendo como presidente um funcionário do Ministério da Saúde – inicialmente o diretor de Fiscalização do Exercício Profissional e posteriormente, com as reformas estruturais do governo federal, pelo chefe do Serviço Nacional de Fiscalização da Medicina.

Integravam-na ainda outros oito servidores públicos – "o Chefe dos Atos Internacionais do Ministério das Relações Exteriores; o Inspetor da Fiscalização do Exercício Profissional do Ministério da Educação e Saúde Pública; o 1º Delegado Auxiliar do Distrito Federal; o Inspetor da Alfândega do Rio de Janeiro; o Diretor do Instituto de Química do Ministério da Agricultura; um Funcionário do Ministério das Relações Exteriores; o Diretor Nacional de Saúde e Assistência Médico-Social; o Procurador dos Feitos da Educação em Saúde Pública e representantes dos Ministérios da Justiça e Negócios Interiores e do Trabalho, Indústria e Comércio" – e um representante de estabelecimento clínico especializado em toxicomanias.

O arranjo conferia um caráter multidisciplinar ao organismo, que tinha como foco a repressão às drogas, mas desde seus primeiros anos de funcionamento apresentava preocupações que iam além da questão estritamente policial. O decreto que instituiu a comissão previa também a criação de comissões estaduais que, ao menos no papel, deveriam conferir um caráter capilar às políticas de combate. Tendo à frente o médico Roberval Cordeiro de Farias, que chegou a assumir interinamente o cargo de ministro da Educação e Saúde em alguns momentos do governo Dutra, a CNFE buscou, nesse primeiro momento, sistematizar e estimular as pesquisas científicas e de campo para levantamento de dados estatísticos, além de promover campanhas de conscientização, começando pelas regiões Norte e Nordeste do país, onde o uso da maconha, segundo a comissão, seria mais disseminado devido à proximidade com as plantações de *cannabis*.

Em 1943, o presidente da comissão, Roberval Cordeiro de Farias, comandou uma inspeção ao vale do São Francisco, principal polo produtor da droga. Em suas conclusões, Cordeiro de Farias ressalta que no interior os cultivadores da planta entorpecente sequer tinham conhecimento de que estariam infringindo a lei. Segundo ele, o incremento do uso naquele momento estaria associado a "condições anormais em função da II Guerra Mundial".

Como consequência da inspeção, a CNFE propõe cinco medidas principais, que valem ser transcritas na íntegra, pois viriam a nortear a abordagem à questão das drogas e do tratamento à dependência química, ainda tratada pelo termo vício:

1. Campanha educacional intensiva contra o uso e o plantio da maconha, para mostrar os efeitos nocivos e as razões pelas quais o cultivo é proibido no Brasil e para explicar as penas cabíveis às violações da legislação que regia o comércio e o uso de narcóticos.
2. Os métodos recomendados e aplicados pelo Departamento de Saúde Pública da Bahia para a prevenção e a punição contra o cultivo e uso da maconha deveriam ser introduzidos e aplicados em todos os estados onde a

droga é usada e cultivada – Amazonas, Pará, Maranhão, Pernambuco, Alagoas, Sergipe e Bahia, onde o uso da maconha e da diamba deve ser considerado um problema social. Os métodos em questão estão descritos abaixo:

   a. Estabelecimento de um registro de adictos e vendedores com informações do endereço de residência temporário ou permanente na capital, interior, outro estado ou país.
   b. Mapeamento conjunto pelas autoridades da Bahia, Sergipe e Alagoas das áreas de cultivo na região do São Francisco e nos estados vizinhos.
   c. Intercâmbio de informações entre as comissões estaduais de fiscalização de entorpecentes, os comandos das forças policiais e as autoridades de outros países.
   d. Visitas periódicas a prisões, locais de detenção, destacamentos no interior, navios mercantes brasileiros e estrangeiros e o interior do estado, realizadas em cooperação com as autoridades locais competentes.
   e. Palestras e conversas educativas.
   f. A Secretaria de Segurança Pública da Bahia recomenda as seguintes medidas penais: a internação dos adictos em instituições, a prisão dos traficantes e vendedores que vendem, operações de apreensão, destruição das plantações e julgamento dos delinquentes.
3. Pesquisas acadêmicas dos efeitos sociais de fumar maconha devem ser incentivadas de modo que os responsáveis por controlar o uso desse entorpecente possam elencar quais efeitos são esses.
4. As comissões de fiscalização de entorpecentes nos estados em que a maconha é usada e plantada devem ser incentivadas a cooperar entre si. As comissões também devem cooperar com servidores dos ministérios da Comunicação (Correios e Telégrafos), Trabalho (Inspetorias Regionais) e Agricultura (Desenvolvimento Agrário), os serviços de saúde do Exército e da Marinha e o Departamento Nacional de Saúde (serviços nacionais de Malária, de Febre Amarela e de Tuberculose), que podem contribuir valorosamente, informando o local das plantações de maconha.
5. As comissões de fiscalização de entorpecentes dos estados do Amazonas, Pará, Maranhão, Piauí, Pernambuco, Alagoas, Sergipe e Bahia devem unir esforços para manter campanhas contra o uso e o tráfico de maconha que têm alcançado iniciativas esplêndidas e para instruir os diretores a transmitir à CNFE relatórios mensais detalhados de todos os aspectos do controle da maconha.

As recomendações instadas por Roberval Cordeiro de Farias depois da incursão à região do Vale do São Francisco resultaram em algumas medidas concretas, entre elas a normativa número 1, de 12 de junho de 1947, que determina a destruição de qualquer plantação de maconha ou Daime encontrada no território brasileiro e estabelece um procedimento para tal – até então não havia qualquer protocolo. Também são consequências desses primeiros anos de trabalho da CNFE a realização de uma conferência interestadual sobre a *cannabis* e estudos diversos que deram origem à publicação *Maconha: coletânea de estudos brasileiros*, editada pelo Serviço Nacional de Educação Sanitária.

Em 1946, a Conferência Interestadual da Maconha reuniu em Salvador pesquisadores e legisladores dos estados do Norte e do Nordeste que, resumidamente, corroboraram as medidas transcritas anteriormente e trataram detidamente de questões e preocupações interessantes, como o tratamento especial a adolescentes e a casos envolvendo mães e crianças. Os participantes ainda ressaltam a importância do desenvolvimento de estudos farmacológicos e clínicos para os quais deveria haver uma produção oficial, controlada pelas autoridades locais e supervisionada pelas comissões estaduais de fiscalização de entorpecentes.

Entre as 19 sugestões elaboradas na Conferência Interestadual de 1946, seis fazem menção direta e clara ao tratamento da dependência química ou à prevenção da dependência: inclusão na agenda de congressos, seminários e outras reuniões de psiquiatras, saúde pública e alienados do item "supressão e prevenção da dependência à droga", em particular a dependência causada pela maconha; estabelecimento, junto ao escritório de costumes tradicionais ou similar, de agência de combate à dependência; instrução e treinamento de pessoal para lidar com problemas de dependência de maconha; provisão de mais clínicas psiquiátricas e mais meios para diagnóstico de condições psicopatológicas com especial enfoque na prevenção à dependência; disseminação, com propósito educacional, de informação quanto aos perigos da dependência (por exemplo, entre adolescentes); tratamento institucional e outros para dependentes e traficantes (penas, medidas judiciais e prestação de serviços agrícolas).

Não é por acaso que os estudos citados pelo canadense Murphy são de autoria de psiquiatras nordestinos e nortistas: o baiano Edgar Pires da Veiga, o pernambucano José de Lucena e o paraense Pedro Rosado. Com exceção de Pires da Veiga, que analisa a questão farmacológica, Lucena e Rosado investigam os efeitos da droga sobre custodiados do Manicômio Judicial, respectivamente. Outros especialistas se dedicaram ao tema antes de Pires da Veiga, Lucena, Rosado e Cordeiro de Farias – o professor Rodrigues Dória, por exemplo, apresentou em 1915, em Washington, durante o 2º Congresso Científico Pan-Americano, o trabalho *Os fumadores de maconha: os efeitos e males do vício*. Apesar de sua importância histórica, as pesquisas pioneiras fogem ao recorte temporal proposto que acompanha a consolidação do trabalho da CNFE.

Entre os autores, o baiano Edgar Pires da Veiga trata mais sobre possibilidades dos efeitos farmacológicos, acrescentando pouco ao estudo do tratamento da dependência química. Na época, apesar de permitido, a indústria farmacêutica fazia uso bastante tímido, para não dizer ínfimo. Entre 1944 e 1954, segundo Cordeiro de Farias, o Brasil importou da Alemanha e da Inglaterra, para fins científicos, 93kg de maconha tanto na forma de extrato como in natura. Outros setores industriais tampouco faziam uso do cânhamo.

Já o paraense Pedro Rosado e o pernambucano José de Lucena apresentam estudos de caso nos quais descrevem minuciosamente efeitos e reações dos pacientes. Diretor do Hospital Juliano Moreira, Pedro Rosado traça um breve perfil demográfico e geográfico dos usuários da droga ali atendidos, entre eles pescadores, lavradores dos municípios que margeiam a estrada de ferro de Bragança, presidiários, estivadores e operários, além de um ex-pracinha do Batalhão de Caçadores. A cannabis consumida viria do estado vizinho, Maranhão, e poderia ser facilmente encontrada em mercados de grande movimento, como o Ver-o-Peso, por 50$000 (cinquenta réis) o quilo:

> Os jornais desta capital muito frequentemente noticiam prisões de vendedores e fumadores de liamba. E o vício que já se instalou nos subúrbios desta cidade, segundo o depoimento insuspeito dos nossos observados, principia a invadir os quartéis, as fábricas, a cadeia e até mesmo entre os infelizes leprosos.

Rosado descreve ainda a apreensão de 50kg de erva em navio de bandeira inglesa de saída para Nova York.

O colega de Pernambuco, descendente da tradicional família do Barão de Lucena, realiza suas pesquisas com custodiados no Manicômio Judicial, do qual era diretor. Até aquele momento, o psiquiatra pernambucano tivera a oportunidade de analisar 15 usuários e quatro colegas voluntários, entre eles o próprio autor. No artigo, descreve especificamente o quadro de um usuário e de um médico.

Como nosso objetivo é traçar um panorama sobre a história do tratamento destinado aos dependentes químicos no país, mais importantes que as minúcias dos comportamentos alucinatórios são o histórico familiar e as circunstâncias que levaram o jovem de 18 anos para trás das grades. Ainda criança, depois que a mãe morreu precocemente, fugiu de casa e foi morar em Recife. Fora recolhido por uma família com a qual viveu por 7 anos. Nesse período, trabalhou como entregador de leite. "Embora nos reafirme que sempre teve excelente conduta, já foi preso uma vez quando contava 13 anos. Motivo da prisão: estava jogando bola na via pública. Recentemente foi denunciado como fumador de maconha, preso e enviado ao Manicômio Judiciário, onde tivemos oportunidade de observá-lo", descreve Lucena.

Nota-se nesses dois estudos, além da preocupação científica de descrever e observar os efeitos, as alucinações e outras alterações fisiológicas decorrentes, a necessidade de alertar as autoridades para o crescimento na quantidade de registros de usuários no Norte e no Nordeste. Foi difícil, naquele momento, aferir se o aumento dos casos correspondia à realidade, porque não havia referências anteriores para estabelecer a comparação. De qualquer modo, é possível pontuar que as investigações de Rosado e Lucena se inseriam no esforço governamental de erradicar o mal. As pesquisas científicas e as políticas oficiais de controle caminhavam muito próximas.

Ao analisar a atuação da CNFE ao longo dos anos 1960 e 1970, por mais que haja críticas a certos posicionamentos, é possível afirmar que havia, sim, uma preocupação pública com a questão das drogas, cujas linhas gerais estão expressas no documento aprovado na conferência e que mais tarde seria reconhecido pela OMS em seu boletim. Um resultado concreto que demonstra que a CNFE não se ocupava tão somente com a repressão, mas também, em algum grau, com a prevenção, é a criação da Subcomissão de Alcoolismo, que seria diretamente responsável pelo advento dos centros de recuperação de alcoolistas. Foram criadas quatro unidades, sendo a do Rio de Janeiro, na Praça da Bandeira, a primeira delas. A unidade de Curitiba, inaugurada mais tarde, seria o quarto centro de recuperação.

No caso específico de São Paulo, a incineração das drogas apreendidas era realizada a cada 4 meses e amplamente divulgada com intuito de alertar para os malefícios do uso. Antes da destruição, o material era submetido à análise do Serviço Médico Legal, o que permitia ao chefe da divisão de Entorpecentes da Secretaria de Saúde, Francisco Prudente de Aquino Filho, tecer comentários relativos aos entorpecentes. Em junho de 1973, o forno da Vila Mariana queimou 196kg de maconha "de boa qualidade", como classificou Prudente de Aquino Filho. A operação foi realizada na presença do secretário Getúlio Lima Júnior, que também era o chefe da Comissão Estadual de Fiscalização de Entorpecentes, e de uma junta de funcionários vestidos de jaleco branco. Até aquele momento, o recorde de quantidade destruída tinha sido estabelecido em 1969, quando a chaminé na Vila Madalena transformou em fumaça praticamente duas toneladas de maconha. A queima periódica de entorpecentes apreendidos pelo esquema policial do estado de São Paulo, declarou o secretário Getúlio Lima Júnior, não se tratava de uma simples rotina, mas de um sistema educativo.

A história continua após a década de 1970

O país chega à década de 1970 afundado no período mais tenebroso da ditadura militar. A legislação a respeito das drogas passa por duas mudanças significativas num intervalo de menos de 5 anos. Além da evidente influência do regime ditatorial, a questão é tratada sob forte comoção provocada por dois acontecimentos que aparentemente não tinham conotação política: os esquadrões da morte, no Rio, e o brutal assassinato de uma criança de 7 anos, em Brasília. Por não serem tratados como subversões, como coisa de comunista, os dois episódios alcançaram ampla repercussão na imprensa, com coberturas jornalísticas que exigiam respostas das autoridades.

A reforma da legislação, em 1971, foi fortemente impactada pelas investigações contra os grupos de extermínio, que revelavam a influência de criminosos junto à polícia. Assassinos cruéis agiam livremente com a cobertura de parte da corporação que deveria combatê-los e prendê-los. A questão chegou a tal ponto que levou a Comissão Nacional dos Bispos do Brasil (CNBB) a expressar sua preocupação e cobrar medidas das autoridades. Em entrevista coletiva, após reunião para tratar sobre a questão dos esquadrões da morte, o presidente da CNBB, Dom Aloísio Lorscheider, expressou também sua preocupação com o tráfico de drogas, que teria, "como é sabido, ligações com os esquadrões da morte". O religioso manifestou sua confiança nas autoridades na busca por "verdadeiras soluções orientadas para a punição dos traficantes e a reabilitação das vítimas".

Outros setores da sociedade alertavam para a necessidade urgente de mudanças na lei em vigor, que completaria 30 anos. A lei vigente para a questão das drogas remontava ao Estado Novo, de Getúlio Vargas, quando o Estado se viu obrigado a pensar a questão sob a influência de convenções internacionais relacionadas ao ópio. Outros setores da sociedade civil vinham expressando, na medida do possível, preocupação com a legislação defasada, especialmente a classe médica. Nesse esforço, psiquiatras, neurologistas e outros especialistas de áreas afins encontraram apoio de parlamentares para suas causas. Em 1965, o deputado Ivan Luz recebeu moções de associações médicas Brasil afora para projeto de lei exigindo que embalagens de cigarro, cigarrilhas, charutos e fumos trouxessem impresso o alerta de que o uso daqueles produtos poderia causar câncer. O projeto não prosperou, certamente encontrando resistência na indústria.

Obteve mais sucesso o deputado cearense Armando Falcão, que endossou a sugestão apresentada pela classe médica num congresso em Fortaleza, quando foi apresentada a proposta de nova redação para o artigo 281 do Código Penal. Aquela seria a segunda mudança redacional desse artigo específico em menos de 5 anos.

Apesar da possibilidade de algum debate sobre a questão em esferas institucionais, a nova Lei Antitóxico, promulgada em outubro de 1971, foi tratada ao longo de todo o tempo com reserva, ao contrário do que viria a acontecer com o texto de 1976. Sua elaboração ficou a cargo do ministro da Justiça, o renomado jurista Alfredo Buzaid, convocado pelo regime militar para realizar mudanças nas principais leis do país. No verbete do Dicionário do Cpdoc, da Fundação Getúlio Vargas, Buzaid era apontado como um dos civis com mais prestígio junto aos ditadores. A Lei 5.726 expressa, logo em seu descritivo, preocupação com a prevenção, citada logo na disposição geral: "dispõe sobre medidas preventivas e repressivas ao tráfico e ao uso de substâncias entorpecentes que determinem dependência física ou psíquica".

Em seu primeiro capítulo, composto de oito artigos, consta uma série de ações educativas, entre elas "cursos para educadores com o objetivo de prepará-los para o combate, no âmbito escolar, ao tráfico e ao uso indevido de substâncias entorpecentes ou que determinem dependência física ou psíquica". Os estabelecimentos deveriam indicar no máximo dois representantes, que teriam o tempo investido nos cursos de preparação computados como efetivo de trabalho. Os cursos de preparação deveriam ser ministrados por profissionais credenciados pelos ministérios da Educação e Cultura e da Saúde. As instituições de ensino deveriam, então, promover, durante o ano letivo, conferências de frequência obrigatória para alunos e facultativa para os pais. Em seu último artigo, no entanto, está expressa a punição com o trancamento da matrícula para o aluno que fosse "encontrado trazendo consigo, para uso próprio ou tráfico, substância entorpecente ou que determine dependência física ou psíquica, ou induzindo alguém ao seu uso". Caso não indicassem os infratores às autoridades sanitárias, os diretores responderiam com a perda do cargo.

Em seu segundo capítulo, a nova legislação trata sobre "a recuperação dos infratores viciados", que, a partir daquele momento, ficariam "sujeitos às medidas de recuperação estabelecidas por esta lei". Quando o juiz reconhecesse que o "infrator viciado" não tinha a capacidade de entender o caráter ilícito do fato, a pena seria de "internação em estabelecimento hospitalar para tratamento psiquiátrico pelo tempo necessário à sua recuperação". Aqueles que conseguissem se recuperar do "vício por tratamento médico" poderiam ter a pena extinta. A lei estabelecia prazos exíguos para os processos. Após prisão em flagrante e lavrado o auto, o juiz teria 48 horas para designar audiência na qual o Ministério Público apresenta a acusação, o réu é interrogado e as testemunhas ouvidas. Incluindo o tempo para o acusado se defender, o prazo para proferir a sentença não seria superior a 20 dias.

No papel poderia soar, em alguns aspectos, como um avanço, mas na prática topava com algumas barreiras. Uma delas respondia pelo número 281, artigo do Código Penal de 1940, no qual estavam expressas as punições para quem "plantar, importar ou exportar, preparar, produzir, vender, expor a venda, fornecer, ainda que gratuitamente, ter em depósito, transportar, trazer consigo, guardar, ministrar ou entregar, de qualquer forma, a consumo substância entorpecente, ou que determine dependência física ou psíquica, sem autorização ou de desacordo com determinação legal ou regulamentar", ou seja, o traficante e o usuário ou o experimentador da droga seriam condenados pelo mesmo prazo, de 1 a 5 anos, o que impedia, por exemplo, o pagamento de fiança para quem era enquadrado como "maconheiro" – termo mais comumente usado para designar aqueles que fumavam. Nas mesmas penas incorriam também quem "faz ou mantém o cultivo de plantas destinadas à preparação de entorpecentes ou de substâncias que determinem dependência física ou psíquica. Matérias-primas ou plantas destinadas à preparação de entorpecentes ou de substâncias que determinem dependência física ou psíquica" e quem "traz consigo, para uso próprio, substância entorpecente ou que determine dependência física ou psíquica".

Esse era o ponto nevrálgico da discussão que travavam magistrados, médicos e autoridades policiais. O artigo 281 havia sido alterado duas vezes na última metade da década de 1960, o que reforçava a necessidade de ajustes que só viriam na legislação seguinte, em 1976. A interpretação era que a lei poderia beneficiar o traficante ao criar uma categoria de traficante viciado, o que acarretava confusões na hora de enquadrar o simples usuário. Além disso, algo bem mais cruel aconteceu na prática: uma onda de detenção de usuários e inocentes, conforme notaram em suas respectivas varas judiciais os juízes João de Deus Menna Barreto e Hélio Sodré. Ambos escreveram e publicaram interpretações da nova legislação (http://memoria.bn.br/DocReader/030015_09/19896).

Em balanço de 1 ano da lei elaborada por Alfredo Buzaid e promulgada por Médici, Sodré descreve a "amargura" de não ter sido levado a julgamento um único traficante sequer. Titular da 17ª Vara Criminal, já referida acima, e autor do livro *Tóxicos – a nova lei*, o juiz Hélio Sodré pedia uma análise profunda e interpretação segura para evitar a prisão em massa dos "pequenos infratores". Entre os casos com que se deparou estava o do menor Glaucio da Silva Passos Filho, morador da Mangueira, que esperava a namorada num ponto de ônibus na rua Visconde de Niterói. Com a aproximação de uma viatura, várias pessoas correram, enquanto Glaucio permaneceu parado por, em suas próprias palavras, não ter nada a temer. Como foi encontrado um embrulho de maconha próximo a ele, os policiais o levaram. Depois de analisar o depoimento dos oficiais que efetuaram a prisão supostamente em flagrante, o juiz o julgou inocente e deu detalhes da ação mal-intencionada:

> Um dos agentes confirmou que, realmente, várias pessoas correram e somente o acusado ficou no local, tendo sido a maconha encontrada no chão e o acusado negado, insistentemente, que essa maconha fosse dele. E os outros policiais repetiram estas mesmas afirmações, acrescentando: um que o acusado foi apenas detido porque estava nas proximidades e o outro ressaltando que com o acusado nada foi encontrado. Diante disto e dispensando quaisquer outras considerações que, em tese, a alarmante continuidade da lavratura de flagrantes de maconha bem merecia, vou me limitar a julgar improcedente a denúncia, para absolver o acusado, menor à época do fato, estudante, trabalhador e com uma folha penal imaculada.

A prisão dos viciados era vantajosa para os policiais, que, além de não entrarem em confronto, ainda engrossavam a estatística.

Como atesta reportagem de Paulo César de Araújo, Jairo Costa e Bartolomeu Brito para o *Jornal do Brasil*, no balanço de 1 ano "a quase totalidade dos processos existentes no Fórum envolve apenas viciados e, grande parte deles, constitui-se de flagrantes duvidosos, em que é esquecido o preceito básico de que à polícia cabe colher e não fazer provas", o que levava os magistrados a expressarem tamanha incredulidade com o *modus operandi*.

Uma discussão mais contundente da lei em si e de sua aplicação só viria a acontecer efetivamente depois de um bárbaro crime que chocou a população do Distrito Federal e que foi atribuído a uma gangue de traficantes que estaria aliciando os filhos adolescentes de altas autoridades da República: o assassinato da menina Ana Lídia Braga, de apenas 7 anos, levada de dentro do colégio religioso onde estudava na Asa Norte. Ana Lídia era filha temporã de um casal de funcionários públicos. Seu irmão mais velho estudava para o vestibular e acabaria sendo acusado de envolvimento no rapto da menina. Com a demora na elucidação do caso, um crime chocante, porém corriqueiro – ou seja, não se tratava de um ato subversivo –, colocaram-se os holofotes apontados para o governo ditatorial que teria falhado em garantir a segurança da filha de um casal de servidores federais e, mais ainda, em elucidar o caso. Na ocasião da hedionda brutalidade, ainda se encontrava à frente do Ministério da Justiça um dos principais mentores do AI-5 e autor da Lei Antitóxico de 1971, o processualista Alfredo Buzaid.

Deputados governistas se apressam para propor uma Comissão Parlamentar de Inquérito (CPI) que seria aparentemente uma forma de dar resposta ao clamor popular na capital federal, onde boa parte da população era formada por servidores públicos. Apesar de pouco ter contribuído para as investigações, a CPI, se teve algum mérito, foi o de convocar para depor alguns dos principais especialistas na questão das drogas no Brasil. Assim, falou o diretor do Serviço Nacional de Fiscalização de Medicina e Farmácia do Ministério da Saúde, o professor Armando Pêgo do Amorim, que, em função do cargo que ocupava, também chefiava a CNFE, instância que até ganhou certo fôlego com a legislação de 1971. O professor, ao menos na teoria, era o maior especialista no assunto dentro do governo, e, caso o trabalho da CPI fosse realmente sério, aquele deveria ter sido um depoimento concorrido, porém, o presidente da CNFE precisou aguardar 20 minutos para a chegada dos cinco parlamentares que estavam presentes naquela terça-feira, dia 4 de dezembro de 1973, coincidentemente, aniversário do ditador Médici. Para a restrita audiência – depois chegaram mais três – Pêgo do Amorim apresentou a sugestão para alterar a redação do artigo primeiro da Lei Antitóxico, que passaria a ser redigido da seguinte forma: "É dever de toda a pessoa física ou jurídica colaborar na 'prevenção' e no combate ao tráfico 'ilícito' e uso 'indevido' de substâncias entorpecentes ou que determinem dependência física ou psíquica." A inclusão das três palavras em destaque era resultado de um estudo elaborado pela CNFE apresentado em primeira mão aos deputados.

A lista de especialistas convocados pelos deputados para depor, ainda em 1973, incluía dois integrantes do recém-criado Conselho de Prevenção Antitóxico (CPA), órgão consultivo do Ministério da Educação, instituído pela lei de 1971, que seria responsável por pensar em ações preventivas, mas que na prática se mostrou um retumbante fracasso. Pela própria composição do conselho, não era de se esperar algo diferente. À frente da pasta, o coronel Jarbas Passarinho indicou o professor Celso Barroso Leite, da Coordenação de Aperfeiçoamento de Pessoal de Nível Superior (Capes), para coordená-lo e convidou pessoas que entendiam mais de educação moral e cívica do que de drogas, entre jornalistas, religiosos, autoridades policiais e outros formadores de opinião, a exemplo do cantor Roberto Carlos. A lista completa incluía os médicos Antônio Carlos Pacheco e Silva e Olívio Vieira Filho (este, general), o delegado Celso Teles, os jornalistas Roberto Civita e Walter Clark, o desportista militar coronel Erick Tinoco Marques, o professor de Direito João Batista Clayton Rossi, a deputada Ligia Lessa Bastos, os representantes da Associação das Emissoras de Radiodifusão do Paraná (Aerp), José Cavalieri Figueiredo, e da Associação Cristã Feminina, Nadir Raposo Martins, e um trio de religiosos católicos e protestantes: Dom Emílio Jordan, Dom Lourenço de Almeida Prado e Aurélio Viana.

Em 2 anos de funcionamento, o conselho não conseguiu se decidir pela efetividade de uma campanha educativa; havia dúvidas se teria resultados efetivos ou se atiçaria a curiosidade dos jovens. Consultada pelo ministro Jarbas Passarinho, a Escola Superior de Propaganda e Marketing elaborou o estudo "Uma pesquisa exploratória sobre o problema dos tóxicos no Brasil", que condenava as campanhas "sensacionalistas com objetivo de chocar, bem como as exortativas moralistas e as repressoras". Os autores recomendavam uma atuação "natural, real, verdadeira e sem exortações morais", algo que, pelo perfil dos integrantes do Conselho de Prevenção Antitóxico, certamente seria incompatível. Ainda estava fresca na lembrança de todos a repercussão maciça da campanha publicitária promovida pela Companhia de Investimentos de Negócios para o Dia das Mães de 1971, quando jornais publicaram gratuitamente anúncio de página inteira sob o mote "Sua mãe quer você vivo", que trazia um jovem universitário sentado em pose despojada e um texto de forte apelo emocional. O sucesso foi tanto que cerca de 50 universitários procuraram a agência de publicidade que idealizou o anúncio para pedir exemplares, transformados em pôsteres e afixados em murais de universidades. A peça publicitária, segundo matéria do *Jornal do Brasil*, também ganhou lugar de destaque em delegacias, no Clube Militar e em clínicas de tratamento nervoso. Em São Paulo, mais de dois mil exemplares foram distribuídos em colégios, entidades assistenciais e nos juizados de menores. "Se temos capacidade de promover um determinado produto com êxito, também podemos ajudar os jovens a lutar contra a toxicomania", teria declarado a diretoria da Companhia de Investimentos de Negócio, que teria encomendado mais uma tiragem de três mil pôsteres para atender pedidos do interior de São Paulo e de outros estados do país.

A CPI também convocou dois farmacologistas que se dedicavam ao estudo de substâncias entorpecentes: o catedrático José Elias Murad, da Faculdade de Ciências Médicas de Minas Gerais, e o pesquisador Elisaldo Carlini, da Escola Paulista de Medicina. Àquela altura, Carlini já tinha artigos publicados em periódicos científicos estrangeiros sobre os efeitos da maconha em animais e desenvolvera um programa de palestras com médicos, professores e acadêmicos que, além de informar os jovens sobre os malefícios das drogas, demonstravam as consequências para o organismo. Essa campanha de conscientização contou com a ajuda de uma jovem promissora, com quem o professor da Unifesp viria a se casar, Jandira Masur. A pedido do Ministério da Educação e Cultura, ao qual estava vinculado o CPA, os pesquisadores da Unifesp prepararam um relatório com os resultados obtidos em sua campanha preventiva, que teria alcançado 215 mil estudantes em seis estados: São Paulo, Minas Gerais, Bahia, Pernambuco,

Paraná e Rio Grande do Sul. A intenção do Ministério era replicar a iniciativa, que teria Carlini na condição de coordenador científico, também na Guanabara e no Distrito Federal, com a contribuição de 51 equipes. Pelo trabalho realizado e pelas pesquisas que vinha desenvolvendo, Jandira foi escolhida a Mulher do Ano de 1972 por uma famosa organização internacional de mulheres.

Infelizmente, seria muito improvável que o casal de pesquisadores da Unifesp conseguisse realizar tantas palestras no período em que esteve disponível para tal. O novo ditador, Ernesto Geisel, assumiria o comando do regime apenas 4 meses depois daquela reunião do CPA. Insatisfeito com o trabalho desenvolvido pelo grupo, ele decidiu transferir o órgão consultivo para o âmbito do Ministério da Saúde, em julho de 1974, nomeando como consultor jurídico da pasta o advogado Hélio Dias, para verificar as providências a serem adotadas. Na nova configuração, Carlini assumiu a vice-presidência do conselho, que viria a ter participação direta na elaboração da legislação de 1976.

Com a ascensão de Ernesto Geisel à chefia do governo ditatorial em 1974, assumiu o novo ministro da Justiça, o advogado cearense Armando Falcão, recebendo como herança a missão de elucidar o caso Ana Lídia Braga, que influenciaria as tratativas da nova Lei Antitóxico. Em um de seus primeiros despachos com Geisel, apresentou o ofício que o diretor-geral da Polícia Federal, o coronel Moacyr Coelho, recebera do procurador-geral de Justiça do Distrito Federal, José Júlio Guimarães Lima, um pedido constrangedor de socorro para encontrar o assassino, no qual o procurador-geral admite: a Polícia Civil de Brasília se encontrava "visivelmente desgastada perante a opinião pública e, pois, mais confusa e desorientada".

O ofício abria com a justificativa transcrita abaixo, que, ao fim e ao cabo, conferia um grau de importância desproporcional às "quadrilhas de tóxicos", que certamente estavam mais para uma reunião de jovens adolescentes e universitários de classe média, certamente movidos por altas doses de inconsequência e pela certeza da impunidade, do que propriamente para um grupo de delinquentes perigosos como queriam fazer crer as autoridades. Seguindo a linha de raciocínio do procurador-geral, as gangues comprometiam e afetavam a própria segurança nacional:

> Considerando o crescente e alarmante aumento do número de casos de vítimas do consumo de drogas nesta Capital.
>
> Considerando que o tráfico de drogas nesta cidade encontra-se sofisticadamente organizado, havendo grupos de viciados e traficantes agregados em verdadeiras gangues.
>
> Considerando que estes grupos muito bem-organizados são viciados e constituídos de elementos da mais alta periculosidade.
>
> Considerando que estas gangues vêm atuando nesta capital com audácia e desenvoltura crescentes e junto da população de melhor posição social e econômica.
>
> Considerando que esta capital é uma cidade de porte pequeno e aqui residem as mais altas autoridades civis e militares com suas famílias, além do corpo diplomático.
>
> Considerando que estas altas autoridades geralmente possuem filhos adolescentes em idade de cursarem os pré-universitários e as próprias universidades.
>
> Considerando que são os jovens de boa situação econômica e social as principais vítimas destas quadrilhas de tóxicos.
>
> Considerando que estes perigosos e sofisticados criminosos, em busca de impunidade, com certeza, vêm se esforçando para envolver, aliciar, corromper, comprometer e depois chantagear jovens filhos de altas autoridades civis e militares.
>
> Considerando que este audacioso comportamento compromete e afeta a própria segurança nacional, pois os governantes do país correm grave risco de serem atacados, atingidos e feridos no que têm de mais querido e importante, seus próprios filhos adolescentes.

A real motivação para levar um ministro a tratar de um crime brutal e revoltante, porém aparentemente corriqueiro, estaria no depoimento de um dos acusados pelo crime, que apontava as participações dos jovens Alfredo Buzaid, filho do antecessor de Armando Falcão no Ministério da Justiça, e Eduardo Ribeiro Rezende, filho do senador da Arena, Eurico Rezende. Nos documentos reservados presentes no acervo do Cpdoc, não constam, evidentemente, os nomes dos dois. Em algum momento, o senador arenista chega a procurar os jornais para apresentar folhas de cheque que comprovariam que seu filho não estava na cidade e, portanto, não poderia ter envolvimento no crime. Já os familiares de Buzaid Filho nunca se pronunciaram a respeito. No ofício apresentado por Falcão a Geisel, o procurador-geral insinuava um roteiro para a conclusão do caso que acabaria sendo efetivamente seguido.

O segundo ponto que reforçava a enorme distância que havia entre a lei de 1971 e a realidade brasileira, além da questão da equiparação da pena do traficante e do viciado, dizia respeito ao capítulo II, que trata da "recuperação dos infratores viciados" por meio de "internação em estabelecimento hospitalar para tratamento psiquiátrico" quando: (I) o "viciado" fosse absolvido pelo juiz por este considerar que o agente "não possui a capacidade de entender o caráter ilícito do fato"; (II) o "vício" comprometesse "consideravelmente a capacidade de entendimento da ilicitude do fato"; (III) se o condenado tivesse até 21 anos. A recomendação de internações surge no momento em que começa a se discutir, já no âmbito do Ministério da

Saúde, a questão da luta antimanicomial, o que reforça que nem sequer no âmbito ministerial a legislação chegou a ser debatida.

Em dezembro de 1971, a capacidade para receber pacientes nos hospitais psiquiátricos conveniados do Instituto Nacional de Previdência Social (INPS) aproximava-se preocupantemente de seu limite, estimado em 4,4 mil leitos. Em março de 1973, a Subsecretaria de Assistência Médica do instituto estabeleceu novas regras para a internação, transferindo para os ambulatórios, e não mais para clínicas psiquiátricas, os casos de neurose, alcoolismo sem psicose, toxicomania e desajustamentos familiares, segundo "a nova filosofia de tratamento para readaptação do paciente no seu meio". Desse modo, em apenas 1 ano registram-se uma queda de 15% no índice de internações e uma economia gigantesca, uma vez que o custo da internação era mais de 40 vezes maior do que o de atendimento no ambulatório. Cerca de mil pessoas recorriam diariamente ao serviço psiquiátrico nos ambulatórios e prontos-socorros do instituto. De acordo com o subsecretário de assistência médica, Eliezer Studart, o índice de internação, na casa dos 3%, só não era menor por pressão das famílias dos pacientes.

Procedimento semelhante era preconizado pelo Hospital dos Servidores do Estado de São Paulo, pioneiro na experiência do conceito de hospital-dia, implementado em 1965 pelo chefe da psiquiatria Clóvis Martins. De temperamento explosivo, Martins acabaria substituído pelo professor Carol Sonenreich, romeno radicado no Brasil que, em 1971, defendeu a tese de doutorado na Faculdade de Medicina da USP, cujo título, bastante didático – *Contribuição para o estudo da etiologia do alcoolismo* –, demonstrava o interesse do médico pela questão não apenas da droga, mas especialmente do tratamento. Dois anos mais tarde, ele expressou de forma contundente sua preocupação com o alcoolismo durante a II Jornada Médico-Hospitalar promovida pela Secretaria de Trabalho e Administração de São Paulo: entre os casos de toxicomanias atendidos pela instituição pública, apenas 1,2% referia-se a outras drogas e o restante, ou seja, quase a totalidade, ao álcool. O cenário de "verdadeira epidemia" se completava com 50% dos leitos hospitalares psiquiátricos ocupados por alcoolistas.

Em sua explicação para as causas do alcoolismo, Carol Sonenreich elenca duas categorias de fenômenos: a dos fatores socioculturais e psicossociais, "que são consequências de problemas ecológicos, ambientais, *status*, mobilidade social vertical e horizontal", e o relacionamento mãe-pai e pais-filhos. Em declarações à imprensa, ressaltou: "As medidas profiláticas de prevenção devem visar, fundamentalmente, aos aspectos educacionais e esclarecedores, muito mais do que à coerção e à proibição. Observem a Lei Seca, imposta nos EUA. Só levou lucro às quadrilhas de traficantes."

Um passo ainda mais adiante deu o psiquiatra Gérson Barbosa Hallais, quando em 1971, numa enfermaria do Hospital Adauto Botelho, no Centro Psiquiátrico Nacional, no Engenho de Dentro, Zona Norte do Rio de Janeiro, implementou um ambulatório exclusivo para a desintoxicação de dependentes que viria a ser batizado de Unidade de Tratamento das Dependências (UTD). A equipe de atendimento era formada por outro psiquiatra (Jorge Carlos dos Santos), um psicólogo (Celso Pereira Sá), um assistente social (Vera Silva do Nascimento) e um enfermeiro (Sóstenes de Morais Capistrano), e por estudantes de diversas especialidades. Diante do grande número de reinternações dos dependentes, profissionais que chefiavam os plantões de fim de semana chegaram à conclusão de que não era possível apenas desintoxicar o alcoolista depois de deixá-lo exposto a uma longa convivência com doentes mentais. Hallais preconizava um tratamento de 30 dias, durante os quais é eliminada a bebida. "Como uma doença qualquer, o interno passa a discutir, em grupo, com os médicos, os psicólogos e os assistentes sociais, os problemas relacionados ao seu estado de saúde", descreve a metodologia em matéria do *Jornal do Brasil*:

> Nessas ocasiões, ele toma conhecimento do mal que o álcool provoca em seu organismo, as dificuldades sociais e econômicas que acarreta. Depois do "diagnóstico integrado", feito por uma reunião dos especialistas, é traçada a melhor maneira para o tratamento do paciente. Se existe doença mental, ela é tratada ao mesmo tempo. Se o caso é psicológico, o paciente toma parte em reuniões psicoterápicas de grupo, além de tomar os remédios específicos.

Nesse período de internação de 1 mês, o "alcoolista" passa a frequentar reuniões com a família, sob a orientação de uma psicóloga (Elizabete Xavier), como forma de ajudar a resolver questões de relacionamento, e se compromete a, depois de receber alta, comparecer com a família à unidade em intervalos cada vez mais longos, de acordo com a melhora. O método fez a taxa de reincidência cair para 225 a cada pouco mais de mil atendimentos:

> O Dr. Gérson considera esses dados muito importantes, já que se trata de um trabalho pioneiro. Foi ele que idealizou a UTD, depois de trabalhar 8 anos no Pronto-Socorro Psiquiátrico, onde pela mesma porta entravam loucos e alcoólatras. Com a UTD, isso acabou, embora resultasse em sobrecarga de serviços para a equipe. As atividades da UTD chamaram desde logo a atenção do diretor do Centro Psiquiátrico Pedro II, Dr. Antônio da Costa Carvalho, e do Dr. Hamilton Siqueira,

diretor da Divisão Nacional de Saúde Mental, que passaram a dar toda a assistência ao embrião do Hospital de Alcoólatra. O Ministério da Saúde já reservou verba para o hospital.

As experiências do INPS no Rio e do Hospital dos Servidores do Estado de São Paulo, no entanto, estavam muitíssimo longe de ser o padrão em todo o país, e mesmo elas estavam sujeitas à falta de continuidade. Apenas 4 anos depois da determinação para reduzir a quantidade de internações, a realidade num dos prontos-socorros do INPS já havia mudado completamente. Na época, 1977, o neurologista José Mauro Braz de Lima integrava a equipe da emergência psiquiátrica do posto de atendimento médico da rua Venezuela e recordou em entrevista, por ocasião da preparação deste livro:

> Percebemos que dois terços dos pacientes tinham problemas de álcool e drogas, pessoas que chegavam com transtornos agudos, agitação psicomotora ou síndrome de abstinência, ou seja, episódios temporários que depois de alguns dias voltariam ao seu estado normal de comportamento, de lucidez. Não seriam pacientes com indicação de internação e ainda mais pelo padrão do paradigma da época. Era algo que se repetia também nas emergências comuns, como Miguel Couto e Souza Aguiar. Aquilo me chamou atenção.

Ainda que não tenha sido precedida de consultas a especialistas, como aconteceria em 1976, a nova legislação acaba por fomentar o interesse pelo tema, haja vista a quantidade de simpósios e eventos realizada para tratar da questão das drogas ao longo de toda a década de 1970, como veremos adiante, e por promover reações as mais diversas. Não se pode entrar no mérito de julgar, por exemplo, a pertinência ou a conveniência do sucesso de "Eu bebo sim", música cantada por Elizeth Cardoso, sem ter em perspectiva que beber ou usar drogas naquele momento de auge da repressão era considerado uma atitude contestadora, que ia contra aquele discurso maciço de combate às drogas, muito calcado num moralismo ou em valores como a família, como notamos anteriormente com a campanha "Sua mãe quer você vivo". Ainda assim, na época Elizeth foi alvo de polêmica, recebendo críticas dos que consideravam que ela fazia apologia à bebida e apoio daqueles que ansiavam por liberdade de expressão e viam na letra da canção uma dose de rebeldia.

O impacto nos meios médico e acadêmico não foi diferente, levando a conflitos de gerações que podiam se materializar na forma de um bate-boca público nos jornais, como no caso do Pronto-Socorro Psiquiátrico da Zona Sul, no Rio de Janeiro, que até o fim dos anos 1960 era tido como referência no atendimento psiquiátrico de emergência. Treze anos depois da inauguração do pronto-socorro, em 1978, a situação era de penúria, com equipes de enfermeiros insuficientes, mal remunerados, que aguardavam a realização de concurso público. Eram atendidos diariamente entre 15 e 40 pacientes. Mesmo o serviço de servente era realizado por internos. Das duas ambulâncias disponíveis, uma havia sido cedida pelo Manicômio Judiciário, mas estava "caindo aos pedaços", e a outra, própria, rodava o dia todo.

O diretor interino Braim Jorge denunciava o comércio de carteirinhas do ambulatório a Cr$ 30,00 ou Cr$ 50,00, que seriam usadas para evitar a detenção por vadiagem. Em meio à falência de recursos e de credibilidade, a instituição enfrentava críticas dos próprios residentes e médicos recém-formados, que denunciavam a utilização de métodos de eletrochoque. "Não vou permitir que uma coisinha qualquer, nascido ontem e ainda envolto em fraldas, possa vir a fazer uma crítica pelo simples fato de sentir necessidade de falar", criticou Braim Jorge. "A coisa não é feita a granel", completou.

As críticas relacionadas ao eletrochoque, retrucava o diretor interino, tinham como pano de fundo o embate de ideias entre a psiquiatria dinâmica, os analistas, e a psiquiatria clássica, aquela que, nas palavras de Braim Jorge, prevalecia no Manicômio Judiciário, no Engenho de Dentro e no Pinel, e conclui:

> Os psiquiatras e analistas colidem com a psiquiatria clássica como método de tratamento. Este método clássico não é o choque elétrico. É um tratamento à base de eletricidade. Um tratamento convulsivante produzido por dois agentes: um químico, que é o cardiazol, hoje superado, e outro físico, em que a eletricidade é o elemento atuante. Mas na aparelhagem que usamos você pode dar ao indivíduo um décimo de segundo até oito décimos de segundo. Não se esqueça de que o minuto tem 60 segundos. Portanto, choque elétrico não existe. Meu humanismo não aceitaria que fosse aplicado por um mero prazer sádico que não tenho de maneira nenhuma. Muitas vezes me coloco no lugar de um paciente ou de seu familiar e vivo o seu próprio drama. Procuro por todos os meios e modos ajudá-lo. No meu gabinete pode-se ver a drogaria brutal que existe para suprir as necessidades que o hospital não pode dar.

A quantidade de pacientes alcoolistas ou adictos internados em clínicas psiquiátricas por longos períodos era altíssima, mas não era enxergada pelo governo, ao menos nas estatísticas oficiais. De acordo com o Anuário Estatístico do Instituto Brasileiro de Geografia e Estatística (IBGE) de 1971, o país contava com 85.976 leitos, distribuídos por 242 hospitais psiquiátricos. Das 137.305 internações registradas, 78.342 ocorreram em função de neuroses, 35.745, psicoses, 12.271, epilepsias, e pouco mais de 10 mil por conta de alcoolismo. É curioso notar a ausência da referência a outras drogas no levantamento, dado que certamente estaria mascarado entre neuróticos, psicóticos e alcoolistas.

A Divisão Nacional de Saúde Mental (DNSM), do Ministério da Saúde, não incorreu na mesma miopia em relação a outras substâncias estupefacientes que os geógrafos e estatísticos. Em 1970, das 99.997 internações informadas por 152 estabelecimentos, 17.925 foram decorrentes do uso de álcool e outras 1.007 causadas por problemas relacionados com o consumo de outras drogas. A proporção de alcoolistas em relação ao número total das internações psiquiátricas, tanto no caso dos dados do IBGE como da DNSM, no entanto, destoa bastante daquela informada por pesquisadores da época em diferentes regiões do país.

Na capital brasileira, por exemplo, a médica Ridete Gomes de Carvalho, da Fundação de Hospitais de Brasília, informou que, das 2.476 internações psiquiátricas registradas entre julho de 1971 e julho de 1972, 954, ou seja, 38,8%, deviam-se a casos de alcoolismo, e a maioria dos pacientes apresentava quadros de psicose alcoólica, *delirium tremens* e deficiências nutricionais. Também foi possível verificar dados estatísticos, minimamente confiáveis, referentes ao Paraná e a Minas Gerais. Em 1973, 60% dos pedidos de auxílio-doença encaminhados à previdência social no estado do Sul do país referiam-se a casos de alcoolismo. Já na unidade do Sudeste, o psiquiatra mineiro Clóvis de Faria Alvim ressaltava que 40% das doenças mentais diagnosticadas e tratadas pelo Serviço de Assistência Psiquiátrica do INPS eram decorrentes do "alcoolismo".

O valor investido pelo governo federal no início da década de 1970 no setor de saúde mental era duas vezes menor do que o orçamento que o estado de São Paulo destinava para a área e, além disso, 90% dos investimentos destinavam-se ao estado da Guanabara. Portanto, não muito distante dos grandes centros, a situação era ainda mais dramática. No Pronto-Socorro de Urgência de Nilópolis, na Baixada Fluminense, atendiam-se em média cinco "casos de loucura" diariamente, em 1973, sendo boa parte deles reincidente. Os registros justificavam-se, de acordo com o diretor do Departamento de Saúde do município, Yassushi Yoneshigue, pela vida agitada dos trabalhadores nilopolitanos que, em sua maioria, saíam de casa às 4 da manhã e retornavam às 10 da noite, numa rotina que incluía trens e ônibus lotados. O drama social descrito pelo *Jornal do Brasil* em 1973 fica completo com a informação sobre como os cidadãos nilopolitanos aproveitavam o único dia livre da semana. A matéria descreve:

> Depois de 6 dias de trabalho fora da cidade, o morador de Nilópolis tem poucas opções para o lazer. Os clubes são privilégio de uma elite fechada e inexpressiva dentro do montante da população. Ele se diverte tomando uma cerveja no bar da esquina, ou fazendo na casa os consertos que a mulher reclamou durante a semana.

O próprio diretor do Departamento de Saúde admite que o município não contava com assistência médica especializada e que a polícia e os bombeiros estavam sempre capturando os mesmos débeis mentais, os quais, depois de encaminhados para a Guanabara, reapareciam nas ruas 3 dias depois. Na vizinha Caxias, a situação não era diferente. Um levantamento socioeconômico realizado pela Divisão de Serviço Social com 6,8 mil famílias das três maiores favelas da cidade indicava uma incidência de 70% de alcoolismo.

O médico Oscar Cox testemunhou o drama da Baixada Fluminense de perto quando foi trabalhar na perícia médica em Nilópolis, onde teve contato com o trabalho dos Alcoólicos Anônimos:

> Não entendia por que o indivíduo chegava bêbado ou cheirando à cachaça de manhã. Achava uma sem-vergonhice. Eu cortava o benefício, o que gerava, obviamente, uma série de problemas estruturais. Geralmente, as brigas em consultório médico pericial eram sempre com o familiar criando problema. Quando havia o corte, era o familiar que virava a mesa e não o alcoólatra. Aquilo me incomodava. Até o momento que bateu no meu ouvido um tal de AA, na Igreja do distrito de Olinda. Os casos esquisitos, comecei a encaminhar para essa igreja. Observei que minha qualidade de trabalho melhorou, as brigas dentro do consultório diminuíram e de repente o médico Jorge David, que era importante em Nilópolis, fico sabendo que ele iria dar uma palestra sobre o alcoolismo. Eles organizaram um mocotó e eu fui; fiquei encantado. Recebi um exemplar do livro *Os 12 passos* com uma dedicatória: "Por tudo que o médico realizou, Alcoólicos Anônimos agradece". Mas o que eu tinha realizado? Aquilo mexeu muito comigo.

Era evidente, portanto, que o país estava longe de poder oferecer o tratamento adequado ao dependente químico, com exceção de raríssimas e pioneiras iniciativas concentradas, até onde nos foi possível apurar, nos grandes centros, especialmente no Rio de Janeiro e em São Paulo. A distorção, que punia o usuário, foi alvo de duras críticas de médicos e magistrados, que também se posicionaram contrários à punição a estudantes com o trancamento de matrículas. Surgiram vozes que pediam a "humanização" da nova lei. Durante o III Congresso Brasileiro de Psiquiatria, os participantes aprovaram por unanimidade moção, que foi encaminhada ao Congresso e ao Ministério da Justiça, pedindo modificações no artigo que previa a punição com o trancamento de matrícula do aluno usuário de droga, no que colocava a internação compulsória como única forma de recuperação dos jovens entre 18 e 21 anos e naquele que equiparava o traficante ao usuário. A necessidade de mudança na lei foi resumida por Oswald Moraes Andrade, começando pela questão do estudante escolar:

Isto é um absurdo, porque um menino de 11 anos às vezes nem pode aquilatar o que está fazendo e ficará prejudicado para toda a vida. O parágrafo 2º do artigo 11 também é um absurdo, porque diz que o rapaz maior de 18 anos e menor de 21, quando viciado, ou vai para um hospital ou para a prisão. O que propomos é que o juiz tenha plenos poderes para permitir que o viciado seja tratado em regime extra-hospitalar (ambulatórios e consultórios), o que realmente renderá muito mais em termos clínicos. Num outro artigo – o 23, parágrafo 3º –, equipara-se o viciado ao traficante, dispositivo que precisa ser urgentemente alterado (JORNAL DO BRASIL, 1974).

Em 1974, assumem um novo ditador e novos ministros. Para a Justiça, Geisel nomeia o deputado Armando Falcão, antigo conhecido de Moraes Andrade.

Em busca de respostas para a melhor maneira de tratar o dependente, buscaram-se experiências e parcerias com profissionais e instituições estrangeiras que redundaram, sem dúvida, no incremento da pesquisa sobre o assunto e na formação de uma geração de profissionais que finalmente viriam dar tratamento apropriado à questão, tirando-a da seara da saúde mental. Vale ressaltar o esforço de alguns profissionais que tentaram, mas não conseguiram, superar barreiras burocráticas. Enquanto em Salvador e em Porto Alegre investigava-se a melhor maneira de tratar a questão do alcoolismo, persistia o dilema sobre o que fazer com os dependentes que ainda eram tratados, quando muito, em hospitais psiquiátricos, que tinham verbas cada vez mais escassas, ao lado de portadores de outros distúrbios mentais.

Idealizador da inovadora iniciativa dos ambulatórios móveis, o psiquiatra e professor baiano Antônio Nery Filho recorda os problemas causados pelo tratamento do "maconheiro" em hospitais psiquiátricos. Nery Filho, em entrevista a Selene Barreto, relembra o início da carreira, quando via jovens usuários de maconha serem submetidos a tratamentos que agravavam o quadro dos pacientes:

Meu primeiro emprego, logo que me formei em 1970, foi no Manicômio Judiciário, que hoje é chamado de Casa de Custódia e Tratamento, em Salvador. Fiquei surpreso e indignado pelo fato de haver crianças e adolescentes, muitos jovens, designados pelo juiz para uma perícia pelo uso de maconha. A lei tinha apenas dois caminhos: ou o usuário era traficante ou era doente mental. Se havia uma dependência num sentido bem largo, era considerado um traficante. Passei 3 anos brigando contra isso. Viajei para estudar de 1973 a 1977 e quando retornei, em 1978, voltei a trabalhar no Manicômio Judiciário. Quando voltei, continuei indignado. Nas minhas aulas de Psiquiatria Forense na Faculdade de Medicina, comecei a debater com meus alunos especialmente a questão da responsabilidade médica pelas dependências iatrogênicas produzidas pela prescrição de uso de medicamento.

Entre 1964 e 1970, a instituição teria recebido 11.802 casos de alcoolismo ou dependência. Desses, 73% estavam na faixa etária dos 18 aos 30 anos, e a grande maioria teria evidenciado desajustes anteriores ao "vício", o que, segundo Moraes Andrade, fazia do "maconheiro", antes de tudo, um desajustado que buscava nas drogas um caminho para resolver seus problemas. Seu diretor, o próprio Oswald Moraes Andrade, chegou a propor a deputados estaduais, reunidos em sessão de comissão parlamentar na Assembleia Legislativa para investigar a questão dos tóxicos, a criação de um plano-piloto para o combate ao alcoolismo e ao uso indiscriminado de drogas. Além de parlamentares, as tribunas naquela sessão estariam repletas de estudantes de medicina.

Eram raras as experiências, na década de 1970, que lidavam exclusivamente com o dependente, entre as quais podemos destacar o Ambulatório de Recuperação de Alcoólatras, inaugurado pelo município de São Paulo no fim de 1972, sob o viaduto Pedroso, e que tinha no comando o médico Ajáx Walter Cesar Silveira, ligado à Igreja Adventista do Sétimo Dia. À frente da Secretaria Municipal de Saúde estava o professor Carlos da Silva Lacaz. Em seu terceiro mês de funcionamento, o serviço municipal contava com equipe fixa de 12 pessoas, entre médicos, enfermeiras e assistentes sociais, além de um grupo de 20 universitários que podiam ser solicitados em caso de necessidade. O método para tratamento incluía palestras e testemunhos de alcoolistas em recuperação.

Ao analisarmos a história do tratamento da dependência química dos anos 1950 até a segunda metade dos anos 1970, pudemos reconstituir a trajetória de uma preocupação das autoridades com a questão das drogas, desde a criação da CNFE. O assunto era tratado não apenas pelas esferas policiais e jurídicas, mas especialmente por médicos e pesquisadores, que inicialmente buscavam resposta para a seguinte questão: "o uso da maconha é responsável por comportamento agressivo que levaria ao cometimento de crimes?"

Entre os primeiros pesquisadores que se dedicaram ao tema estão Elisaldo Carlini, na área da farmácia, e o psiquiatra Oswald Moraes Andrade, que teve atuação destacada na academia nos 1960 e, com o reconhecimento por seu trabalho e ideias, foi um dos primeiros especialistas a defender a bandeira da descriminalização da maconha em artigos e depoimentos aos jornais. Foi porta-voz da classe psiquiátrica em congressos da Sociedade Brasileira de Neurologia, Psiquiatria e Medicina Legal e posteriormente da Associação Brasileira de Psiquiatria, especialmente em relação à questão das drogas.

Em 1965 foi realizado, em Fortaleza, o III Congresso Nacional de Neurologia, onde muito provavelmente Moraes Andrade conheceu o deputado federal cearense Armando Falcão. Um mês após o congresso, Falcão apresentou projeto de lei que alterava a redação do artigo 281 do Código Penal, o qual viria a ser aprovado em 1968, depois de 3 anos de campanha, e que contou com a contribuição de Oswald Moraes Andrade, entusiasta do projeto de lei que, segundo ele, resolveria um equívoco do código na questão da punição aos "viciados" e "toxicômanos". Durante conferência sobre o perigo das anfetaminas no auditório do Ministério da Fazenda, no estado da Guanabara, falou sobre esse equívoco:

> Essas manifestações traem-se na exteriorização de desordens psíquicas elementares, de síndromes de reação exógena e psicoses tóxico-anfetamínicas mais ou menos transitórias. Os aspectos legais tratam das implicações médico-forenses, respectivamente, da capacidade civil e da responsabilidade penal dos anfetaministas. Na capacidade civil, as exigências da internação para tratamento e da interdição, bem como os requisitos essenciais ao casamento, aos testemunhos e aos testamentos; na responsabilidade penal, ocorrem aqueles que praticam atos antissociais, promovem perturbações da ordem pública ou cometem contravenção e delitos. A esses viciados, assim como aos demais toxicomaníacos, dever-se-ia, ao invés de condená-los, aplicar-lhes medidas de segurança tendentes à cura.

Com a aprovação da lei, 3 anos mais tarde, passam a vigorar a equiparação "aos entorpecentes de todas as substâncias, ou especialidade farmacêutica que, seja por sua ação física, seja por sua ação sobre o psíquico, possam provocar o fenômeno dependência" e a equiparação da palavra dependência à toxicomania "quando se tratar de fenômenos decorrentes do uso e abuso de substâncias ou drogas que as possam produzir". Esse pesquisador e acadêmico, que contribuía para um debate intelectual de alto nível e avançado para a questão das drogas, alcança grande reconhecimento quando a ONU publica os resultados de uma análise dos registros ao longo de 10 anos, entre 1950 e 1959, sobre o potencial ofensivo da maconha, especificamente sua capacidade de desencadear comportamentos criminosos, ou seja, a criminogênese da maconha. Em todos os casos de crimes cometidos sob o efeito da maconha, verificou Oswald Moraes Andrade, havia um histórico de psicopatia ou neurose.

A mesma curiosidade sobre a criminogênese da maconha leva o professor Elisaldo Carlini a se interessar pelo tema das substâncias psicotrópicas. Na Faculdade Paulista de Medicina, Carlini iniciou seus estudos sobre os efeitos em camundongos e peixes beta, espécie conhecida pelo comportamento hostil até mesmo em relação a outros de sua espécie, tendo seus esforços reconhecidos por seu grande mestre e incentivador, o professor José Ribeiro do Valle, um dos fundadores do Departamento de Bioquímica e Farmacologia da instituição pela qual Carlini desenvolveu suas pesquisas. Em seu depoimento ao projeto História da Ciência no Brasil, da Fundação Getúlio Vargas, em 1977, na ocasião prestes a completar 40 anos de seu título de catedrático em farmacologia, o professor Ribeiro do Valle menciona o pupilo em vários momentos. Num deles, ao elencar os alunos que estavam ou tinham ido estudar no exterior, afirma que "nossos alunos mais brilhantes têm ido para fora. Há um número enorme deles: o Carlini, o Antonio Sequé de Mattos Paiva, que hoje é vice-diretor da escola", e depois, ao ser perguntado sobre a indicação de outros cientistas para serem entrevistados pelo projeto de história oral, complementa:

> Um depoimento interessante de uma geração mais nova é do Elisaldo Araújo Carlini, do Departamento de Psicobiologia. [...] frequentou o nosso laboratório, foi nosso companheiro. Formou-se aqui na Escola Paulista de Medicina. Aqui adotamos uma espécie de liberdade de ação: o assistente faz o que quiser, contanto que não ponha fogo no laboratório. O nosso regime é de ir dando a linha ao peixe à medida que ele vai puxando. Procuramos desenvolver a iniciativa para o sujeito não ser nunca conduzido ou comandado, para desenvolver a própria capacidade de trabalho, de orientação, de caminho etc. Mas esteve nos EUA e achou que é muito importante a tutoria. Então, tem uma experiência diferente e vale a pena falar sobre isto. Ele acha que é preciso mesmo a tutoria, maturação intensiva, e pisando sempre no calo do aluno. Talvez o meio termo é que seja o certo.

Uma terceira menção vem ao analisar a situação da farmacologia no país, depois de afirmar que a farmacologia clínica não existia no Brasil em 1977, com exceção de esboços que vinham sendo realizados por Carlini, na Escola Paulista, pelo professor Eduardo Faraco, do Rio Grande do Sul, e pelo doutor Cansado, em Minas Gerais, que seriam identificados por Ribeiro Valle como centros de estudos de farmacologia clínica para o estudo do potencial da matéria-prima nacional. "Nisto estamos ainda engatinhando, infelizmente, porque falta gente. A messe, a colheita, são promissoras, mas os operários são muito poucos", declarou Ribeiro do Valle. Carlini foi justamente o profissional que talvez tenha se dedicado com mais empenho à formação desses operários, no momento em que a farmacologia clínica se fortalecia para se consolidar no país nas décadas seguintes.

Cabe destacar que o mestre de Carlini, entrevistado pela FGV, com uma bolsa da Fundação Guggenheim, estudou nos departamentos de farmacologia da Universidade do Texas e da Universidade de Chicago, no departamento de biologia experimental da Universidade da Califórnia e nos departamentos de bioquímica da Clínica Mayo e do Memorial Hospital, de Nova York. O discípulo também desenvolveu profícua carreira no exterior, dedicando-se à farmacologia nas universidades de Yale e Tulane, no início da década de 1960. Ao voltar dos EUA, fundou um grupo para estudar drogas psicoativas e comportamento na Faculdade de Ciências Médicas da Santa Casa de Misericórdia e, em 1968, publicou o artigo "Tolerância à administração crônica de *cannabis sativa* em ratos". Em 1971, retornou à Escola Paulista de Medicina, levando consigo o curso de pós-graduação que se tornaria um núcleo de formação de grandes pesquisadores da questão das drogas.

Carlini acabou se constituindo como referência no tema, além de formar um elo entre as gerações antigas, representadas por seu grande incentivador, Ribeiro do Valle, e as gerações que viriam a trabalhar com o tema na década de 1970. Sua contribuição não se restringiu ao ambiente acadêmico, tendo participado de consultas feitas por parlamentares durante o período ditatorial, ambiente em que a academia encontrava alguma possibilidade de discutir a questão da droga durante o regime militar, especialmente depois de casos notórios, como o da menina Ana Lídia Braga, em Brasília, que levaram a opinião pública a cobrar respostas em tom mais enfático.

Carlini foi vice-presidente do Conselho de Prevenção Antitóxico, uma das instâncias consultadas pelo ministro da Justiça Armando Falcão durante a elaboração da Lei Antitóxico de 1976. A outra instância foi justamente o grupo de trabalho (GT) criado especificamente para analisar a legislação que viria a ser promulgada em 1976. Esse GT era comandado por Moraes de Andrade e contava ainda com as participações do juiz João de Deus Menna Barreto.

Desconsiderar tais debates, ainda que inegavelmente prejudicados pelo autoritarismo do regime, seria menosprezar trabalhos e pesquisas de décadas que vinham sendo realizados por grandes nomes das ciências, da medicina e do direito e que, sem dúvida, influenciaram para, inicialmente, disseminar a visão da droga como uma questão de saúde pública e não de polícia, cujos primeiros defensores ganham espaço ainda nos anos 1950 e mais força na década seguinte. Carlini contribuiu para consolidar essa visão e nos anos 1970, ao lado de Jandira Masur, sua colega na universidade, desenvolveu um modelo de palestras de prevenção às drogas que chegou a ser analisado pelo Conselho de Prevenção Antitóxico no último ano em que este permaneceu sob o âmbito do Ministério da Educação. O trabalho com Carlini no desenvolvimento da campanha e sua produção acadêmica valeram a Jandira o título de Mulher do Ano de 1972, concedido pelo Woman's Club. Carlini seguiu o caminho mais ligado à academia e Masur continuou trabalhando com a questão da prevenção, tendo fundado as primeiras associações médicas para estudo exclusivo de drogas.

Também passou pela Escola Paulista de Medicina, naquele início dos anos 1970, o gaúcho Sérgio de Paula Ramos, responsável por trazer o modelo Minnesota para o Brasil, depois de passar alguns anos nos EUA, em 1976. Paula Ramos viajou para pesquisar metodologias para recuperação de alcoolistas a convite da clínica Pinel, de Porto Alegre, então dirigida pelo médico Marcelo Blaya Perez. Paula Ramos foi estudar em New Brunswick, na Rutger University, num concorrido curso de verão de 3 semanas, seguindo depois para Minnesota. O primeiro contato com a metodologia já o surpreendeu. Em vez de ser atendido na recepção, ele próprio foi encaminhado para o setor de desintoxicação, seguindo todo o protocolo de atendimento de um paciente:

> Foi a primeira vez na vida que vi uma enfermeira auscultando pulmão. Elas estavam ali para dar um diagnóstico de normalidade. Caso tivesse algo errado, aí sim elas chamavam um médico. As complicações clínicas e sintomas psiquiátricos proeminentes não eram ali que seriam tratados. Ia para um hospital psiquiátrico ou clínico para, quando estivesse bem, voltar. Então ali não se recebiam pacientes psicóticos, com sintomas depressivos importantes. Simplesmente doenças primárias do alcoolismo.

Com a introdução do método Minnesota a partir da experiência de Paula Ramos em Porto Alegre, o dependente químico e o alcoolista passaram a ser tratados em local separado da enfermaria geral de psiquiatria. Essa mudança fundamental na abordagem possibilitou uma investigação mais minuciosa do problema e estimulou debates sobre questões muito específicas da doença. A experiência acabou se disseminando pelo resto do país, a partir do Sul e de São Paulo. Aluno de Carlini na Unifesp, José Manoel Bertolote junta-se ao colega de faculdade na clínica Pinel. O tratamento direcionado permite aos médicos avaliar a eficácia de métodos tanto no tratamento inicial como nas recaídas, o que dificilmente seria possível caso o paciente fosse tratado junto a portadores de distúrbios mentais diversos.

A segmentação estimula igualmente o surgimento da primeira associação médica dedicada exclusivamente ao assunto: o Grupo Interdisciplinar de Estudos do Álcool e do Alcoolismo (Grineaa), idealizado a partir do reencontro de Paula Ramos com seus professores na Unifesp, Jandira e Carlini. A criação do Grineaa é apresentada ao fim de um simpósio organizado pelos egressos da Unifesp em Botucatu. Embora não tenha sido o primeiro seminário sobre alcoolismo realizado na década de 1970, foi, sem dúvida, o mais importante, por ter contribuído para a estruturação do Grineaa, que daria origem à Associação Brasileira de Estudos do Álcool e do Alcoolismo, posteriormente rebatizada como Associação Brasileira de Estudos do Álcool e Outras Drogas, com a ampliação do escopo de atuação e a inclusão de outras substâncias – como está mais bem explicado no Capítulo 4 deste livro, sobre as associações no Brasil. O encontro organizado pelos fundadores do Grineaa em Botucatu contou com a participação de cerca de 40 profissionais do Brasil e de outros nove do exterior, os quais tomaram parte em mesas dedicadas à epidemiologia do alcoolismo e aspectos do tratamento, sendo um dos debates mais acalorados o que discutiu a possibilidade de o alcoolista voltar a beber moderadamente, como recorda o psiquiatra gaúcho.

Organizada por Jandira Masur, defensora da tese do beber controladamente, a mesa contou com a participação de dois americanos que tinham visões completamente opostas: Frank Seixas, que era o grande terapeuta do alcoolismo nos EUA, e Mark Keller, um grande teórico, editor da principal publicação científica sobre o tema. Para os estudiosos presentes, foi como assistir a um duelo de floretes. De um lado, Frank Seixas defendeu em sua exposição ser absolutamente impossível que um dependente de álcool se transformasse num bebedor moderado. Em seguida, Paula Ramos passou a palavra a Keller, que elogiou a abnegação de Seixas e emendou: "Ele atende muitos pacientes, por isso não tem tido muito tempo de estudar." Um debate histórico!

Além de Frank Seixas, ex-diretor do Conselho Nacional de Alcoolismo, e Mark Keller, editor do *Jornal de Estudos do Álcool*, vinculado ao Centro Rutgers, todos americanos, a lista de convidados para o simpósio internacional em Botucatu incluía representantes de outras cinco instituições e universidades americanas: Don Cahalan, da Universidade de Berkeley; Ann P. Streissguth, do Departamento de Psiquiatria da Universidade de Washington; Ernst Noble, do Departamento de Educação, Saúde e Bem-Estar do governo americano e ex-diretor do Instituto Nacional de Abuso do Álcool e Alcoolismo; Jack Mendelson, diretor do Centro de Estudos de Abuso do Álcool e Drogas e professor de Harvard; e Rainer Fried, do Departamento de Bioquímica da Universidade de Creighton. Completaram o time de estrangeiros Reginald Smart, diretor da Fundação de Pesquisa sobre Adicção, do Canadá, e Jorge Mardones, professor emérito da Universidade do Chile. Os estudiosos ali reunidos debateram os conceitos do alcoolismo, sua epidemiologia, os aspectos clínicos, o tratamento e a prevenção.

Ainda que pelo duelo travado entre Keller e Seixas seja possível perceber que variadas correntes tenham sido contempladas pelos organizadores do simpósio em Botucatu, nota-se, pela *nominata* daquele simpósio internacional, a ausência de profissionais da Europa, onde também se registravam importantes avanços no tratamento destinado ao dependente químico e que tiveram grande influência no Brasil, especialmente pela conexão com o psiquiatra baiano Antônio Nery Filho, da Faculdade de Medicina da Universidade Federal da Bahia. Na década de 1980, Nery foi estudar com o francês Claude Olievenstein, em Marmotan, onde encontrou inspiração para o inovador projeto dos consultórios de rua. A formulação de uma equação que levava em consideração, além da droga, as circunstâncias socioculturais do usuário, conquistou o estudioso baiano, que deixara o país com uma experiência traumática na área de medicina forense:

> Isso transformava completamente tudo o que nós estávamos acostumados a ouvir por aqui. Não se levava em consideração o aspecto social, não se falava da história pessoal de cada um, apenas se dizia "uma pessoa que bebe é um alcoolista" e se caracterizava o alcoolista pelos seus sinais e sintomas, uma pessoa que fuma é tabagista e se caracterizava o tabagista pelo aparecimento de enfisema ou de um câncer, mas não se falava de mais nada. Então o Olievenstein introduz a dimensão social e pessoal de cada indivíduo como sendo fundamental. A droga, na verdade, era um acidente de percurso da história de cada pessoa, inserida no seu contexto sociocultural.

Naquele momento, Caetano dedicava-se a um interessante estudo comparativo sobre a evolução da quantidade de leitos em hospitais psiquiátricos brasileiros e sua demanda, entre 1960 e 1974, e que seria publicado no boletim da Associação Pan-Americana de Saúde em 1981. Nos EUA, seu interesse voltou-se para a análise dos efeitos do álcool na comunidade latina. Enquanto Raul Caetano prosseguia a vida acadêmica fora, no Brasil, Sérgio de Paula Ramos tornou-se a grande referência para as questões relacionadas ao tratamento do dependente químico, sendo convidado por seu conterrâneo, o advogado Paulo Brossard, ministro da Justiça do governo de José Sarney, a assumir uma cadeira no Conselho Federal de Entorpecentes, instituído pelo Decreto 85.110, de 2 de setembro de 1980, como órgão central do Sistema Nacional de Prevenção, Fiscalização e Repressão de Entorpecentes.

■ Panorama das instituições e dos personagens que fizeram e fazem parte do tratamento da dependência química no Brasil

> Podemos dizer que a década de 80 teve como foco levantar a bandeira, levar a mensagem, formar e rever conceitos, desenvolver e adaptar metodologias, buscar a adesão das empresas e da sociedade na parceria para a prevenção e

tratamento das dependências. Com o aumento da conscientização, e com os resultados positivos dos modelos de tratamento que ampliavam seu raio de ação de forma a incluir o sistema e não apenas o indivíduo, surgiram mais clínicas e centros de tratamento (como a Clínica Vitória, O Recanto Maria Tereza, para citar alguns), e, em 1986, a Vila Serena abriu mais uma unidade, dessa vez em São Paulo. (Depoimento da psicóloga Liliana Wakin, mestre em Aconselhamento Comunitário na St. Cloud State University, cidade de St. Cloud, estado de Minnesota.)

É fundamental voltar ao passado e olhar para os profissionais que tiveram importância histórica no tratamento para dependência química no Brasil. Perceber personagens que colaboraram decisivamente para um novo paradigma desse tratamento num momento em que pouco ou nada havia na literatura médica e psicológica sobre o tema e lembrar os profissionais que persistiram, se questionaram, duvidaram das técnicas que não ajudavam, buscavam o melhor, muitas vezes com teimosia, se frustravam, mas continuavam buscando saídas, só me faz pensar em gratidão. Gratidão por terem feito a diferença, pela perseverança, e por terem contribuído para salvar vidas tanto na clínica de dependência química como na prevenção. O amor por ajudar vem ao longo do tempo, desde os anos 1970, ultrapassando a essência da técnica.

Mais adiante, no Quadro 3.1, reunimos algumas informações a respeito de instituições que surgiram para dar tratamento adequado às pessoas que sofriam de algum tipo de dependência química. Desde a década de 1970, vem sendo uma tarefa árdua manter esse tipo de instituição: nem todas conseguiram resistir até hoje, outras surgiram mais recentemente, mas todas têm importância na história do tratamento da dependência química no Brasil.

Quadro 3.1 Centros brasileiros de tratamento para dependência química atuantes no Brasil a partir da década de 1970

Centro de recuperação	Ano inicial	Local	Serviços	Profissionais responsáveis
Unidade de Tratamento de Dependências	1971	Engenho de Dentro – Rio de Janeiro	Ambulatório para desintoxicação de dependentes	Gérson Barbosa Hallais (psiquiatra), Jorge Carlos dos Santos (psiquiatra), Celso Pereira Sá (psicólogo), Vera Silva do Nascimento (assistente social) e Sóstenes de Morais Capistrano (enfermeiro)
Comunidade Terapêutica – S8	1971	Niterói – Rio de Janeiro	Internação para dependentes químicos	Geremias de Mattos Fontes
Manicômio Judiciário	1976	Salvador	Atendimento de dependentes químicos	Antônio Nery Filho
Clínica Pinel (conhecida no Rio Grande do Sul como Pinel)	1977	Porto Alegre	Internação – Serviço especializado em dependência química	Sérgio de Paula Ramos
Departamento de Psicobiologia da Escola Paulista de Medicina	1977	São Paulo	Centro de pesquisa	Jandira Masur e José Carlos Galduróz
Comunidade Terapêutica Fazenda do Senhor Jesus (depois Programa Despertar para Vida)	1978	Campinas	Internação para dependentes químicos	Padre Haroldo
Psiquiatria no Hospital das Clínicas	1979	São Paulo	Internação	Arthur Guerra de Andrade
Vila Serena	1982	Rio de Janeiro	Centro de recuperação e internação	John Burns e Liliana Burns
Centro de Terapia e Prevenção ao Abuso de Drogas (CTPD) (hoje Centro de Estudo e Terapia do Abuso de Drogas [Cetad])	1983	Bahia	Orientado em três eixos: clínica-prevenção, estudo-pesquisa e ensino	Antônio Nery Filho
Grupo Interdisciplinar de Estudos de Farmacodependência (Gref) do Instituto de Psiquiatria do Hospital das Clínicas da FMUSP (hoje Grea – Grupo Interdisciplinar de Estudo do Alcoolismo)	1983	São Paulo	Tratamento ambulatorial, ensino e pesquisa	Saul Castro, Sérgio Vieira Bettarello e Arthur Guerra de Andrade

(*Continua*)

Quadro 3.1 Centros brasileiros de tratamento para dependência química atuantes no Brasil a partir da década de 1970 (*continuação*)

Centro de recuperação	Ano inicial	Local	Serviços	Profissionais responsáveis
Escuta e Ato: Centro Mineiro de Toxicomania na Fundação Hospitalar do Estado	1983	Minas Gerais	Tratamento, prevenção, ensino e pesquisa	Walter Eduardo Mundin
Hospital Mãe de Deus Unidade Dependência Química	1984	Porto Alegre	Internação e pesquisas	Sérgio de Paula Ramos, Ângelo A.M. Campana e Ernani Luz Júnior
Unidades Básicas de Saúde (UBS)	1984	São Paulo, cidade de Assis	Programa de Saúde da Família	Ana Cecília Marques
Centro de Ensino e Pesquisa Relacionado ao Alcoolismo – Cepral/UFRJ	1985	Rio de Janeiro	Programa acadêmico – ensino, pesquisa e extensão	José Mauro Braz de Lima
Clínica Humaitá (depois Clínica Dr. Francisco Espíndola)	1985	Rio de Janeiro	Atendimento	Oswaldo Saide
Centro de Atenção Psicossocial Professor Luís da Rocha Cerqueira	1986	São Paulo	Atendimento	
Centro Eulâmpio Cordeiro de Recuperação Humana com Usuário de Drogas	1986	Pernambuco	Prevenção, terapêutica e pesquisa	José Francisco de Albuquerque e Carolina de A. Lima
Centro de Orientação sobre Drogas e Atendimento a Toxicômanos (Cordato), vinculado ao Instituto de Psicologia da Universidade de Brasília (UnB)	1986	Brasília	Atendimento, pesquisa e prevenção	Richard Bucher
Centro de Tratamento Bezerra de Menezes	?	São Paulo São Bernardo do Campo	Internação	Cláudio Augusto Rosa Lopes
Núcleo de Estudo e Pesquisas em Atenção ao Uso de Drogas (Nepad) – Uerj	1987	Rio de Janeiro	Estudo, pesquisa, assistência e especialização	1º coordenador: Sérgio Dario Seibel 2ª coordenadora: Maria Thereza Costa de Aquino
Centro de Recuperação de Dependente Químico (Credeq)	1987	Rio de Janeiro	Internação	Cid Merlino Fernandes
Programa de Orientação e Atendimento a Dependentes (Proad)	1987	São Paulo	Serviços de atendimento ambulatorial e pesquisa – ligado ao Departamento de Psiquiatria da Unifesp	Dartiu Xavier da Silveira Filho
Implantação de Programa de Tratamento na Petrobras	1987	Rio de Janeiro	Admitida na Petrobras para implantar um Programa de Tratamento e Prevenção de Alcoolismo na antiga Fronape, hoje Transpetro	Maria Ângela Madeira Ribeiro
Clínica Farmacodependentes (depois Contexto Consultoria & Empreendimentos LTDA.)	1988	Rio de Janeiro	Atendimento ambulatorial e consultoria nas empresas	Selene Franco Barreto, Ricardo Esch, Roque Hudson Pena e Jaime Cardoso
Clínica Aldeia	1990	Rio de Janeiro	Internação	Fábio Damasceno, Renato Mussi, Frederico Vasconcelos e Cora Nei Ferreira
Centro Médico Sorocaba	1992	Rio de Janeiro	Tratamento de tabagismo	Analice Gigliotti
Vila Serena (depois passou a ser franquia)	1994	Rio de Janeiro	Centro de recuperação e internação	Gisele de Paula Barros Andrade

(*Continua*)

Quadro 3.1 Centros brasileiros de tratamento para dependência química atuantes no Brasil a partir da década de 1970 (*continuação*)

Centro de recuperação	Ano inicial	Local	Serviços	Profissionais responsáveis
Unidade de Pesquisa em Álcool e Drogas (Uniad) com apoio do Departamento de Psiquiatria da Unifesp	1994	São Paulo	Atendimentos	Ronaldo Laranjeira e John Dunn
Franquia de Vila Serena em Salvador (1 mês antes em São José dos Campos, que não existe mais)	1995	Salvador, Bahia	Centro de recuperação e internação	Júlia Damiana de Souza Nascimento e Moema Britto Raquelo
Clínica do Fumante (CLIF) (hoje Espaço CLIF – Internação; CLIFMED – Ambulatório)	1996	Rio de Janeiro	Atendimentos	Analice Gigliotti, Elizabeth Carneiro e Sabrina Presman
Clínica Jorge Jaber	1996	Rio de Janeiro	Centro de recuperação e internação	Jorge Antônio Jaber
1ª franquia de Vila Serena	1997	Rio de Janeiro	Centro de recuperação e internação	Gisele de Paula B. Andrade, Amarico Aguiar, Ronaldo Cortês, Peter Rodenbeck e Maria Luiza Rodendeck
Atualmente franquia de Vila Serena				Gisele de Paula B. Andrade e Amarico Aguiar
Franquia Nacional de Vila Serena	Atualmente	São Paulo	Franquia nacional	John Burns, Monica Burns e Daniel Burns
CENTRA-RIO Centro de Tratamento e Reabilitação de Adictos	1998	Rio de Janeiro	Hospital-dia do SUS e ambulatorial	Paulo César Geraldes
Unidade de Dependência Química do Instituto de Psiquiatria de Santa Catarina (IPSC)	2000	Santa Catarina	Internação	Tadeu Lemos
Centro de Atenção Psicossocial Álcool e Drogas (Caps-ad)	2002	?	Atendimento	?
Evolução Clínica & Consultoria	2003	Rio de Janeiro	Ambulatorial-dia e ambulatorial motivacional	Selene Franco Barreto e Silvio Bertozzi
Trabalho de saúde mental em Tarumã	2004	Tarumã, São Paulo	Intervenções comunitárias	Ana Cecília Petta e Roselli Marques

Fonte: elaborado por Selene F. Barreto.

Com algumas entrevistas feitas para este livro, conseguimos resgatar depoimentos que só reforçam o que buscamos registrar.

Entrevista de Fábio Damasceno, que iniciou na Comunidade Terapêutica S8 em 1971

SFB: Ao longo de sua vida profissional, o que o decepcionou e o que mais lhe deu prazer?

FD: A decepção... Na verdade, nós escolhemos uma área que é muito dramática, porque a doença é grave, e a gente entra de certa maneira nos esgotos das relações humanas com a dependência química. Então, muitas frustrações com pacientes, perda de pacientes, isso causou dores grandes. Mas também surpreende a capacidade da pessoa de dar a volta por cima. Daquele caco para quem você olha e diz "esse aí, com toda a minha experiência, não tem jeito, não vai adiantar nada, já é a centésima vez que ele tenta se tratar"; mas não é que ele consegue dar uma virada e se curar? Esse é o interessante, porque a gente não sabe quando isso pode acontecer. Então as dores estão ligadas às perdas; e a alegria de de vez em quando encontrar alguém na rua e ouvi-lo gritar: "Doutor, estou curado, com uma vida nova". É muito gratificante ter participado assim na vida das pessoas.

Entrevista de Ana Cecília Marques

SFB: O que você viu de mudança nessa área de 1984 até os dias de hoje (2016)?

ACM: Mudou muita coisa. O Brasil conseguiu desenhar sua política de drogas, que não tinha na época. Eu participei da discussão pelo Brasil inteiro. Na época, eu estava na Abead e fui convidada para participar dos grupos de discussão pelo país todo para construir a política de drogas no Brasil. Isso para mim foi muito importante! Junto com a Senad, que tinha sido recém-criada em 1998, a gente começou a viajar o Brasil inteiro, montando grupos de discussão com a sociedade civil, com os profissionais e com as instituições de cada região do país para escrever a política de drogas. Essa política foi escrita por todos os profissionais que iam a essas reuniões. Foi um debate muito bacana. Nós ficávamos dias nessas regiões. Então, sob esse ponto de vista, mudou muito.

Depoimento de José Manoel Bertolote

[...] uma satisfação que poderia ser considerada muito pequena, mas para mim foi imensa: depois que voltei da Suíça e fui a um encontro – não sei se foi da Abead, em Bento Gonçalves – um senhor veio e disse: "Posso tirar uma foto?" Aí eu pensei: "Será que ele já foi um paciente meu, mas eu não lembro. E agora?" Fiquei muito envergonhado, mas aceitei, claro. Enquanto tirávamos a foto, eu perguntei: "Por que você quer tirar uma foto comigo? O senhor foi meu paciente? Eu não me lembro!" Aí ele respondeu: "O senhor salvou a minha vida." Então eu disse: "Ah, que bom! Mas o que eu fiz que salvou a sua vida?". "O senhor escreveu aquele livrinho *Prevenção da recaída: um manual para pessoas com problemas pelo uso de álcool e outras drogas*. Eu conheci o livrinho numa comunidade terapêutica onde eu fui me tratar, e aquele livro salvou a minha vida", concluiu. Olha, esse tipo de coisa é muito gratificante. Eu fiquei passado, flutuando. Eu tinha chegado há pouco da Suíça e comecei a visitar várias comunidades terapêuticas.

Bibliografia

BRASIL. Ministério da Saúde. Serviço Nacional de Educação Sanitária. Maconha: coletânea de trabalhos brasileiros. Rio de Janeiro: Ministério da Saúde. 2. ed. 1958.

CPI das drogas encerra sessão mas em março quer ouvir João Havelange. Jornal do Brasil. Rio de Janeiro, 1973. Ed 00241. Disponível em: http://memoria.bn.br/docreader/DocReader.aspx?bib=030015_09&pagfis=96712. Acesso em: 26 set. 2021.

CPI dos tóxicos colhe depoimentos 3ª feira. Correio Braziliense. Brasília: DF, 1973. Ed. 04258. Disponível em: http://memoria.bn.br/docreader/DocReader.aspx?bib=028274_02&pagfis=40997. Acesso em: 26 set. 2021.

CPI dos tóxicos tem mais nomes para ouvir. Correio Brasiliense. Brasília: DF, 1973. Disponível em: http://memoria.bn.br/docreader/DocReader.aspx?bib=028274_02&pagfis=41529. Acesso em: 26 set. 2021.

CPI dos tóxicos termina hoje fase inicial. Correio Braziliense. Brasília: DF, 1973. Ed. 04269. Disponível em: http://memoria.bn.br/docreader/DocReader.aspx?bib=028274_02&pagfis=41489. Acesso em: 26 set. 2021.

LIMA, J.M.B. Entrevista. [fev. 2018]. Entrevistador: Selene Franco Barreto. Rio de Janeiro, 2018. 1 arquivo.mp3.

MEC lança no início de 74 campanha antitóxico na Guanabara e em Brasília. Correio Braziliense, 1973. Disponível em: http://memoria.bn.br/DocReader/030015_09/95613. Acesso em nov. 2019.

PSIQUIATRAS acham que lei dificulta a recuperação de menor viciado em tóxicos. Jornal do Brasil, 1 Caderno, 14 set. 1974. Disponível em: http://memoria.bn.br/docreader/030015_09/110792. Acesso em: nov. 2019.

ROBERTO CARLOS e os demais integrantes do Conselho Antitóxico se reúnem dia 5. Jornal do Brasil. Rio de Janeiro, 1972, Ed. 00010. Disponível em: http://memoria.bn.br/docreader/DocReader.aspx?bib=030015_09&pagfis=55364. Acesso em: 26 set. 2021.

ROMÃO-DIAS D. Os métodos qualitativos e a psicologia: uma história feita de estórias. In: Loyola E, editor. Qualidade faz diferença: métodos qualitativos para a pesquisa em psicologia e áreas afins. Rio de Janeiro e São Paulo: PUC-Rio, 2013.

SAÚDE vai iniciar combate aos tóxicos. Correio Braziliense, 1974. Disponível em: http://memoria.bn.br/docreader/DocReader.aspx?bib=028274_02&pagfis=50228. Acesso em: nov. 2019.

STACECHEN, L.F.; BENTO, V.E. Consumo excessivo e adicção na pós-modernidade: uma interpretação psicanalítica. Fractal, Rev. Psicol., Rio de Janeiro, v. 20, n. 2, p. 421-435, dez. 2008. Disponível em: http://www.scielo.br/scielo.php?script=sci_arttext&pid=S1984-02922008000200009&lng=en&nrm=iso. Acesso em: 25 mar. 2020.

Capítulo 4

A Fundação da Associação Brasileira de Estudos de Álcool e Outras Drogas (Abead) e de Outras Instituições Importantes para o Campo da Dependência Química

Selene Franco Barreto

■ Introdução

Mesmo antes da invenção da escrita, o ser humano já registrava sua rotina por meio de símbolos e desenhos com a intenção de perpetuar a história e constituir uma memória. A preservação das memórias, seja de uma pessoa, seja de um povo ou de uma instituição, é uma maneira de conservar registros que podem ser compartilhados, revisitados e estudados na tentativa de compreender melhor o tempo presente.

As memórias de uma instituição são, portanto, uma espécie de documentação capaz de resguardar o conjunto de fatos e pessoas que construíram a história do lugar. Isso ajuda a fortalecer as bases da entidade e a reunir referenciais importantes para a estruturação do presente e o planejamento do futuro. Elas possibilitam uma avaliação dos erros e acertos, bem como traçar um paralelo com os fatos históricos que contribuíram para a afirmação de valores e a criação de vínculos com a sociedade.

O objetivo deste capítulo é cumprir uma tarefa histórica importante para profissionais e estudiosos que lidam com o tema da dependência química no Brasil. A ideia é fazer uma viagem no tempo, mais especificamente a partir de 1978, para destacar fatos relevantes em diversos campos: na ciência, passando pela política, religião e esporte para, assim, contextualizar o surgimento da Associação Brasileira de Estudos do Álcool e outras Drogas (Abead) e constituir uma linha do tempo que ajude a recuperar também outras datas e instituições importantes no campo da dependência química.

A criação da Abead foi decisiva para um novo paradigma em relação ao tratamento da dependência química, num momento em que não havia quase nada na literatura médica, psicológica e social a respeito do assunto. Composta por profissionais de diversas áreas, ao longo do tempo, a Abead evoluiu, desenvolveu estudos científicos e favoreceu a realização de vários eventos, como simpósios e congressos (nacionais e internacionais), sempre com um propósito basilar: facilitar e expandir a circulação de conhecimento, capacitando os profissionais que lidam com a questão da dependência química na área da saúde para a melhoria de suas práticas e com o objetivo primordial de salvar vidas.

Fatos históricos que marcaram o Brasil e o mundo a partir de 1978

- O primeiro bebê de proveta do mundo: em julho de 1978 nasce Louise Brown, o primeiro bebê gerado a partir da fertilização *in vitro*, o que representou um "milagre da medicina".
- Ano dos três papas: três pontífices reinaram no intervalo de apenas 2 meses, o que nunca havia ocorrido. Com a morte do papa Paulo VI, o Conclave elegeu seu sucessor, João Paulo I, que morreu apenas 33 dias depois de ter sido escolhido. Assim, assumiu o polonês Karol Józef Wojtyla, o papa João Paulo II, que permaneceu no posto por 27 anos.
- O Prêmio Nobel de Fisiologia ou Medicina foi concedido aos pesquisadores Werner Arber, Daniel Nathans e Hamilton O. Smith, por terem descoberto e isolado a enzima de restrição, que modifica as moléculas gigantes do DNA.
- Copa do Mundo de Futebol: a seleção argentina é campeã da Copa do Mundo ao vencer a Holanda.
- Fim do AI-5: no Brasil, a ditadura caminhava para o fim com a extinção do Ato Institucional 5 (AI-5), no governo de Ernesto Geisel. Cumprindo a promessa de uma transição lenta e gradual, o ato

que simbolizou os tempos difíceis da ditadura saiu de cena na virada de 1978 para 1979.
- Último general presidente do Brasil: João Batista Figueiredo é eleito presidente do Brasil pelo colégio eleitoral.
- Incêndio no MAM: um incêndio destruiu praticamente todo o acervo do Museu de Arte Moderna (MAM) do Rio de Janeiro. O fogo consumiu e transformou em pó todo o acervo de artistas renomados.
- Morre o cantor das multidões: o cantor Orlando Silva morre em 7 de agosto, deixando órfã uma legião de fãs.
- No *rock* nacional, surge o Aborto Elétrico, banda de *punk-rock* criada em Brasília e que tinha como integrantes Renato Russo e Dinho Ouro Preto, os quais, anos mais tarde se separaram e montaram outras duas bandas que fariam muito sucesso: Legião Urbana e Capital Inicial.
- Os Sex Pistols anunciam o fim de suas atividades. Também foi o ano em que Bob Marley lança o sucesso "Is the love".
- A febre das discotecas contagia o Brasil: estreia a novela *Dancin' Days*, da Rede Globo, tendo como protagonistas Sônia Braga e Antônio Fagundes.
- Literatura: é lançado, pela Editora Paz e Terra, o livro *O genocídio do negro brasileiro: processo de um racismo mascarado*, de Abdias do Nascimento. Poeta, dramaturgo, artista plástico e ativista do movimento negro, Abdias dedicou parte de sua vida à política, em defesa da igualdade racial.
- Prêmio Literário Machado de Assis: Carolina Nabuco, filha do abolicionista Joaquim Nabuco, recebe o prêmio Machado de Assis, concedido pela Academia Brasileira de Letras (ABL), pelo conjunto de sua obra.
- Teatro: Chico Buarque escreve a *Ópera do malandro*, inspirada na *Ópera do mendigo*, de John Gay, e na *Ópera dos três vinténs*, de Bertolt Brecht, transpondo a história para a Lapa da década de 1940.

■ História da Abead

Em 1978, após participar de um congresso sobre alcoolismo em Buenos Aires, o Dr. Sérgio de Paula Ramos conheceu o Dr. Vicente Antônio de Araújo – os únicos brasileiros presentes na ocasião. Entusiasmados com a qualidade do evento organizado pela Associação Argentina sobre Alcoolismo, os dois profissionais pensam em criar algo semelhante no Brasil.

De volta ao país, o Dr. Sérgio toma conhecimento de um congresso internacional sobre o mesmo tema, que estava sendo organizado pela Dra. Jandira Masur. É quando ele é apresentado a Dagoberto Requião e, a partir daí, junto aos profissionais Vicente Araújo e José Manoel Bertolote, teriam suas histórias interligadas e iriam desempenhar importante papel num momento em que a percepção a respeito do usuário e do dependente de drogas era distorcida, fazendo o problema ser abordado socialmente, na maior parte das vezes, a partir de uma perspectiva quase que exclusivamente psiquiátrica ou criminal, deixando de lado outras implicações que interferem diretamente no tratamento e na recuperação desses indivíduos.

Com a preocupação de mudar essa realidade, os interesses de diversos profissionais convergiram e abriram caminho para a criação do Grupo Interdisciplinar de Estudos do Álcool e Alcoolismo, o Grineaa. Resultado do encontro mencionado previamente entre Dagoberto Requião, Vicente Araújo, José Manoel Bertolote e Jandira Masur, o grupo logo se articulou para colocar em prática o primeiro congresso oficial da instituição, que aconteceu em 1979 e reuniu cerca de 40 pessoas na cidade de Botucatu, São Paulo:

> A Jandira [Masur] tinha bolado um simpósio e foi lá que eu conheci o Dagoberto, o Bertolote e o Vicente Araújo. No final desse evento, formou-se o Grineaa, tendo o Bertolote como coordenador do grupo de estudos, a Jandira, o Vicente e eu como membros da diretoria. [...] A ideia de fazer o primeiro congresso em Botucatu no ano seguinte se deu porque naquela época os congressos eram uma balbúrdia, as atividades nunca começavam na hora marcada, e nossa intenção era marcar desde o início que o Grineaa teria uma postura diferente, que as coisas aconteceriam no horário correto, com organização. Então, a ideia foi escolher um lugar que não tivesse nenhum atrativo turístico e que garantisse que as pessoas iriam lá para estudar. As 40 pessoas inscritas para o evento ficaram hospedadas no mesmo local, o único hotel da cidade. Lembro que chegamos na recepção e eu disse para o atendente: "Olha, independentemente da hora que cada um pedir para ser acordado, o senhor desperta todo mundo às 6h, para começarmos pontualmente às 8h." Funcionou, porque pela primeira vez começamos uma atividade pontualmente. *(Trecho da entrevista do Dr. Sérgio de Paula Ramos concedida aos organizadores desta obra.)*

Entre os debates mais acirrados à época estava a discussão sobre a possibilidade de o alcoolista voltar a beber de forma comedida. Especialistas com experiência clínica defendiam que isso não era possível, enquanto os mais dedicados às pesquisas acreditavam na recuperação com essa perspectiva. Mas, apesar das discordâncias, o clima geral do evento foi de muita amizade, ficando as divergências apenas para os momentos em que ocorriam as atividades científicas.

Dois anos depois, o Grineaa ampliou seu escopo, tornando-se a Associação Brasileira de Estudo do Álcool e Alcoolismo (Abeaa). Com o passar do tempo, impôs-se a necessidade de uma nova demanda: tratar da questão de outras drogas, além do álcool. Dez anos já haviam se passado desde aquela primeira reunião que constituiu as origens da instituição, e o oitavo congresso organizado pelos sócios instituiu, no ano de 1989, a Abead (Associação Brasileira de Estudos de Álcool e outras Drogas).

A Abead é uma associação científica sem fins lucrativos que congrega profissionais que trabalham no campo da dependência química no Brasil com afiliados e representações no país e no exterior. Seu quadro associativo é, composto por psiquiatras, assistentes sociais, enfermeiros, psicólogos, advogados, líderes comunitários, consultores e professores, entre outros.

Desde o início de suas atividades, a Abead promove congressos nacionais e internacionais e tem participação efetiva na elaboração e implementação de políticas públicas e projetos de prevenção e tratamento dos transtornos relacionados ao uso de substâncias psicoativas, em todas as esferas dos estados.

Os objetivos específicos da associação foram assim definidos:
- Divulgar e incentivar o debate informado das políticas e novas tendências sobre o uso de drogas lícitas e ilícitas no país.
- Disseminar informação e promover conhecimento científico capazes de embasar a prática dos profissionais ligados ao campo da dependência química.
- Otimizar o acesso ao tratamento do usuário de drogas, bem como o apoio aos familiares, parceiros e amigos.
- Identificar novos desafios no campo da dependência química e ser uma plataforma independente que integre as questões científicas, políticas e sociais.
- Renovar ideias, consolidar práticas e ajudar a desenvolver estratégias de prevenção e tratamento que venham reduzir o custo e os danos associados ao uso de tabaco, álcool e outras drogas na sociedade.

A Abead reúne em seu conselho consultivo todos os profissionais que já ocuparam o cargo de presidente da instituição: Ana Cecília Petta Roselli Marques, Analice Gigliotti, Ângelo Martinez Campana, Carlos Salgado, Dagoberto Hungria Requião, Joaquim Ferreira de Melo Neto, José Manoel Bertolote, Sabrina Presman (segunda psicóloga a ocupar o cargo, sucedida por Renata Brasil Araújo), Sérgio de Paula Ramos e Raul Caetano (este último, apesar de não ter sido presidente da instituição, também fez parte do Conselho Consultivo, tendo sido convidado por sua dedicação e contribuição técnico-científica, principalmente no nível internacional).

A diretoria executiva da associação é eleita por voto direto para um mandato de 2 anos e conta com presidente, três vice-presidentes, um tesoureiro e um secretário. Ao longo dos seus mais de 40 anos de atuação, a Abead contou com a dedicação e o apoio de profissionais das mais diversas áreas, entre eles a psicóloga Selene Franco Barreto, que durante 10 anos colaborou na gestão de cinco presidentes da entidade (Figuras 4.1 e 4.2). Em 2022, ano em que este livro foi finalizado, a instituição contava com a seguinte composição:

- Presidente: Alessandra Diehl
- 1ª Vice-Presidente: Renata Azevedo
- 2ª Vice-Presidente: Lisia Von Diemen
- 3ª Vice-Presidente: Gabriel Landsberg
- Secretário: Bruno Palhano
- Tesoureira: Sabrina Presman

A Abead tem um histórico considerável de parcerias de políticas públicas com o governo federal, dentre as quais se destacam o Programa Nacional de Tratamento do Alcoolismo (Pronal – Ministério da Saúde, 1979); o Projeto Valorização da Vida (Ministério da Educação, 1989), implementado em Porto Alegre entre 1992 e 1994; o projeto de padronização dos serviços de atendimento aos usuários de drogas (Ministério da Saúde, 1998; Senad, 1999), assim como inúmeras consultorias em projetos desenvolvidos nos âmbitos federal, estadual e municipal. Além disso, desde 1989 a instituição é membro permanente do Conselho Nacional Antidrogas (Conad), ocupado pelo presidente em exercício da entidade. A Abead também teve participação ativa em campanhas e na elaboração de projetos que culminaram na proibição da propaganda de cigarros no Brasil (2000).

A instituição trabalha para ampliar sua participação em eventos internacionais: foi aceita como membro do Colégio Ibero-Americano de Transtornos Adictivos, tendo colaborado ativamente em seus dois congressos. Em novembro de 2005, foi convidada pela Organização Pan-Americana da Saúde (Opas) para participar da 1ª Conferência Pan-Americana de Políticas Públicas sobre o Álcool (Brasília-DF). O encontro reuniu especialistas de 15 países para discutir e trocar experiências sobre o combate ao consumo abusivo da droga lícita mais usada nas Américas.

Em consonância com a Organização Mundial da Saúde (OMS), a Abead se posiciona contrariamente a qualquer iniciativa que estimule o uso indiscriminado de álcool, especialmente no que diz respeito a menores de idade, além de ser parceira do movimento Propaganda sem Bebida, apoiando as ações de prevenção para o consumo de bebida alcoólica por quem vai dirigir e defendendo a maior conscientização a respeito dos riscos envolvidos nessa prática, além de fiscalização e punição para esse tipo de conduta no Brasil.

Assim, a Abead vem contribuindo, por intermédio de sua presidência, sempre em conjunto com a diretoria e o Conselho Consultivo, com vários temas e ações relacionadas às políticas públicas, como assistência, redução de danos e abstinência, tratamentos de dependência química em comunidades terapêuticas, exames toxicológicos para caminhoneiros, tabagismo, ações de prevenção, liberação e descriminalização da maconha e até das drogas, informação sobre o uso da maconha medicinal etc.

Com relação aos congressos, a meta é sempre ampliar o campo de discussão acerca da prevenção, tratamento e políticas públicas para o consumo de álcool, tabaco e outras drogas, envolvendo os associados de todo o Brasil e atraindo novos participantes, como estudantes, educadores, profissionais da saúde que estejam fora do meio acadêmico ou de centros especializados, bem como profissionais de outras áreas que também estudam ou convivem com o problema do álcool e de outras drogas em sua prática cotidiana (sociólogos, historiadores, urbanistas, advogados, entre outros). Mantendo sua missão, consolidada após anos de história, a Abead pretende cada vez mais ser um fórum sintonizado com a realidade brasileira e as tendências mundiais, capaz de proporcionar aos diversos segmentos sociais o debate informado e a ação permanente na área do álcool, tabaco e outras drogas.

A partir de 2020, mantendo seu compromisso com a qualidade dos serviços prestados aos pacientes com transtornos por uso de substâncias e dependências comportamentais, a Abead passou a oferecer certificação (Figura 4.3) a seus sócios com base em critérios técnicos de avaliação que visam aumentar a confiabilidade de seus resultados, conforme atestado no *site* da instituição (www.abead.com.br).

■ Congressos desenvolvidos pela Abead

Os congressos começaram a ser realizados em 1979, quando a instituição ainda era conhecida como Grineaa – reunindo cerca de 40 profissionais – e ocorreram anualmente até 1987, ano que marcou a realização do I Congresso Internacional organizado pela Abead, que aconteceu em Gramado (RS), durante a gestão da Dra. Jandira Masur. A partir daí passaram a ser bienais, até 2003, quando voltaram a ocorrer todos os anos, e assim seguiram até 2009. O XXI Congresso, realizado em Bento Gonçalves (RS), marcou o retorno aos encontros bienais, tendo o último ocorrido em 2019, como mostra o Quadro 4.1.

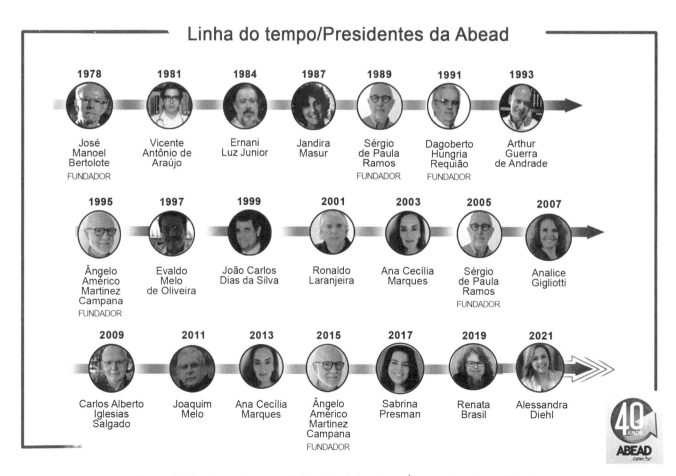

Figura 4.1 Presidentes da Associação Brasileira de Estudos de Álcool e outras Drogas (Abead).

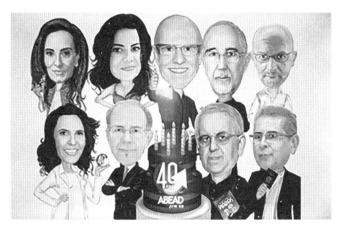

Figura 4.2 Ilustração em homenagem aos presidentes da Abead na comemoração pelos 40 anos da Instituição.

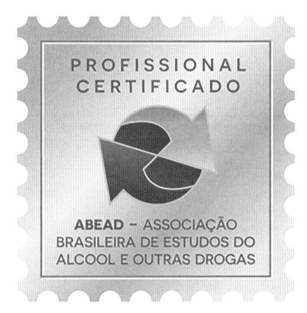

Figura 4.3 Certificado oferecido pela Associação Brasileira de Estudo de Álcool e outras Drogas (Abead).

Desde o primeiro encontro, a instituição vem atraindo cada vez mais profissionais e estudantes de diversas áreas. O congresso realizado em Ouro Preto (MG), em 2005, reuniu mais de 850 profissionais das áreas da saúde e da educação, contando inclusive com a presença de Aécio Neves, então governador de Minas Gerais.

■ Outras importantes associações no Brasil

Segundo o *Dicionário Houaiss da Língua Portuguesa*, a palavra associar significa "[...] reunir, agregar, cooperar, compartilhar, dividir" (HOUAISS, 2001). Logo, concluímos que estar ligado a uma associação contribui para ações que podem beneficiar a coletividade, garantir representatividade e fortalecer as relações entre os indivíduos que buscam um bem comum.

Falar em relações fortalecidas, cooperação e convivência quando o assunto é a dependência de álcool e de outras drogas é tocar em pontos muito sensíveis não só para dependentes e familiares, mas também para profissionais que dedicaram suas carreiras ao estudo e ao compromisso de encontrar resultados que garantissem, sobretudo, dignidade e qualidade de vida a seus pacientes, além da dedicação na busca de novas abordagens, na construção de vínculos e no encontro de estratégias que permitam o acolhimento, o planejamento de ações e o enfrentamento do problema como uma questão de saúde pública.

É importante ressaltar que no Brasil, embora a política nacional específica sobre álcool só tenha surgido em 2007 com o Decreto 6.117, foram definidas algumas das primeiras leis mais específicas sobre drogas em 1924, sob a influência do controle internacional do consumo de substâncias psicotrópicas. No entanto, uma percepção distorcida a respeito do usuário e do dependente de drogas fez o problema ser abordado, na maior parte das vezes, a partir de uma

Quadro 4.1 Congressos realizados pela Associação Brasileira de Estudos de Álcool e outras Drogas (Abead)

1979: I Encontro Nacional sobre Alcoolismo (Botucatu-SP)	**2004:** XVI Congresso (Florianópolis-SC)
1980: II Encontro Nacional sobre Alcoolismo (Porto Alegre-RS)	**2005:** XVII Congresso (Ouro Preto-MG)
1981: III Congresso (Curitiba-PR)	**2006:** XVIII Congresso (Santos-SP)
1982: IV Congresso (São Paulo-SP)	**2007:** XIX Congresso (Rio de Janeiro-RJ)
1983: V Congresso (Rio de Janeiro-RJ)	**2008:** Evento comemorativo pelos 30 anos da instituição (Florianópolis-SC)
1984: VI Congresso (São Paulo-SP)	
1986: VII Congresso (Curitiba-PR)	**2009:** XX Congresso (Bento Gonçalves-RS)
1987: I Congresso Internacional (Gramado-RS)	**2011:** XXI Congresso (Recife-PE))
1989: VIII Congresso (São Paulo-SP)	**2013:** XXII Congresso (Búzios-RJ)
1991: IX Congresso (Salvador-BA)	**2015:** XXIII Congresso (Campos do Jordão-SP)
1993: X Congresso (Curitiba-PR)	**2017:** XXIV Congresso (Gramado-RS)
1995: XI Congresso (Belo Horizonte-MG)	**2018:** Evento comemorativo pelos 40 anos da instituição (Florianópolis-SC)
1997: XII Congresso (Recife-PE)	
1999: XIII Congresso (Rio de Janeiro-RJ)	**2019:** XXV Congresso (Rio de Janeiro-RJ)
2001: XIV Congresso (Gramado-RS)	**2021:** XXVI Congresso On-line (em virtude da pandemia do coronavírus, o evento, pela primeira vez, aconteceu de forma virtual).
2003: XV Congresso (São Paulo-SP)	

perspectiva psiquiátrica ou criminal, deixando de lado, por muito tempo, outras implicações que interferem diretamente no tratamento e na recuperação desses indivíduos.

A criação da Abeaa, mais tarde rebatizada de Abead, colaborou para o aumento do interesse sobre o assunto e abriu caminho para que outras associações também surgissem. No Rio de Janeiro, em 1985, foi fundada a Associação Brasileira de Álcool e outras Drogas (Abrad), por iniciativa do Dr. João Pena, durante o VI Congresso Brasileiro de Alcoolismo, que ocorreu na Universidade do Estado do Rio de Janeiro (Uerj). Em novembro de 1985, uma matéria no *Jornal dos Sports* registrou o evento e destacou a fala de John E. Burns, superintendente da clínica Vila Serena, um centro para tratamento de dependência química, que chamava a atenção para o fato de o alcoolismo ser uma doença que atingia uma de cada dez pessoas que bebiam regularmente e que 80% dos atendimentos eram provenientes das indústrias, por conta da indisciplina no trabalho ocasionada pelo abuso do álcool. Na época, o Brasil tinha cerca de 6 a 8 milhões de dependentes.

Burns acrescentou ainda que no centro onde atuava havia uma equipe multidisciplinar composta de psiquiatra, psicólogo, assistente social, farmacêutico e um conselheiro que realizava trabalhos com os grupos para enfrentamento da doença. Um desses profissionais era a psicóloga Selene Franco Barreto, que presidiu a Abrad em duas gestões: 1998 a 2000 e 2004 a 2006. Foi durante sua primeira gestão que a experiência da justiça terapêutica foi trazida para o Brasil (o Capítulo 10 trata mais profundamente desse tema), em parceria com o consulado americano.

Na mesma década, mais precisamente em 1988, surgiu a Federação Latino-Americana de Comunidades Terapêuticas (Flact), que teve entre seus cofundadores o padre Haroldo Rahm. Figura respeitada e dedicada ao trabalho com dependentes químicos, padre Haroldo fundou a primeira comunidade terapêutica do Brasil. Missionário jesuíta nascido no Texas, veio para o Brasil em 1965 e naturalizou-se em 1986. Recebeu diversos prêmios, publicou mais de 50 livros e faleceu em novembro de 2019, aos 100 anos de idade.

Linha do tempo de algumas das principais associações no Brasil

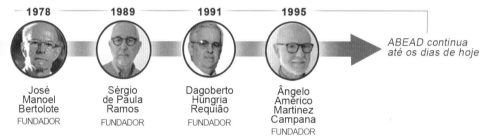

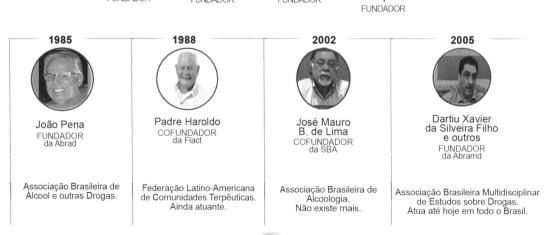

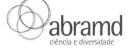 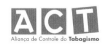

Figura 4.4 Algumas das principais associações brasileiras de combate ao uso de álcool e outras drogas.

A Sociedade Brasileira de Alcoologia (SBA), fundada em parceria com a Sociedade Francesa de Alcoologia (mais tarde ambas as instituições acrescentaram a seus nomes a palavra Adictologia), sob a coordenação do professor José Mauro Braz de Lima, foi criada com o objetivo de promover o intercâmbio técnico-científico e de reunir profissionais interessados numa visão sistêmica em relação ao problema do alcoolismo.

Em 2005, por iniciativa do Dr. Dartiu Xavier da Silveira Filho, junto a outros especialistas – como Marcelo Cruz, Sílvia Brasiliano, Fátima Sudbrack, Solange Nappo e Helena Albertani –, foi criada a Associação Brasileira Multidisciplinar de Estudos sobre Drogas (Abramd), ainda hoje atuante, sempre buscando um fórum coletivo de debates, colaborando com o intercâmbio científico e dando suporte aos profissionais de diversas áreas, como psicólogos, médicos, farmacêuticos, advogados, biólogos, antropólogos, sociólogos, educadores, assistentes sociais e terapeutas ocupacionais, entre outros.

Dentre os grandes desafios para o enfrentamento da dependência química está a epidemia do tabagismo. No início do século XXI, o consumo de tabaco chegou a um nível que, se não contasse com políticas de controle e reversão, poderia seguir causando prejuízos não só à saúde, mas à economia, ao meio ambiente e a várias instâncias da sociedade. Apesar da forte pressão da indústria do tabaco no país, foi importante a articulação de alguns profissionais de diferentes setores da sociedade (saúde, meio ambiente, gênero, direito, educação) que criaram, em 2006, a organização não governamental Aliança de Controle do Tabagismo (ACT).

Com o entendimento de que o tabagismo é um problema que extrapola a esfera individual, estando associado a fatores socioculturais, econômicos e ambientais, os profissionais da ACT vêm trabalhando ao longo dos anos com intuito de implementar políticas públicas que possam colaborar para o controle do tabagismo – alinhados com o que propôs a OMS em seu primeiro tratado internacional de saúde, negociado pelos países membros e adotado pela Assembleia Mundial da Saúde em 2003: a Convenção-Quadro para o Controle do Tabaco. A ACT cumpriu um papel importante na aprovação da Lei Antifumo de São Paulo, em 2009, que teve como desdobramento, em 2014, a implementação da primeira Lei Antifumo Nacional.

Desde 2013, a associação também trabalha pela prevenção de outros fatores de risco das doenças crônicas não transmissíveis, que, além do tabagismo, englobam alimentação saudável, controle do álcool e atividade física. Por conta da ampliação de sua abrangência, o nome da organização mudou para ACT Promoção da Saúde.

CURIOSIDADE HISTÓRICA: A ABRAMET

Além das associações citadas neste capítulo, é importante destacar o trabalho de outra entidade sem fins lucrativos: a Associação Brasileira de Medicina de Tráfego (Abramet), criada para dar suporte aos especialistas na medicina do tráfego. À época em que a associação começava a se desenhar, os problemas de saúde e mortalidade relacionados a acidentes de trânsito não eram encarados como uma questão pertinente à medicina. No entanto, o assunto já começava a despertar a atenção de profissionais no mundo inteiro, contando, no Brasil, com o interesse do médico Hilário Veiga de Carvalho, um dos precursores no estudo do tema e idealizador da associação. Em 1974 é realizado, no Rio de Janeiro, o primeiro encontro sobre trânsito no país com o propósito de discutir os números elevados de mortalidade e de lesões decorrentes de acidentes de trânsito e causados por falhas humanas.

Alguns anos depois, em agosto de 1980, um grupo de médicos, orientados pelo Dr. Pedro Kassab, fundou oficialmente a Abramet. Em outubro de 1981, é comprada a primeira máquina de escrever elétrica da instituição.

O *site* da Abramet destaca como causa da associação: "Levar, através do reconhecimento, aprimoramento e melhorias para os profissionais da Medicina do Tráfego, a conscientização e informação à população sobre a importância de mudança de hábitos e atitudes durante o deslocamento no tráfego, preservando, assim, a vida."

RELATOS QUE MERECEM SER LEMBRADOS

Em maio de 1991, participei do IX Congresso Brasileiro de Alcoolismo e outras Farmacodependências, da Abead, em Salvador, Bahia, no qual fui eleita Secretária Regional do Estado do Rio de Janeiro para o período de 1991 a 1993.

Durante esse período, realizamos, no Rio de Janeiro, o III Seminário sobre Alcoolismo e Drogadição, nos dias 27 e 28 de novembro de 1992, com a presença do Dr. Dagoberto Hungria Requião, então presidente da Abead.

Foi muito importante e enriquecedora a participação, no período de abril de 1996 a abril de 1997, do Grupo de Trabalho da Secretaria Regional da Abead para elaboração da Proposta de Normatização de Funcionamento para Centros de Tratamento de Dependência Química, documento apresentado para aprovação em plenário no XII Congresso Brasileiro sobre Alcoolismo e outras Dependências, realizado em 19 de setembro de 1997.

Marlucia Costa Van Der Put
(psicóloga, em depoimento dado em 2019)

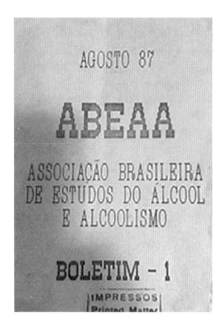
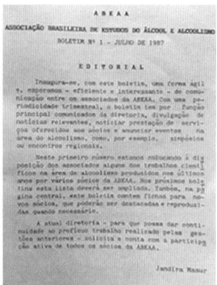

Figura 4.5 Primeiro boletim da Abeaa, de agosto de 1987, assinado por Jandira Masur, presidente da instituição na época.

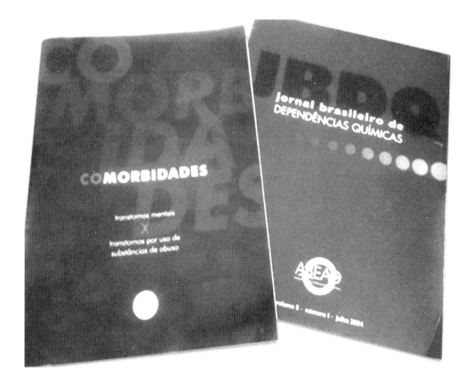

Figura 4.6 À esquerda, primeira edição do periódico *Comorbidades*, publicado durante a presidência de Ronaldo Laranjeiras com tiragem de 1.500 exemplares. À direita, segundo número do *Jornal Brasileiro de Dependências Químicas*, lançado em 2004, na presidência de Ana Cecília Petta Roselli Marques.

Em 2003, a Abead lançou o *Jornal Brasileiro de Dependências Químicas* (JBDQ), um periódico semestral que reúne artigos científicos de pesquisadores brasileiros a respeito de temas relacionados ao uso indevido de álcool, tabaco e outras drogas (Figura 4.6).

Bibliografia

ABEAD. Associação Brasileira de Estudos do Álcool e outras Drogas. Porto Alegre: ABEAD, 2006.

ABEAD. Sobre a ABEAD. Página inicial. Disponível em: http://abead.com.br/site/sobre/. Acesso em: maio 2020.

ALCOOLISMO é doença que atinge uma em 10 pessoas. Jornal dos Sports, domingo, 3 nov. 1985, p. 6. Disponível em: http://memoria.bn.br/DocReader/112518_05/32448. Acesso em: maio 2020.

BRASIL. Decreto n. 6.117, de 22 de maio de 2007. Aprova a Política Nacional sobre Álcool. Dispõe sobre as medidas para redução do uso indevido de álcool e sua associação com a violência e criminalidade, e dá outras providências. Disponível em: http://www.planalto.gov.br/ccivil_03/_ato2007-2010/2007/decreto/d6117.htm#:~:text=Decreto%20n%C2%BA%206117&text=DECRETO%20N%C2%BA%206.117%2C%20DE%2022,criminalidade%2C%20e%20d%C3%A1%20outras%20provid%C3%AAncias. Acesso em: maio 2020.

Capítulo 5

O Surgimento das Políticas sobre Álcool e Outras Drogas no Ambiente Corporativo

Selene Franco Barreto

> *Ter convicções fortes é o segredo para sobreviver às dificuldades...*
> (Nelson Mandela, sobre o tempo em que passou na prisão de Robben Island – *Um longo caminho para a liberdade*, 1994)

■ A legislação e os primeiros avanços em relação ao papel das empresas e o uso de álcool e outras drogas no ambiente de trabalho

A Consolidação das Leis do Trabalho (CLT), de 1943, estabeleceu as bases do que entendemos hoje como relação trabalhador-empregador no Brasil. Além dos direitos dos empregados, a legislação previu requisitos mínimos para o desempenho da atividade profissional nos mais variados ramos. Esses avanços foram exaustivamente estudados sob o ponto de vista jurídico, mas há um aspecto que interessa especificamente a este estudo, pois se relaciona com o tema central de minha especialidade: o uso e o abuso do álcool e de outras drogas no ambiente de trabalho.

Ao longo dos quase mil capítulos da CLT, a referência que mais se aproxima de uma vaga ideia de prevenção ao consumo abusivo de substâncias estupefacientes está no artigo 280, que relaciona uma série de 10 deveres dos operários estivadores. O oitavo deles diz: "Não andar armado, não fumar no recinto do trabalho, nem fazer uso de álcool durante o serviço."

No capítulo que trata especificamente sobre higiene e segurança do trabalho, há apenas uma única referência à prevenção de acidentes, que não se relaciona ao uso de drogas ou álcool, mas à recomendação de se protegerem as claraboias com telas para evitar acidentes. A referência a ações preventivas só viria a ser tratada, ainda de modo tímido, em 1944, com a reforma da Lei de Acidentes de Trabalho. Assim como suas duas antecessoras, de 1919 e 1934, havia uma preocupação maior de caracterizar o que seria um acidente de trabalho e de que maneira o trabalhador deveria ser ressarcido.

De forma inédita, no entanto, a Lei de Acidentes de Trabalho de 1944 sugere a criação de comissões internas "para o fim de estimular o interesse pelas questões de prevenção de acidentes" nas companhias que tivessem mais de 100 funcionários. As comissões, que deveriam ser formadas também por representantes dos empregados, ficariam responsáveis por estimular o interesse pelas questões de prevenção de acidentes, orientar e fiscalizar as medidas de proteção ao trabalho, realizar palestras instrutivas, além de instituir cursos e prêmios.

A legislação ainda carece de regulamentação, o que só viria a ocorrer efetivamente 10 anos mais tarde, com a Portaria 155, quando ganha oficialmente a designação usada até os dias de hoje: Comissão Interna de Prevenção de Acidentes (Cipa). Ficam então definidos detalhes de seu funcionamento e formação com representantes do empregador e dos empregados – estes deveriam ser escolhidos por meio de votação entre os funcionários. Já no primeiro grupo, havia algumas imposições pertinentes, como a que previa a inclusão do médico da empresa, nos casos em que houvesse a presença desse profissional, no grupo de representantes dos patrões.

Além de inspecionar instalações e zelar pelo cumprimento das normas de segurança do trabalho, a Cipa deveria "estimular o interesse do pessoal para as questões de prevenção de acidentes, notadamente no que concerne à ação educativa", promover "reuniões de empregados e palestras sobre a prevenção de acidentes, com exibição de filmes que focalizem os diversos aspectos da prevenção de acidentes e de proteção adequadas" e divulgar "regulamentos, instruções, avisos e outros escritos ou ilustrações de caráter oficial concernentes à segurança".

Ao sugerir "a concessão de recompensas aos que se houverem distinguido pelas sugestões julgadas úteis em matéria de segurança", a Cipa institui o prêmio de funcionário do mês. Era ainda atribuição das comissões internas a responsabilidade por fornecer ao Ministério do Trabalho, Indústria e Comércio informações atualizadas relativas a acidentes de trabalho. Cada empresa ou repartição pública tinha autonomia para definir suas políticas internas e estratégias para se precaver dos casos de invalidez temporária ou permanente.

Num período de baixa automação das tarefas, grandes contingentes eram empregados na realização de serviços e, dependendo do segmento, a manipulação de máquinas e engrenagens tornava o ambiente de trabalho propício a acidentes. Apenas no período de 1 ano, entre 1955 e 1956, foram registrados, de acordo com dados fornecidos pela Divisão de Higiene e Segurança do Trabalho, 6.856 casos de invalidez permanente, 182.962 de invalidez temporária e 397 mortes. Como esses dados eram contabilizados e divulgados pelas próprias empresas, é possível que os números estejam subdimensionados.

Somente em nove das 17 ferrovias que compunham a Rede Ferroviária Federal no ano de 1957, foram registrados 9.607 acidentes, que vitimaram 58.809 funcionários. Destes, praticamente 70% se licenciaram de suas atividades para se recuperar. Para tentar reverter o quadro dramático, a Rede Ferroviária decidiu criar uma comissão de prevenção em cada uma das 17 ferrovias. Em algumas companhias, a queda no número de acidentes é atribuída ao que se chamava à época de "espírito prevencionista". Na Companhia Hidrelétrica do São Francisco, na Bahia, o número de acidentes de trabalho caiu de 1.001, em 1952, para 129, em 1955. Ainda havia uma forte tendência a atribuir a culpa dos infortúnios única e exclusivamente aos trabalhadores envolvidos nos acidentes.

A revista *US News and World Report* publicou, em 1984, que os 45 acidentes ferroviários e as 34 mortes registradas foram decorrentes do uso de álcool, com prejuízos de milhões de dólares. É visível que os prejuízos são enormes tanto para a empresa como para os empregados e para a comunidade em geral. A negação dos empregadores e a falta de informação/prevenção e de uma legislação brasileira mais firme vêm aumentando cada vez mais os danos.

Prevalecia, na década de 1950, a visão do alcoolista ou do toxicodependente como alguém fraco – o problema estava na garrafa e não no homem. Ainda estava distante o conceito de uso nocivo e dependência como uma questão de saúde pública e, justamente por ser interpretado dessa maneira, não era um tópico que estivesse entre as preocupações das Cipas. A questão era um tabu mesmo em empresas consideradas exemplares.

Em artigo para o periódico *O Clamor*, em 1954, o médico Brandão Reis, chefe do Serviço de Prevenção de Acidentes da General Electric, enumera medidas que "indiretamente" representavam mais segurança no ambiente de trabalho: temperatura, ventilação e iluminação. Em relação aos cuidados com o funcionário, cita a alimentação equilibrada e o descanso apropriado, até chegar a questões "sentimentais". "Afastando-se de seu espírito as preocupações e atribuições que o atormentam e que distraem a sua atenção durante as horas de trabalho, menos o sujeito será fácil vítima de acidentes", conclui Brandão Reis, cujo trabalho lhe rendeu a Medalha de Mérito em Segurança do Trabalho, concedida pelo governo. Numa lista de lembretes complementares ao artigo do funcionário da General Electric, fica ainda mais nítida a natureza do problema que poderia ser causado: "Seu cigarro pode ser sua perdição. Não jogue fora o seu cigarro aceso."

O uso problemático do álcool é citado, sem rodeios, pelo diretor da Escola do Senai de Juiz de Fora, Celso Cabral, em palestra transcrita na mesma publicação citada anteriormente. No entanto, o entendimento era bem diferente do que temos nos dias de hoje. Havia uma dificuldade de enxergar ou de se admitir a bebida como fator a ser considerado na epidêmica quantidade de acidentes no horário do expediente.

> Podemos dizer que o mês de fevereiro é o que maior índice de acidentes apresenta, apesar de ser o menor do ano. O responsável por isso é o Carnaval, quando o operário se dedica totalmente às noitadas de samba e bebedeiras, passando noites e noites mal dormidas, chegando às vezes a dormir no próprio local de trabalho, pagando com o seu sangue, com a sua mutilação, com a sua perda de energia funcional, com a sua diminuição de capacidade física, com aperturas financeiras, com prejuízo da manutenção de sua família, única e exclusivamente porque não soube cumprir o seu dever (O CLAMOR, 1954).

Um trabalhador que emendava um baile carnavalesco no expediente de trabalho, evidentemente, chegava desgastado e impossibilitado de exercer seu ofício. No entanto, o representante do Senai, em sua fala, atribui a culpa exclusivamente ao operário que se dedica à festividade pagã, sem fazer qualquer menção à prevenção do consumo de álcool e lança-perfume. As autoridades governamentais compartilhavam dessa visão, como podemos notar na entrevista concedida pelo engenheiro Lauro Sodré Viveiros de Castro, que ressalta o trabalho realizado pelo governo, pelos empresários, e critica o trabalhador, que carece de "instinto contra acidentes", dividindo-os em dois grupos: os fatalistas, que dispensam cuidados porque acreditam que o acidente "já estava escrito", e os otimistas, que acreditam que nunca vai ocorrer com eles.

Ao ser questionado por que ocorriam tantos acidentes, Lauro Sodré responde:

> Na maioria dos casos, pela falta de mentalidade de segurança de parte das vítimas. Uma série de fatores pessoais influem na formação da cadeia que propicia o desencadeamento do fato perigoso, ao qual se segue, muitas vezes, o dano pessoal. Os antecedentes familiares, tais como gênio violento, teimosia, avareza, vão formando o candidato ao desastre. Também as condições econômicas e o cansaço trazem o operário mais para perto do risco. Mas o que influi decisivamente é a falta de um instinto contra acidentes, tal como todos nós temos o instinto de conservação. Quase ninguém se previne contra um possível perigo. Todos os dias se veem pessoas passando por lugares onde está iminente a queda de objetos, ou estão nos estribos de bondes quase vazios. Pois no trabalho, a mesma coisa se verifica: operários sem óculos protetores, ou sem luvas. É contra essa falta de mentalidade de segurança que deve ser dirigida a campanha que precisa da cooperação de empregados e empregadores (A NOITE, 1956).

O engenheiro teria razão em seu argumento quando cita o exemplo do estribo do bonde, mas ignora completamente que caberia às próprias autoridades públicas fiscalizar e impedir excessos. Uma declaração como essa seria hoje prontamente contestada, mas os tempos eram outros. Nota-se ainda, em meados dos anos 1950, o discurso determinista, que se assemelha um pouco àquele que costuma atribuir o problema do alcoolismo a uma fraqueza moral. Portanto, não se deveria esperar uma atitude diferente. A amostragem pesquisada torna possível afirmar que essa mentalidade estreita era a de muitos outros profissionais na área de prevenção ao acidente de trabalho.

Diante dessa mentalidade, talvez fosse muito esperar encontrar exemplos de empresas que praticassem ações preventivas relacionadas ao abuso de álcool na década de 1950. No entanto, há um caso pioneiro de tratamento que merece ser mencionado. Numa matéria sobre as instalações do Exército em Bonsucesso, Rio de Janeiro, onde se fabricavam de fogões e filtros de carvão ativado a bombas de gás lacrimogêneo e pesticida, o serviço social tinha como uma das funções a "recuperação de alcoolistas". Quatro servidores teriam sido "totalmente dados como curados", o que representava pouco menos de 1% do efetivo total de 431 funcionários. O tom extremamente elogioso se justifica especialmente pelo trabalho desenvolvido pela professora Maria Lúcia de Andrade Moreira, que comandava o serviço social havia praticamente uma década. A fábrica empregava mão de obra de cegos e contava com uma biblioteca de livros em sistema Braile e um programa de rádio responsável pela música ambiente.

A matéria, no entanto, não diz qual foi o tratamento aplicado aos "alcoólatras". Uma hipótese é a de que possam ter sido encaminhados para o Hospital Santa Catarina Alexandria, na avenida Presidente Vargas, no Rio de Janeiro, especializado no tratamento dos casos de alcoolismo. Este é, certamente, um exemplo isolado e pioneiro de uma empresa que encaminhou funcionários para tratamento depois do diagnóstico de "alcoólatra". A "embriaguez eventual" era suficiente para demissão com justa causa. Depois que a Organização Mundial da Saúde (OMS) passou a reconhecer o alcoolismo como doença, nos anos 1960, a mudança do Estatuto dos Funcionários Públicos e da Lei Orgânica do Ministério Público da União se tornou uma bandeira de médicos e servidores públicos. A CLT ainda mantém, até hoje, o artigo 482, alínea F, que prevê a demissão por justa causa em casos de embriaguez habitual ou em serviço (BRASIL, 1943).

■ Quando a situação começou a mudar?

Houve uma mudança do foco das empresas para a ação preventiva, que ocorreu de maneira lenta e que tem raízes nos anos 1960, na esteira de dois acontecimentos importantes: o reconhecimento pela OMS do alcoolismo como doença, já citado, e o aumento alarmante das mortes no trânsito. O primeiro código de trânsito brasileiro só foi aprovado no Brasil em 1941, quase duas décadas depois de a indústria automobilística ser implantada no país (MOLETA, 2015), mas ele durou apenas 8 meses. Com o aumento do número de carros nas ruas, houve a necessidade de nova legislação sobre o tema, o que culminou na aprovação da Lei 5.108, de 21 de setembro de 1966, que instituiu o novo Código Nacional de Trânsito – regulamentado apenas 2 anos mais tarde –, no qual o Decreto de Lei 912 previa a cassação da habilitação do motorista flagrado sob o efeito de álcool ou drogas. Em função da nova legislação, a Subcomissão de Alcoolismo, da Comissão Nacional de Fiscalização de Entorpecentes, iniciou campanha educativa junto às empresas que faziam os percursos Rio-São Paulo, Rio-Petrópolis, Rio-Brasília, Rio-Bahia e Niterói-Vitória.

A segurança no trânsito havia se tornado uma pauta relevante no cotidiano das pessoas. O trânsito brasileiro já era o que mais matava no mundo – uma média de 33 óbitos para cada 10 mil veículos – superando em muito o segundo lugar da lista, a África do Sul, que registrava 18,4 mortes para cada 10 mil veículos. A taxa nacional era 20 vezes superior à dos EUA, Suécia e Noruega. Dados relativos aos pedidos de auxílio-doença na previdência social tornavam a situação ainda mais alarmante. Dos 250 "pacientes alcoólatras" que procuraram o Instituto Nacional de Previdência Social (INPS) da Guanabara em 1972, 86 eram motoristas profissionais. No Paraná, registrava-se um alto índice de disritmia cerebral entre motoristas que davam entrada no pedido de auxílio-doença em razão do alcoolismo.

A dificuldade de aferir com rapidez os índices de alcoolemia ficou para trás com a chegada dos bafômetros. Os primeiros foram trazidos da Suíça pela Comissão Nacional de Fiscalização de Entorpecentes, mas logo chegou ao mercado um modelo nacional, na década de 1960, desenvolvido pelo médico Aymar Baptista Prado, da Faculdade de Medicina de Ribeirão Preto. Na primeira metade da década seguinte, a Prefeitura de São Paulo e o Detran do Rio de Janeiro realizaram as primeiras *blitz* com os aparelhos para verificar as condições etílicas dos motoristas. Ainda que a situação no trânsito fosse alarmante, a falta de regulamentação e de normas claras, somada ao autoritarismo do regime militar, fez da medida preventiva um retumbante fracasso. Antecessora das *blitz* da Lei Seca, a Operação Pileque virou alvo de críticas. O bafômetro foi execrado por Carlos Drummond de Andrade em uma de suas crônicas dominicais do *Jornal do Brasil*.

De 1998 a 2002 houve uma grande iniciativa de apresentar testes toxicológicos para empresas como uma medida para tentar livrar os locais de trabalho das drogas, especialmente as ilícitas. Algumas empresas, como Caterpillar e Embraer, passaram a testar seus profissionais com assiduidade. É importante ressaltar que testes toxicológicos devem ser introduzidos depois de um programa de dependência química bem estabelecido, que foi como essas duas empresas mencionadas procederam.

Coube justamente a uma montadora de automóveis americana assumir a linha de frente no combate ao alcoolismo entre seus funcionários. A General Motors é uma das pioneiras na criação de um serviço de prevenção específico para o consumo abusivo de álcool, o Programa de Recuperação do Empregado Alcoólatra, que definia o alcoolismo como "doença na qual o consumo de qualquer bebida alcoólica, por parte do empregado, interfere definida e repetidamente no rendimento de seu trabalho ou na sua saúde". A empresa chegou a calcular o impacto do consumo excessivo de bebida alcoólica na economia dos EUA, que seria responsável por prejuízos da ordem de 10 bilhões de dólares por ano, contando o pagamento de seguros e auxílios. Esse valor, de acordo com matéria do *Jornal do Brasil*, era quase cinco vezes o orçamento do INPS.

A ampla presença de multinacionais americanas em todo o mundo contribuiu para fomentar o surgimento de serviços de atenção dentro de empresas de outros países. No Brasil, cabe ressaltar a atuação da própria General Motors, instalada na região do ABC paulista desde 1930 e que em 1981 já contava com política específica.

Como será visto no capítulo sobre a chegada do modelo Minnesota ao Brasil, a Johnson & Johnson, que mantém uma antiga relação com os grupos de Alcoólicos Anônimos, foi a grande incentivadora do trabalho de John Burns, que em 1982 fundou, no Rio de Janeiro, a Vila Serena – da qual é diretor até os dias de hoje. Ana Lúcia Fontoura, psicóloga e diretora/coordenadora técnica da Vila Serena, declarou em entrevista que na época "várias pessoas dentro de empresas multinacionais no Rio apoiaram a ideia de que Vila Serena se tornasse um recurso para essas empresas, para funcionários dessas empresas que precisassem de tratamento para dependência química".

No auge do programa de tratamento de dependência química nas empresas dos EUA, a Johnson & Johnson do Brasil iniciou em 1981 seu programa para estabelecer uma clínica no Brasil, a Vila Serena, com a finalidade de desenvolver programas de tratamento de dependência química nas empresas, similar ao modelo implantado nos EUA.

Criado em 1979, o Programa de Assistência ao Empregado (Pae) da empresa de higiene e limpeza atingiu a marca de 400 atendimentos 18 anos mais tarde. Outra empresa que aderiu ao programa foi a Goodyear, que reduziu a quantidade de faltas em 19 dias e aumentou a produção de borracha em 101,88 toneladas, de acordo com dados informados por Burns.

A clínica fundada por Burns realizou uma série de palestras com diretores de Recursos Humanos de grandes empresas para estimular o desenvolvimento de políticas de prevenção contra o uso abusivo de álcool e drogas. Além de representantes de outras multinacionais, também tomaram parte nessas primeiras conferências funcionários de estatais e bancos públicos, como Vale do Rio Doce, Petrobras, BR Distribuidora, Banerj e Banco do Brasil. O trabalho de "catequização" de Burns logo surtiu efeito. Muitas dessas estatais criaram seus programas – o do Banerj, de 1982, foi implantado pelo psicólogo João Pena Nunes. Ainda na década de 1980 surgem programas na Cedae, em Furnas, na Eletronuclear, na Vale do Rio Doce, na BR Distribuidora e na Petrobras.

A psicóloga Ana Cristina de Melo, que fez parte do primeiro processo de criação de uma unidade de dependência química na Petrobras Distribuidora, em 1986, conta: "nós observamos que havia um afastamento enorme pela psiquiatria e, quando investigamos mais a fundo, quase 60% desses afastamentos eram relacionados ao álcool e outras drogas." A mesma percepção é descrita por Maria Ângela:

> Desde que fiz estágio de Serviço Social em um hospital psiquiátrico, percebi que 80% dos pacientes homens internados eram alcoolistas. Mais tarde, quando fui admitida na Petrobras, em 1987, fui designada para

implantar um Programa de Tratamento e Prevenção de Alcoolismo na antiga Fronape, hoje Transpetro, uma vez que, na área marítima, o alcoolismo era um grande problema entre os tripulantes dos navios.

O preconceito contra o dependente ainda era a tônica, como recorda em entrevista a assistente social Margarida Inocêncio, responsável pela implementação do Programa de Recuperação e Reabilitação do Alcoolismo da Petrobras Reduc, em 1985:

> Na reunião do chefe da Divisão de Relações com os empregados, ele apresentou-nos suas demandas, que eram "Relacionamento com os Empregados" e "Alcoolismo". Pediu-nos para escolher, e nenhuma de nós escolheu o alcoolismo, porque até a palavra era desconhecida por nós. Daí, minha colega não cedeu em mudar. Eu aceitei o desafio de ficar com o alcoolismo, confiando na minha vontade de estudar, procurar ajuda com outros órgãos da própria empresa e de encontrar soluções para as situações de casos de empregados crônicos citados pelo chefe de nossa divisão.

Ainda segundo Margarida, "as refinarias do Paraná e do Rio Grande do Sul foram as primeiras a contar com programas. Aqui não tinha espaço para troca profissional com colegas das áreas afins e mesmo com os médicos da refinaria, que consideravam os dependentes criaturas 'sujinhas', que não tinham jeito, que era como enxugar gelo".

A tarefa de mudar a mentalidade no ambiente corporativo não era simples. Muitas vezes implicava mexer em rituais que, de tão arraigados, impediam que gerentes e diretores enxergassem situações absurdas. Margarida Inocêncio cita uma situação com a qual ela e o médico do trabalho Joaquim Mello depararam na Reduc e lembraram que refinaria é o lugar onde se processa o combustível bruto, um produto altamente inflamável, em operações que exigem toda a atenção. Hoje, para entrar numa dessas instalações há uma extensa lista de precauções relacionadas à segurança, ao passo que naquela época a feijoada servida no refeitório nos almoços de sexta-feira era acompanhada de uma famosa "caipirinha" para agradar os empregados – uma forma "inocente" adotada pela nutricionista, sem conhecimento das consequências. A cortesia se estendia a todos os funcionários, até mesmo aos do chão da fábrica. Os supervisores alegavam que todos tinham direito a apenas um copo, mas não raramente alguns tomavam dois ou três, e outros chegavam a ponto de encher garrafas descartáveis.

A dupla responsável pelo programa de recuperação, formada pelo Dr. Joaquim de Melo e a assistente social Margarida, só conseguiu convencê-los a cortar a caipirinha depois de mostrar que o índice de incidentes era maior justamente às sextas-feiras. Por meio de palestras e seminários, o programa conquistou aos poucos a confiança da força de trabalho, reforçando o conceito de que a dependência era vista na empresa como uma doença que precisava ser tratada. Na Petrobras Reduc, assim como em outras empresas, havia grande desconfiança. Os funcionários tinham receio de ser rejeitados ou repreendidos caso procurassem ou encaminhassem algum colega para tratamento. Foi necessário reforçar que as situações decorrentes do consumo abusivo, como faltas recorrentes ou conduta inapropriada, essas sim poderiam acarretar algum tipo de sanção.

Nos casos mais agudos, o programa da petrolífera estatal encaminhava os servidores para a Vila Serena. Dos 100 primeiros atendidos pelo programa de recuperação, 70% foram internados. Segundo o Dr. Joaquim de Melo:

> Eu e os assistentes sociais do programa sempre íamos lá visitar os funcionários que estavam em processo de recuperação, saber o que estava havendo. Eles tinham uma felicidade muito grande quando nos viam, se sentiam apoiados pela empresa. Diziam que os empregados de outras companhias importantes, inclusive estatais, não recebiam visitas de representantes. A clínica também oferecia muitos cursos e palestras que foram fundamentais na minha formação.

O programa foi responsável pela redução de 80% dos acidentes e de 87,5% das faltas não justificadas. Os atrasos foram reduzidos em 65,3%. O índice de recuperação ficava entre 65% e 70%. Dessa forma, em 3 anos a Petrobras recuperava a despesa com o dependente.

■ A adesão das empresas aéreas aos programas de recuperação

Ainda que tenham sido registrados avanços consideráveis, havia batalhas importantes a serem travadas. Vários profissionais da saúde e de RH (assistentes sociais, psicólogos, médicos), sensibilizados e sabendo de sua importância para a saúde e a segurança da empresa e dos empregados, implementavam ações individualizadas, mesmo que as empresas ainda não tivessem uma política definida. As companhias aéreas demoraram a implantar suas políticas, como revela John Burns em carta ao *Jornal do Brasil* (Figura 5.1):

> Sou frequentemente contactado por tripulantes, incluindo pilotos de companhias de aviação estrangeiras, durante seus *layovers* no Rio e em São Paulo, a fim de identificar uma reunião de Alcoólicos Anônimos, como parte indispensável de sua recuperação da dependência de químicos. Contudo, as poucas vezes que tenho sido contactado por um funcionário de uma empresa brasileira de aviação, tem sido escondido, com a condição de que a companhia não saiba, o que faz a recuperação quase impossível.

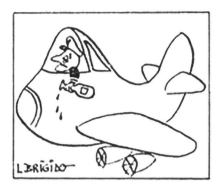

Figura 5.1 Trecho da carta de Burns e caricatura retratando o problema da dependência entre pilotos de companhias aéreas.

Ao criticar o desinteresse das empresas nacionais do ramo, Burns elenca outras companhias que já haviam aderido:

> Se Companhia Vale do Rio Doce, Johnson & Johnson, Usiminas, Caterpillar, Saab-Scania, General Motors, Ford, McDonald's, Dow Química, Rede Ferroviária Federal e IAA, entre outras, têm programas de tratamento de dependência química para seus funcionários, por que não Varig, Cruzeiro, Transbrasil e Vasp?

Cabe destacar que em 2000, embora não houvesse uma política oficial para tratamento de dependentes químicos, a equipe junto à assistente social Margarida Maria Barroso Mante já atendia os funcionários com dependência química na Fundação Rubem Bertha, da Varig, e depois de muitos anos continuou dando suporte aos empregados da companhia de energia Light, no Rio de Janeiro.

O Regulamento Brasileiro da Aviação Civil (RBAC 91), manual de regras gerais de operação de aeronaves civis aprovado em 2003, determina que nenhuma pessoa pode atuar ou tentar atuar como tripulante de uma aeronave civil sob o efeito de álcool ou qualquer droga (o regulamento foi ampliado pelo RBAC 120, de 2011, com o título Programas de Prevenção do Uso Indevido de Substâncias Psicoativas na Aviação Civil; Resolução 190, de 31 de maio de 2011, publicada no Diário Oficial da União nº 104, de 1º de junho de 2011, Seção 1, página 3 – que trata especificamente da prevenção do risco associado ao uso de substâncias psicoativas na aviação civil). O programa destaca a característica da aviação civil como um dos órgãos que apenas mais recentemente passaram a pensar sobre as questões do tratamento de seus funcionários, o que nos leva a considerar a questão levantada por Burns no trecho reproduzido anteriormente.

Em 2010, por meio do projeto de cooperação técnica internacional BRA/01/801, a empresa Evolução Clínica & Consultoria pôde participar desse grande momento histórico junto à Agência Nacional de Aviação Civil (Anac). A parceria se estabeleceu a partir da prestação de serviços de consultoria destinados ao fornecimento de subsídios técnico-científicos, visando ao desenvolvimento de normas regulatórias para o programa de prevenção e gerenciamento do uso problemático do álcool e de outras substâncias psicoativas na aviação civil. O Programa de Prevenção do Risco Associado ao Uso Indevido de Substâncias Psicoativas na aviação civil é regulamentado pelo RBAC 120 (Regulamento Brasileiro da Aviação Civil nº 120). Esse regulamento prevê que as empresas aéreas brasileiras deverão promover a fiscalização, prevenção e recuperação do uso de substâncias psicoativas por parte dos pilotos e demais profissionais em atividade Arso (Atividade de Risco à Segurança Operacional).

■ Novos paradigmas nos programas de prevenção ao uso de drogas nas empresas

Uma medida decisiva para o investimento em programas de recuperação e prevenção foi o ato baixado pelo presidente americano Ronald Reagan em 1988, que estabeleceu condições rigorosas para as empresas que mantinham relações contratuais com o governo dos EUA. O Ato de Ambiente de Trabalho Livre de Drogas, que pretendia eliminar o uso de substâncias ilícitas entre os trabalhadores, teve impacto no mundo inteiro, inclusive no Brasil. Assim, os fornecedores eram obrigados a prover local de trabalho livre de drogas, obedecendo às seguintes recomendações:

- Publicar e fornecer uma declaração de política a todos os funcionários cobertos, informando-os de que a fabricação, distribuição, dispensação, posse ou uso ilegal de uma substância controlada são proibidos no local de trabalho coberto e especificando as ações que serão tomadas contra os funcionários que violarem a política.
- Estabelecer um programa de conscientização livre de drogas para conscientizar os funcionários sobre: (a) os perigos do abuso de drogas no local de trabalho; (b) a política de manter um local de trabalho livre de drogas; (c) qualquer programa disponível de aconselhamento, reabilitação e assistência a medicamentos; e (d) as penalidades que podem ser impostas aos funcionários por violações de abuso de drogas.

- Notificar os funcionários de que, como condição de emprego num contrato ou concessão federal, devem: (a) cumprir os termos da declaração de política; e (b) notificar o empregador, no prazo de 5 dias de calendário, se forem condenados por violação criminal de drogas no local de trabalho. Notificar a agência contratante ou concedente dentro de 10 dias após receber o aviso de que um funcionário coberto foi condenado por uma violação criminal de drogas no local de trabalho.
- Impor uma penalidade sobre ou exigir uma participação satisfatória num programa de assistência ou reabilitação de abuso de drogas – qualquer funcionário que seja condenado por uma condenação declarada por drogas no local de trabalho. Fazer um esforço contínuo e de boa-fé para manter um local de trabalho livre de drogas, atendendo aos requisitos da lei.

A medida estabelece novos paradigmas para os programas de bem-estar e saúde das empresas, mostrando-se uma poderosa arma na política de guerra às drogas empreendida por Reagan. Fornecedores nacionais das subsidiárias americanas instaladas no Brasil procuram se espelhar naquela experiência, que, de acordo com as estatísticas, melhorava a produtividade e propiciava um ambiente mais saudável para o funcionário. Surgem, então, fóruns que reuniam empresas interessadas em trocar experiências sobre prevenção e tratamento do uso de álcool e drogas. Em 1996, em apenas 5 anos de funcionamento, o Fórum Permanente de Programas de Dependência Química nas Empresas computava muitas companhias brasileiras interessadas em implementar programas de prevenção. O fórum tinha como principais lideranças o médico João Carlos Dias, responsável pela implantação do serviço na Cedae, e a psicóloga Ana Cristina de Melo, da Petrobras-BR.

A região do ABC recebeu as duas primeiras edições do Fórum Nacional sobre Dependência Química nas Empresas, em 1992 e 1994. Com apoio da Comunidade Terapêutica Bezerra de Menezes e da Associação Brasileira de Estudos de Álcool e outras Drogas (Abead), os eventos reuniram profissionais da saúde e do serviço social de todo o país. Em sua edição mais grandiosa, em 1996 (Figura 5.2), o evento foi transferido para o Parlamento do Memorial da América Latina, na capital de São Paulo. Com o patrocínio da Fiesp, o fórum trouxe conferencistas dos EUA (Louis Krupnick, do Longmont United Hospital) e da Argentina (Eduardo Kalina, da Clínica Vila Guadalupe).

Com a nova postura das empresas em relação à questão e o respaldo da legislação americana, um tema se torna recorrente nos debates promovidos pelos fóruns: o exame toxicológico obrigatório. Desde 1986, já existia um protocolo médico para a aplicação de tais procedimentos publicados na edição 73 da revista do Instituto

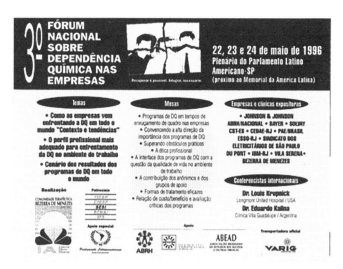

Figura 5.2 Folheto de divulgação do 3º Fórum Nacional sobre Dependência Química nas Empresas (1996).

Nacional de Abuso de Drogas. Apesar de não expressar uma opinião oficial do Ministério da Saúde dos EUA, ao qual o instituto estava ligado, o texto trazia orientações sobre diversos aspectos dos exames realizados no país.

As subsidiárias da Shell e da Esso no Brasil aplicavam a testagem já na década de 1990. Em ambas, o exame toxicológico negativo era requisito para a contratação de funcionários, que eram avisados sobre a possibilidade de serem submetidos periodicamente a novas provas. Para os que desempenhavam funções de risco, como comandante de navio de transporte de combustível ou motorista de caminhão-tanque, os exames eram periódicos. Na Shell, cerca de 90 funcionários eram avaliados todos os meses para detectar se haviam consumido recentemente alguma substância, como maconha, cocaína, opiáceos, barbitúricos, anfetaminas e benzodiazepínicos. Segundo a empresa, em cerca de 1% dos exames era indicado o uso de substância.

Gerente de saúde da petrolífera, o médico Marcos Tucherman defendia o programa mais rigoroso que passara a vigorar a partir de 1994 como Fórmula Vida. Segundo ele, a política anterior era assistencialista, pois esperava que o problema viesse à tona para só depois tratá-lo. "No nosso negócio de risco – o petróleo –, não se pode esperar. Isso pode significar um acidente de grandes proporções", alertava. A implementação do Fórmula Vida fora precedida de treinamento com mais de 500 supervisores em todo o país, de um esclarecimento prévio das substâncias restritas e da orientação aos funcionários sobre a necessidade de informarem à chefia caso tivessem feito uso de alguma das substâncias. Assim, havia a possibilidade de transferência para uma função que não oferecesse riscos. "É muito caro recrutar e treinar para depois demitir. Não estamos caçando bruxas. Investimos no tratamento e na reabilitação profissional", explicou o médico.

Apesar de não nos determos nos detalhes do programa da Shell, podemos afirmar que a empresa seguia rigorosamente as melhores práticas para um trabalho de prevenção bem-sucedido. A testagem toxicológica estava inserida num contexto que incluía uma política escrita, uma abordagem educacional ao empregado, o treinamento dos supervisores e um programa de assistência ao empregado.

A ausência de regulamentação e, muitas vezes, a falta de políticas corporativas claras na época impediram que os exames fossem difundidos mais amplamente e aplicados a funcionários que exercessem funções de risco em outras empresas. Nas antigas estatais de energia paulista – a Companhia Energética de São Paulo (Chesf) e a Eletropaulo –, o Sindicato dos Eletricitários entendia que, se o procedimento não fosse inserido num programa mais amplo, ele poderia ser usado como "instrumento de dispensa injusta", conforme descreveu a sindicalista Alvandira Generosa de Souza, diretora do Departamento Social da instituição. O vice-presidente do Sindicato dos Metalúrgicos do ABC, Luiz Marinho, considerava o teste discriminatório e que deveria ser evitado.

Com um entendimento mais amplo do alcoolista e do usuário de drogas como uma pessoa que necessita de tratamento, as empresas agiram para resguardar a saúde de seus empregados e a própria saúde financeira, uma vez que poderiam ser condenadas a pagar pesadas indenizações em casos de acidente, além de terem a produtividade afetada. Essa mudança de entendimento é fruto de um processo histórico que remonta, como vimos, à década de 1950, com a criação das Comissões Internas de Prevenção ao Acidente (Cipa), nomenclatura ainda em uso em algumas instâncias (Figura 5.3). Na maioria dos casos, a Cipa foi substituída por outra sigla: PQVST, que significa Programa de Qualidade de Vida e Saúde no Trabalho, mais apropriada aos nossos dias.

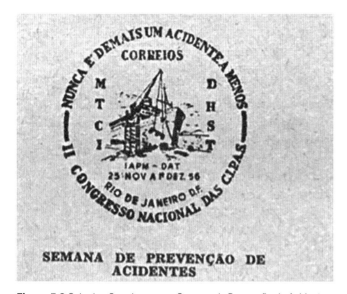

Figura 5.3 Selo dos Correios para a Semana de Prevenção de Acidentes.

■ O reconhecimento dos programas de prevenção e o futuro do tratamento do dependente químico nas corporações

As atuações de John Burns, no Sudeste, e de Ângelo Américo Martinez Campana, no Sul, e depois de tantos outros, contribuíram com subsídios imprescindíveis para essa nova abordagem no ambiente corporativo (BERTOLOTTE & RAMOS, 1997). Um contingente cada vez maior de pessoas nas empresas tomou contato com essa visão mais compreensiva e natural. A simples oportunidade de falar a respeito do alcoolismo ou da dependência, sem tabus, representou um grande antídoto para o estigma, que ainda é grande. O apoio dos colegas de trabalho e o estímulo que constitui a possibilidade de manutenção do vínculo empregatício puxaram para cima o sucesso dos programas de recuperação.

Em 1995, a Organização Internacional do Trabalho (OIT) reuniu 21 peritos que reconheceram a eficácia dos programas empresariais. Um encontro em Genebra deu origem à publicação *Gestão das questões relacionadas com o álcool e drogas nos locais de trabalho*, que traz uma série de diretrizes para a elaboração de políticas de apoio. Logo em seu prefácio, a OIT reconhece a importância de tais políticas (Figura 5.4):

> A eliminação do consumo destas substâncias é um objetivo muito desejável, mas dificilmente atingível, de acordo com o que a experiência tem demonstrado. Não obstante, através das políticas no local de trabalho destinadas a ajudar as pessoas com estes problemas, incluindo o consumo de drogas ilegais, pareceria possível obterem-se resultados mais positivos, tanto para os trabalhadores quanto para os empregadores (OIT, 2008).

Apesar das recomendações da OIT, notamos que a partir de meados dos anos 2000 as grandes empresas, no ímpeto de se ajustarem a conjunturas desfavoráveis, acabaram encerrando ou enxugando esses programas. Vivemos um momento em que dois fatores causam instabilidade e insegurança: as novas tecnologias e as contundentes modificações da legislação trabalhista. Nesse cenário, o debate a respeito do futuro do tratamento do dependente no âmbito da empresa se torna ainda mais relevante.

Perguntado justamente sobre a problemática que envolve a diminuição dos programas de prevenção nas empresas, o Dr. João Carlos Dias, ex-presidente da Abead (1999-2001), acredita que:

> [...] toda essa situação política que tá acontecendo... política econômica [...] fez com que, na verdade, [as empresas] deixassem de dar a importância devida. Porque isso é uma relação custo-benefício fantástica para a empresa. Só pra você ter uma ideia, quem usa tabaco, usa cinco vezes mais o plano de saúde.

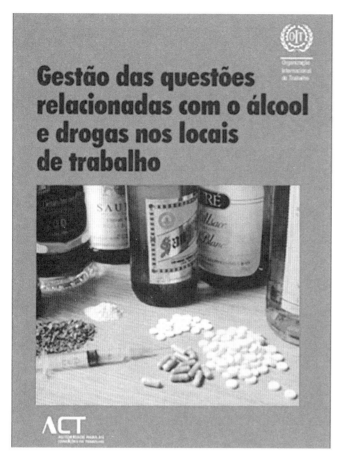

Figura 5.4 Manual publicado pela OIT com as diretrizes práticas para gestores lidarem com os problemas relacionados ao álcool e outras drogas no ambiente de trabalho.

> Se você pensar em empresas estatais que fazem mais, quer dizer, você tá usando o plano de alta gestão de uma forma que você poderia economizar muito dinheiro, usar para outras coisas [...] Eles acham que isso é um gasto de dinheiro, quando na verdade é um investimento.

Sua crítica prossegue:

> E a questão que mais me decepciona é a falta de uma política adequada de assistência à saúde mental como um todo, e a dependência química em especial. E isso já vem há mais de décadas. Hoje em dia, quem não tem recurso financeiro, tem quase nenhuma possibilidade. A outra coisa também que me decepciona muito é um certo preconceito até dos profissionais da saúde pública com os grupos anônimos, porque têm uma tendência a rejeitar a participação de grupos anônimos no tratamento.

> Hoje há algumas empresas que vêm se preocupando mais com a questão da segurança do trabalho, principalmente por conta das leis já citadas acima. Algumas, inclusive, praticam programas de prevenção. Em função disso, percebemos que existe, historicamente, uma tendência à forma como esse olhar tem assumido importância no meio empresarial.

Nos EUA, existem evidências de que para cada dólar investido em prevenção há um retorno de cerca de oito vezes mais. Apesar de ainda existir muita resistência e negação, o fato é que a demissão causada pelo uso de álcool e outras drogas, ou por um acidente de trabalho, apresenta um custo muito mais elevado do que os investimentos na prevenção, que envolvem a reeducação, a informação, e que geram uma mudança de comportamento.

Concordamos com o Dr. Joaquim de Melo quando ele diz que "gostaria muito que, no Brasil, não só as clínicas particulares, mas também que o governo tivesse clínicas de internação, clínicas ambulatoriais de recuperação para tratamento". É fundamental uma política pública clara com relação à necessidade de tratamento da dependência química, da prevenção no nível empresarial, visto que o número de pessoas sensibilizadas nas diversas áreas é extremamente elevado.

Mais adiante, dedicamos um capítulo específico às diferentes formas de prevenção e reeducação. No entanto, podemos adiantar aqui, a título de exemplo, os Programas de Atenção e Prevenção dos Problemas Relacionados ao Álcool e outras Drogas (PAP-PRAD), as palestras proferidas em empresas como a Eletronuclear, em 2008 e 2009 (que alcançaram cerca de 3.500 funcionários), na Embrapa (que cobriu em torno de 10 mil funcionários em todo o território brasileiro) e na Anglo-América, em Belo Horizonte, sensibilizando quase sete mil funcionários sobre a importância da atenção aos problemas relacionados.

A sensibilização, que fique claro, não se resume apenas ao empregado, visto que entendemos os próprios agentes sociais como multiplicadores – por exemplo, um pai que leva para casa uma cartilha após o debate na empresa divide o conhecimento com sua família e assim por diante.

Em 1942, um alto executivo da empresa E.I. duPont de Nemours and Company procurou William Wilson, cofundador dos Alcoólicos Anônimos, com a intenção de criar para seus funcionários um programa pioneiro para tratamento do abuso e da dependência de álcool com base nos 12 passos do AA. Como o resultado foi positivo, o programa foi estendido para outras empresas, como a Kodak, a Edison e a Western Electric. Na época, já se percebia que o empregado com problemas de álcool, quando ajudado, dava retorno certo, financeira e produtivamente, além do sentimento de gratidão que esses funcionários demonstravam, tornando-se mais leais à empresa.

■ Como implementar um programa de prevenção em ambientes corporativos?

O envolvimento de todos os colaboradores é essencial para um ambiente de trabalho seguro, livre de álcool e de outras drogas. A elaboração do PAP-PRAD de maneira clara, concisa, ética e coerente na empresa pode garantir vários benefícios (Figuras 5.5 e 5.6):

- Melhora na qualidade de vida e saúde dos colaboradores.
- Mudança comportamental.
- Aumento da produtividade.
- Melhora na segurança do trabalho.
- Proteção do meio ambiente.
- Melhora no clima organizacional.
- Compatibilidade com políticas internacionais.
- Aumento da responsabilidade social.
- Redução do absenteísmo.
- Redução do presenteísmo.
- Redução de licenças médicas e aposentadoria precoce.
- Redução dos custos com seguro saúde e despesas médicas.
- Redução da vulnerabilidade da empresa aos prejuízos patrimoniais e jurídicos.
- Diminuição de furtos na empresa.
- Proteção da imagem da empresa.

■ Quais as responsabilidades do empregado no que diz respeito ao PAP-PRAD?

- Conhecer a política da empresa, ampliando seu conhecimento e compreensão sobre as consequências do uso do álcool e de outras drogas no ambiente de trabalho.
- Tirar dúvidas com o seu líder/supervisor sobre política.
- Pedir ajuda ao departamento de saúde ou ao RH da empresa, se for necessário
- Operar de maneira segura para um bom resultado tanto no plano individual como no coletivo.
- Cuidar da saúde física e mental.
- Zelar para não ter alteração de desempenho, qualidade e segurança no trabalho.

■ Quais as responsabilidades do empregador perante o PAP-PRAD?

- Garantir local de trabalho seguro, que previna danos a terceiros e ao ambiente.
- Buscar orientação sobre os procedimentos do programa e o respaldo da legislação brasileira.
- Investir nas ações de prevenção sugeridas pelo PAP-PRAD.
- Desenvolver políticas e procedimentos claros e consistentes para assegurar um ambiente de trabalho seguro.
- Ampliar/comunicar a política para toda a empresa.
- Cuidar para que todos os funcionários e familiares tenham acesso às informações e à política da empresa.
- Apoiar as ações de segurança e saúde dos setores: RH e/ou Secretaria Municipal de Saúde.
- Investir na sensibilização da importância da política para a direção, o sindicato etc.
- Investir no capital humano – Responsabilidade Social.

A segurança do trabalho é uma ciência multidisciplinar que se preocupa tanto com as condições físicas como mentais e sociais do trabalhador (VENDRAME, 2018). A saúde do trabalhador consiste em um conjunto de ações de vigilância e assistência que visam à promoção, proteção, recuperação e reabilitação da saúde dos funcionários. Tanto a segurança do trabalho como a saúde do trabalhador destacam a importância de uma atenção especial à saúde biopsicossocial do empregado, o que nos faz frisar a importância das políticas de PAP-PRAD no ambiente de trabalho.

Para a implantação de um programa adequado, é necessário conhecer a realidade e a necessidade de cada empresa. O PAP-PRAD é uma tarefa que precisa ser executada passo a passo, com consultoria especializada que reúna gerentes, diretores, RH e equipes de saúde e segurança das empresas.

Os programas costumam ter dois focos:

1. **Assistencial:** tratamento para dependentes químicos e reabilitação para as pessoas que fazem uso nocivo de substâncias.
2. **Preventivo (prevenção continuada):** focado em levar informação, educação e exames toxicológicos (testagem de drogas) aos trabalhadores.

Na prática, o trabalho é o local privilegiado para o estabelecimento de iniciativas de prevenção do uso prejudicial de álcool, tabaco e outras drogas, porque é possível alcançar um número maior de pessoas e salvar vidas a partir da informação, educando e ajudando os empregados a reverem suas crenças e a levarem uma vida socialmente responsável. Com informação de qualidade, todos ganham: as barreiras da negação são quebradas, e os empregados e empregadores podem ter um novo olhar a respeito da importância de um ambiente de

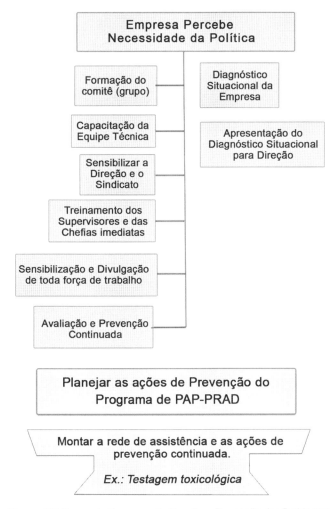

Figura 5.5 Etapas do Programa de Atenção e Prevenção dos Problemas Relacionados ao Álcool e outras Drogas (PAP-PRAD).

trabalho mais seguro, livre do álcool e de outras drogas. Não há programa que possa ser implantado de uma só vez, devendo estar sempre de acordo com o momento e levando em consideração a necessidade das empresas. Desse modo, avançamos valorizando o bem maior: o ser humano e o ambiente em que ele estabelece suas relações.

A Figura 5.6 mostra imagens que fazem referência a uma ação que ratifica a responsabilidade social de algumas empresas quanto aos problemas por uso de álcool, tabaco e outras drogas no ambiente de trabalho, havendo uma demanda real para esse tipo de trabalho. Com a extinção do Fórum de Empresas, um evento que abria espaço para a discussão sobre o problema nas corporações (e que foi realizado entre 1991 e 2001), logo percebemos uma lacuna. Então, surgiu a iniciativa que abriu espaço para vários encontros mediados por profissionais da área da saúde e segurança do trabalho, cuja primeira edição aconteceu em 2004, no Rio de Janeiro, seguida por vários outros encontros em nível nacional.

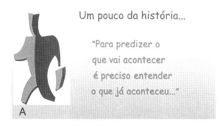

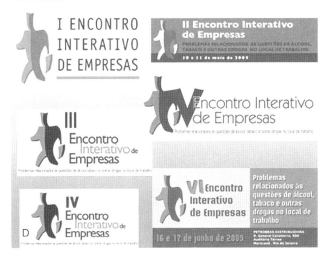

Figura 5.6A a **D** *Slides* usados durante o Encontro Interativo de Empresas. (Em **A**, frase de Nicolau Maquiavel.)

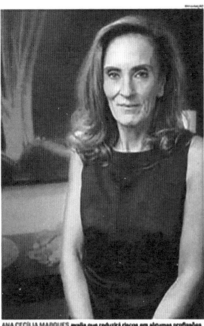

Figura 5.7 Entrevista da psiquiatra Ana Cecília Marques ao jornal *A Tribuna* sobre o uso do bafômetro para detectar usuários de maconha em ambientes de trabalho.

Referências

BRASIL. Agência Nacional de Aviação Civil. Regulamento Brasileiro da Aviação Civil, RBAC n. 120, Emenda n. 03. Disponível em: https://www.anac.gov.br/assuntos/legislacao/legislacao-1/rbha-e-rbac/rbac/rbac-120/@@display-file/arquivo_norma/RBAC120EMD02.pdf. Acesso em: 26 set. 2021.

DIAS, J.C. Entrevista [fev. 2018]. Entrevistador: Selene Franco Barreto. Rio de Janeiro, 2018. 1 arquivo .mp3.

MOLETA, P. A origem do trânsito e do CTB – Uma breve síntese histórica sobre a origem do fenômeno trânsito. JusBrasil. 8 jul. 2015. Disponível em: https://paulocwb.jusbrasil.com.br/artigos/206526711/a-origem-do-transito-e-do-ctb. Acesso em: 26 set. 2021.

ORGANIZAÇÃO INTERNACIONAL DO TRABALHO. Gestão das questões relacionadas com o álcool e drogas nos locais de trabalho. Tradução de Paulo Matos. Lisboa: ACT, 2008. Disponível em: https://www.ilo.org/wcmsp5/groups/public/---europe/---ro-geneva/---ilo-lisbon/documents/publication/wcms_714697.pdf. Acesso em: 26 set. 2021.

VENDRAME, A.C. Segurança no trabalho também é qualidade de vida para seus empregados. São Paulo: Bras Golden, [2018]. Disponível em: https://mundoergonomia.com.br/15-05-2016-qualidade-de-vida/. Acesso em: 26 set. 2021.

Capítulo 6

Duas Experiências de Sucesso na Implantação de um Programa de Tabagismo em Empresas

PARTE A

Programa de Prevenção e Controle do Tabagismo em uma Indústria no Rio de Janeiro

Joaquim Ferreira de Melo Neto

■ Introdução

O tabagismo é uma doença incluída pela Organização Mundial da Saúde (OMS) desde os anos 1990 na Classificação Internacional de Doenças (CID) com o código F-17.2, que trata da dependência à nicotina (VIEGAS, 2006).

A nicotina, além de vasoconstritora, contém propriedades psicoativas, agindo como estimulante no sistema nervoso central da mesma maneira que outras drogas, como a cocaína e a anfetamina. Entre as mais de 4.700 substâncias tóxicas do cigarro, é a única que causa dependência.

A fumaça do cigarro é inalada pelos pulmões e distribuída para o sistema circulatório, fazendo a nicotina chegar ao cérebro em 7 a 19 segundos (INCA, s/d).

Nas últimas décadas, o número de fumantes no Brasil vem diminuindo consideravelmente, pois, além de limites impostos pelo poder público, como proibição de publicidade, delimitação de locais específicos para fumantes e campanhas de conscientização, muitas empresas vêm implantando programas de prevenção e controle de combate ao tabagismo. Esses programas precisam ser bem planejados de acordo com a demanda da empresa e a disponibilidade dos empregados e de suas respectivas gerências.

A experiência que vou compartilhar aqui é a do Programa de Prevenção e Controle do Tabagismo em uma indústria petroquímica, oficialmente implementado no dia 31 de maio de 2000 com a aprovação da diretoria da empresa. A iniciativa partiu do setor de saúde, que identificou, por meio de exames médicos ocupacionais (EMO), de consultas clínicas e dos índices de absenteísmo, indicadores que apontavam para percentuais significativos de empregados tabagistas com perfil sedentário e que apresentavam problemas respiratórios e alérgicos, além de doenças cardiovasculares e metabólicas.

Dentro do escopo do programa estava prevista uma campanha interna continuada com a criação de Grupos de Apoio de Tratamento do Tabagista (Gaat), sob a orientação técnica do Instituto Nacional de Câncer /Coordenação Nacional de Prevenção e Vigilância do Câncer (Inca/Conprev), órgãos oficiais do Ministério da Saúde. Cabe ressaltar que a prevenção e o controle do tabagismo já existiam e estavam inseridos no Programa de Prevenção e Controle do Álcool e Outras Drogas, mas sem relevância, e não havia medidas de controle efetivas dentro da indústria.

Após apresentarmos dados estatísticos com os índices de saúde e de absenteísmo – além de dados da Organização Mundial da Saúde (OMS) que, entre outros, afirmava que "o tabagismo é a principal causa de morte evitável no mundo", conseguimos o apoio da coordenação de saúde e da gerência geral da empresa.

■ Qual a importância de desenvolver uma política de prevenção e combate ao tabagismo na empresa?

O tabagismo traz grandes males à saúde das pessoas, e as empresas podem ser grandes aliadas daqueles que queiram parar de fumar. Do ponto de vista da companhia, há uma preocupação com a qualidade de vida de seus colaboradores, mas também outras questões se colocam nesse contexto. De acordo com estudos realizados pela Universidade de Ohio, nos EUA, um empregado fumante custa cerca de 4 mil dólares por ano a mais do que um não fumante. Esses estudos demonstram que o fumante gera custo financeiro extra, com despesas em saúde, doenças associadas ao tabagismo, queda na produtividade, absenteísmo e tempo de trabalho perdido com o ato de fumar.

A Lei 9.294, de 15 de julho de 1996 (art. 2º), regulamentada pelo Decreto 2.018, de 1º de outubro de 1996 (art. 4º),

> proíbe o uso de cigarros, cigarrilhas, charutos, cachimbos, ou de qualquer produto fumígero derivado ou não do tabaco, em recinto coletivo, privado ou público, salvo em área destinada exclusivamente a esse fim, devidamente isolada e com arejamento conveniente, incluindo hospitais, postos de saúde, bibliotecas, salas de aula, teatros, cinemas e repartições federais.

■ Etapas do programa de prevenção e controle do tabagismo

Inicialmente, resolvemos formar e treinar uma equipe de trabalho multidisciplinar e estudarmos as diretrizes para a implantação do programa (Quadro 6.1).

■ Implantação do programa

1. Aprovação pela diretoria/gerência.
2. Formação de uma equipe multidisciplinar de saúde inicialmente composta por um médico e um técnico de enfermagem.
3. Treinamento com orientação de profissionais do Inca/Conprev para, em seguida, definição das diretrizes para implantação do programa. Na ocasião, não contávamos com psicólogo nem nutricionista, e alguns profissionais não puderam se engajar porque estavam envolvidos com outros programas e atividades de saúde. No entanto, com a evolução do programa, todos os profissionais do setor, desde o pessoal da secretaria até os médicos e a equipe de enfermagem, se envolveram e deram importante colaboração. O programa teria caráter educativo, preventivo e de tratamento, oferecendo apoio aos tabagistas que desejassem parar de fumar.
4. Redação do programa.

Metodologia – Justificativa – Objetivo – Público-alvo – Pesquisa – Desafios – Estratégia

- **Metodologia:** foi utilizada a metodologia preconizada pelo Inca/Conprev, com a implantação do Gatt, porém adaptado às necessidades e à realidade dos trabalhadores da empresa. A ideia era ajudar os participantes a pararem de fumar, fornecendo-lhes todas as informações e estratégias essenciais para direcionar seus próprios esforços nesse sentido, além de desenvolverem habilidades para o enfrentamento de situações facilitadoras da recaída. Não visa apenas à parada do uso do tabaco, mas também à manutenção da abstinência.
- **Justificativa:** o ato de fumar e a consequente poluição ambiental, além de provocarem uma série de danos à saúde do trabalhador (doenças pulmonares, cardiovasculares e de pele, diversos tipos de cânceres etc.), podem afetar a empresa de diversas maneiras, como aumento do absenteísmo, elevação dos custos com tratamento médico, perda precoce da capacidade de trabalho e morte prematura.
- **Objetivo:** diminuir os agravos à saúde dos trabalhadores fumantes ativos/passivos, tornar o ambiente de trabalho livre do cigarro, atuar na prevenção e oferecer apoio aos tabagistas que desejam parar de fumar.
- **Público-alvo:** empregados próprios e contratados.
- **Pesquisa:** foi elaborado um questionário para identificação dos tabagistas com seus respectivos nomes, setor em que trabalhavam, profissão, sexo, faixa etária, se fumavam, quantos cigarros consumiam por dia e se tinham o desejo de parar de fumar. Em virtude da dificuldade em realizar a pesquisa com toda a força de trabalho, foram pesquisados apenas os empregados próprios, e a pesquisa foi respondida por 58% dos trabalhadores. Complementamos a investigação com os dados do prontuário e do Programa de Controle Médico de Saúde Ocupacional (PCMSO).
- **Desafios:** estimular a participação dos tabagistas no programa, conseguir apoio gerencial para a liberação dos empregados para participarem do grupo de apoio aos tabagistas em horário laborativo e reduzir o número efetivo de tabagistas na companhia.
- **Estratégias:**
  - Planejar evento para lançamento do programa.
  - Divulgar e abrir inscrições do programa.

Quadro 6.1 Etapas do programa de prevenção e combate ao tabagismo

I. Implantação do programa	II. Divulgação	III. Prevenção	IV. Tratamento
Aprovação pela diretoria/gerência Definir e treinar a equipe Pesquisar e escrever o programa	*Banner* eletrônico Cartazes Jornal *E-mail* Contracheque Faixas etc.	Palestras Peça teatral Caminhadas *Folder* Cartilhas etc.	Grupo de apoio Tratamento medicamentoso Prevenção da recaída

- Promover integração com outros programas de saúde, como atividade física, risco cardiovascular, alimentação saudável etc.
- Engajar todos os níveis gerenciais para que as ações propostas pela equipe multidisciplinar coordenadora do programa sejam discutidas, respaldadas e respeitadas.
- Envolver e treinar os técnicos de segurança do trabalho e os membros da Comissão Interna de Prevenção de Acidentes (Cipa) para atuarem como multiplicadores das ações da equipe coordenadora do programa.
- Utilizar o exame clínico de saúde ocupacional e as consultas médicas como reforço no aconselhamento dos trabalhadores e na atualização de dados dos casos acompanhados pela equipe do programa.
- Normatizar as ações de controle do tabagismo nas dependências da empresa, estimulando a criação de regulamento interno compatível com a legislação federal, orientar a implantação de áreas reservadas para o ato de fumar e, em uma segunda etapa, proibir o uso de tabaco em qualquer recinto fechado dentro da companhia.

Divulgação

O processo de divulgação consistiu no uso de *folders*, faixas, contracheques, *banners* e, posteriormente, no envio pelo correio eletrônico de mensagens educativas na Semana de Saúde, na Semana Interna de Prevenção de Acidentes (Sipat) e nas datas alusivas ao tema.

A primeira iniciativa consistiu na divulgação do evento para o lançamento do programa com faixas, cartazes, artigo na revista da companhia e solicitação aos gerentes para que o divulgassem em suas reuniões locais. O evento de lançamento constava de peça teatral e palestra seguida de debate, com a possibilidade de perguntas feitas pela plateia, bem como distribuição de *folder* e explicação de como proceder para se inscrever no Gatt.

Prevenção

O objetivo foi promover uma campanha permanente de conscientização e prevenção do uso e abuso do tabaco. A ação mais básica a ser realizada consistiu na conscientização dos trabalhadores sobre os malefícios do tabaco para a saúde, tanto em curto como em longo prazo, além de ressaltar os benefícios de parar de fumar, incentivar a reflexão do indivíduo quanto ao que ele quer para sua vida e seu futuro e esclarecer como a prática de fumar em ambientes fechados ou próximo aos colegas prejudica a saúde de todos, que se tornam fumantes passivos.

Como ação de prevenção foram realizados eventos com palestra, peça teatral, caminhadas, psicodrama e debates na Semana de Saúde, Sipat e em datas alusivas ao tema, como o Dia Mundial sem Tabaco (31 de maio) e o Dia Nacional de Combate ao Fumo (29 de agosto).

Na Semana de Saúde e na Sipat foram colocados estandes com monoxímetro para medição do nível de CO_2 exalado pelo pulmão dos trabalhadores e distribuição de cartilhas e *folders* sobre o risco do tabaco para a saúde e como se prevenir.

■ Tratamento

O tratamento visa à obtenção da abstinência e sua manutenção.

- Inscrição no programa Gatt.
- O passo a passo da abordagem intensiva inclui a entrevista individual de avaliação, para entender o histórico do tabagismo na vida do fumante, tentativas anteriores de abster-se do cigarro, recaídas, apoio social, avaliação do grau de dependência, de motivação e prontidão; é analisado o motivo pelo qual o paciente quer largar o cigarro e o estágio motivacional em que está, a autoeficácia, doenças médicas e psiquiátricas (GIGLIOTTI & PRESMAN, 2006).
- Aplicação do *teste de Fagerström* para verificar o nível de nicotinodependência (o número de cigarros/dia, a que horas fuma o primeiro cigarro, qual o cigarro mais importante do dia, se consegue ficar sem fumar em ambientes proibidos etc.).
- Verificação se o paciente apresenta algum problema pessoal naquele momento, se faz uso de algum medicamento (qual e dosagem), se tem alguma doença crônica, se o uso do tabaco se dá por:
  - Dependência física (dependência da nicotina).
  - Dependência psicológica (estresse, ansiedade, fortes emoções).
  - Hábito (fumar após uso do café, uso de bebidas alcoólicas, relações sexuais, após as refeições) ou se é a combinação de duas ou três opções citadas.
- Abordagem cognitivo-comportamental (modelo de intervenção centrado na mudança de crenças e comportamento que levam um indivíduo a lidar com determinada situação).
- Tratamento individualizado só é utilizado em casos especiais, em razão dos bons resultados obtidos no tratamento em grupo e da pouca disponibilidade de tempo da equipe do programa.
- Sessões do Gatt: orientações sobre prevenção de recaída (Figura 6.1 e Quadro 6.2).

Tratamento medicamentoso

A farmacoterapia para cessação do tabagismo tem como objetivo minimizar os sintomas de abstinência e ajudar o usuário a parar de fumar.

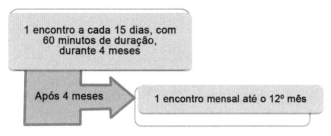

Figura 6.1 Reuniões do Gatt.

Quadro 6.2 Sessões do Gatt

Número de sessões	Tamanho do grupo
Oito sessões – uma sessão por semana de 90 minutos cada	Média de 10 a 15 participantes

Sessão I	Sessão II	Sessão III	Sessão IV
Entender por que o indivíduo fuma e como isso afeta sua saúde (marcar um dia para parar de fumar)	Aprender a lidar com os primeiros dias sem fumar	Como vencer os obstáculos para permanecer sem fumar	Benefícios obtidos após parar de fumar Prevenção de recaída

Nota: o número de participantes de cada grupo foi maior que o recomendado devido à grande procura.

A utilização de medicamentos foi baseada nos critérios do Consenso Brasileiro de Abordagem e Tratamento do Fumante:

- Fumantes pesados (20 cigarros ou mais por dia).
- Fumantes que fumam o primeiro cigarro em até 30 minutos após acordar.
- Fumantes com escore de Fagerström > 5.
- Tentativas anteriores fracassadas.

Medicamentos utilizados pelo programa

Como Terapia de Reposição de Nicotina (TRN) utilizamos adesivos transdérmicos de 7, 14 e 21mg, de acordo com o número de cigarros consumidos, pois, além da duração de 24 horas, são mais práticos do que a goma de mascar, que tem curta duração e exige esforço mastigatório.

Alguns tabagistas com grande dificuldade para alcançar a abstinência usaram a substância bupropiona (antidepressivo que se mostrou efetivo na diminuição da fissura pelo tabaco) isoladamente ou associada ao adesivo de nicotina.

Em três turmas, usamos tartarato de vareniclina, um agonista parcial do receptor da nicotina a4b2, como adjuvante na interrupção do tabagismo, mas, segundo nossa experiência, o resultado foi similar ao obtido com o uso do adesivo de nicotina associado à bupropiona.

A equipe multidisciplinar estabeleceu que o trabalhador inscrito no programa pagaria 50% do medicamento, e os outros 50% seriam pagos pela empresa, mas, devido à dificuldade em viabilizar a compra do medicamento compartilhado, ele foi fornecido integralmente pela empresa até a oitava semana do programa.

Dificuldades no tratamento

A adesão ao programa foi dificultada em virtude do trabalho em turno variável de alguns empregados. Apesar do apoio da gerência geral da empresa, tivemos problemas com a liberação de alguns tabagistas para participarem de todas as sessões do grupo de apoio durante o horário de trabalho. A frequência também foi diminuída nos grupos de prevenção da recaída, pois muitos achavam que já tinham parado e não precisavam mais frequentar as sessões, apesar de todo o ensinamento sobre o que significava a recaída.

Ganhos do programa para a empresa

- Eliminar a poluição ambiental, evitando que os não fumantes se tornassem fumantes passivos.
- Melhora do estado geral dos trabalhadores, com menos adoecimento.
- Diminuição do absenteísmo.
- Melhoria da produtividade no trabalho.
- Diminuição das horas perdidas no trabalho com o ato de fumar.
- Menos gastos com o plano de saúde.

Ganhos do programa para o empregado

- Melhora geral da saúde.
- Melhora do olfato, do paladar e do hálito.
- Melhora da disposição física.
- Melhora da qualidade de vida.
- Menos risco de doenças cardiovasculares e pulmonares.
- Menor probabilidade de desenvolver diversos tipos de cânceres.

O programa de Prevenção e Controle de Tabagismo nessa unidade industrial foi um sucesso absoluto, sendo premiado pelo Inca em virtude da excelência no tratamento do tabagismo. Nos primeiros anos, conseguimos formar cinco turmas, com uma média de 14 a 15 participantes por turma, e obtivemos uma redução drástica no número de fumantes.

Nos últimos anos, no entanto, o número de empregados tabagistas foi reduzido (o que é uma boa notícia);

por isso, temos formado apenas uma ou duas turmas por ano, com poucos funcionários, e aumentado o número de tratamentos individualizados.

Importante foi a avaliação anual do programa, com dados estatísticos positivos, por meio dos quais podemos demonstrar para a gerência da empresa que o investimento obteve retorno não só financeiro, mas também social e humanístico.

Entre 2001 e 2007, reduzimos o percentual de tabagistas de 23,9% para 9,02% e chegamos ao percentual de 3,9% nos anos de 2019 e 2020. Nos primeiros anos, 40% dos inscritos no programa eram empregados terceirizados. Dois anos após o início das atividades foram implantados os "fumódromos" (locais ao ar livre destinados aos que desejam fumar). Em 2017, o uso do tabaco foi totalmente proibido dentro da companhia.

Não conseguimos fazer um levantamento do percentual de empregados contratados (terceirizados) que pararam de fumar, em relação ao total dos funcionários dessas empresas, em razão da rotatividade dos trabalhadores e das empresas prestadoras de serviço; porém, o percentual de fumantes que pararam de fumar foi semelhante ao dos empregados próprios (Figuras 6.2 e 6.3).

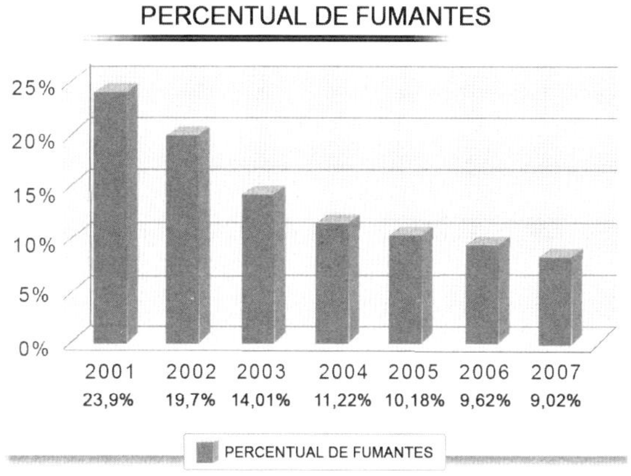

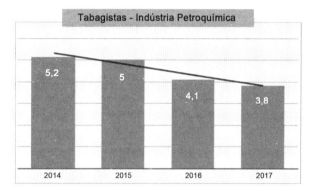

Figura 6.2 Percentual de fumantes.

Figura 6.3 Tabagistas na indústria petroquímica.

PARTE B

Implementação do Programa de Tabagismo em uma Grande Empresa do Paraná: Relato de uma Gratificante Trajetória de Ajuda

Roseli Camargo Mendonça

■ Introdução

Em 31 de maio de 1995, foi dado início à implementação do Programa de Controle do Tabagismo, lançado pelo Serviço de Saúde Ocupacional, numa empresa montadora de veículos automotores na cidade de Curitiba, Paraná. Na época, a empresa contava com aproximadamente 1.700 funcionários.

O primeiro passo para o desenvolvimento do programa foi buscar uma consultoria, por intermédio de um especialista em dependências químicas, que pudesse auxiliar o desenvolvimento e a definição das etapas do programa. Munidos dessas orientações, partimos para construir o projeto, que foi intitulado Programa de Controle do Tabagismo e estruturado da seguinte maneira: definição dos objetivos (geral e específicos), justificativa, âmbito de atuação, estrutura, metodologia e avaliação.

No entanto, como em qualquer programa de saúde, para que tivéssemos êxito nos resultados era necessário conhecer o público-alvo por meio de uma avaliação diagnóstica, e assim fizemos: aplicamos uma pesquisa que teve como objetivo principal traçar o perfil dos trabalhadores em relação ao tabagismo.

O questionário foi formado por 21 questões fechadas, como sexo, idade, se fumava, com que idade havia começado a fumar, quantos cigarros fumava por dia, se pretendia parar de fumar, se já havia tentado parar de fumar, se gostaria de parar de fumar, se gostaria de participar de grupo de ajuda para deixar de fumar etc. A aplicação dessa enquete proporcionou o seguinte resultado: 25,38% dos funcionários eram fumantes; desses, 51,17% gostariam de participar da iniciativa para deixar de fumar.

Vale ressaltar que a estrutura do programa tinha duas grandes vertentes: a preventiva, com atuação mediante educação em saúde continuada e campanhas de conscientização e sensibilização; e curativa, com aplicação de metodologias para parar de fumar e prevenção contra recaída.

Para se obter sucesso nos programas de saúde, o primeiro e importante passo consiste em sensibilizar a alta direção de que as ações trarão benefícios não somente para o trabalhador, mas para a companhia em termos de produtividade e lucratividade. Desse modo, o projeto foi apresentado à direção, que o aprovou sem ressalvas.

Diante da anuência da diretoria, partimos para ação. Além do Departamento de Saúde e Segurança, o Departamento de Comunicação Interna foi envolvido e ficou responsável pela confecção de todo o material educativo que seria utilizado e pela divulgação nos meios de comunicação internos.

■ O *start* do programa

Assim, no dia 31 de maio de 1995, o Programa de Controle do Tabagismo foi lançado oficialmente na empresa com uma campanha de apresentação que teve a duração de 1 semana. No primeiro dia, distribuímos uma edição especial do comunicado interno na entrada dos funcionários com o título "Um dia sem fumar. O começo de uma nova vida". A chamada dizia: "Atenção, fumante: que tal fazer um pequeno sacrifício e passar o dia de hoje sem fumar? Motivo? Hoje, 31 de maio, é o Dia Mundial sem Tabaco."

Além do informativo, foram distribuídos *folders* com o título "Não queime seu filme". A ilustração trazia a radiografia de um tórax em chamas e o conteúdo apresentava 16 benefícios de deixar de fumar. Para impactar ainda mais esse lançamento, iniciamos a venda de camisetas com a mesma ilustração do *folder*. O dinheiro arrecadado com a venda foi doado ao Hospital do Câncer de Curitiba para auxiliar o tratamento das vítimas de câncer relacionado ao consumo do tabaco. Outra ação chamativa consistiu na distribuição e afixação de cartazes em todos os setores da empresa.

Como a intenção era também alcançar os familiares, foi enviada, via correio, uma cartilha sobre tabagismo para que os dependentes se engajassem nessa luta. A matéria de capa tinha a seguinte chamada: "Ainda é tempo de optar por uma vida mais saudável." Nas 16 páginas da publicação, discutimos diversos assuntos, todos relacionados ao tabagismo, como juventude e hábito de fumar, filhos de pais fumantes e cigarro enquanto problema de saúde pública, bem como textos sobre o fumo e o meio ambiente, os males do tabaco na gravidez, alguns depoimentos de funcionários, esclarecimentos sobre o fumante passivo, a legislação, a opinião de trabalhadores sobre o hábito de fumar em ambientes fechados e os benefícios de parar de fumar. Além da cartilha, foi enviado também um bóton com a comunicação visual da campanha.

Até então, não havia nenhuma política que restringisse o local para fumar nas dependências da empresa, e essa era uma das primeiras ações que devíamos adotar: restringir os locais para fumar.

A própria pesquisa mencionada anteriormente tratou disso. Nela, adicionamos a seguinte pergunta: "Deve-se restringir o fumo em locais de trabalho?" E o resultado apontou que 85,42% concordavam com a restrição, enquanto 6,37% discordavam e 8,21% não souberam responder. A concordância da maioria nos deu respaldo para estipular a restrição. Com isso, foram instituídos fumódromos – locais específicos onde os trabalhadores poderiam fumar. Dessa maneira, tornou-se proibido fumar além dos locais delimitados. Para fortalecer essa diretriz, foram instalados cinzeiros e demarcações com o que era uma característica principal: sempre ao ar livre.

■ Sessões de parar de fumar

De posse do resultado da pesquisa e com o diagnóstico realizado, tínhamos o número e o nome dos fumantes na empresa que desejavam participar do programa. Com isso, pudemos enviar um questionário com cinco questões abertas para entender melhor os hábitos do funcionário em relação ao tabagismo. A última pergunta confirmava a disponibilidade de horário e dia da semana para a participação.

Cabe aqui uma ressalva em relação à liberação dos funcionários pelas respectivas chefias: como a alta direção, conforme mencionado, estava engajada no projeto, os gestores não puderam se opor à liberação dos trabalhadores para se integrarem à ação, e isso foi de extrema importância para a concretização da iniciativa.

O passo seguinte consistiu no chamado à reunião para apresentação do programa. Explicar o funcionamento do projeto, esclarecer dúvidas e preencher a ficha de registro do participante foram algumas das ações implementadas nesse momento. Após essa etapa, emitimos o convite: "Sessões de Parar de Fumar." Dois importantes posicionamentos partiram daqui: a emissão de um convite nominal ao fumante que compareceu à reunião de apresentação para participar das próximas sessões e a distribuição dos chamados à chefia imediata, cuja responsabilidade era repassá-los aos funcionários com o comprometimento de liberá-los do trabalho para que pudessem comparecer aos encontros. Os pressupostos citados reforçam que toda a participação se deu em horário de trabalho.

Após as etapas descritas, iniciamos as sessões para parar de fumar. Elas seguiram uma metodologia determinada pelo Instituto Nacional de Câncer (Inca), a qual foi pesquisada pelo médico do trabalho e gerente do Departamento de Saúde e Segurança da empresa em questão.

Os encontros tiveram como principais objetivos ajudar os participantes a abandonarem o vício e fornecer todas as informações e estratégias necessárias para direcionar os próprios esforços dos fumantes nesse sentido, numa abordagem ativa e pragmática. As sessões foram coordenadas pelos profissionais de saúde da empresa: enfermeira do trabalho, médico do trabalho e assistente social.

Essa etapa consistiu na realização de quatro sessões em grupo, com no máximo 10 funcionários, com duração de 1 hora, duas vezes por semana. Portanto, o participante tinha em torno de 15 dias para parar de fumar. O material para trabalhar foi composto por dois manuais – um para o participante e outro para o coordenador.

A principal premissa dessas sessões era preparar o integrante para parar de fumar ao final do processo. A cada dia era sugerido um tema específico que nos aproximava cada vez mais do autoconhecimento, do empoderamento e da autonomia para largar o cigarro. Por exemplo, a primeira sessão teve como principal objetivo entender o gatilho que fazia o participante fumar e como a prática o afetava. Ao final, o participante recebia tarefas, as quais eram entregues e discutidas no compromisso seguinte.

■ Participação, engajamento e resultados

Nesse primeiro tratamento oferecido aos fumantes diagnosticados, 31,1% se inscreveram no programa. Desses, 51,1% participaram das quatro sessões, 62,7% pararam de fumar, 32,5% diminuíram consideravelmente o número de cigarros fumados por dia e 4,8% não conseguiram parar.

Finalizados os primeiros grupos, elaboramos um parecer sobre a metodologia proposta para parar de fumar. Constatamos que quatro sessões, divididas em somente 2 semanas, não eram suficientes para obter resultados mais consistentes. Além disso, estipular uma data para parar de fumar não pareceu ser a melhor estratégia. Muitas vezes percebemos que, por conta da abordagem ágil e prática, o fumante deixava o cigarro, pois não tinha escolha. Contudo, o ato de parar de fumar não é assim tão pragmático. Cada indivíduo tem seu tempo e deve escolher sua motivação.

Passamos a realizar uma sessão por semana e estendemos a duração do programa para 6 semanas, deixando em aberto a data para parar de fumar. Em contrapartida, não poderíamos deixar de sugerir algumas metas. Então, em conjunto, coordenador e participante definiam uma data, o dia D para parar de fumar, e estabeleciam um compromisso entre ambos. Com essas mudanças, pudemos verificar que as recaídas diminuíram.

■ Aprimoramento do programa

Após 3 anos de atividade do programa, era hora de elaborar uma nova pesquisa para traçar o perfil dos trabalhadores – em função da rotatividade dos funcionários, era possível que outros fumantes, recém-chegados, tivessem a intenção de parar de fumar, e assim fizemos.

Nessa fase, surgiram outras ações a serem implementadas. Isso porque no decorrer desses 36 meses, ao fazermos uma retrospectiva, ou seja, a autoavaliação do projeto, verificamos que, como em todo processo, havia modificações e melhorias a realizar. Decidimos colocá-las em prática.

A primeira delas dizia respeito à participação em grupo nos encontros. Mantivemos essa possibilidade, mas passamos a viabilizar sessões individuais. Não nos surpreendemos quando um número maior de fumantes preferiu seguir em reuniões particulares.

Como segunda modificação, aumentamos o número de sessões para 12 e o tratamento total para 3 meses. Outra transformação de extrema importância se deu em relação ao método para parar de fumar, que na primeira tentativa nos pareceu um tanto abrupto. No novo ciclo, instituímos um método gradual de eliminação do tabaco. Para isso, foi necessário desenvolver outras estratégias.

O primeiro exercício era o da "parada", cujo principal objetivo era diminuir o número de cigarros fumados em 1 dia até chegar ao mínimo dentro dos 3 meses estipulados. Constatamos que dessa maneira era mais fácil suportar a síndrome de abstinência. A segunda ação proposta consistiu em caminhar a passos de bebê. O que isso significa? Sem pressa para parar de fumar, sem cobranças, ou seja, se o participante fumasse mais do que o estipulado naquele dia, no outro poderia compensar sem o peso da culpa. No exercício da conscientização, o terceiro, para cada cigarro acendido o futuro ex-fumante deveria pensar que estava efetivamente fumando. Isso porque os tabagistas costumam acender um cigarro após o outro sem a plena consciência disso, quase de forma automática. A partir do momento em que pensavam estar fumando, não conseguiam ir até o final, e eles realmente nos relatavam essa sensação.

O quarto exercício era realizado a partir de uma pergunta: "Qual é o primeiro passo para ser vitorioso em um combate?" Dávamos a resposta: conhecer o inimigo. Em outras palavras, para vencer o vício é necessário conhecê-lo. Era aí que entravam as informações e orientações em relação ao tabagismo, bem como a apresentação das estratégias que poderiam ser utilizadas para triunfar nessa batalha.

Por último, a quinta proposta consistia em se permitir uma recompensa ao conquistar o objetivo. Lembro-me de um funcionário que comprou em consórcio uma moto com o dinheiro economizado com a compra de cigarros. Ele dizia que sua moto era seu maior troféu. Outro comprou uma televisão. Ao chegar em casa todos os dias, tinha o maior prazer em se sentar e assistir às programações favoritas na televisão, que virou um amuleto para ele.

■ Depoimentos, datas e dados inesquecíveis

Em agosto de 2004, um funcionário deu um depoimento para o jornal interno da empresa sobre seu processo de parar de fumar, e é difícil esquecer essa frase: "Tem duas datas que a gente não esquece: o nosso nascimento e o dia em que parou de fumar." Foi assim que expressou sua vitória ao ter conseguido parar de fumar – na época, havia 9 anos. E concluiu: "Foi uma luta pra conseguir, mas depois muda tudo, né? A gente tem mais fôlego e saúde, e a família ficou bem melhor."

O programa teve a duração de 10 anos, e ao final desse tempo tenho muito orgulho em dizer que, dos 25,38% de fumantes iniciais, esse percentual foi reduzido para quase 11%. Durante todos esses anos, tive um grande aprendizado e uma enorme vontade de partilhar essa experiência. Acima de tudo, digo, com toda certeza, que é possível parar de fumar.

Para finalizar, reforço as principais características do profissional que trabalha com dependências químicas, e aqui, em especial, com os tabagistas: é necessário desenvolver grande empatia pelos fumantes.

Nessa trajetória, verifiquei alguns pontos que considero de suma importância para o sucesso do tratamento para parar de fumar:

- As mulheres costumam ter mais dificuldade do que os homens por conta das oscilações hormonais.
- Os jovens fumantes que entraram para o programa tiveram mais recaídas do que os fumantes com mais de 40 anos de idade.
- Os medicamentos utilizados para diminuir o desejo não funcionam caso não seja realizado um acompanhamento contínuo.

Apesar de nunca ter fumado, sempre fui muito solidária e procurei compreender todas as fases em que os fumantes se encontravam: a insegurança, passando pela sensação de incompetência, a falta de conhecimento sobre seu vício e de sua relação com o cigarro, a falsa sensação de prazer e de alívio, até vislumbrar a esperança, a sensação de que é capaz de parar de fumar e, por fim, a vitória. Sempre procurei caminhar junto, mostrar-lhes que era possível, sim, ser feliz, aliás, bem mais feliz sem fumar.

Bibliografia

BRASIL. Presidência da República. Lei n. 9.294, de 15 de julho de 1996. Dispõe sobre as restrições ao uso e à propaganda de produtos fumígeros, bebidas alcoólicas, medicamentos, terapias e defensivos agrícolas, nos termos do § 4° do art. 220 da Constituição Federal. Disponível em: http://www.planalto.gov.br/ccivil_03/leis/l9294.htm. Acesso em: dez. 2021.

BRASIL. Presidência da República. Decreto n. 2.018, de 1 de outubro de 1996. Regulamenta a Lei nº 9.294, de 15 de julho de 1996, que dispõe sobre as restrições ao uso e à propaganda de produtos fumígenos, bebidas alcoólicas, medicamentos, terapias e defensivos agrícolas, nos termos do § 4º do art. 220 da Constituição. Disponível em: http://www.planalto.gov.br/ccivil_03/decreto/d2018.htm. Acesso em: dez. 2021.

INSTITUTO NACIONAL DO CÂNCER. Como o cigarro age quimicamente no organismo? [Website]. Disponível em: https://www.inca.gov.br/en/node/1472#:~:text=A%20fuma%C3%A7a%20do%20cigarro%20%C3%A9,os%20pulm%C3%B5es%20em%20um%20minuto. Acesso em: dez. 2021.

PRESMANN, S. Intervenção intensiva e terapia de grupo. In: GIGLIOTTI, A.P.; PRESMANN, S. (Org.). Atualização no tratamento do tabagismo. Rio de Janeiro: ABP Saúde, 2006.

VIEGAS, C.A.A. Abordagem breve. In: GIGLIOTTI, A.P.; PRESMANN, S. (Org.). Atualização no tratamento do tabagismo. Rio de Janeiro: ABP Saúde, 2006.

Capítulo 7

História dos Alcoólicos Anônimos e dos Narcóticos Anônimos no Brasil

Luiz Guilherme da Rocha Pinto*

■ Introdução

Para registrar essa breve história dos Alcoólicos Anônimos (AA) e dos Narcóticos Anônimos (NA) no Brasil, é importante contextualizar o panorama sociocultural em que essas irmandades surgiram: os AA, nos EUA, em 1935, logo após o fim da Lei Seca; e os NA, no mesmo país, em 1953.

As duas irmandades surgiram em razão do enorme vácuo na oferta de tratamento para o alcoolismo e seus adictos, uma vez que as políticas de saúde pública dos EUA não priorizavam esse tipo de psicopatologia.

Segundo o professor Miguel Chalub**, em boa parte do século XX, o cenário de tratamento para o alcoolismo e as adicções era muito precário. Não havia políticas públicas, como já comentado, mas também não havia muito interesse dos profissionais de saúde mental em tratar essas patologias. Por isso, o surgimento das irmandades anônimas tem um valor inestimável, pois demonstra que, mesmo acometidas por um problema de saúde importante, algumas pessoas conseguiram unir forças e criar algo novo e com resultados efetivos. Um frequentador do AA há 34 anos que está em recuperação durante esse período relatou: "Encontrei no AA um ambiente acolhedor, com bom humor, muito afeto e gente igual a mim." Podemos dizer com grande segurança que as irmandades de AA e NA encontraram uma maneira competente de acolher o desespero dos alcoolistas e adictos.

A instauração da Lei Seca, em vigor entre 1920 e 1933 nos EUA, tornou a questão do alcoolismo um problema ainda mais latente. Suas raízes foram plantadas no século anterior por um contexto social e político que preparou o terreno para sua instituição. Naquela época acontecia um movimento migratório da população do campo em direção às cidades, o que resultava em mais empregados nas fábricas, e o consumo de bebida alcoólica também fazia aumentar os acidentes entre os operários.

Além disso, algumas lideranças religiosas defendiam que os espaços públicos vinham se tornando locais impróprios para as famílias por conta do consumo abusivo do álcool, e não tardou para que uma grande tensão se estabelecesse e pressionasse o Congresso americano a aprovar a 18ª Emenda, em 1917, proibindo a produção, a venda e o transporte de qualquer bebida com teor alcoólico superior a 0,5%. A lei só entraria em vigor 3 anos mais tarde, contando com a adesão de diversos estados do país e enchendo de esperança o coração daqueles que enxergavam na bebida a grande responsável pelas mazelas sociais. Um exemplo é o discurso do reverendo Billy Sunday, um popular e eloquente líder religioso, ex-jogador da Liga Nacional de Beisebol americana, que na ocasião da entrada da lei em vigor profetizou:

> O reinado das lágrimas terminou. Em breve, favelas e cortiços serão só uma lembrança do passado. Transformaremos nossas prisões em fábricas e nossas cadeias em silos e armazéns. A partir de hoje, os homens andarão de cabeça erguida, as mulheres sorrirão e as crianças mostrarão sua alegria [...] (LEVINE apud BIASOLI-ALVES & FISHMAN, p. 131, 1984).

No entanto, o "nobre experimento", como ficou conhecida a lei, não obteve os resultados esperados; pior, o que se viu em seguida foi o crescimento da criminalidade, pois a bebida passou a ser comercializada no chamado mercado negro ou paralelo, num movimento que favoreceu muito a corrupção e fortaleceu a máfia americana – quem nunca ouviu falar do poder de Al Capone,

---
*Este capítulo contou com a colaboração de Christine Rangel Xavier nas entrevistas.
**O professor Miguel Chalub concedeu uma entrevista a Luiz Guilherme da Rocha Pinto durante a fase de pesquisas para a produção deste livro.

que controlava o submundo do crime e tinha a primazia do tráfico de álcool em Chicago?

Em 1929, com a crise financeira que atingiu seu apogeu com a quebra da bolsa de valores de Nova York, o mundo enfrentou uma das maiores recessões econômicas de que se têm notícia. Os EUA, que até então viviam um período de grande prosperidade econômica, passaram a amargar a Grande Depressão, com alto índice de desemprego, a falência de muitas empresas e a pobreza da população. Então, uma das providências para acelerar a recuperação do país foi a liberação da comercialização da bebida alcoólica, porque, além de criar empregos e aumentar o consumo, a medida também poderia ajudar a arrecadar impostos para o governo. Mas, o que isso tem a ver com Alcoólicos Anônimos?

Dois anos após o fim da Lei Seca, começaram a surgir os primeiros movimentos de uma irmandade, na cidade norte-americana de Akron, estado de Ohio, por intermédio da dupla formada por Bill Wilson, um profissional do mercado financeiro de Wall Street, e Robert Smith, médico cirurgião, ambos alcoolistas. Os dois já haviam experimentado tratamento por meio de uma abordagem religiosa, o Grupo Oxford, que trabalhava com um método de recuperação constituído de sete passos. Naquele momento muito incipiente da psiquiatria (a psicanálise dominava o mercado da saúde mental no mundo), o tratamento para o alcoolismo era baseado, principalmente, na abordagem médica ou religiosa. Então, a ideia de Bill e Bob representou um facho de esperança, pois nem os médicos, nem os psiquiatras, nem os psicanalistas acreditavam muito na recuperação de quem carregava o estigma da dependência e ficava completamente desassistido.

Os AA cumprem uma função inédita e da maior importância: uma irmandade de homens e mulheres (seguramente um número bem menor de mulheres, haja vista o lugar social, cultural e econômico da mulher em 1935) que se reúnem com o mesmo propósito: manter, diariamente, a sobriedade. Isso daria conta de substituir uma política pública de prevenção e tratamento do alcoolismo? Claro que não. No entanto, é preciso reconhecer que a partir da criação das irmandades anônimas houve um grande avanço nas políticas de tratamento dos alcoolistas, a saber:

- O conteúdo dos passos, tradições e conceitos que os AA criaram contribuiu para as primeiras metodologias estruturadas de tratamento.
- A política de acolhimento, mesmo de pessoas que realmente não tinham para onde ir, atraiu a atenção daqueles que queriam verdadeiramente lutar por sua recuperação – porque o modelo nunca foi paternalista ou assistencialista e só funciona para quem quer de fato se engajar na mudança.
- A recuperação e a manutenção daqueles que se motivavam serviram para comprovar a ideia de que seria possível encontrar uma nova forma de viver, apoiada pelas irmandades.

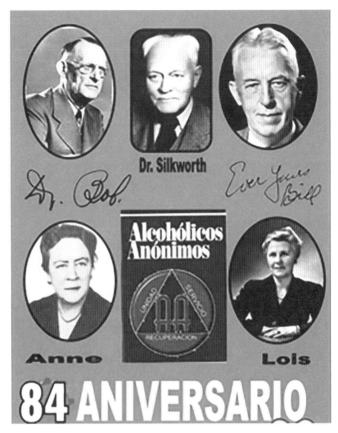

Figura 7.1 Imagem comemorativa pelos 84 anos do AA.

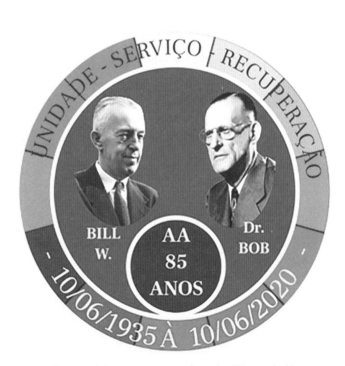

Figura 7.2 Imagem comemorativa pelos 85 anos do AA.

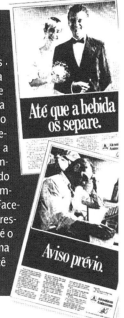

Figura 7.3 Anúncio na imprensa.

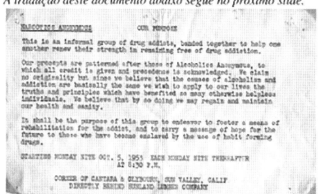

Figura 7.4 Informativo NA.

Os NA também surgiram nos EUA, em 1953, 18 anos após os AA, com a demanda mais específica de dar assistência a pessoas que, além do álcool, eram adictas de outras drogas. Naquele momento, as coisas já haviam melhorado um pouco, pois, além de já existir o AA, havia, desde 1950, outro método de tratamento que representava uma grande inflexão para o tratamento das adicções: o método Minnesota. Cabe ressaltar que os NA cresceram lentamente, em cerca de 20 anos, até 1973, 1 ano depois de o presidente Richard Nixon decretar a famosa guerra às drogas. O consumo havia de fato aumentado absurdamente na década de 1960 em todas as esferas, englobando desde usuários recreativos a pessoas que vieram a desenvolver a doença, os adictos. Com isso, a demanda dos NA crescera sobremaneira.

Após o breve cenário esboçado até aqui, podemos tratar mais especificamente da história dessas irmandades no Brasil. Depois de sua fundação nos EUA, os AA levaram 12 anos para chegarem ao Brasil, mais especificamente no ano de 1947. A pedra fundamental foi estabelecida de maneira muito curiosa e revela muito sobre quem são verdadeiramente as pessoas que constituem as irmandades.

Um americano, membro do AA, em viagem comercial ao Brasil, procurou a instituição para acompanhar uma reunião, mas não encontrou nenhum grupo no país. Então, colocou um anúncio num jornal, o que despertou o interesse de duas pessoas, as quais seriam seus companheiros nessa empreitada. Os três homens se encontraram e, a partir daí, começaram a se reunir com frequência, buscando trocar experiências e compartilhar forças e esperanças, sem ter a clareza de que estavam dando os primeiros passos para fundar a irmandade dos AA em terras brasileiras.

Podemos dizer que o crescimento dos AA no Brasil nos primeiros 20 anos – ou seja, de 1947 a 1967 – foi lento, com poucos grupos e muitas dificuldades de comunicação. Naquela época ainda não contávamos com *e-mails*, *WhatsApp* e outras possibilidades instantâneas e eficazes de comunicação como as disponíveis hoje em dia. O próprio sistema de telefonia era problemático e caro, não acessível a grande parte da população.

Com todas as dificuldades, o primeiro livro sobre os AA em português só foi publicado em 1969; e apenas em 1965, 18 anos após a inauguração do primeiro grupo no Rio, essa irmandade chegou a São Paulo, a principal e maior cidade do país.

A primeira junta de serviços de AA no Brasil foi estruturada apenas entre 1982 e 1983, com um sistema melhor de comunicação entre os grupos e a propagação da literatura. Demorou muito até que a entidade nacional tivesse um representante no quadro mundial da irmandade, o que só aconteceu em 1995. A possibilidade de participar das conferências mundiais ajudou muito a integração dos membros da irmandade, pois o intercâmbio com a experiência americana trouxe ideias e contribuições decisivas para a realidade brasileira.

> **História resumida do AA no Brasil:** http://www.existeu¬masolucao.com.br/sala-de-leitura/aa-brasil.pdf http://www.existeumasolucao.com.br/sala-de-leitura/ arquivos/akron.pdf
>
> **1948:** na segunda coluna, tem uma matéria (Agremiação Humanitária) falando sobre a chegada do AA no Brasil: http://memoria.bn.br/DocReader/030015_06/56227
>
> **1949:** matéria grande sobre o AA, com chamada na capa, contando alguns detalhes das primeiras reuniões que teriam sido realizadas na sede da Associação Brasileira de Imprensa: http://memoria.bn.br/DocReader/348970_04/61014 http://memoria.bn.br/DocReader/348970_04/61004
>
> **1950:** o tratamento do alcoolismo no Canadá: http://memoria.bn.br/DocReader/110523_05/293 http://memoria.bn.br/DocReader/110523_05/297
>
> **1950:** algumas particularidades do AA nos EUA: http://memoria.bn.br/DocReader/030015_07/5598
>
> **1952:** matéria com Harold Waddel, um dos fundadores do AA no Brasil, com fotos dele, do primeiro estatuto assinado e a reprodução de um desenho: http://memoria.bn.br/DocReader/025909_05/5101 http://memoria.bn.br/DocReader/025909_05/5103 http://memoria.bn.br/DocReader/025909_05/5112

O grupo de NA nasceu no Brasil com outro nome. Há o registro, em 1978, do que seria o primeiro grupo dos então Toxicômanos Anônimos, em São Paulo. No Rio de Janeiro, o registro é de 6 anos depois (1984). Vale sublinhar a presença de Selene Franco Barreto, psicóloga e uma das autoras deste livro, na primeira reunião dos Toxicômanos Anônimos no Rio de Janeiro, em 14 de junho de 1984.

Em 1989 foi publicada no país a primeira literatura do grupo Toxicômanos Anônimos, traduzida pelos membros do comitê de literatura, porém sem contar com a autorização oficial do NA mundial. Um ano antes, em 1988, começara uma aproximação com os membros do escritório mundial da irmandade, os quais vieram ao Brasil, representando o que podemos chamar de "espírito de irmandade", na tentativa de integrar o país à irmandade mundial. Houve algumas resistências, pois o nome da irmandade brasileira teria de mudar, assim como os termos toxicômano e toxicomania precisariam ser substituídos por adicto e adicção, respectivamente. Após intenso debate, chegou-se a um consenso e, em 1990, a irmandade brasileira passou a se chamar Narcóticos Anônimos, e os brasileiros em recuperação puderam contar com uma vasta literatura, traduzida por brasileiros com o devido aval do WSO (World Services Office), o escritório mundial dos NA. A partir daí, ao longo de três décadas, o crescimento da irmandade de NA vem sendo muito expressivo.

Em 1992, o Brasil participou pela primeira vez da Conferência Mundial de Narcóticos Anônimos com um representante oficial. De lá para cá, o país foi representado em todas as conferências, com direito a voto. Até 2004, o Brasil era considerado uma das regiões mundiais da instituição. Segundo os critérios dos NA, quando uma irmandade começa a crescer, ela vai formando áreas. A reunião de diversas áreas forma uma região. A irmandade brasileira cresceu tanto que, a partir de 2004, o Brasil começou a se dividir em regiões e atualmente há nove regiões no país, totalizando 1.646 grupos e 4.558 reuniões semanais.

As conferências mundiais organizadas pelos NA tratam exclusivamente do serviço da irmandade, mas há também as convenções, eventos organizados para celebrar a recuperação. Os NA fazem convenções mundiais desde 1971, a maior parte desses eventos nos EUA. Em 2015, no entanto, a convenção mundial aconteceu no Brasil com aproximadamente cinco mil participantes de 40 países diferentes que se reuniram no Rio de Janeiro. Nessa convenção, pela terceira vez na história, depois de Barcelona e da Filadélfia, foi realizado o painel médico, pensado para que os profissionais pudessem palestrar especificamente sobre saúde mental e adicção. Por que isso aconteceu? Justamente para aproximar a irmandade dos profissionais que não a conheciam como uma alternativa de recuperação ou até mesmo dos que tinham uma ideia equivocada a respeito do que ela representa. A última convenção dos NA ocorreu em Orlando, em 2018, e pela quarta vez esse painel médico foi organizado.

As Figuras 7.5 e 7.6 mostram o intercâmbio com profissionais da saúde na Convenção Mundial realizada em 2015, no Rio de Janeiro.

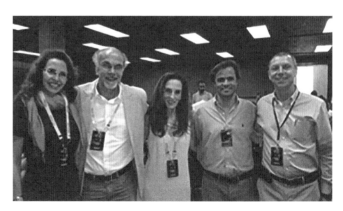

Figura 7.5 Da esquerda para a direita: Analice Gigliotti, Marcelo Cruz, Ana Cecília Marques, Júnior Braz e o promotor de Justiça Mário Sérgio Sobrinho.

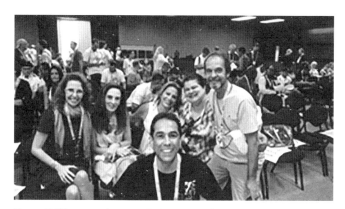

Figura 7.6 Da esquerda para a direita: Analice Gigliotti, Ana Cecília Marques, Hortência Vieira, Gisele de Paula Barros, Roberto Flores e Luiz Guilherme.

Para enriquecer esse marco histórico dos NA no Brasil, que finalmente se tornou sede de uma convenção mundial, reunimos a partilha de um adicto brasileiro em recuperação há 35 anos, o depoimento de uma alcoolista sóbria há 13 anos e, a partilha de uma adicta que se encontra "limpa" há 5 anos.

Cheguei no AA em janeiro de 1983, e o que me incomodava era uma certa restrição do que eu tinha que fazer, uma autocensura que eu tinha que fazer com relação a minha história. Como eu me envolvi muito com drogadição mesmo, com o uso de drogas ilegais, sempre que eu tocava no assunto, tocava uma sineta, dizendo que ali era para falar de álcool. Aquilo de alguma forma me incomodava, mas ao mesmo tempo eles eram bem amorosos, bem cuidadosos.

Na minha cabeça, na época bem doente, eu acabava achando que eu tinha dois problemas: alcoolismo e toxicomania. E acabava brincando com isso de alguma forma. Então, apesar de ter sido muito bem acolhido e orientado pelo AA, eu percebia enquanto que na doença mesmo eu ainda acabava colaborando para minha negação. Eu me forçava a uma coisa e parte da minha história ficava não dita. Eu botava tudo na conta do álcool, do alcoolismo, e as experiências outras que foram grandes que tive com outras drogas acabavam não sendo partilhadas. E isso afetou essa minha primeira experiência de recuperação. Isso durou em torno de 8 meses, eu fiquei 3 meses maravilhosos e arrastei uma corrente durante outros 5 meses.

Teve um episódio que eu não partilhei nos grupos. Eu fazia pós-tratamento na Vila Serena e frequentava o AA quase que diariamente, e comecei a diminuir a frequência do AA. Passei a não partilhar mais, a sair mais cedo, e reduzi a frequência a uma vez por semana, até voltar a usar, que culminou em meu episódio de recaída, que não considero um episódio de recaída, mas sim parte do processo de recuperação e aceitação da doença. Porque eu não me sentia nem tão alcoólatra assim, e nem toxicômano. Dei sorte, ou azar, pois foi numa época em que faltou maconha nos morros, verão 83/84, choveu cocaína nos morros. Em uma tentativa de controle, comecei a beber, cuidando para não dar bandeira, numa ilusão de controle.

Eu estava sem usar cocaína injetável há 10 anos, e, encontrando-me com um vizinho que estava fazendo isso, decidi voltar a usar. Eu tinha parado de usar cocaína injetável na ativa por conta de hepatite B que eu peguei, eu não gostava de cheirar cocaína, eu gostava de "bagulho e birita". Daí voltei a usar drogas injetáveis e desci a ladeira. Essa recaída durou mais ou menos 6 meses. Eu tinha um trabalho. Trabalhava na assessoria de imprensa da prefeitura do Rio, tinha o meu salário, e apesar de um padrão de drogadição pesado, eu não estava mais roubando em casa. Isso quer dizer que vários comportamentos já haviam sido sublimados de alguma forma durante aqueles 8 meses, mas todo o meu salário estava voltado para o uso de drogas.

Nesse meio tempo, meu irmão mais velho vem de Brasília, diagnosticado com um câncer muito agressivo, e ficou junto da família. A minha ativa acabou passando despercebida, porque os olhos da família estavam voltados para a doença do meu irmão. O cenário estava de alguma forma favorável para que eu voltasse a usar. Meu padrão de ativa sempre foi de voltar para casa. Nesse momento eu estava muito magro, todo marcado das picadas, e a compulsão pela picada estava me incomodando muito. Eu estava com muito medo das pessoas em casa descobrirem a minha recaída.

Um dia, após o falecimento do meu irmão, minha mãe sugeriu que eu procurasse meus amigos de AA e Vila Serena. No enterro do meu irmão eu apareci com cheiro de álcool, mas a ocasião "justificou" a recaída e eu resolvi procurar a Vila Serena. Consegui com John Burns, que era o dono da Vila na época, fazer um acerto financeiro. Não abri totalmente o jogo, peguei 8 dias de licença pela morte do meu irmão e fiquei internado o suficiente para cortar a compulsão pela picada. Saí no dia 10 de abril de 1984, e a primeira coisa que eu fiz foi parar na Cruzada São Sebastião e comprar duas trouxinhas e apertar um baseado, e fui para o Comício das Diretas Já. Dois dias depois eu já estava bebendo de novo.

O John Burns tinha me feito um convite de passar a Semana Santa na Vila Serena, que seria no dia 18 de abril, como um reforço terapêutico para minha internação. Eu aceitei, e a condição era que eu ficasse limpo, mas mesmo recaído eu fui. Tomei três doses de vodka e fui para a clínica; chegando lá, fui recebido por um técnico de enfermagem e uma colega de internação, que me perguntou se eu tinha bebido; pensei alguns segundos o que responder e disse que sim. Daí começou o meu verdadeiro processo de recuperação. A minha ideia era me internar e parar com uma compulsão, e não com uma ideia consciente de parar com tudo e entrar em recuperação. Era mais fazer um teatro mesmo. Ficar em um lugar com "casa, comida, roupa lavada e cigarro quando quisesse".

No dia seguinte, que foi 19 de abril, meu primeiro dia limpo, eu fui fortemente confrontado pela equipe de internação. Eles disseram que não estavam ali para curar a minha ressaca, e que se achasse isso eu poderia arrumar as minhas coisas e voltar para casa. Eles foram muito duros comigo. Foi bom, porque de alguma forma aquilo mexeu comigo. A minha vida passou pela minha cabeça, e eu tive um ato de rendição a partir dali. Eu acordei no dia seguinte, eu me lembro muito bem, eu acordei vendo tudo diferente. Tudo havia mudado, ou melhor, nada havia mudado, quem havia mudado era eu. Sensação de paz, uma necessidade de ser honesto em todas as minhas atividades, uma disposição que não era minha.

A única coisa que eu não queria era voltar para o inferno de onde eu havia escapulido. Tinha um grupo muito bom na época, de residentes e terapeutas. Eu estava no lugar certo, na hora certa. A gente tinha uma reunião só para adictos, toxicômanos, que era o Grupo Ajuda. Diferente do AA, digamos assim, era para nós, para nossa tribo. Nós queríamos levar essa experiência para fora dos muros da clínica.

Eu acabei ficando 20 dias internado, eu fiquei além da Semana Santa, e fiz um profundo inventário. Fiz o quarto e quinto passos, e lembro que escolhi o Dr. Oscar Cox, que era o médico da Vila, para partilhar meu quarto passo. Eu fiquei quase 8 horas partilhando, parando apenas para almoçar. Saí leve, com uma postura diferente, convicto e disposto a fazer o que fosse necessário para continuar limpo. Tive alta, pois tinha que voltar a trabalhar. Eles me ofereceram fazer o hospital-dia nos 3 meses seguintes para terminar o meu tratamento. E eu comecei a buscar aqui fora um lugar para abrir um grupo de Toxicômanos Anônimos.

E por que esse nome? Porque a gente ganhava um livrinho, em Vila Serena, das edições Loyola, chamado *Toxicômanos anônimos*. E que livro era esse? Não era nada mais que o livro branco do NA, traduzido sem autorização pelas Edições Loyola. Na época o termo narcótico ninguém usava. Então, nessa minha busca por um local, eu fui a diversas igrejas e escolas, e o pessoal do AA tomava conta de quase todos os locais, e tínhamos que esperar sempre a resposta deles, achavam muito bacana a nossa iniciativa, mas ninguém cedia o espaço. Foi então que uma colega, dona de um colégio no final do Leblon, chamada Madalena Cardoso, abriu o espaço para a gente. Nós fundamos o grupo Novos Amigos do AA, funcionava aos sábados, mas nós estabelecemos, pela nossa autonomia, que cada um poderia falar o que quisesse. Ali não teria censura, e nem sinetinha.

Nesse mesmo momento, o Dr. Oscar, que frequentava a Igreja Santa Terezinha, perguntou se eu queria ser apresentado ao padre Amaro para conversar com ele, que era o responsável pela igreja. Eu tive duas conversas com o padre Amaro, e na segunda conversa ele já veio com um molho de chaves, me oferecendo a quinta-feira, às 20 horas. Ele então me impôs uma condição, que era ele como ouvinte nas reuniões. Enquanto isso, as reuniões de terça-feira na Vila Serena, do Grupo Ajuda, continuavam, e ali começou-se a pensar em um nome para o grupo e um logotipo. No dia 14 de junho de 1984, às 20 horas, eu estava havia 1 mês e 25 dias limpo. Com a presença do padre Amaro, seis residentes de Vila Serena e alguns familiares, nós abrimos a nossa primeira reunião.

O grupo, que veio a ser o precursor do NA, nasceu com um nome equivocado, porque ele veio para a gente com o nome errado. Entregaram como toxicômanos anônimos, e a gente não ia questionar. Esse questionamento veio mais adiante. Éramos sete pessoas e nos apadrinhamos mutuamente. Toda evolução do NA no Rio de Janeiro nós temos documentada em ata, principalmente em ata do GATA, que é Grupo Ajuda de Toxicômanos Anônimos. E nós colocamos essa sigla porque nós tínhamos medo de como as pessoas receberiam um grupo de toxicômanos anônimos.

Quando a gente tinha mais ou menos 6 meses aberto, e eu ainda trabalhava na prefeitura do Rio, eu ouço uma entrevista do presidente do Conselho Estadual de Entorpecentes na época, que era o Celso Fernando de Barros. Alguém faz uma pergunta sobre a política do Estado em relação à dependência química, se o Estado tinha algum projeto, e ele faz grandes elogios aos AA e às igrejas pelo que elas faziam para acolher e receber essa população de dependentes químicos e reconhecia que o Estado não fazia nada.

Nesse momento eu pensei que nem o presidente do Conselho Estadual de Entorpecentes estava sabendo da nossa existência, e surgiu a ideia de agendar uma entrevista. Nessa entrevista, estávamos começando a elaborar a nossa primeira literatura, um livrinho com as nossas primeiras experiências de forma a difundir a irmandade que ainda estava nascendo. E o prefácio da primeira edição foi escrito então pelo Celso Fernando de Barros. Ele nos fez uma visita anonimamente para não assustar ninguém.

No primeiro ano de existência tivemos uma reunião festiva bonita, que teve o secretário de Justiça do Estado, o Técio Lins e Silva, o presidente do Conselho Estadual de Entorpecentes e diversas autoridades. Acho que a gente tinha uma necessidade de aprovação, nós abríamos para que eles falassem, não tínhamos muito manejo ou conhecimento das tradições. O NA é muito fechado, muito mais rigoroso do que o AA. Nós tínhamos como modelo os grupos de AA, com o *mix* da experiência que cada um teve em Vila Serena, nos grupos de sentimentos, nos grupos de ajuda.

Teve um *break* quando começou o conflito TA-NA. Teve um racha. Algumas pessoas que entraram em recuperação pelo GATA já tinham mais informações, e a gente estava traduzindo o texto básico. A gente tinha contato com o escritório mundial, e estava em um processo em que sabíamos que acabaríamos nos transformando em Narcóticos Anônimos. Sabíamos que tínhamos nascido com um nome equivocado. Nesse mesmo momento, alguns companheiros, mais imediatistas, acabaram se adiantando no processo e começaram a abrir novos grupos.

O primeiro grupo foi no Leme: o Grupo Leme de Narcóticos Anônimos, e começaram a se infiltrar no nosso serviço. Houve um encontro de TA em Campinas, e quando chegamos todo o material que estava sendo usado para divulgação era de Narcóticos Anônimos, porque descobrimos que a nossa secretária era "espiã" da outra irmandade. O escritório mundial mandou dois delegados de NA para esse encontro, e na pauta de serviço constou a mudança do nome. Eu, como coordenador nacional de serviços de TA, me posicionei contra, pois achava que uma mudança como aquela deveria passar por cada membro da irmandade. Estava mudando o nome de uma irmandade.

Passamos, então, de 1 a 2 anos em uma "guerrinha", em que falávamos que as reuniões de NA eram para falar mal de TA. Até que em 1990 nós resolvemos fazer um plebiscito para decidir se mudava o nome para Narcóticos Anônimos ou não. Nesse meio tempo, nos correspondíamos com o escritório mundial, e pedíamos que eles mudassem para toxicômanos anônimos. Ficar limpo nesses tempos era muito difícil, tinha que estar agarrado ao programa, era uma guerra de personalidades. Nesse plebiscito, 80% votaram a favor da mudança do nome, e cada grupo teve autonomia para fazer essa mudança no momento que fosse mais adequado.

Outro problema foi a literatura; teríamos que decidir o termo com o qual iríamos identificar o dependente químico. Seria adicto ou toxicômano, para caber na literatura. Foi feita uma votação, que podia ser feita por carta registrada. Grupos que não pudessem vir até nós, o resultado chegaria via carta registrada. Ganhou o termo toxicômano, mas os delegados do escritório mundial que estavam presentes nessa época travaram a publicação da nossa literatura porque a decisão foi muito apertada. Meses depois, na Convenção Regional de Serviço, no Paraná, fica aprovado o termo adicto.

Mantive-me nas salas, cuidando da minha recuperação[...].

Minha família é de origem italiana e veio para o Brasil, mais especificamente para a cidade de Porto Alegre, no Rio Grande do Sul, nos anos 1970. Outros familiares, mais velhos, já tinham vindo antes. Meus pais tiveram três filhos: meu irmão nasceu em 1976, eu, em 1978, e minha irmã, em 1981. Meus pais, tais como outros familiares, se tornaram comerciantes da área de restaurantes.

Desde pequena, me lembro de que grande parte das nossas refeições eram acompanhadas por vinho, fossem eles estrangeiros ou da vinícola de um tio meu, na Serra Gaúcha. Nem me lembro desde quando, mas certamente foi entre 7 e 9 anos que bebericava nos copos dos meus pais e meu irmão. A minha lembrança daquele tempo é de que eu tinha muito prazer, parecia que ficava mais feliz. Às vezes ia na geladeira e bebia escondido. Mas nunca dava problema.

Minha vida corria bem, estudava, fazia ginástica rítmica, jogava vôlei, era federada nesses dois esportes, sendo que no vôlei fui da seleção gaúcha algumas vezes. Aos 13 anos tomei meu primeiro porre, numa festa de 15 anos. Fiquei inconveniente e depois apaguei e vomitei muito. No dia seguinte, meu pai me deu uma bronca homérica. O que ele mais repetia era que eu não podia envergonhar a família, que todos sabiam beber e que ele ia me ensinar, e que aquilo jamais poderia acontecer. Fiquei mal, assustada, com raiva, medo e culpa. Passei a tomar mais cuidado e até mais ou menos 18 anos eu às vezes me excedia, mas, quando apagava, isso não invadia minha casa. Com isso, pensei que tinha seguido os ditames do meu pai e que, de fato, tinha aprendido a beber.

Aos 18 anos entrei para a PUC do Rio Grande para fazer Design. Na faculdade, passei a beber muito mais. Frequentava chopadas, festas, viagens com a galera. As consequências começaram a se estreitar; algumas vezes acabava me relacionando com gente que eu nem conhecia direito e muitas vezes acordava sem saber o que eu tinha feito na noite anterior. Quando isso acontecia, ficava muito mal, me sentia de canto em casa. Às vezes passava uns meses sem beber e isso me fazia acreditar que eu era normal. Consegui me formar no tempo certo, estagiei e depois passei um tempo em Milão, fazendo uma excelente especialização.

Quando voltei, o padrão de muito álcool. Cheguei a fazer terapia, mas as dois profissionais que me atenderam não entendiam nada de álcool. Hoje, depois de muitos anos em recuperação, olhando para trás, vejo que eu, nessa época, estava tentando controlar a bebida, mas o fato é que quase sempre perdia o controle e continuava bebendo apesar disso. Tive uma situação vexatória, num final de ano, em que bebi muito e acabei apagando no banheiro do meu local de trabalho; já estava no final, ninguém se deu conta, e eu fiquei lá com o prédio trancado. Tive que telefonar para as pessoas, e todo mundo ficou sabendo.

Minha família me convenceu a ir num médico psiquiatra, especialista em alcoolismo. Gostei dele, principalmente porque me escutava bem e depois de alguns encontros me perguntou se eu já tinha pensado em parar de beber. Eu respondi que não, e ele me perguntou por quê. Eu respondi, apesar de reconhecer que eu tinha problemas com álcool, que eu também gostava de beber e que não queria abrir mão disso. Continuamos a nos encontrar; ele me falou de algumas opções medicamentosas e eu rejeitei todas. Dizia que eu não era maluca.

As situações de perda de controle continuaram acontecendo até que, numa delas, que não foi nem a pior de todas, eu estava dormindo em casa num domingo de junho de 2006 quando me dei conta de que no meu quarto havia três homens e uma mulher vestidos de branco, dizendo que eu ia ser internada. Fiquei desesperada, só havia eles ali; disse que queria ir ao banheiro, a mulher foi junto. Já estavam com todos os meus pertences, celular e mala pronta. Vi que não tinha a menor chance de escapar e com muito ódio entrei numa ambulância e fui internada numa clínica, fui medicada e continuei com muito ódio.

Desconfiava que meu médico estava por trás daquilo e, no meu segundo dia de clínica, comprovei minhas suspeitas. Aparece ele todo faceiro no meu quarto, como se nada tivesse acontecido. Quando ele se aproximou, tentei dar uma mordida nele, e um dos enfermeiros, que estava por perto, me conteve. O médico foi embora.

Comecei a participar das atividades da clínica e incrivelmente não sei até hoje por que me identifiquei com outros pacientes que tinham problemas como eu, alguns só com álcool e outros, além do álcool, com outras drogas. Fiz as pazes com meu médico, comecei a tomar medicações, iniciei uma psicoterapia com uma psicóloga especialista em dependência química e... O mais surpreendente é que o que mais fez a diferença foi que passei a frequentar Alcoólicos Anônimos.

No início, ficava um pouco envergonhada, mas, como fui muito bem acolhida, me soltei aos poucos e meu interesse crescia a cada dia. Nos primeiros 2 anos de recuperação, frequentei as reuniões diariamente. Além disso, no primeiro ano fazia tratamento ambulatorial de grupo três vezes por semana, além da terapia e consultas periódicas com o psiquiatra. Lia a literatura de AA, praticava os passos por escrito e partilhava com uma madrinha que escolhi depois de 4 meses de frequência ao grupo. Prestei serviço em alguns encargos e me encontrei na tradução de literatura e na sua distribuição para os mais diversos lugares. Desde então, nunca mais bebi.

Minha vida tomou outro rumo. Passei a evitar completamente os lugares em que comumente bebia, certas pessoas com quem considerava risco de voltar a beber com elas. Depois de alguns anos sem beber, conheci um cara que trabalhava no mesmo segmento que eu e começamos a namorar. Percebi com o tempo que seus hábitos, para minha sorte, combinavam, se compatibilizavam com a minha vida em recuperação. Abri para ele o meu alcoolismo, ele aceitou e, apesar de beber muito moderadamente, sempre toma cuidados comigo em relação à bebida.

O mais difícil foi minha família. Apesar de toda decisão da internação ter partido deles, junto ao meu médico, eles achavam que, com o tratamento, eu finalmente iria aprender a beber. Tivemos algumas sessões de terapia de família muito boas, coisas importantes puderam ser ditas, mas acho que principalmente meu pai nunca aceitou legal que sua filha é alcoólatra. Amo meu pai de qualquer jeito e, com a ajuda de meus companheiros de AA, aprendi a aceitar essa situação como mais uma daquelas em que peço ao meu Poder Superior serenidade para as coisas que não posso modificar.

No início tinha esperança de meus pais estarem numa reunião em que eu estivesse celebrando meu tempo sem beber, mas desisti disso e principalmente me faço respeitar, não colocando este assunto em discussão, assim como também respeito a visão deles.

A minha história começa quando eu tinha 13 anos e tomei o meu primeiro porre. A partir dali eu comecei a gostar, e as minhas amigas iam jogar câmbio e queimada, e eu só queria andar com as pessoas mais velhas para continuar bebendo. Desde a primeira vez que eu bebi, eu já tive um apagão, mas eu achava que aquilo era normal porque eu bebia muito. Com o decorrer do tempo foram entrando outras drogas, e eu fiquei bebendo sem parar durante 37 anos, tempo em que eu neguei a doença, e aos 50 anos eu resolvi me render. Em 2001 eu procurei um grupo de AA, mas só cheguei em 2014. Eu fiquei 13 anos não aceitando a doença, achando que era assim mesmo, eu bebia e passava mal, eu vomitava para beber mais, mas continuava a minha vida.

Abri um comércio noturno, onde vendia muita bebida, muitas festas, muito *glamour*, e com o passar do tempo eu comecei a me ver saindo de festas badaladas e indo para comunidades para beber cachaça e ficar bebendo cerveja com aquelas pessoas, porque ali eu me sentia melhor. A minha vida foi um inferno. Eu perdi família, a minha filha não falava mais comigo, eu perdi trabalho, perdi bons trabalhos, e foi quando eu encontrei o AA. Mas até aí, nesse percurso, eu conheci o álcool gel, eu conheci o álcool de cozinha, e comecei a ter muitas alucinações. Alucinações essas que me deixaram completamente louca.

Tinha acabado meu dinheiro, eu tinha roubado muito a minha família para beber e me drogar, e quando eu cheguei ao AA, em 2014, eu tinha colocado um rim à venda em um *site* internacional, e lá eu vi que se pagava muito bem, e eu achei que não precisava de dois rins, que com um só eu viveria bem. O meu sonho era vender o meu rim e ir para Cancun, onde tinha aquelas piscinas azuis maravilhosas, tomar aqueles *drinks* com guarda-chuvas, coisa que uma pessoa normal jamais pensaria. Minha doença mental chegou a esse nível.

Quando eu comecei a frequentar o AA e a me render, as pessoas começaram a falar para mim que aquilo não era minha culpa, que era uma doença. Como eu tinha perdido o meu caráter, a minha dignidade, o meu respeito, eu achava que não, eu achava que eu era mau caráter sim, que aquilo não era doença. Mesmo porque eu era muito consciente das coisas que eu fazia, cheguei a ter traços de psicopatia, porque eu não tinha sentimento nenhum por ninguém. Para mim, o que mais importava era estar na rua bebendo, e eu não fazia nada que não tivesse bebida e droga.

Então eu comecei a frequentar o AA de 3 da tarde às 10 da noite, e comecei a fazer um tratamento diário no Pinel, onde tinha uma unidade de tratamento do alcoolismo. O médico de lá me abraçou e disse para mim que eu tinha jeito sim. E eu fiquei 1 ano sem conseguir fazer nada, só me tratando, e sem a menor esperança. Eu tinha sonhos, eu tinha ilusões, mas, quando eu acordava, eu estava num verdadeiro pesadelo. A minha sensação era sempre essa, por isso eu sempre busquei no álcool, nas drogas e comprimidos um conforto, um alívio, uma anestesia.

Mero engano, isso só me levou à tragédia. Quase perdi um braço, quase fiquei cega, eu me machucava para que as pessoas tivessem pena de mim, porque a minha família já não ficava mais sensibilizada quando eu chegava em casa toda machucada, mijada. Então eu comecei a me machucar na rua, propositalmente, para tentar ter um pouco de compaixão. E essa compaixão, hoje, eu só encontro dentro das salas de AA. Lá eu encontro realmente um amor incondicional, uma compaixão pelas pessoas que têm essa doença.

Eu comecei a minha vida. Hoje eu sou universitária, passei para o oitavo período de uma faculdade e trabalho. Troquei minha ficha de 5 anos, porque faz 5 anos que eu não bebo, não me drogo e não minto para ninguém. Eu era muito mentirosa, e a mentira me levou para lugares horríveis. Era como se eu tivesse várias personalidades. Onde eu chegava eu contava uma história, e tinha muito medo de encontrar essas pessoas depois. Para algumas eu era advogada, para outras eu era médica, para outras, psicóloga, eu sempre inventando um personagem. No fundo era o que eu gostaria de ser, uma pessoa viável.

Depois que eu comecei a fazer os passos, que foi o que mudou a minha vida, eu estou conseguindo, um dia de cada vez, levar uma vida útil. Eu sou alguém, hoje, que pode ajudar outras pessoas; eu não minto, e, por não mentir, as coisas têm acontecido. Estou sobrevivendo ao álcool. Todo dia eu tenho que ver que se eu beber eu voltarei a ser aquela estelionatária. Espero continuar voltando a esses grupos maravilhosos que têm salvado a minha vida, e a de minha família, e seguindo em frente.

Os três relatos apresentados neste capítulo evidenciam a eficácia das irmandades não apenas no mundo, mas também aqui no Brasil. Os milhares de membros dos AA e dos NA, em franca recuperação por períodos muito significativos, ratificam e comprovam que o tratamento para o alcoolismo e para a adicção é bastante positivo. O número de grupos e de reuniões, bem como a quantidade sempre crescente de membros que encontram um tratamento adequado e eficiente, é exponencial, e isso se dá apesar do crescimento expressivo das igrejas evangélicas no Brasil, as quais também oferecem tratamento para pessoas com problemas com álcool e outras drogas.

Em 1970, com uma população aproximada de 90 milhões, cerca de 5,2% da população brasileira frequentavam as mais diversas igrejas evangélicas, ou seja, 4,5 milhões de brasileiros. Em 2010, com cerca de 200 milhões de pessoas, a parcela de evangélicos no país representa em torno de 22,2% da população, ou seja, 44 milhões de brasileiros. A Igreja Católica também acolhe adictos e familiares com vistas à recuperação. Mesmo com o amplo apoio religioso, as irmandades de AA e NA não param de crescer e lograr êxito, o que demonstra sua relevância no tratamento do álcool e outras drogas.

Bibliografia

ALCOÓLICOS anônimos atinge a maioridade: uma breve história de A.A. São Paulo: JUNAAB. 1985.

BIASOLI-ALVES & FISHMAN (Org.). Crianças e adolescentes: construindo uma cultura da tolerância. São Paulo: Edusp, 2008.

CHALUB, M. Depoimento [17 jan. 2018]. Entrevistador: Luiz Guilherme da Roca Pinto. Rio de Janeiro. 1 arquivo mp4 (18 min.) Entrevista concedida para o livro Dependência química: uma história a ser tratada.

Capítulo 8

Os Profissionais e seus Relatos a Respeito do Trabalho com a Dependência Química – Um Registro Histórico

PARTE A

A Clínica de Adicção e o Psicólogo

Lílian Monteiro Ribeiro

Amar é dar o que não se tem.
(Jacques Lacan)

Freud, em seus diversos trabalhos sobre o amor de transferência, afirma que esse amor é a mola para que uma análise possa advir, mas, ao mesmo tempo, seu maior obstáculo. Portanto, o manejo da transferência é um grande desafio que o analista deve enfrentar para garantir que uma análise se torne possível. Tal afirmação não é válida somente para um trabalho analítico, mas, acredito, para toda a clínica onde a relação entre psicólogo e paciente acontece.

O psicólogo clínico é aquele que se coloca à disposição para receber do paciente seu mais valioso tesouro, uma vez que nele estão guardadas suas próprias verdades, as quais, na maioria das vezes, ele mesmo desconhece. Porém, para que o psicólogo se aproxime um pouco desse tesouro, ele precisa estar disposto a acolher e a trabalhar a partir daquilo que chamamos de sintoma. Trata-se de um trabalho de investigação conjunta, que somente se torna possível quando a confiança se instala. Assim, trata-se da construção de um campo de atuação, através de um cuidadoso e delicado trabalho por parte do profissional, em que é fundamental o respeito às resistências do paciente para que esse campo se constitua. Não estamos garantidos, de saída.

E o que torna esse exercício profissional tão importante na vida daquele que se dispõe a escutar e a ajudar alguém que está em sofrimento, senão sua intensa e real dedicação? Diferentemente de muitas outras profissões, é somente a *praxis* – essa união indissolúvel entre a teoria e a prática – que nos sustenta e nos torna não somente a causa, mas também o efeito desse trabalho. Assim, se sofremos os efeitos dessa *praxis*, sejam eles positivos ou negativos, o amor ao trabalho está verdadeiramente presente.

Há, porém, algo de peculiar na clínica das toxicomanias e do alcoolismo que torna essa *praxis* ainda mais árdua. Nessa clínica, a questão da compulsão é um grande desafio por se tratar de uma repetição sintomática que leva o sujeito em questão a buscar, incessantemente, o prazer absoluto, através de um caminho muitas vezes sem volta. Trata-se de um grande desafio realizar um trabalho na tentativa de ajudar alguém que, mesmo reconhecendo os efeitos dilacerantes e avassaladores de sua compulsão, não consegue abrir mão do prazer ali envolvido, bem como não consegue suportar o desprazer causado pela droga que o aprisiona. Como ajudar alguém que precisa lidar insistentemente com essa ambivalência?

São muitos os obstáculos que o psicólogo precisa enfrentar e ultrapassar nessa jornada, na maioria das vezes longa, cujos desafios parecem jamais se dissipar definitivamente. Uma jornada que demanda que o profissional, pagando o preço de enfrentar sua própria falha/falta, através dos fracassos inerentes à sua *praxis*, ainda assim ofereça àquele que lhe pede ajuda a única alternativa possível: a escolha pela vida. No entanto, essa escolha só se faz possível quando há a compreensão de que não existe vida que seja totalmente plena e feliz. É oferecendo ao paciente o entendimento de que o prazer absoluto concedido pelo álcool e pela droga é ilusório que podemos ajudá-lo a enfrentar as dores inerentes à realidade.

Esse é, com certeza, um trabalho que exige humildade, respeito, compaixão e gratidão por parte do psicólogo. Humildade pela certeza do não saber absoluto; respeito e compaixão pelas dificuldades e até mesmo pelas impossibilidades que seu paciente apresenta durante o tratamento; e gratidão pela confiança que este último nele deposita, mesmo sem garantias. Somente isso torna possível que o caminho da "cura" seja trilhado, trajetória que exige uma aposta, inicialmente por parte do profissional, até se tornar uma aposta de ambos. E, como a condição inerente a qualquer aposta é aceitar, de saída, uma perda, aqui não seria diferente. Esse sim, me parece, um verdadeiro ato de amor!

PARTE B

O "Apaixonamento" do Terapeuta

Renata Brasil Araujo

Se eu não te amasse tanto assim,
talvez perdesse os sonhos,
dentro de mim, e vivesse na escuridão;
Se eu não te amasse tanto assim,
talvez não visse flores
por onde eu vi, dentro do meu coração
(Herbert Vianna/Paulo Sérgio Valle)

Não tem como não pensar na dependência química como um problema de "apaixonamento": no início, a droga dá prazer, euforia, aumento de autoestima, gerando uma "intensidade emocional" que, grande parte das vezes, a vida é incapaz de dar... Aos poucos, se percebe que toda essa paixão cobra um custo caro, pois o indivíduo se torna dependente da substância e não consegue obter um nível mínimo de equilíbrio e satisfação se não utilizá-la.

Isso, em minha opinião, está diretamente relacionado com o preconceito que alguns profissionais têm com o trabalho com dependentes químicos, os quais são avaliados de um ponto de vista moral e sem serem dignos de receber um mínimo de empatia – afinal de contas, "por que escolheram se apaixonar logo por uma droga?"; "por que experimentaram se sabiam dos riscos?"; "por que não tiveram força de vontade para parar?".

Ouço, frequentemente, que as pessoas não entendem meu "apaixonamento" pelo trabalho com os dependentes químicos, que ele "exige muita tolerância à frustração" e que "são altos os riscos de recaída"; isso sem falar naqueles comentários preconceituosos do tipo "são pessoas diferentes, muitos são bandidos". Percebo que não compreendem o que eu sinto e muito menos os dependentes, talvez por não conseguirem se conectar com seu lado apaixonado e impulsivo, seu lado que não desistiu de extrair um pouco de prazer de uma realidade tão dura como a que vivemos.

Não posso julgar, pois já fui como essas pessoas... Comecei a trabalhar com dependência química em 1994, 8 meses depois de me formar em psicologia. Essa experiência inesquecível ocorreu na Cruz Vermelha Brasileira sediada em Porto Alegre, fazendo um aperfeiçoamento especializado em dependência química que exigia 20 horas semanais de treinamento num hospital-dia. Nós "mergulhávamos" na vida de cada um daqueles, em média, 10 dependentes que faziam um tratamento de 8 horas diárias para interromper o uso das drogas.

Meu primeiro sintoma de "apaixonamento" foi um suspiro – na verdade, muitos suspiros –, quando ouvia os pacientes contarem suas histórias. Pode parecer estranho, mas se engana quem pensa que esses suspiros vinham acompanhados de ansiedade ou tristeza; ao contrário, ocorria um único suspiro, profundo, muito profundo, nos momentos em que eu estava muito conectada com o que estavam dizendo, quando sentia uma enorme empatia com o sofrimento do outro. É claro que eu sei que o suspiro tem uma função biológica e pouco se sabe a respeito de sua associação com emoções específicas; porém, posso afirmar que aqueles suspiros eram um sinal claro de meu "apaixonamento" e de minha vocação para trabalhar com esse tipo de paciente.

Esse primeiro sintoma, logo em seguida, veio acompanhado de tantos outros, como o prazer de acordar cedo (algo que normalmente odeio) para estar lá, ajudando os pacientes, e o fato revelador de combinar com dois colegas de abrirmos uma empresa para trabalhar com dependência química no fim daquele treinamento especializado. Foi o que fizemos: fundamos o Recriar – eu, Domiciano Siqueira, consultor e dependente químico em recuperação, e minha colega, também psicóloga, Maria Inês de Souza. Foi uma experiência interessante. Nós viajávamos pelo país, dando palestras e cursos, e atendíamos dependentes químicos e familiares em grupos no consultório.

Comecei, então, a trabalhar com redução de danos, o que, naquela época, era direcionado aos dependentes de drogas injetáveis, em função da alta prevalência do vírus HIV nessa clientela. A partir dessa oportunidade, eu e Domiciano Siqueira reunimos em São Paulo todas as pessoas que trabalhavam com redução de danos no país com a intenção de discutirmos a "identidade" do profissional que se dedicava a essa questão – até então, não havia um nome que designasse esse tipo de profissional; a denominação *outreach worker*, utilizada em outros países, era inadequada à realidade brasileira. Sinto muito orgulho – e "apaixonamento" – ao lembrar que fui eu que sugeri o nome "Redutor de Danos", o qual foi aceito por unanimidade pelo grupo presente e é utilizado até os dias de hoje.

Nessa reunião também foi criada a Associação Brasileira de Redução de Danos (Aborda), da qual meu amigo Domiciano Siqueira foi o primeiro presidente. Tem como dizer que esse trabalho não é apaixonante? Para mim, não.

Mas os desafios e paixões não terminaram aí. Eu não disse para vocês, mas logo que me formei em psicologia, e antes mesmo de entrar na Cruz Vermelha, eu havia feito um concurso público para a Secretaria da Saúde do Estado do Rio Grande do Sul e estava aguardando ser nomeada. Assim, em outubro de 1997, fui nomeada para trabalhar no Hospital Psiquiátrico São Pedro, mais especificamente – adivinhe! – na unidade de internação para dependência química Jurandy Barcellos. Não preciso dizer o quanto fiquei feliz. Meu desafio era fazer que pessoas de baixa renda, por vezes internadas contra a vontade, pudessem se sentir importantes e resgatassem a esperança de viver, o que era feito com altas doses de carinho, respeito e dedicação.

Alguns anos depois, em 1999, além de trabalhar na Unidade Jurandy Barcellos, comecei a coordenar grupos e a atender, individualmente, pacientes do Ambulatório de Dependência Química do mesmo hospital. Novos desafios e novos "apaixonamentos". Comecei a escrever e a publicar com minha amiga, a psiquiatra Luisa Gimeno, a respeito de nosso trabalho com dependência química pelo Sistema Único de Saúde (SUS). Ali, com aqueles pacientes, descobri o quanto somos importantes para eles e a capacidade que eles têm de serem gratos, mais do que a maioria das pessoas que conhecemos. Talvez esse fator tenha sido fundamental para que eu mantivesse esse "apaixonamento" até hoje: é como se cada paciente nos lembrasse o tempo todo que precisa de nosso trabalho e de nosso empenho.

Quando o "apaixonamento" aumenta, a responsabilidade também cresce, por isso resolvi estudar mais e me inscrevi na seleção para mestrado na PUC-RS, ingressando no grupo Intervenções Cognitivas e Comportamentos Dependentes, da Dra. Margareth da Silva Oliveira, a qual abriu um mundo novo à minha frente.

Os 2 anos de mestrado me entusiasmaram para, na sequência, fazer doutorado no mesmo grupo. Aprendi, nesse período, a respeito de terapia cognitivo-comportamental, de dependência química, e conheci a Associação Brasileira de Estudo do Álcool e outras Drogas (Abead), além de ter podido conhecer, nessa fase, grandes amigas, presentes até hoje na minha vida, que se tornaram minha equipe de estudos na área da dependência química: a psiquiatra Maria da Graça de Castro e a psicóloga Rosemeri Siqueira Pedroso, isso sem citar tantos outros amigos muito importantes ao longo dessa trajetória.

Quando fiz a defesa de minha tese de doutorado, conheci a Dra. Ana Cecília Petta Roselli Marques, de São Paulo, que acreditou e apostou em mim, me convidando para realizar pesquisas em conjunto e participar como membro do Conselho Fiscal de sua gestão na Diretoria da Abead. Ela também me indicou para ser secretária na gestão seguinte, do querido Dr. Ângelo Campana, e nessa mesma época o Dr. Sérgio de Paula Ramos me convidou para ser presidente da Comissão Científica do Congresso da Abead de 2017. É claro que dei tudo de mim para não decepcionar esses profissionais que tanto admiro, principalmente a Dra. Ana Cecília, que considero um modelo de ser humano e profissional e uma espécie de "fada-madrinha". Ainda em 2017, indicada pelo Dr. Ângelo, fui convidada pela querida Sabrina Presman para ser uma das vice-presidentes da Abead, na gestão 2018/2019, e pelo Dr. Sérgio e pela Sabrina para ser novamente presidente da Comissão Científica do Congresso, mas de um evento de comemoração dos 40 anos dessa instituição. Que responsabilidade!

Durante esses anos, de 1998 até os dias atuais, comecei a supervisionar estagiários de psicologia e residentes de psiquiatria na Unidade Jurandy Barcellos e no ambulatório de dependência química e a criar instrumentos terapêuticos para ajudar os pacientes na difícil luta para "vencerem" seu "apaixonamento" pelas drogas. No meu dia de trabalho, quando vejo um paciente recair, não penso que ele falhou, mas no que eu poderia tentar fazer de diferente, e isso me motiva a criar novas estratégias e a implementá-las no SUS.

A experiência com o trabalho no SUS exigiria um capítulo à parte. É preciso entender que lá algumas coisas, para serem feitas, dependerão dos recursos do trabalhador. Em função dessa constatação, doei vários instrumentos e materiais para que os pacientes fossem atendidos de maneira mais efetiva e humanizada. Todos sabem que, quando nos apaixonamos, é comum querermos presentear o "ser amado" e, é claro, com o trabalho não poderia ser diferente; meu exemplo é a prova disso.

Algo que eu costumo perguntar a meus estagiários e residentes de psiquiatria é se eles estão se divertindo no trabalho, pois acredito que esse prazer e amor pelo que se faz é fundamental para que alguém possa ser um bom profissional. Vejo, o tempo todo, pessoas frustradas com seus trabalhos, e com a dependência química não é diferente. Acho isso muito triste, pois passamos uma parte substancial de nossas vidas trabalhando. Mas acho essa questão mais complicada quando nos referimos a um trabalho com pessoas tão sofridas como os dependentes químicos, indivíduos que, em sua maioria, necessitam de um amor e de uma confiança que provavelmente não receberam da família e da sociedade.

Ninguém se apaixona de um dia para o outro, pelo menos não um "apaixonamento" que, ao contrário das pesquisas, dura uma vida inteira; por isso eu quis explicar para vocês como ocorreu o processo de me apaixonar pelo trabalho com a dependência química. Cada sorriso dos pacientes com suas vitórias, cada abraço após um lapso ou recaída, cada pedido de ajuda, cada instrumento criado, cada palestra assistida, cada "mestre" que passou pelo meu caminho, cada aluno que aprendeu um pouco comigo, cada luta que eu travei (e travo todo dia) em meu trabalho construíram (e constroem) essa paixão.

Tentei, neste depoimento, contar um pouco desse meu "romance" com o trabalho para que tentem entender esse processo, mas temo que isso não seja possível em sua completude, pois só quem trilha esse caminho pode, de fato, compreendê-lo de verdade. No entanto, espero, sinceramente, que eu possa ter ao menos "lançado" uma semente no coração de cada um de vocês e que essa semente seja capaz de espalhar respeito, carinho e, acima de tudo, amor pelo trabalho que realizam e pelos seres humanos que atendem, ajudando vocês e seus pacientes a serem pessoas mais felizes.

PARTE C

A Evolução do Trabalho e os Sentimentos Despertados

Selene Franco Barreto

Há pouco tempo me perguntaram por que eu havia escolhido a área de dependência química para trabalhar. Isso me fez refletir: por que será que gosto disso? Por que me encontrei tanto nessa área?

Comecei a trabalhar com esse assunto em 1982, aos 25 anos de idade, quando cheguei ao centro de recuperação Vila Serena, no Rio de Janeiro. Eu estudava psicologia e lidava com minhas próprias limitações, provocadas por um déficit de fala e pela dislexia. Além disso, sofria em silêncio pelo fato de sentir o preconceito no lugar de mulher negra, numa época em que essa questão era ainda mais difícil do que hoje em dia.

Nunca fui dependente química, mas me identificava com tantas pessoas que eram marginalizadas por conta de seu problema, e pude perceber que o amor e o respeito pelo ser humano eram essenciais para lidar com os portadores daquela doença, os quais eram socialmente discriminados.

Ao longo da minha trajetória, vi muita gente mudando seu estilo de vida, se transformando... Famílias mais unidas, pessoas sendo resgatadas, gente realmente deixando para trás uma situação que representava a miséria humana, emocional, física, social, e conseguindo reverter sua história. Isso tudo me tocou muito. Olhar para as pessoas e perceber seu caráter e a possibilidade de investir nos valores humanos me fez desejar ficar nesse trabalho e ajudar os indivíduos e suas famílias. Fui, então, buscar aprofundamento técnico.

Em 1985, participei de meu primeiro congresso na Abead, o 6º Congresso Brasileiro de Alcoolismo, na Uerj, onde conheci pessoas que viraram amigos queridos e amados, profissionais especiais que, além da técnica, mostravam amor pelo trabalho e com os quais me identifiquei muito.

Depois desse primeiro congresso, participei de quase todos os que se seguiram, da Abead e de outras associações no Brasil. Fiz várias pesquisas de campo e cursos, e visitei diversas unidades, como UFRJ-Cepral (Centro de Ensino, Pesquisa e Referência em Alcoologia e Adictologia), com o Dr. José Mauro Braz de Lima e a assistente social Terezinha Ramos; Uerj-Nepad (Núcleo de Estudos e Pesquisas em Atenção ao Uso de Drogas), com a Dra. Tereza de Aquino; USP-Grea (Grupo de Estudo de Alcoolismo), com o Dr. Arthur Guerra; UFBA-Cetad (Centro de

Estudo de Terapia de Abuso de Drogas), com o Dr. Antônio Nery Filho; curso de inverno para atualização em dependência química, com o Dr. Sérgio de Paula Ramos e outros profissionais da equipe; Unifesp-Unitad (Unidade de Pesquisa de Álcool e Drogas), com Ronaldo Laranjeira e sua equipe de enfermagem; em 2001, iniciei frutífero intercâmbio técnico nos EUA, a convite do consulado americano, e durante 37 dias percorri seis estados, visitando unidades de *drug court* (tribunais de drogas), centros de recuperação, como a Hazelden Foundation (onde estudei o modelo Minnesota), comunidades terapêuticas e de ações de prevenção.

Fiz minha primeira pós-graduação em prevenção de drogas na Universidade Cândido Mendes, no Rio de Janeiro, e depois a segunda, em 2002, em Gestão de Saúde, na Fundação Getúlio Vargas. Antes concluí alguns cursos de especialização: Existencial Humanista, Psicodrama, TCC e Terapia de Grupo. Ao longo dos anos, foram registradas muitas mudanças nos estudos, nas técnicas, na sociedade, e o panorama que encontramos hoje não se parece com a realidade que vivenciei no passado no tocante ao consumo de álcool, tabaco e outras drogas. Por isso, nunca parei de estudar e de investir nessa profissão que até hoje é apaixonante.

Em meu trabalho, sempre falo: SALVAMOS VIDAS, com amor. Claro que há uma questão ética envolvida, uma metodologia a seguir, precisamos ter responsabilidade e comprometimento com a abordagem científica, mas também há um lado humano muito forte, o lado mais rico de todos: a VIDA. Além disso, precisamos desenvolver algumas competências como profissionais: habilidade para lidar com a impotência, com a frustração, resiliência, aceitação etc.

Essas descobertas vieram muito tempo depois de eu estar em campo; no início, não entendia por que eu gostava tanto do que fazia. Na faculdade, falava-se que álcool e drogas eram sintomas de comportamento ou uma espécie de bode expiatório (dizia-se que o dependente vinha de uma família disfuncional ou tinha um distúrbio psiquiátrico). Fui percebendo que havia tanto a família funcional que apresentava problemas com álcool e outras drogas como também as famílias disfuncionais; vi gente sem distúrbio algum ter suas questões com o álcool e com outras drogas, bem como o contrário; famílias unidas, com base, companheirismo, amor e entendimento da vida, sendo comprometidas pelo uso de álcool e de outras drogas; pessoas com valores éticos que se drogavam; pessoas que sofriam, mas queriam parar e ter qualidade de vida; ou seja, percebi gente realmente sofrendo e pedindo ajuda, independentemente da situação e de sua condição social.

Então, resolvi seguir na contramão, mesmo dentro da universidade, encontrando professores que achavam que o assunto era "besteira", uma "bobagem", e que eu não estava falando nada consistente, porque realmente naquela época não havia no Brasil nenhuma comprovação científica sobre o tema, apenas uma visão psicanalítica, que era única.

Venho de uma família baiana para a qual a bebida era uma coisa normal e agradável. Depois de algum tempo, fui percebendo que não era assim, que havia uma forma de recorrer ao álcool que representava um uso abusivo e problemático.

Quando eu tinha mais ou menos 9 anos de idade, morando no Rio de Janeiro, adorava as festas de São João. Nessa ocasião, meu amado e querido pai, um belo baiano, fazia uma deliciosa caipirinha e várias batidas (de coco, de amendoim etc.), que todos adoravam. Ele era conhecido como o "rei da batida". Distribuía a bebida para os vizinhos, que ficavam ali em comunidade, bebendo e conversando, todos felizes. Eu, pequena, acompanhava aquilo tudo e admirava a relação bonita entre as pessoas.

Então, num gesto de carinho, tive a ideia de levar para minha professora, na escola, uma garrafinha da batida de coco – ainda coloquei na geladeira do colégio, pois havia aprendido que gelada ficava ainda mais gostosa. Entreguei, ela experimentou, mas em seguida fui severamente repreendida e encaminhada para a diretoria, onde fiquei de castigo por ter levado bebida alcoólica para o colégio. Minha saída só seria autorizada se fosse acompanhada por um dos responsáveis. Chamaram meus pais... Que decepção, que tristeza e quanta vergonha! Lembro-me de me colocarem sentada, na secretaria, numa cadeira por onde todo mundo passava, me via e ria de mim, porque meus colegas sabiam que eu estava ali de castigo. Para os professores, era uma situação gravíssima, eu tinha levado batida (álcool) para aquele ambiente; no entanto, aquela era uma coisa que dentro da minha família, da minha comunidade, era celebrada como algo bom.

Foi assim que tive meu primeiro desapontamento, quando percebi que aquela "batidinha de coco" não era só símbolo de alegria. Isso ficou registrado, levei uma bronca, apesar da minha inocência, e minha vida continuou com esse conflito: uma coisa que era muito boa dentro de casa e para os amigos de meus pais não podia ser levada para a escola. Para uma criança, não era tão simples de entender. O que não faz a falta de orientação familiar e de prevenção nas escolas em relação às questões referentes ao álcool e a outras drogas!

Depois de adulta, comecei a estudar e a trabalhar nessa área, e percebi que meu pai apresentava mudanças de comportamento muito sérias quando bebia. Não cheguei a vê-lo bêbado, mas ele tinha alterações de humor quando consumia álcool. Era um problema de alcoolismo diferente dos demais. Ele faleceu aos 75 anos, porque não pôde colocar um marca-passo, pois sofria de uma miocardiopatia alcoólica, uma dilatação do coração. Ao longo dos anos, a família toda negava o problema e eu era vista como exagerada – eu entendia que era difícil ir contra uma cultura que considera que beber e ficar entorpecido é normal. Ao longo dos anos, pude ajudar meu familiar e amigos com problemas de álcool, dando amor e respeitando a decisão de quererem beber, e ficando à disposição para quando precisassem, mesmo entendendo que aquilo não era bom para eles.

Ao longo dos anos, muitos amigos de infância me pediram ajuda, principalmente com relação aos filhos, que se envolveram com drogas, ou pude colaborar com os filhos desses amigos que pediram ajuda para o problema de seus pais.

Inicialmente, meu trabalho se deu na Vila Serena, no Rio de Janeiro. Depois de me dedicar durante 8 anos ao trabalho nessa instituição, segui em frente e fui sócia-fundadora da empresa Contexto Consultoria e Empreendimentos Ltda., até o ano de 2003. Então, fundei a Evolução Clínica & Consultoria Ltda., à qual me dedico até hoje e onde busco desenvolver um trabalho técnico, humanizado, espiritualizado e repleto de amor.

Essa foi, resumidamente, a história de como se deu minha paixão pelo trabalho com a dependência química. Às vezes me lembro de quando ouvia alguém na família falar: "Que exagero, nem todo mundo que bebe é alcoólatra..." De fato, nem todo mundo que bebe é alcoólatra; eu mesma sempre bebi, mas de uma maneira bem diferente daquela que presenciava em meu universo familiar e social. Quando viajava, muitas vezes ouvia: "Puxa, você não trouxe uma cachacinha lá de Minas?" Aí, respondia: "Não, porque eu te amo. Você tem problema com álcool e eu não gostaria de contribuir para sua doença."

Assim como para minha família a bebida representava uma oportunidade de socialização, isso acontece em diversas famílias, porque é uma questão cultural. No entanto, aquele bem-estar momentâneo pode aos poucos ir dando lugar a alguns pesadelos, porque o uso compulsivo e abusivo do álcool vai acontecendo naturalmente. Eu pude perceber que algo estava errado e que algumas mudanças significativas de comportamento precisavam acontecer para a melhoria tanto da qualidade de minha vida como daquelas pessoas, e isso só foi possível a partir da ajuda de profissionais especializados que procurei na época.

Amor pelas pessoas, **respeito** pelo ser humano, **crença** na transformação humana e **solidariedade** com aqueles que têm problemas e que a sociedade coloca à margem. Fico **feliz** por saber que sou uma facilitadora do crescimento do outro. Dedico meu **carinho**, **ternura** e **compreensão** aos que sofrem por conta da dependência química. Sinto **orgulho** de minha profissão quando penso que o que faço hoje tem suporte científico e sempre oriento outros profissionais a seguirem nesse sentido. Minha realização é trabalhar por um **mundo melhor**, indo além da ajuda que indico a partir do tratamento – hoje também ofereço prevenção: informação, educação continuada nas empresas, em sindicados, nas escolas etc.

Definitivamente, encontrei umas das minhas paixões na vida: meu trabalho, que vai além da técnica.

Paixão é um **sentimento humano intenso e profundo**, marcado pelo grande **interesse e atração** da **pessoa apaixonada** por **algo ou alguém**.

Paixão = sentimento do profissional
Sentimento humano intenso e profundo = em ajudar
Interesse e atração = profissionalismo
Pessoa apaixonada = pacientes, dependentes químicos e seus familiares
Algo ou alguém = saúde física e mental dos pacientes

PARTE D

Minha Vida e Meu Trabalho

Eliana Freire

Tudo começou em abril de 1985, quando fui me tratar no programa ambulatorial da Vila Serena no Rio de Janeiro, por conta do meu alcoolismo. Mas, peraí... acho que foi bem antes disso.

Comecei minha graduação em psicologia na PUC-Rio, em março de 1967, e me casei em 1969, ano em que eu e meu marido fomos para a University of Houston, onde ele cursou PhD em informática e eu terminei minha graduação e concluí o mestrado em psicologia. Minha paixão sempre foi estudar e entender as minorias, o *underdog*, como diriam os americanos. Então, escrevi uma dissertação sobre a construção de valores sociais entre mexicanos-americanos.

Voltamos para o Rio de Janeiro em 1974, quando comecei a dar aula no Departamento de Psicologia da PUC-Rio. Eu era "pau para toda obra" e me envolvi bem com a pioneira Equipe Comunitária de Estágio, que minha querida colega, a professora Maria Elizabeth Leite Ribeiro, instituiu na graduação da PUC. O objetivo era construir um trabalho com aqueles que viviam na comunidade e eventualmente deixar que tudo funcionasse organicamente, de forma independente dos técnicos originais, com possibilidade de o trabalho se multiplicar, como aconteceu na Obra do Berço, fundação no Rio de Janeiro que abriga crianças cujas mães não têm condições de cuidar.

Enquanto isso, eu seguia com alguns problemas de readaptação, entre outras questões que me afligiam, e, sem perceber, o álcool começou a tomar conta de minha vida. Veio de mansinho e, aos poucos, eu não conseguia fazer mais nada sem beber. De 1975 a 1985, fiz muitas terapias com excelentes profissionais: psicanálise, terapia de grupo, atendimento psiquiátrico, desintoxicação, medicina antroposófica etc. Infelizmente, nenhum desses especialistas tinha real conhecimento do alcoolismo como uma patologia. Tanto eu quanto eles ignorávamos não só o diagnóstico, mas também alternativas de tratamento para tal. Até que finalmente, em abril de 1985, fui apresentada à Vila Serena, um espaço localizado em Santa Teresa, no Rio de Janeiro, e à metodologia de seu programa ambulatorial.

Felizmente, minhas defesas se quebraram e eu pude aceitar e entender meu problema com o alcoolismo. Vi e ouvi pessoas de todas as camadas sociais que passaram pelo sofrimento que encarei, inclusive profissionais que tiveram a mesma experiência. Foi uma revolução cognitiva e afetiva. Revi e ressignifiquei minha vida à luz de minha perda de controle sobre o álcool. E me apaixonei: pela nova vida, pelo tratamento, por novos amigos, por poder realmente curtir a vida sem o álcool. Sim, não abri mão do prazer, porque sem ele eu não vivo. Mas tem a tal da sublimação, que funciona. E então reencontrei o prazer na vida, que continuei a encarar com intensidade, característica minha, mas sem "precisar" do álcool. Sentia como se tivesse saído de uma prisão, e essa sensação de liberdade foi e é indescritível.

Eu tive um período de licença de 5 meses da PUC-Rio que me foi gentilmente concedido pelo então diretor do Departamento de Psicologia, o professor Bernard Rangé, clínico, pesquisador e autor de trabalhos e livros de referência sobre terapia cognitivo-comportamental a quem sou eternamente grata. Bernard atualmente é professor titular da UFRJ e é conhecido internacionalmente. Logo que minha licença terminou, em agosto de 1985, Bernard me convidou para iniciar uma disciplina que focasse nos problemas relacionados a drogas (incluindo o álcool, claro), um assunto que era tabu na sociedade em geral e na academia. Foi assim, paralelamente a meu próprio tratamento, que comecei a estudar a questão do álcool e das outras drogas na PUC-Rio.

Ainda me recordo da primeira aula que dei depois de ter parado de beber: minhas mãos ainda tremiam (não tomei remédios alopáticos, só homeopáticos) e expliquei para os alunos por que aquilo acontecia. Mais uma libertação! Nunca sofri preconceito por ter falado de minha disfunção, nem na academia, nem fora dela.

Além de estudar e divulgar o conhecimento nessa área, eu tinha mais um objetivo: reduzir o preconceito sobre o tema. Desejo muito que outras pessoas possam ser aceitas e ajudadas. Outra paixão! Então, direcionei minhas aulas mais para os aspectos históricos, culturais e antropológicos sobre como o ser humano sempre buscou alterar seus estados de consciência (os animais também) pelos mais diversos motivos. À medida que ia estudando e me tratando, passei a focar mais na dependência química e nos tratamentos.

Fui convidada pelo Dr. Cid Merlino Fernandes para trabalhar no Centro de Tratamento para Dependentes Químicos (Credeq) de Campo Grande, no Rio de Janeiro, em 1987, a primeira clínica de internação voluntária gratuita no estado. Saí em 1991, e posso dizer que foram anos de grande aprendizagem e de muita prática. O Credeq foi uma grande escola para toda uma primeira e formidável equipe, trabalhando numa área que aqui ainda era muito nova. Infelizmente, a clínica não existe mais.

O Departamento de Psicologia da PUC-Rio foi pioneiro em oferecer, na graduação, disciplinas sobre essa temática como parte de sua grade curricular oficial. Eu pude convidar muitos profissionais para dar palestras em minhas turmas, falando sobre dependência química, toxicomanias e transtornos relacionados ao uso de substâncias. A intenção era mostrar as diferentes formas de compreender o fenômeno, passando pela psicanálise, pela visão cognitivo-comportamental, a visão psiquiátrica, entre tantas outras, culminando com a visão da neurociência, a mais novinha, tirando partido da crescente tecnologia de neuroimagem.

Abordamos, por exemplo, o "modelo Minnesota" (adaptado no Brasil pela Vila Serena), a visão cognitivo-comportamental, a compreensão psicanalítica e os mecanismos cerebrais ligados ao uso de substâncias. Passeamos pelo CID-10, DSM-IV e V e vários instrumentos diagnósticos. Nos deparamos com a discussão quanto à dependência química ser uma disfunção *per se* ou parte de um *continuum* de uso abusivo e poder ser avaliada em termos de graus de severidade. Tratamos de diferentes objetivos terapêuticos, da abstinência, da redução de danos e da prevenção. Discutimos sobre e visitamos, no Rio de Janeiro, os grupos de ajuda mútua, comunidades terapêuticas, os tratamentos financiados pelo governo, como Nepad (Uerj), Projad (UFRJ), Caps-ad, clínicas particulares (Vila Serena, Evolução, Clif, Cliad) e fundações (Credeq, Santa Casa), entre tantas outras.

As disciplinas tentavam acompanhar a história num período de franca aceleração. Em 1985, a bibliografia da área era toda estrangeira, com raras exceções, como o excelente livro *Alcoolismo hoje*, do Dr. Sérgio de Paula Ramos. Mais tarde vieram as publicações em português do Dr. Eduardo Kalina (Argentina) e do Dr. Olievenstein (França). Tive o privilégio de conhecer os dois em congressos no Rio e em São Paulo. A Abead contribuía organizando congressos com convidados nacionais e internacionais e divulgando trabalhos de revistas especializadas. Hoje, temos uma bibliografia riquíssima, tanto estrangeira como em português, e com a internet o céu é o limite. A maior preocupação deve estar na seleção daquilo que é acessado, procurando por publicações sérias, porque essa temática é facilmente manipulada pela mídia sensacionalista e por grupos com interesses econômicos e políticos.

A ideia era que nossas disciplinas variassem desde o foco nas patologias até os usos sociais de substâncias, fossem elas legais ou ilegais, e questionávamos o porquê de tantas abordagens diferentes diante de patologias similares, as compulsões. Infelizmente, os objetos das compulsões são facilmente preconizados na contemporaneidade, e não surpreendem as trágicas prevalências dessas ocorrências. Não podemos ignorar dois lugares-comuns em nossa área: "cada caso é um caso" e "é um transtorno biopsicossocioespiritual". Abrimos estágio na área de dependência química com a ajuda fundamental de minha colega Teresa Creusa Negreiros, também professora da PUC-Rio. Depois, também com a ajuda dela, implantamos e coordenamos um curso de especialização *lato sensu* em problemas relacionados a substâncias, também na PUC-Rio.

Passeamos pelo trabalho do sociólogo Eric Hobsbawn, seu conceito de comunidade e como entender grupos de ajuda mútua; pelo psicólogo Viktor Frankl, com seu trabalho, fruto da própria vivência, na II Guerra Mundial, *Um psicólogo no campo de concentração*, sua busca por sentido e, guardadas as devidas proporções, a semelhança com a prisão construída na relação com as drogas e a busca posterior de sentido. Passeamos pelo bio, o psico, o social e o espiritual. Estudamos as mudanças cerebrais a partir, por exemplo, de crenças e exercícios de relaxamento, sem a ingestão de qualquer químico. Passamos pela questão do HIV e o uso de drogas e sobre o advento da redução de danos daí decorrentes, que se tornou tema da política pública com relação às drogas até hoje. Foram muitos colegas e alunos que contribuíram ativamente, construindo essas disciplinas, alguns com a mesma paixão até hoje. Que privilégio ter tantos ex-alunos trabalhando na área.

Posso falar, com certa tranquilidade, que nessa área só ficam os apaixonados, e digo isso com conhecimento de causa. Em 2015, encantada com um sítio na região serrana do Rio de Janeiro e cansada do calor e da correria do centro urbano, resolvi pedir demissão da PUC (com o coração na mão, claro). Achava que já tinha dado minha contribuição, trabalhando de 1974 a 2015, e que já estava de bom tamanho. Sonhava em finalmente me dedicar mais à pintura, o que já fazia como *hobby* (cheguei a conhecer meu atual marido no Parque Laje), passear pelo mato e ler qualquer coisa que me desse na telha, sem preocupação didática. Em 2016, nos mudamos para o sítio.

Em maio de 2017, a partir de um mágico reencontro (Jung explica?) com a querida psicóloga e minha atual mestra, Tereza Cristina Rocha, eu voltei a trabalhar, dessa vez como voluntária, no Caps-ad (Centro de Atenção Psicossocial de Álcool e Drogas) de Nova Friburgo (ainda não credenciado), com redução de danos, terapia comunitária integrativa e absolutamente apaixonada. Alguma dúvida? E que venham outros tantos apaixonados! Acredito que juntos podemos muito!

PARTE E

Fé, Bom Humor e Muito Amor

Roseana Ribeiro

Desde muito jovem, o tema da dependência química faz parte de minha vida. Anos 70... gente amiga casava com nome fantasia. O príncipe e a *baby* eram abençoados em templos revolucionários. No delírio da maconha, alegavam buscar um mundo sem agrotóxicos, segundo eles, nos alimentos e na alma.

Eu não usava, tinha medo de mim. Sabia que havia um rebuliço de pensamentos e muitas ideias em minha mente. Aprendi a sonhar. Cresci escutando que sonhar era de graça, que como os sonhos eram só meus eu escolheria a hora, o que e como seria o sonho. Tornei-me uma sonhadora. Hoje penso que era sufocada por um mundo rígido de valores, mesclados em ideias e sonhos de liberdade. Usar drogas ilícitas não ajudaria, eu me perderia de mim, iria enlouquecer. No entanto, muito cedo me tornei tabagista. Aos 16 anos ofereci a um amigo, que queria parar de usar cocaína, minha casa e a companhia de minha mãe. Prometi que seria um segredo nosso, assim ele não se sentiria "perseguido". Segundo minha mente "inocente", iria afogá-lo em bom almoço, muito café e bons papos com minha mãe, que, como ele, era tabagista. Assim foi durante 1 ano. Sempre após a aula do cursinho que fazíamos juntos, seguíamos para minha casa. Quando eu estivesse dando aula, ele teria a companhia de minha mãe, que pouco saía. À noite ele voltaria para casa, já alimentado, para dormir e voltar no dia seguinte.

Em meu pensamento tudo daria certo se ele não ficasse só, tivesse boa comida e muito café. A casa era sempre cheia. Éramos quatro irmãos, 7 anos de diferença entre um e outro, meus pais se amavam e não brigavam. Como toda boa família, mesclada de fazendeiros nordestinos com italianos, o que não faltava eram rigidez e muito amor. Enfim, seria, para meu amigo, "um ambulatório-dia" especial.

Acho graça quando lembro, eu só queria ajudar. "Deus protege os inocentes." Deu certo, ao menos durante o ano em que esteve conosco. Soube depois que finalmente contou para os pais. Não tive mais notícias. Hoje vejo que o ingrediente mais importante daquele "tratamento" era o amor. Foi com essa poção mágica, muita técnica e boa vontade, que consegui, durante os anos que trabalhei no Cead (Conselho Estadual Antidrogas, no Rio de Janeiro), atender uma quantidade enorme de usuários, moradores de rua e familiares.

Foram anos de muito trabalho e estudo. A busca incessante era, e ainda é, como ajudá-los a sair do uso de drogas e a conviver com essa passagem de corpo e alma aprisionados. Ali era uma corda bamba constante. Um passo em falso e poderia perder aquela vida assustada e pronta para correr. Um lado deles queria e o outro não queria o tratamento. Sem contar os que chegavam forçados a se tratar (a maioria). Se não os acolhesse com verdade e olhos nos olhos, de nada serviria a quantidade de papéis e formações, inclusive a entrevista motivacional.

Lembro que num congresso apresentei um trabalho sobre tratamento de dependência química e um aluno me disse que achou "um pouco piegas" eu terminar a apresentação falando sobre fé, bom humor e amor. Hoje, frequento encontros mediados por Sua Santidade Dalai-Lama e grandes cientistas e estudiosos. Escuto com muita alegria e inquietude o que a ciência traz a respeito dos estudos sobre a neuroplasticidade. As mudanças no cérebro podem ser induzidas voluntariamente e, ao contrário do que se afirmava no passado, podemos regular nossas emoções. Os exercícios de atenção plena são divulgados pelo mundo, a ciência afirma que o mais precioso é o que está dentro de nós. Novamente estamos diante da possibilidade de entender que, se não há vida saudável sem compaixão, não há tratamento para dependência química sem fé, bom humor e muito amor.

PARTE F

Alguns Registros para a História
(Depoimentos)

Fizemos a mesma pergunta para alguns profissionais que colaboraram com entrevistas para este livro e, a seguir, reproduzimos seus depoimentos. A pergunta foi:

Ao longo da vida profissional, o que te decepcionou e o que te deu prazer?

Analice Gigliotti (médica psiquiatra)

Eu me decepcionei ao ver as pessoas... às vezes a gente idolatra as pessoas, como se elas fossem especiais, intelectualmente superiores, e na verdade são normais como qualquer outra... Existe um jogo de poder na vida associativa que é normal, isso é política. Na verdade, eu me decepcionei quando descobri o que era o mundo. Eu me decepcionei quando vi que há uma política por trás de tudo. Das leis à saúde, às vezes tudo fica à mercê de interesses individuais.

Eu adoro trabalhar com o que faço. O que me dá prazer é ver e sentir como a gente faz diferença na vida das pessoas. A dependência química tem uma coisa interessante... As pessoas (dependentes químicos) vão perdendo, perdendo e perdendo coisas até fazer com que as famílias inteiras fiquem desesperadas, e isso é uma coisa progressiva, até que você chega. Quando você salva aquela pessoa, o efeito é muito rápido; isso, sim, me dá muito prazer... salvar as pessoas. É muito chato quando a gente não consegue. A gente tem que ter um pouco de casca grossa diante da impotência. Resiliência...

A gente aprende a ter, né? Quando eu comecei a tratar de dependentes químicos, achava que tinha que curar todos os meus pacientes para sempre, que ninguém podia ter recaídas; hoje eu já sei que não é assim. Já tive tempo suficiente para aprender. Mas, enfim, o que me dá prazer é saber que faço diferença na vida das pessoas.

Joaquim de Melo (médico do trabalho)

O que me deu muito prazer foi o resultado do nosso programa nas empresas. Muito prazer mesmo! Houve uma época em que tínhamos mais de 70% de recuperação, com algumas recaídas que a gente conseguia voltar, mas no auge do programa chegamos a ter de 70% a 80% de recuperação. Isso é um prazer que não tem preço. A gente vê as pessoas se recuperarem, famílias que estavam destruídas... Uma vez, ouvi de um funcionário de uma empresa que ele quase estuprou a filha de 4 ou 5 anos de idade. Foi interrompido porque a mulher dele chegou na hora... Ouvi ele dizendo: 'Hoje em dia, já faz mais de 1 ano que eu estou limpo, já posso contar isso'.– Ver esse tipo de recuperação emociona a gente. A que ponto o álcool e outras drogas podem deteriorar uma vida, mas a gente é capaz de ver a recuperação delas."

A Sérgio de Paula Ramos foi perguntado: **Ao longo de uma vida dedicada ao trabalho, o que lhe deu mais prazer?**

Sérgio de Paula Ramos (psiquiatra)

"Olha, o que me dá mais prazer é atender os pacientes. Com todo paciente você está aprendendo alguma coisa... Eu sempre digo uma frase que parece até meio esquisita: "se você for se consultar com alguém e ouvir que ele sabe tudo sobre a dependência química, saia correndo." Porque eu estou aprendendo todos os dias com os pacientes. Todos, todos os dias! Isso é o que me dá mais prazer, você estar sempre se aprimorando, descobrindo coisas novas.

Capítulo 9

O Passado que Celebramos – O Legado dos Gênios na Ciência, na Assistência e na Vida

Selene Franco Barreto

Vida e morte foram minhas, e eu fui monstruosa. Minha coragem foi a de um sonâmbulo que simplesmente vai. Durante as horas de perdição tive a coragem de não compor nem organizar. E sobretudo a de não prever. Até então eu não tivera a coragem de me deixar guiar pelo que não conheço e em direção ao que eu não conheço: minhas previsões condicionavam de antemão o que eu veria. Não eram as antevisões da visão: já tinham o tamanho de meus cuidados. Minhas previsões me fechavam o mundo.

(Clarice Lispector)

■ Introdução

Celebrar os amigos é uma obrigação moral, especialmente quando se trata de pessoas que foram talentosas, afetuosas e permanecem vivas em nós graças ao legado que deixaram. Percebemos o quanto são importantes os que trabalham com o tratamento de pacientes, tanto no que se refere ao álcool como ao tabaco ou a outras drogas. São sensíveis, especiais, revolucionários e, sobretudo, humanos.

No campo das áreas biopsicossociais, muitas pessoas – algumas delas citadas neste livro – desempenharam papéis fundamentais na construção e consolidação de metodologias de tratamento, no avanço da pesquisa, na abertura de locais de terapia, fazendo a ponte entre uma nova visão do dependente químico e o próprio Estado ou na superação de uma leitura estereotipada e preconceituosa com relação ao dependente.

Este capítulo objetiva citar, especialmente, sete grandes nomes que certamente representam todos aqueles que deixaram suas marcas e contribuíram para a evolução na área do cuidado e da saúde – é o que queremos celebrar: pessoas com ideias revolucionárias, que contribuíram para a consolidação do campo da dependência química no Brasil, estudiosos dedicados à pesquisa e que nunca desistiram, mesmo diante do desafio de lidar com algumas doenças pouco reconhecidas. São eles: Vicente Antônio de Araújo, Jandira Masur, Ernani Luz Júnior, Ricardo Esch, padre Haroldo Rahm, Elisaldo Luiz de Araújo e Alberto José Araújo.

■ Vicente Antônio de Araújo

Vicente Antônio de Araújo ([?] – 1991) foi um psiquiatra pioneiro na pesquisa sobre o alcoolismo. Entre suas obras destaca-se o livro *Para compreender o alcoolismo: teoria e prática* (Figura 9.1), publicação que se tornou referência obrigatória e importante para pesquisadores brasileiros que pretendiam dedicar-se ao estudo do tema.

Sua abordagem com os pacientes incluía técnicas do psicodrama, além do foco no papel da família ao longo do tratamento. As contribuições de Vicente Antônio de Araújo durante o processo de pesquisa e escrita deste livro são inestimáveis.

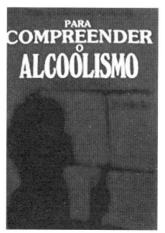 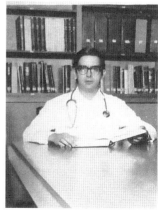

Vicente A. de Araújo

Figura 9.1 Livro publicado por Vicente Antônio de Araújo em 1986.

Jandira Masur

Jandira Masur (1940-1990), psicóloga, foi professora dos cursos de graduação e pós-graduação na Escola Paulista de Medicina. Pesquisadora da Farmacologia do Sistema Nervoso, especialmente de distintos aspectos do alcoolismo e do consumo de drogas, publicou diversos livros.

Nascida em São Paulo, Jandira Masur se graduou em psicologia pela Universidade de São Paulo (USP), onde se formou em 1964. Trabalhou na área de psicologia clínica até 1967, quando iniciou a pós-graduação. Em 1971, concluiu seu doutorado em psicofarmacologia na Escola Paulista de Medicina (Unifesp). Foi presidente da Associação Brasileira de Álcool e Alcoolismo, vice-presidente da Sociedade Brasileira de Psicobiologia e pesquisadora I-A do CNPq. Além disso, escreveu três livros dedicados ao universo infanto-juvenil, publicados pela editora Ática: *O frio pode ser quente?*, *O jogo do contrário* e *Porquês*.

Jandira faleceu em maio de 1990, em São Paulo, aos 50 anos de idade, deixando como legado dezenas de artigos científicos, capítulos de livros e obras publicadas. Sua atuação em diversos debates, eventos acadêmicos, simpósios e no campo da dependência química rendeu-lhe uma homenagem especial no Simpósio Anual da Federação das Sociedades de Biologia Experimental em Caxambu, Minas Gerais, em agosto de 1990.

Grupos como o do Laboratório de Psicofarmacologia da Coordenadoria Especial de Farmacologia, da Universidade Federal de Santa Catarina, foram testemunhas de sua inestimável contribuição ao desenvolvimento de pesquisas pioneiras no campo do tratamento da dependência química (Figuras 9.2 e 9.3).

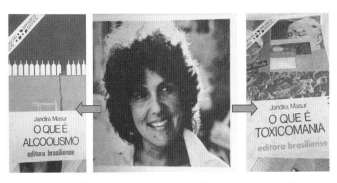

Figura 9.3 Dois livros de Jandira Masur, publicados na coleção Primeiros Passos, da Editora Brasiliense, ainda disponíveis para venda em formato digital. Os títulos dessa coleção foram muito populares entre os universitários nas décadas de 1980 e 1990.

Enquanto grande parte das pesquisas sobre drogas no Brasil ainda teimava em reproduzir estereótipos e preconceitos – idos dos anos 1990 –, Jandira empenhava-se em levar à sociedade debates considerados à frente de seu tempo. Sua ousadia ao explicar os diferentes efeitos causados pelo uso abusivo de drogas de consumo permitido e drogas ilegais ilustra seu trabalho de excelência, que ainda hoje é referência para os estudantes da área.

Ernani Luz Júnior

Numa época em que o alcoolismo era considerado uma falha moral, Ernani Luz Júnior (1945-2008) destacou-se como um dos primeiros psiquiatras gaúchos a estudar a dependência química e a tratar de pacientes que, muitas vezes, não contavam com o apoio nem mesmo de suas famílias. O pioneirismo na pesquisa e no tratamento do alcoolismo rendeu-lhe o reconhecimento em vida que muitos na mesma área só puderam gozar depois de mortos. Um exemplo são as cartas que ele recebia de antigos pacientes: os agradecimentos inestimáveis de pessoas cuja segunda chance fora garantida pelas mãos desse que carregava o sugestivo sobrenome Luz.

Formado em Medicina, dedicou-se à psiquiatria, ajudou a fundar o corpo clínico da Unidade de Dependência Química do Hospital Mãe de Deus, em Porto Alegre, e foi um dos diretores mais ativos da Clínica do Bem-Estar Mental. A experiência que adquiriu na área foi registrada em diversos capítulos de livros a respeito do tratamento da dependência química – tema que também defendeu como presidente da Associação Brasileira de Estudos do Álcool e outras Drogas.

Ernani Luz Júnior faleceu em 2008, no mês em que completaria 63 anos (Figura 9.4). Em seu velório, o livro de presenças recebeu mensagens de muitos pacientes agradecidos.

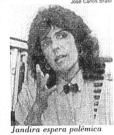

Figura 9.2 Matéria publicada no *Jornal do Brasil* com foto e depoimento de Jandira Masur.

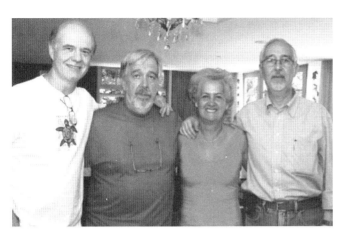

Figura 9.4 Da esquerda para a direita: Ângelo A. M. Campana, Ernani Luz Júnior, Irani Argimon e Sérgio de Paula Ramos – a primeira equipe da Unidade de Dependência Química do Hospital Mãe de Deus em Porto Alegre, Rio Grande do Sul. (Foto de Sérgio de Paula Ramos.)

▪ Ricardo Esch

Nascido em 6 de junho de 1958, no Rio de Janeiro, Ricardo Esch formou-se em medicina interna em 1982, pela Faculdade de Medicina da Universidade Federal do Rio de Janeiro. Nos primeiros anos de sua prática médica, focou sua atuação nas questões médico-sociais e no desenvolvimento de programas de saúde institucional e pública.

Já em 1986, passou a dedicar-se exclusivamente às farmacodependências e foi responsável pelo serviço médico da Vila Serena, o primeiro centro de tratamento especializado em dependência química no Brasil. Ali, Esch sempre buscou integrar metodologia científica à prática de um programa comportamental que foi estabelecido com base nos 12 Passos dos Alcóolicos Anônimos.

Foi um grande incentivador do aprimoramento contínuo do profissional e do intercâmbio entre técnicos e instituições orientados por diferentes metodologias. Dessa maneira, apresentou-se como orador em diversos eventos científicos, onde também costumava divulgar trabalhos de sua autoria.

Esch participou da fundação da Associação Brasileira de Alcoolismo e Drogas (Abrad), em 1986, da qual foi presidente do Conselho Deliberativo provisório e eleito diretor científico no biênio 1987-1988. Por breve período foi médico do Centro de Recuperação de Dependentes Químicos (Credeq), no Rio de Janeiro, até a clínica ser inaugurada, em junho de 1987. Em 1989, foi reeleito vice-presidente da Abrad e por intermédio da instituição buscou integrar esforços para tornar acessíveis o conhecimento relativo às farmacodependências.

A partir de 1988, preocupado com a repercussão dos vários tipos de dependência química nos ambientes de trabalho, ministrou, por intermédio da Vila Serena, diversos treinamentos de pessoal nas empresas interessadas em adotar políticas de abordagem sobre o tema. Na mesma época, após aprovação em concurso público para a Polícia Militar do Estado do Rio de Janeiro, empenhou-se no desenvolvimento de um amplo projeto de atenção ao alcoolista nessa instituição, projeto que culminou na criação de polos regionais de atendimento complementados por uma unidade central localizada no Hospital da Polícia Militar, o Centro de Reabilitação de Adictos Químicos (Craq).

Em 1989, teve importante participação na implantação do Conselho Municipal de Entorpecentes do Rio de Janeiro, do qual se tornou vice-presidente em 1990. Atuou em conjunto com o presidente, o psicólogo João Pena Nunes, para a modificação do panorama relativo às drogas com ênfase nos diversos níveis de prevenção.

Ricardo Esch dedicou-se à difusão de ideias e métodos relativos às metodologias de abordagem às farmacodependências em diferentes setores da sociedade brasileira. Fundou a Contexto Consultoria e Empreendimentos, em sociedade com Selene Franco Barreto e Roque Pena, com a intenção de implementar projetos que auxiliassem, principalmente, segmentos da clínica e ações de prevenção em empresas. Anos depois, buscou outros desafios, criando a empresa Mind Performance e, mais tarde, a Optum, que oferecem serviços corporativos de saúde – Programa de Assistência ao Empregado (PAE).

Entre seus principais projetos esteve o da Vila Serena, que visava aproximar o centro especializado da Vila Serena da população em geral por meio de uma linha telefônica permanente e exclusiva que poderia fornecer a qualquer interessado informações sobre drogas, dependência, tratamento, além de marcar avaliações gratuitas e personalizadas para encaminhamento de questões pessoais.

Outra grande conquista de Ricardo Esch foi a publicação de seus livros de poesia. O talento para a escrita era testemunhado pelos colegas, com quem ele gostava de dividir – nos intervalos dos atendimentos – a habilidade herdada da amada avó (Figura 9.5).

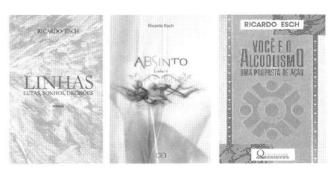

Figura 9.5 Capas de alguns livros publicados por Ricardo Esch, dois deles de poesia.

Meu poema de ontem

Se todos fomos ontem alguma coisa,
Eu não lembro o que fui.
Se pensei ter sido, me esqueci.
Acho até que o tal ontem se perdeu em pesadelos,
Na inconsciência dos dias remotos,
Vividos muito além de anteontem.
Ao meu ver, há muito mais entre o hoje e
   aquele ontem
Do que minha vã consciência pode perceber.
E se o dia passado parece tão remoto,
Não sei se de fato deveria lembrar ou esquecer.
Sorte minha que esqueço sem tentar lembrar,
Passo sem perceber pelos "ontens"
Da mesma forma que atropelo hoje
O que amanhã pode até ser inesquecível.
Se ontem significa alguma coisa,
Eu não seria o que sou hoje.
Seria o que ontem me disseram,
Seria exatamente o que foi esquecido.

Ricardo Esch
(Poema publicado no
livro *Absinto Linhas 4*,
Editora Ibis Libris, em 2012)

■ Padre Haroldo Rahm

Quero que ciência e espiritualidade trabalhem juntos. Somos racionais e somos espirituais.
(Padre Haroldo Joseph Rahm)

Nascido em Tyler, no estado do Texas (EUA), em fevereiro de 1919, o padre Haroldo naturalizou-se brasileiro em 1986, praticamente 20 anos depois de ter chegado ao país como missionário. Radicado em Campinas, fundou as paróquias de São Pedro Apóstolo e Nossa Senhora da Pompeia.

Filho de um médico que se tornou alcoolista na época em que estudava medicina e procurava na bebida uma ferramenta para se manter acordado – segundo depoimento do próprio religioso –, o jesuíta aprendeu desde criança a conviver com as questões que fazem parte da vida de um dependente. Já adulto, ao longo de quatro décadas, dedicou sua existência a oferecer uma nova oportunidade para quem precisava de apoio para se recuperar do uso de álcool e de drogas. Transformou pessoalmente a história de mais de 100 mil pessoas, até seu falecimento, em novembro de 2019.

Um homem pioneiro em ações evangelizadoras, referência para o movimento carismático da Igreja Católica, padre Haroldo (Figura 9.6) fundou a primeira comunidade terapêutica para tratamento de dependentes químicos no Brasil, mais precisamente no dia 28 de maio de 1978, na cidade de Campinas, numa região muito próxima a zonas de extrema vulnerabilidade. Primeiro, a instituição, batizada como Associação Promocional Oração e Trabalho, dedicou-se ao trabalho com homens que sofriam com o uso abusivo de álcool. Em seguida, estendeu suas ações para as crianças, visando à prevenção. Com o passar do tempo, a associação passou a se chamar Instituto Padre Haroldo, empregando o conceito de comunidade terapêutica como um caminho possível para a recuperação do indivíduo.

A força da transformação que a comunidade oferece aos dependentes vem do elo que se desenvolve entre os internos, que chegam até lá voluntariamente, e do apoio de uma equipe multidisciplinar. Até hoje, o Instituto Padre Haroldo desenvolve um trabalho social que acolhe pessoas em situação de extrema fragilidade na Fazenda do Senhor Jesus: homens e transexuais em situação de rua, mulheres gestantes com transtornos mentais ou dependentes químicas e muitos moradores carentes da região, fazendo um trabalho sério e que devolve, principalmente, a esperança de um recomeço.

Ao longo de seus 100 anos dedicados a cuidar do próximo, o Padre Haroldo recebeu diversos prêmios, publicou livros e deixou um legado de assistência dedicado a promover a inclusão social, desenvolvendo trabalhos que contribuem para o alcance de 10 dos 17 Objetivos do Desenvolvimento Sustentável (ODS) da agenda 2030 das Organizações das Nações Unidas (ONU).

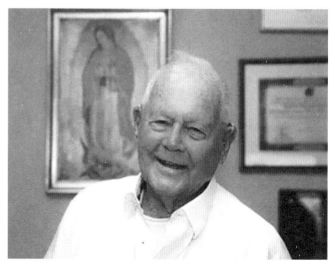

Figura 9.6 Padre Haroldo Rahm.

Elisaldo Luiz de Araújo Carlini

O ano de 2020 vai entrar para a história como um momento triste e turbulento para toda a humanidade, em razão da paralisação causada pela pandemia do novo coronavírus. No entanto, uma coisa é certa: essa situação colaborou para que a ciência ocupasse um lugar central em diversos debates. E isso é muito importante numa região como o Brasil, onde "a ciência nunca foi prioridade, mas uma decepção permanente".

O trecho entre aspas foi retirado de entrevista de 2019 com o médico Elisaldo Luiz de Araújo Carlini (Figura 9.7), um dos maiores especialistas em entorpecentes e pioneiro na defesa do uso da maconha para fins medicinais no país. A conversa aconteceu no momento em que ele se recuperava de uma cirurgia por conta de um câncer na bexiga e na próstata, mas a lucidez e a disponibilidade para conversar com Luiz Guilherme da Rocha Pinto dizem muito sobre o que ele representou ao longo de sua brilhante carreira: um intelectual e cientista que militou pela causa em que acreditava com entusiasmo e muito trabalho. Infelizmente, a doença levou o Dr. Carlini no dia 16 de setembro daquele já tão amargo ano, aos 91 anos.

A carreira de Carlini começa em 1952, na Escola Paulista de Medicina (atual Unifesp), quando o aluno do segundo ano de farmacologia encontra o professor José Ribeiro do Valle, primeiro brasileiro a estudar os efeitos da *Cannabis sativa* em animais de laboratório. Algum tempo depois, Carlini foi aos EUA em busca de técnicas mais modernas que pudessem ser introduzidas aqui. Passados 4 anos, já na década de 1960, de volta e interessado em conhecer melhor a situação das drogas no Brasil, mas sem dados confiáveis aos quais recorrer, começou a coletar e armazenar informações sobre o assunto, formando a base para a criação do Centro Brasileiro de Informações sobre Drogas Psicotrópicas, o Cebrid, que hoje conta com mais de 4 mil trabalhos de pesquisadores brasileiros.

Foram mais de 60 anos dedicados ao estudo das drogas, mais especificamente do uso da maconha como anticonvulsivante e no tratamento de doenças como epilepsia e esclerose múltipla. Tudo começou com a identificação de receptores específicos para canabinoides e a descoberta dos efeitos do canabidiol no sistema nervoso central, a partir de pesquisas iniciadas na década de 1970 pelo grupo liderado por Elisaldo Carlini na Unifesp.

Ao longo da carreira, ele colecionou o título de pesquisador emérito do Conselho Nacional de Desenvolvimento Científico e Tecnológico (CNPQ), um lugar no Conselho Econômico Social das Nações Unidas, um cargo na Secretaria Nacional de Vigilância Sanitária e sete mandatos como membro do Expert Advisory Panel on Drug Dependence and Alcohol Problems, da Organização Mundial da Saúde, além de orientar pesquisas de mestrado e doutorado e constar em milhares de citações em artigos científicos. Seu legado inclui a contribuição para que a PL 399/2015 avançasse até chegar à Câmara dos Deputados, em agosto de 2020, com o objetivo de regularizar o cultivo da *cannabis* medicinal e do cânhamo industrial. Embora esse ainda seja um tema polêmico, quaisquer mudanças relacionadas com essa questão sempre deverão mencionar o trabalho de pesquisa de Carlini.

Numa de suas últimas palestras, em novembro de 2019, o pesquisador foi aplaudido por uma plateia que o reverenciou, emocionada, numa conversa em que falou sobre a frustração de nunca ter sido ouvido pelas autoridades de seu país, mesmo depois de muitos anos dedicados à pesquisa e de ter publicado tantos trabalhos, muitos no exterior, justamente por não ter encontrado apoio de parte da classe médica e dos governantes no Brasil.

Em abril de 2015, aos 86 anos, o docente Elisaldo Carlini foi condecorado como professor emérito da Unifesp, a instituição em que deu seus primeiros passos como cientista. Em seu discurso, seguiu todos os protocolos de agradecimento a seus pares, mas também fez questão de relembrar a época em que deu aulas noturnas num curso de alfabetização para adultos dedicado aos operários da construção civil e às empregadas domésticas, na Igreja de Nossa Senhora de Guadalupe, em Campo Belo, São Paulo. Segundo ele, essa talvez tenha sido sua mais importante experiência a respeito de sociologia e sociedade. Ele recorreu às lembranças do que aquela ocasião representou, terminando sua fala com uma citação da

ABEAD - Associação Brasileira de Estudos do Álcool e outras Drogas
Daqui a 53 minutos ·

É com muita tristeza que soubemos do falecimento do Dr. Carlini no dia de hoje. Profissional de destaque na área de pesquisa com álcool e drogas, seu exemplo como profissional será sempre lembrado por todos! Obrigada por tudo, Professor!

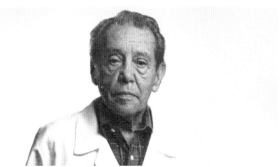

Figura 9.7 Elisaldo Luiz de Araújo Carlini.

poesia escrita por uma de suas alunas, a Francisquinha: "'Eu sou a força maior do pensamento'. É o que todos nós somos, força maior do pensamento que evidentemente haverá de continuar, por quanto tempo eu não sei, mas que haverá de ser o bastante para mim."

A verdade é que para ele nunca houve o bastante. Enquanto pôde, sua batalha foi uma apologia à vida. Então, que possamos seguir pesquisando, duvidando e, sobretudo, dando ao ser humano um lugar central em nossas atividades.

■ Alberto José Araújo

No dia 7 setembro de 2021, quando este livro estava em produção, recebemos a notícia do falecimento do Dr. Alberto José Araújo (Figura 9.8). Um grande humanista, o Dr. Alberto foi um profissional de referência na medicina e nas ações de combate ao tabagismo.

Tivemos a sorte de conhecê-lo e convidá-lo para escrever um capítulo para esta obra (Capítulo 12).

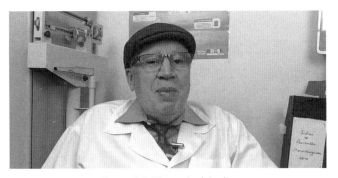

Figura 9.8 Alberto José Araújo.

■ Considerações finais

Escrever este capítulo como uma homenagem a profissionais tão respeitados, que nos deixaram grandes estudos, além de sua dedicação e exemplo de ações que os eternizam, é uma grande satisfação. Mas, na verdade, essas referências, por si sós, não são suficientes – elas são importantes como resgate da história da dependência química no Brasil, para nunca nos esquecermos de o quanto já foi feito por aqueles que nos antecederam e, em alguns casos, já se foram de maneira tão precoce.

Lembro-me ainda de outras pessoas, como Edy Cury, conselheira no Rio de Janeiro; Arnaldo Woitowitz, agente de saúde em Porto Alegre; Aurélio Sento Sé, conselheiro em dependência química no Conen/RJ (1987) e que chegou a ser presidente da instituição. Esses grandes exemplos nos recordam da importância de continuarmos fazendo nossa parte, pois só assim o resultado de nosso trabalho vai se refletir no indivíduo, na família, na comunidade, no bairro, na cidade, no estado, no país, fazendo o mundo se tornar um lugar muito melhor para se viver.

Hoje, consagramos esses ídolos. Amanhã, seremos nós, com nossos legados na prevenção, na assistência biopsicossocial, na ciência, que também poderemos ser lembrados pela essência do cuidado, como mais um elo a reforçar essa rede de apoio e suporte. Um culto à memória daqueles que oferecem dedicação e persistência ao ser humano num dos momentos em que ele mais carece de atenção.

Parabéns pela dedicação profissional e obrigada por fazerem parte da História.

Seção II

OUTRAS PERSPECTIVAS HISTÓRICAS

Capítulo 10

Álcool e Drogas no Brasil – Uma Questão Social

João Raphael Ramos dos Santos

■ Justiça terapêutica

O Brasil chegou ao ano 2000 sem ter conseguido estabelecer uma política pública abrangente e eficaz para o tratamento do dependente químico. Apesar do sentimento de esperança renovado com a redemocratização do país e com a promulgação da nova Constituição, na década de 1980, as iniciativas bem-sucedidas esbarraram em obstáculos, impedindo a criação de uma rede de atenção básica de saúde.

Para suprir a omissão do Estado nessa área específica, surgiram iniciativas em universidades públicas – influenciadas pela psicodinâmica do francês Claude Olievenstein – e privadas, com base nos preceitos defendidos pelo sul-africano Maxwell Jones, pioneiro no modelo das comunidades terapêuticas, e pela clínica americana Hazelden, onde surgiu o modelo Minnesota.

Algumas iniciativas bem-sucedidas, que antes ficavam completamente isoladas, passam a convergir e a serem compartilhadas em fóruns e congressos periódicos, que permitem a troca de experiências. Ainda assim, o empenho dos profissionais não foi suficiente para criar uma rede de apoio ampla, capaz de dar conta da demanda.

Na década de 1990, as clínicas particulares especializadas começaram a ganhar espaço, mas destinavam-se apenas aos que tinham condições de pagar pelo serviço. Em paralelo, consolidam-se como referências os serviços em faculdades públicas por todo o Brasil, mas esses sofriam com restrições orçamentárias ou de ordem política.

É nesse contexto que surge como grande novidade no debate da questão a experiência dos juizados de drogas americanos (*Drug Courts*), que no Brasil ficaram conhecidos como Justiça Terapêutica – uma espécie de modelo penal que permite ao dependente químico escolher receber a pena, caso seja pego consumindo ou portando droga ilícita, ou se submeter a um tratamento compulsório. Desse modo, quem fosse flagrado com pequena quantidade de drogas seria encaminhado para um juizado especial que poderia sentenciar o tratamento no lugar da pena restritiva de liberdade.

Nos EUA foram criados mil juizados de drogas no período de apenas 10 anos, entre as décadas de 1980 e 1990 – época em que as políticas de "tolerância zero" norte-americanas buscavam reprimir a criminalidade com mais êxito. Além de tornar mais eficiente o julgamento de pessoas que não representavam grande perigo para a sociedade, a iniciativa ainda representava grande economia para os cofres públicos. Na época, o custo de um detento pego com substância ilícita podia chegar a US$ 40 mil por ano. Já o tratamento do usuário, no mesmo período de 12 meses, ficava em torno de US$ 2 mil. Além disso, a taxa de recuperação chegava a 70% e a reincidência em crimes não passava de 10%.

Essa experiência foi apresentada aos profissionais brasileiros durante o III Encontro de Profissionais e Instituições de Tratamento de Dependência Química, em 1998, pelo juiz americano Marco Roldan, um dos nomes mais aguardados pelos participantes do congresso. No ano seguinte, o Ministério Público do Rio Grande do Sul, por iniciativa do procurador gaúcho Ricardo de Oliveira Silva, implementou no estado varas especiais para julgar casos de usuários de droga. Em menos de 10 anos, cerca de 70% dos indivíduos julgados foram encaminhados para tratamento.

O Programa de Justiça Terapêutica adota como premissa o princípio da ação integral: enxergar o infrator para além da questão com a lei; é o compromisso do Estado de se colocar ao lado do dependente químico, dando-lhe a oportunidade de estabilizar a evolução de sua enfermidade com orientação e tratamento.

Em 2007, a experiência atingiu a marca de 589 dependentes encaminhados para tratamento. A iniciativa é descrita pelo Ministério Público do Rio Grande do Sul como "uma forma integrada de trabalho entre os operadores do sistema de justiça e os do sistema de saúde, que precisam trabalhar em conjunto para obtenção de resultados efetivos".

Em novembro de 2000 foi criada a Associação Nacional de Justiça Terapêutica, que tinha como objetivo incentivar a adoção da proposta pelas varas criminais e penais, tendo à frente o procurador do Ministério Público gaúcho e como vice-presidente o neurologista carioca José Mauro Braz de Lima. Nesse mesmo ano, em parceria com a Escola de Magistratura do Estado do Rio de Janeiro, o Consulado Geral Americano, a Associação Brasileira de Alcoolismo e Drogas e o Centro de Estudo, Prevenção e Reabilitação do Alcoolismo da Universidade Federal do Rio de Janeiro (UFRJ), foi realizado um seminário e Braz de Lima trouxe pela primeira vez ao Brasil o juiz americano Jeffrey Tauber, principal nome do evento. Tauber veio falar sobre a história e a estrutura dos juizados de drogas. Como lembra o próprio Braz de Lima:

> Era um problema sério quando se imaginava que de 35% a 40% da população carcerária americana relacionavam-se às drogas. O usuário ou pequeno traficante era preso, cumpria sua pena, mas recaía nas drogas ou no crime e voltava a ser preso novamente. O processo de encarceramento se mostrava ineficaz. No Brasil, tínhamos uma situação muito semelhante e, por isso, a ideia foi tão bem recebida.

No ano seguinte, o projeto da Justiça Terapêutica avançou em alguns estados, sendo implementada em 2001 em Pernambuco e no Rio de Janeiro, inicialmente nas varas de Infância e Adolescência. Pela proposta, o juiz determinava uma clínica para o tratamento do menor dependente de drogas, e o promotor, em vez de apenas fazer a acusação, trabalharia em conjunto com o defensor público para acompanhar o progresso do paciente. O Ministério Público deveria designar ainda um médico para dar assistência. Em virtude da escassez de serviços públicos especializados, os apenados podiam ser encaminhados para clínicas particulares, caso tivessem condições de pagar pelo recurso terapêutico.

Tauber retornou, então, ao país a convite da Secretaria Nacional Antidrogas para uma palestra destinada à cúpula do Ministério da Justiça. Naquele momento, o Congresso estava debatendo o projeto de Lei de Entorpecentes do deputado e médico mineiro Elias Murad, mas parte significativa dos artigos acabou vetada pelo presidente Fernando Henrique Cardoso, inclusive o trecho que previa a diferenciação da pena para o usuário e para o traficante. A justificativa oficial para o veto presidencial se baseava numa discordância em relação à natureza e ao tempo da punição para traficantes e para usuários. No entanto, a legislação atual, que entrou em vigor em 2006, manteve critérios subjetivos para o crime de tráfico de drogas. O juiz deve levar em consideração, além da quantidade, o local e as condições em que ocorreu a apreensão.

Dessa maneira, perdura até hoje a lógica perversa muitas vezes difundida pela imprensa: o jovem de classe média ou alta flagrado com drogas é chamado de usuário. Já aqueles oriundos das classes menos favorecidas, mesmo que estejam portando quantidade pequena de entorpecente, dificilmente escapam do rótulo de traficantes. Cabe refletir até que ponto a justiça terapêutica seria capaz de combater essa lógica discriminatória. Quando surge no horizonte da política de drogas, a justiça terapêutica é vista como solução para tornar a punição mais eficaz, uma vez que teria a possibilidade de cumprir seu caráter ressocializante sem a necessidade de encaminhar o dependente para cumprir pena em presídio. Para instituições e profissionais da área médica, seria a possibilidade de oferecer tratamento especializado a um número maior de dependentes, ainda que ao custo de uma indicação de tratamento compulsório.

A despenalização de crimes de menor potencial ofensivo vinha se arrastando desde 1963 com o anteprojeto do Código de Execuções Penais, de autoria do professor Roberto Lyra, que previa a "substituição de penas de detenção e prisão simples" para alguns delitos quando não houvesse dolo. A mudança era praticamente uma unanimidade entre professores de direito, criminalistas, juízes e demais profissionais da magistratura na década de 1970. É possível chegar a essa conclusão ao ler o relatório da Comissão Parlamentar de Inquérito (CPI) instaurada em 1975 para investigar as causas e propor soluções para a superpopulação carcerária. A quantidade de presos e de mandatos já superava em muito a de vagas disponíveis no sistema. No Rio de Janeiro e em São Paulo já havia um déficit de 13 mil vagas.

A Casa de Detenção de São Paulo, conhecida como Carandiru, que viria a ser o símbolo mais cruel da falência não apenas do sistema carcerário, mas também do sistema penal brasileiro, contava com uma população de 5.570 detentos, quando a capacidade era de 2.400. O massacre que ocorreria dentro do presídio[1] 20 anos mais tarde é a prova de que absolutamente nada do que foi discutido pela CPI foi feito. Seu relatório é, portanto, um precioso atestado do completo descaso também em relação à política de prevenção ao uso de drogas. Não por acaso as ideias da Justiça Terapêutica encontraram

---
[1] O episódio, que ficou conhecido como Massacre do Carandiru, ocorreu no dia 2 de outubro de 1992. Na ocasião, uma rebelião iniciada no pavilhão 9, motivada pela briga entre presos de facções rivais, fez a tropa de choque da polícia invadir o local com cães e armamento pesado, ocasionando uma das ocorrências mais violentas da história do país com a morte de 111 detentos.

ampla repercussão nos anos 2000, pois iam ao encontro dos argumentos daqueles que defendiam a aplicação de penas alternativas.

Entre as graves situações identificadas pelos parlamentares e debatidas com juízes, criminalistas, professores de Direito e penitenciaristas estava, por exemplo, a rotineira entrada de armas de fogo e de drogas, além da transformação das casas de custódia, destinadas a indivíduos que aguardavam suas sentenças, em lugares de cumprimento de pena. Assim, pessoas que haviam cometido pequenas contravenções, ou até mesmo inocentes, se viam aguardando a decisão da Justiça ao lado de criminosos de alta periculosidade já julgados, como acontece até hoje pela simples falta de vagas em cadeias. A solução apontada por grande parte dos especialistas ouvidos não estava na construção de mais presídios, mas na reforma do Código de Execuções Penais. "O juiz, no Brasil, acha que só pode combater a criminalidade condenando. Portanto, condena" – declarou o advogado Virgílio Luiz Donnici em seu depoimento à CPI, em 1975, com a experiência de quem atuava como criminalista havia 27 anos:

> Estamos numa crise na cultura, uma crise na sociedade, uma crise no Direito Penal e uma crise na administração da justiça criminal, que não responde mais às nossas realidades, porque nossa lei penal é fixa e a realidade social é móvel. E nossa lei penal não acompanha a realidade social, como o policial no Brasil não a acompanha. Polícia, para mim, é guardiã da paz, é condição da liberdade, o que ela não é no Brasil. E no Brasil só vai para a cadeia quem é pobre. Réu rico não vai, não conheço nenhum que tenha ido (DIÁRIO DO CONGRESSO NACIONAL, 1976, p. 12).

Entre as autoridades interrogadas pelos parlamentares estava o juiz criminal Álvaro Mayrink da Costa, o mesmo que 25 anos mais tarde, já no posto de desembargador, participaria do seminário sobre Justiça Terapêutica promovido pela Escola de Magistratura do Estado do Rio de Janeiro. Em sua fala aos deputados, Álvaro Mayrink da Costa já identificava como uma tendência no Direito Penal moderno "tirar os crimes culposos". Estes deveriam ficar restritos à esfera cível e ressarcir o dano por meio de punições administrativas. No caso de irregularidades no trânsito, quando não houvesse o dolo, por exemplo, a suspensão da carteira seria uma medida bem mais eficiente do que a cadeia:

> Prender um homem por 15 dias – 15 dias de prisão simples –, o que estou fazendo? Estou superlotando o sistema e não estou conseguindo realizar materialmente nada, mas nada mesmo, em 15 dias. Ridículo recolher-se alguém a uma unidade prisional por 15 dias. Ridículo recolher um indivíduo por vadiagem, quando sabemos que ele se tornou vadio porque não tinha condições para o trabalho. E evidentemente que ele não tinha condições para o trabalho não porque quisesse, mas porque não encontrou trabalho. E o grande índice de superlotação é a vadiagem. Hoje, dentro de uma orientação penalística moderna, aqueles ilícitos penais chamados de contravenção se diluem, desaparecem, se descriminam, para se incriminar aqueles que, na realidade, já podem ser considerados como crimes. Então eu acabaria com a lei de Contravenções Penais.

Os crimes de contravenção ainda figuravam como estatística importante para o aprisionamento. Um em cada cinco presos no estado da Guanabara – que tinha uma população carcerária de 6.783 detentos em 1973 – cumpria pena por contravenção. Assim, havia indivíduos cumprindo pena por adultério, por injúria, por ato obsceno, por desacato, por rufianismo (tirar proveito da prostituição alheia), por embriaguez, porém a mais representativa delas era disparadamente a vadiagem: em pleno ano de 1973, havia 1.023 pessoas cumprindo pena por vadiagem. Contribuía ainda para tal cenário um sistema de recompensa a policiais de acordo com a quantidade de prisões efetuadas.

Os policiais seguiam recolhendo vadios, e a Justiça seguia julgando dessa maneira atabalhoada aqueles que não tinham condições de contratar um advogado. Como se viam obrigados a julgar num só dia de 50 a 60 indivíduos, conforme relato de Mayrink da Costa, seus colegas de toga costumavam julgar "em grupo" em razão da completa ausência de "condições materiais" para proceder de outra maneira:

> Vadios porque, na disputa do mercado de trabalho, não conseguiram emprego fixo? Porque não foram felizes durante 1, 2, 3 ou 4 meses em conseguir alguém que lhes assinasse a carteira profissional? Em razão de serem pobres, em razão de serem sadios, são obrigados, por lei, a ter um emprego, quando sabemos que cada vez mais o mercado livre de trabalho é uma disputa? Ninguém pode estar obrigado por lei a estar empregado. Muitas vezes o homem quer estar empregado, mas não consegue emprego. E, por causa disso, deverá ser punido? Em razão da estrutura social?

Em São Paulo havia 74.354 mandados a serem cumpridos; no Rio, cerca de 20 mil. Para efeitos de comparação, em 25 anos a população carcerária saltara de 1.818, em 1950, quando o país contava com pouco mais de 50 milhões de habitantes, para 8,8 mil detentos, em 1974, já se aproximando de uma população de 100 milhões de pessoas. Enquanto a população do país dobrou, a quantidade de presos registra um crescimento de quase cinco vezes. Nesse mesmo ano, 1974, a capital fluminense registrava 1.345 assassinatos numa população de 4,5 milhões de habitantes, superando o índice de homicídio da cidade de Nova York, que ficava na casa de 1,7 mil para 12 milhões de pessoas. Diante desse cenário, Virgílio Luiz Donicci fazia um alerta:

> Se não tomarmos posição neste país sofrido que é o Brasil, no ano 2000 cada brasileiro terá uma arma em casa e muito em breve teremos uma Ática no Brasil. Não se iluda. Lamentavelmente, vai acontecer isto. As revoltas estão começando. Em Goiás, no outro dia, foi assim; no Rio Grande do Sul, também. A imprensa encobre, ou é encoberta, porque a repressão é brutal, como aconteceu nos Estados Unidos, em Ática. E o que aconteceu lá? Havia um preconceito racial contra negros e porto-riquenhos, além de condições deploráveis nas penitenciárias.

A solução para a superlotação carcerária passava pela reforma urgente do Código Penal, que deveria contemplar, segundo diversos especialistas ouvidos pela CPI, a "despenalização" do viciado ou a "descriminalização" do uso de drogas. Para o professor de Direito Penal da USP e da Universidade de Roma, Paulo José da Costa Júnior, nos casos de crimes cuja vítima era a própria pessoa que cometia o delito, a punição com a prisão era descabida. "Tem sentido a prisão pelo uso de drogas? Vamos, então, liberar o uso de drogas? Não. Vamos prender o grande traficante das grandes drogas", declarou em seu depoimento, para em seguida completar o raciocínio:

> Não estou apregoando que se deva permitir o uso indiscriminado de tóxicos. Mas não acho que seja solução manter um garoto viciado em maconha detido, contaminado, porque teremos aquilo que já sustentei certa feita [...] Se não há uma *reformatio in melius*, o Estado teria de assegurar pelo menos que não houvesse uma *reformatio in pejus*. Noutras palavras, se o Estado não pode promover uma recuperação, uma redenção, uma ressocialização do delinquente, pelo menos tem a obrigação de restituí-lo à liberdade no *status quo* anterior. Não pode, de forma nenhuma, deteriorar o indivíduo. E o que a pena atual está ocasionando? Indiscutivelmente o deterioramento, o *reformatio in pejus*.

Prosseguindo em sua argumentação, o professor Paulo José da Costa Júnior volta a tratar da "urgência" da descriminalização do "viciado":

> Não tem sentido enviar para o cárcere o mero viciado, que é a grande vítima da sociedade. Inclusive, eminentes e nobres deputados, estaremos a fazer o seu próprio jogo. E por quê? Se a grande maioria dos viciados se dedica ao uso da droga em razão de uma agressão contra a microssociedade ou contra a macrossociedade da qual ele faz parte, a partir do instante em que a sociedade o torne um seu proscrito, em que o segregue do seu convívio e o encarcere ele lhe declarará guerra [sic]. Daí por diante nunca mais conseguiremos redimi-lo ou recuperá-lo. Estaremos inclusive fazendo o seu jogo de protesto contra a micro e a macrossociedades. Mais ainda, nobres deputados, estaremos colocando na mesma trincheira, na mesma condição situacional, drogado e traficante, pois estaremos a reprimir ambos.

A legislação para as drogas na ocasião já previa a substituição da privação de liberdade pelo tratamento e foi aplicada inclusive no episódio da prisão de Gilberto Gil durante a turnê do grupo Doces Bárbaros, quando foi encontrada maconha no quarto de hotel onde o cantor estava hospedado, em Florianópolis. Apesar de se dizer usuário e expressar desconforto com o rótulo de viciado, um exame psiquiátrico ao qual foi submetido serviu de base para a sentença do juiz da Vara Criminal, que substituiu a condenação de 1 ano de prisão pela internação para tratamento. Gil ficou internado na Clínica Psiquiátrica de Botafogo, no Rio de Janeiro, por 1 mês, sendo liberado em seguida, com a condição de que continuaria a fazer um acompanhamento médico com consultas a cada 10 dias. A sentença do tropicalista era uma exceção à regra, e seu destino, um sanatório, evidenciava a carência de instituições especializadas no tratamento do dependente, que era um outro gargalo para o cumprimento da legislação que estipulava o tratamento compulsório.

Havia certo consenso no meio jurídico pela aprovação de uma política de drogas mais racional, que priorizasse a punição ao grande traficante e propusesse uma solução focada efetivamente na recuperação do usuário ou do toxicômano. A prisão do "viciado" gerava ainda um alto custo para manter encarcerado durante um período curto um grande número de pessoas que havia cometido um crime de baixo teor ofensivo contra a sociedade e que, na cadeia, viria a ter contato com criminosos de alta periculosidade.

Duas experiências americanas são apresentadas como alternativas à prisão do usuário ou viciado em drogas. Uma delas, citada pelo criminalista Virgílio Luiz Donicci, era a experiência californiana do aconselhamento, na qual "aquele que largou a toxicofilia passa a ser um auxiliar daqueles viciados". Isso exigiria algo um tanto complicado, "mudar a estrutura de pensamento do país" para se ter uma "consciência penitenciária".

A segunda sugestão, citada pelo desembargador Álvaro Mayrink da Costa, era a dos tribunais noturnos (*night courts*), que de certa forma antecipam o conceito dos tribunais de drogas. Eles tinham esse nome porque funcionavam 24 horas por dia com juízes trabalhando em turnos de 4 horas. Desse modo, os delitos de contravenção, brigas de trânsito, porte de droga e crimes culposos ou de baixo poder ofensivo eram rapidamente julgados, não importando a hora em que acontecessem, evitando detenções desnecessárias.

Assim como no caso do tratamento para dependentes químicos, o Estado brasileiro, tanto no período da ditadura como nos governos que se seguiram, foi incapaz de avançar na construção de política pública eficiente para acabar com a superpopulação carcerária. Por quatro vezes, desde 1975, o tema foi debatido por parlamentares e especialistas em comissões parlamentares que resultaram em poucas medidas corretas. Em vez de se lutar por um código penal e um sistema de execução mais racional, a opção pela construção de mais presídios parece ter sido privilegiada.

Portanto, não foi por falta de diagnóstico nem de propostas, mas talvez tenha faltado capacidade política para lidar com um tema delicado e tomar as medidas corretas. Carnificinas como a praticada pelas próprias forças do Estado no caso do Carandiru talvez pudessem ter sido evitadas. Mesmo depois de passadas quase 30 anos desde a morte dos 111 presos da Casa de Detenção, em São Paulo, a agenda da despenalização parece estar ainda muito distante da realidade.

Sociedade e regulação

Dizer que o problema do álcool e das drogas é uma questão de saúde pública no Brasil, hoje, basicamente é fazer eco ao que vem sendo dito e reforçado pelos maiores sociólogos e especialistas sobre o assunto no país e no mundo. Avançando na questão, nossos esforços serão apresentados no sentido de propor, inicialmente, uma desnaturalização da moral e do senso comum, auxiliado pela mídia e pela indústria cultural, agentes sociais aqui entendidos como reguladores, que ligam diretamente as drogas e vícios à questão da violência – o verdadeiro mal, causado por políticas de combate com lógicas militarizadas.

A individualização do usuário de drogas ante a sociedade, ao apresentar um problema cuja principal característica é a violência, é marca da visão da mídia historicamente racista no tratamento desse assunto. Um exemplo: um ator famoso é reconhecido como uma vítima das drogas, é encaminhado para tratamento, retorna curado, uma nova pessoa, um bom exemplo de como, a partir de um bom tratamento, "qualquer um" pode se redimir, até a segunda crise, a terceira, a quarta prisão polêmica. O bom ator, então, é individualizado, sua relação com uma grande máquina midiática é cortada tão facilmente que ninguém liga atores a usuários de drogas. Vejamos agora o outro lado: um jovem, negro, morador de favela, pelo contrário, tem seu corpo coletivizado. Ele representa todos os jovens negros, em situação similar. Ele não é usuário, é traficante de drogas, não importa que tenha sido preso "preventivamente" com a mesma quantidade de entorpecentes que o suposto bom ator "vítima" de um problema causado pela favela.

Essa dicotomia é necessária para pintar um quadro sobre o qual o sangue do jovem, negro, morador de favela continua sendo derramado em quantidades que já se tornaram preocupantes até para a ONU. E a grande apoiadora dessa política de combate às drogas continua sendo a grande mídia corporativista. Para entendermos o diferente tratamento dado a um jovem negro e a um jovem branco em diferentes regiões espaciais das grandes cidades, precisamos retornar até um ponto próximo da história.

A perspectiva higienista com relação aos espaços públicos, que data da primeira metade do século XX no Rio de Janeiro, por exemplo, com o tratamento dado ao corpo negro e à pobreza na crescente cidade carioca, revelava uma preocupação estética. Os pobres precisavam ser retirados dos grandes centros, afastados, para que o espaço público pudesse ser transformado a partir de critérios eurocêntricos. Essa relação exclusivamente geográfica foi responsável pelo processo de criação das favelas na cidade, que muito bem conhecemos das aulas de História e de Geografia. Essa perspectiva eurocêntrica muda na contemporaneidade, quando o tráfico de drogas pelo crime organizado começa a agir justamente a partir de regiões de periferia. Segundo Jailson de Souza e Silva[2], esses espaços foram historicamente representados pelos grupos dominantes da cidade a partir de uma premissa sociocêntrica, na qual se olha o favelado a partir de valores, juízos e representações derivadas da experiência de vida de grupos sociais distintos do observado.

O discurso sobre a favela e o(a) favelado(a) basicamente encontra sua retroalimentação fora dela: nas grandes universidades de prestígio, na grande mídia, nos órgãos estatais. Estamos falando de um sistema de representações simbólicas negativas e estereotipadas formado, em sua grande maioria, por homens brancos e ricos, cujos interesses políticos encontram força na disseminação de informações falsas e preconceituosas que alimentam o senso comum e acrítico. Como fugir desse ciclo vicioso?

O sociólogo Michel Misse, em seu artigo "Drogas como um problema social", propõe a abstração do fator "droga" pelo lado da problemática do consumo, visto que "[...] a mídia estilizou, nos últimos anos, a relação drogas/violência de tal modo que a opinião pública sente-se atraída mais uma vez a buscar o culpado na vítima" (2011, p. 1). Dessa maneira, ao retirarmos o fator "droga", o que nos resta é um mercado ilícito, como qualquer outro criminalizado: o aborto, o jogo, o contrabando, por exemplo. A conjuntura organizacional do mercado

---

[2]Professor da Universidade Federal Fluminense (UFF), fundador do Observatório de Favelas, diretor do Instituto Maria e João Aleixo e escritor.

ilegal exige organização armada como forma de proteção, assim como podemos perceber, em quase todos os mercados ilegais, a atuação de agentes públicos, seja garantindo treinamento, seja assegurando armamentos, distribuição etc.

Misse observa que as principais causas das soluções violentas dos conflitos nesse mercado resultam da sobreposição de dois fatores:

1) Na relação entre os pequenos fornecedores, entre estes e a clientela e entre estes e o capitalizador local, chamado "dono", o mercado varejista das drogas, no Rio, é baseado – por falta de capital de giro, de organizações hierárquicas com um comando único (como no jogo do bicho, a partir de 1980) e por baixa oligopolização dos compradores por atacado – num "sistema de consignação" de vendas. Por se tratar de mercado não regulável legalmente, portanto, de um mercado definido como um mercado de alto risco e desconfiança recíproca, a solução para o pagamento de dívidas e atrasados segue uma lógica retaliativa, decorrente do receio de que qualquer atenuação regular nas cobranças gere um "efeito-demonstração" capaz de destruir o varejo e expor seu capitalizador, "o dono" do movimento, à mesma lógica no campo de seus fornecedores.

2) Ao contrário do que ocorre nesse comércio nas classes médias e elites, cujos territórios são apartamentos, telefones e contatos diretos sem a constante presença policial, nas áreas urbanas pobres existem razões táticas (quando não históricas) para que o acesso à clientela dependa do controle operacional de um território físico, que lhe oferece mão de obra disponível e com alternativas aquisitivas de igual monta quase nulas, disposição para o enfrentamento com a polícia e pontos de fuga variados (MISSE, 2006, pp. 110-111).

A questão do território assume, nessa perspectiva, papel central nas relações sociais que envolvem esse mercado, fator esse que, a partir de 2006, passa a ser levado em conta quando se trata da interpretação jurídica com relação ao preso com drogas.

A Lei 11.343/2006, conhecida como a Lei de Drogas, mudou a forma como se combate uma das maiores preocupações das autoridades brasileiras na contemporaneidade, mas infelizmente não mudou a cultura de combate. O conceito de guerra às drogas, já amplamente debatido em esferas políticas, acadêmicas e periféricas, tornou-se popularmente conhecido por uma política norte-americana que data da década de 1970 (o contexto americano de combate às drogas, também ligado ao racismo e ao encarceramento em massa, pode ser acompanhado no documentário *A 13ª Emenda*, disponível na Netflix).

A construção histórica da sociedade brasileira determinou o corpo negro como *persona non grata* na vida pública, nos espaços de produção de conhecimento, nos espaços de poder, mesmo após mais de três séculos de trabalho compulsório para a construção do Brasil. Reforçou políticas de policiamento que, desde seu treinamento, veem no corpo negro a marca do suspeito; políticas higienistas determinaram quais seriam os lugares de moradia das populações negras brasileiras: os subúrbios, as periferias; e a representatividade identitária na mídia brasileira determina as opções de subsistência para o homem negro da favela que aparece todos os dias nos jornais e noticiários, sendo morto ou encarcerado.

Quando a Lei de Drogas foi sancionada, no mesmo ano o número estimado de presos por tráfico de drogas no Brasil era de 31.520; cerca de 7 anos depois, em 2013, eles já eram 138.366, um aumento de 339%[3]; em 2017, ultrapassavam 174 mil. Para definir se um preso é usuário ou traficante, de acordo com a lei, um policial, um juiz e um promotor levam em conta a quantidade apreendida, o local e as condições em que ocorreu a ação, além de questões sociais e pessoais, como a existência ou não de antecedentes.

Em 2017, em entrevista logo após assumir o comando da Rota[4], em São Paulo, o tenente-coronel Ricardo Augusto Nascimento de Mello Araújo afirmou que a abordagem policial num bairro nobre, como os Jardins, deve ser diferente da abordagem feita na periferia, o que nos ajuda a refletir sobre o porquê de em 2017, de um total de 622.202 internos em presídios, 61,6% corresponderem a pessoas negras, uma representação ainda maior do que a da população negra no país, estimada em 53,6%, de acordo com a Pesquisa Nacional de Amostra por Domicílio.

A lógica militar com a qual o estado brasileiro tem lidado com a questão das drogas tem raízes diretas na construção social da nação e consequências diretas na vida de milhares de famílias. São famílias destroçadas pela guerra ao tráfico de ambos os lados (policiais e traficantes), mães que devem criar seus filhos sozinhas, crianças sem pais etc. Tudo isso mostra a dimensão humana facilmente invisibilizada pelos números de um combate que só aumentam a cada dia.

O recorte de cor e classe social está explícito nessa lógica: são pretos e pobres os que mais sofrem e compõem a massa carcerária, o topo das estatísticas de assassinato e também de adictos. O drama do vício, a

---

[3] Dados do Ministério da Justiça (fonte: http://www.justica.gov.br/radio/mj-divulga-novo-relatorio-sobre-populacao-carceraria-brasileira; último acesso em 15/11/2017).

[4] Rota é o acrônimo de Rondas Ostensivas Tobias de Aguiar, uma tropa de elite do comando geral da Polícia Militar do estado de São Paulo, que se tornou o maior batalhão do Brasil.

individualização do "ator" branco e a coletivização do jovem negro desvelam a questão da desigualdade racial explícita nesse debate. Assim como a política de guerra às drogas, que levou à alarmante intervenção federal no estado do Rio de Janeiro, está fadada ao fracasso principalmente porque mantém a naturalização da lógica da violência no combate aos entorpecentes.

■ Orgulho, intervenção e preconceito

Anteriormente, mostrei de que maneira o que eu chamo de reação conservadora a partir da mídia ditou a moral e o senso comum, bem como as políticas sociais com relação às drogas entre o fim do século XX e o início do século XXI. Passamos agora a investigar o fracasso da intervenção federal no Rio de Janeiro e a analisar como seu planejamento e execução se alinham perfeitamente com as questões debatidas até aqui.

No dia 16 de fevereiro de 2018, o Decreto 9.288 instituiu a intervenção federal no estado do Rio de Janeiro. A lei, sancionada pelo então presidente da República, Michel Temer, define os parâmetros da intervenção, entre eles: sua duração, até 31 de dezembro do mesmo ano; seu objetivo: pôr fim ao "grave comprometimento" da ordem pública; sua limitação: a área da segurança pública; o interventor: general do Exército Walter Souza Braga Netto; e a natureza de seu cargo: exclusivamente militar.

Sobre a constitucionalidade da intervenção, segundo Eloísa Machado de Almeida, coordenadora da Fundação Getúlio Vargas (FGV-Direito):

> Adotar uma medida tão grave com pouca informação pode gerar ainda mais instabilidade. Além disso, o Decreto diz, no parágrafo único do artigo 1º, "o cargo de Interventor é de natureza militar". Natureza militar, ou seja, integrado e condizente com o regime das Forças Armadas, inclusive a jurisdição militar para todos os eventuais crimes cometidos durante o período de intervenção. Isso é inconstitucional.
>
> A intervenção federal permite a substituição da autoridade política estadual pela federal, mas não a substituição da autoridade política civil por uma militar[5].

Para debater as razões do fracasso da intervenção militar no Rio, precisamos buscar na história, a título de comparação, experiências parecidas. Um bom exemplo pode ser encontrado no México. Em dezembro de 2006, o presidente mexicano Felipe Calderón declarou uma verdadeira guerra às drogas, enviando 4.260 soldados, 1.054 fuzileiros navais, 1.420 policiais federais e 50 agentes do Ministério Público ao estado de Michoacán,
na costa do Pacífico. Quando assumiu a presidência, em 2005, o índice de homicídios no México era de 9,5 a cada 100 mil habitantes. A militarização no combate de guerra às drogas proposta pelo presidente Calderón foi responsável por uma escalada na violência que não só provocou chacinas nunca vistas, como aumentou exponencialmente o número de cartéis de drogas no país: de sete, em 2006, passaram para 25, em 2012. A investida do governo terminou com um saldo aterrorizante de mais de 70 mil mortos[6]. Em 2011, o governo deixou de informar o número oficial de mortos pelas ações e Calderón se referiu às vítimas como "danos colaterais". A taxa de homicídios no país, em 2017, foi de 20,5 para cada 100 mil habitantes, mais do que o dobro em relação à registrada em 2005.

O fracasso da política de guerra às drogas no México pode ser explicado pela falta de estratégia e de uma política integradora, que levaram à tomada de decisões de curto prazo com o objetivo de melhorar a popularidade do governo diante de uma população que não aguentava mais a violência.

Qualquer semelhança com a intervenção militar ocorrida no Rio de Janeiro não é mera coincidência. Podemos ir além e analisar exemplos internacionais que claramente nos mostram que a intervenção baseada numa política militarista já começa errada em seu âmago, na própria visão social amplamente difundida com relação às drogas: uma visão historicamente racista que identifica nas zonas pobres da cidade alvos ambulantes, enquanto nas áreas nobres, as que se mantêm livres de qualquer "intervenção", "cidadãos de bem" devem ser protegidos da violência.

Até o momento da finalização deste capítulo, o Observatório da Intervenção contabilizava 1.375 mortes decorrentes de ação policial, em 711 operações, e mais de 90 mortes de agentes de segurança. Estamos criando a nova versão da tragédia mexicana, e a seriedade da situação não pode ser eclipsada por uma falsa sensação de segurança. Esses números representam um aumento de 34% das mortes causadas pelos agentes de repressão do Estado, se comparados com o mesmo período de 2017. Uma cena comum ao longo de 4 meses de intervenção federal foi a do "Caveirão voador", um helicóptero que sobrevoa comunidades atirando para baixo. No dia 7 de junho de 2018, essa ação foi registrada na Cidade de Deus; no dia 11 de junho, na Maré. No dia 20 de junho, o menino Marcos Vinicius da Silva, de 14 anos, foi morto enquanto se encaminhava para a escola, usando uniforme. Sua camisa de escola manchada de sangue virou um manto na luta por justiça, apresentado

---

[5] O texto completo pode ser consultado em: http://justificando.cartacapital.com.br/2018/02/16/decreto-de-intervencao-federal-no-rio-de-janeiro-e-inconstitucional/. Acesso em 21/07/2018.

[6] Fonte: https://elordenmundial.com/narcotrafico-mexico-historia-fracaso-politico/ (último acesso em 27/07/2018).

por sua mãe, Bruna Silva. Segundo ela: "É um Estado doente que mata criança com roupa de escola"[7]. Não podemos negar.

A militarização no combate às drogas representa um mal que perpetua um genocídio, patrocinado pelo Estado, que vitimiza os corpos pretos, pobres e jovens das favelas.

■ Alternativas e prevenção

> *A Política de Drogas tem sido usada para marginalizar certos grupos de pessoas.*
> (Carl Hart)

O debate referente à questão das drogas frequentemente encontra limites nos muros das possibilidades à guerra às drogas, que, como política de governo, sabemos historicamente preterir sujeitos e segregar pessoas de acordo com sua condição social e racial. Assim, torna-se de extrema importância, no contexto atual, a união da sociedade civil para pensar alternativas para o tratamento, bem como formas de prevenção.

O Dr. Carl Hart, neurocientista e primeiro afro-americano a se tornar professor titular na Universidade de Colúmbia, em Nova York (EUA) – também membro do Conselho em Assuntos de Abuso de Drogas e pesquisador da Divisão de Abuso de Substâncias do Instituto de Psiquiatria de Nova York –, frequentemente aponta como caminho a descriminalização do uso de substâncias psicoativas, a exemplo de países como Portugal, Espanha, Holanda e cerca de 20 estados norte-americanos, além da regularização do mercado para produção e venda da maconha, como experiências recentes no Uruguai, e a liberação do uso medicinal da erva, como no Canadá, por exemplo. Vale destacar que essa descriminalização não foi seguida de aumento nas taxas de violência.

Em suas pesquisas, experimentos mostram que oferecer alternativas atrativas aos usuários de *crack* pode incentivar a diminuição do uso de drogas: "Entre drogas e o dinheiro, por exemplo, eles sempre escolhem o dinheiro" – diz ele. A intenção não é oferecer recompensas econômicas aos usuários, mas demonstrar que alternativas às drogas, como empregos, por exemplo, podem fazer uma diferença crucial no sucesso do tratamento.

Prevenção é o conceito-chave quando o assunto são políticas públicas com relação ao combate contra o uso abusivo de álcool e drogas, e para se falar em prevenção é indispensável pensar antes em educação. Para fechar, parto de uma frase do educador e filósofo Paulo Freire: *"Quando a educação não é libertadora, o sonho do oprimido é ser o opressor."* A rápida reflexão sobre o conceito de educação libertadora nos coloca num paradigma moderno: qual o papel da educação nos dias atuais? Uma educação libertadora vai além da escola; ela é política, ela é social e vai muito além de profissionais da educação e de ambientes formativos. Ela é responsabilidade da sociedade como um todo. Colocar o sujeito como produtor e ator do próprio conhecimento é inverter as lógicas que regem toda a realidade do debate.

Precisamos assumir essa responsabilidade, criar alternativas. Proporcionar uma educação libertadora pode e deve ser objetivo de todos, em conjunto, e de cada um, individualmente. Não sejamos nós os opressores; sejamos os construtores de uma sociedade verdadeiramente justa e equânime, plural, capaz de acolher de braços abertos indivíduos sob influência do álcool e das drogas, tratando-os não de acordo com sua cor ou classe social, mas como sujeitos plenos, capazes de agir em benefício próprio em busca da superação de suas condições. Ao conhecermos todas as amarras históricas que constituíram o presente, somos capazes de abandonar o preconceito em prol de uma visão mais humanizada de todo esse processo.

Retornando ao início deste capítulo, precisamos entender a Justiça Terapêutica como um passo a ser dado no caminho da descolonização do pensamento frequentemente regulado por esferas sociais que reproduzem um discurso conservador e que só faz reforçar estereótipos e superlotar um sistema carcerário em colapso.

---

[7] Fonte: https://brasil.elpais.com/brasil/2018/06/22/politica/1529618951_552574.html (último acesso em 27/07/2018).

Capítulo 11

História do Tratamento de Mulheres Dependentes de Substâncias Psicoativas no Brasil

Silvia Brasiliano • Patricia Brunfentrinker Hochgraf

■ Introdução

As pesquisas dedicadas a investigar o problema do abuso do álcool e de outras drogas pouco contemplaram o público feminino. No Brasil, a maior parte dos estudos epidemiológicos foi feita com pequenas amostragens, em geral restritas a um estado ou faixa territorial. Tanto aqui no país quanto no mundo, até os anos 1990, as investigações eram realizadas com populações predominantemente masculinas e os resultados eram generalizados para as mulheres, com pouca ou nenhuma consideração a respeito das diferenças de gênero. Sendo assim, eram escassas as informações sobre as características da dependência química feminina e a melhor forma de tratá-las.

A tese de Patricia B. Hochgraf, de 1995, foi um dos primeiros estudos acadêmicos brasileiros a se debruçar sobre as características e os padrões de evolução de mulheres alcoolistas em tratamento. As conclusões dessa tese indicavam que:

1. Mulheres e homens alcoolistas apresentam algumas características sociodemográficas e outras relacionadas ao consumo de álcool diferentes.
2. Mulheres e homens alcoolistas evoluem de maneira similar e mostram baixas taxas de aderência ao tratamento misto quanto ao sexo.

Uma das principais questões levantadas por esses resultados era relativa à abordagem oferecida, ou seja, será que as mulheres evoluiriam melhor que os homens caso o programa de tratamento estivesse atento às suas peculiaridades – como, por exemplo, trabalhar a autoestima rebaixada, treinamento de assertividade, abordagem da questão da maternidade – e oferecesse recursos específicos para elas, como creche, grupos de psicoterapia só de mulheres e equipe de atendimento predominantemente feminina, entre outros? A base para essa hipótese eram os dados da literatura que indicavam que as mulheres poderiam chegar antes e evoluir melhor em tratamentos especificamente desenhados para elas, já que teriam suas necessidades atendidas e não seriam criticadas ou obrigadas a compartilhar suas dificuldades com os homens (DAHLGREN & WILLANDER, 1989).

Os tratamentos mistos quanto ao sexo, criados a partir dos estudos e da prática clínica com os homens, falhariam porque não responderiam à problemática das mulheres, e assim não poderiam proporcionar-lhes um espaço de participação integral. Para elas, é fundamental que a abordagem seja dirigida à complexidade de sua vida e não somente às questões da dependência das substâncias psicoativas e da abstinência (BRASILIANO & HOCHGRAF, 2005). Em 1994, Davis já afirmava que os programas exclusivos para mulheres deveriam se preocupar muito mais com o fato de as pacientes serem mulheres do que propriamente drogadictas.

É importante lembrar que existem inúmeras diferenças entre homens e mulheres nos vários aspectos da dependência de substâncias psicoativas. As mulheres relatam iniciar o uso dessas substâncias para controle de peso, para lidar com perdas e como automedicação para angústia ou insônia, entre outros (NATIONAL INSTITUTE ON DRUG ABUSE, 2015). Por outro lado, os homens não destacam uma razão específica. Em geral, elas começam a usar com seus companheiros, diferentemente dos homens, que são apresentados ao álcool e às drogas, na maior parte dos casos, pelos amigos (LAL, DEB & KEDIA, 2015). Esse fato pode interferir na busca do tratamento ou mesmo em sua manutenção, uma vez que os companheiros muitas vezes se opõem aos tratamentos. Outra característica que os difere é o fato de as mulheres geralmente começarem a usar drogas mais tardiamente que os homens, mas relatarem progressão mais rápida e mais grave da dependência (CHOI *et al.*, 2015).

Do ponto de vista físico, como as mulheres têm menos água corpórea e mais gordura que os homens, para a mesma quantidade de álcool ingerida elas atingem uma alcoolemia maior. O mesmo vale para outras drogas. Outro fator para a maior absorção do álcool entre as mulheres é a concentração gástrica da enzima ADH (álcool desidrogenase), responsável pela metabolização do álcool, ser menor entre elas comparativamente aos homens (HOCHGRAF & BRASILIANO, 2012). Além disso, existe uma influência direta dos hormônios femininos sobre os neurotransmissores e o circuito cerebral de recompensa, o que acentua as diferenças entre homens e mulheres em relação às dependências (ANKER & CARROL, 2010). Parece haver maior vulnerabilidade de todos os órgãos aos efeitos prejudiciais das drogas, provavelmente mediada pela ação do estrógeno.

Usualmente, as mulheres apresentam morbidade e mortalidade maiores que os homens em consequência das dependências químicas (McCRADY et al., 2009; ROERECK & REHN, 2013).

Em relação à genética, parece não haver diferença entre homens e mulheres, sendo alta para ambos e chegando a 49% de herdabilidade (VERHULST, NEALE & KENDLER, 2015; MUNN-CHERNOFF & BAKER, 2016).

Com base nesses pressupostos, fundamos, em 1996, o Programa da Mulher Dependente Química (Promud), do Instituto de Psiquiatria do Hospital das Clínicas da Faculdade de Medicina da Universidade de São Paulo (IPq – HC-FMUSP). O Promud é um programa de ensino, pesquisa e tratamento exclusivamente dedicado às mulheres dependentes de substâncias psicoativas. O atendimento é gratuito, predominantemente ambulatorial e realizado por uma equipe multidisciplinar, atualmente composta por médicos psiquiatras, residentes de psiquiatria, psicólogos, terapeutas familiares, estagiários de psicologia, nutricionistas, estagiários de nutrição e advogada. A internação é reservada às pacientes que não conseguem ficar abstinentes ambulatorialmente ou estão colocando em risco elas mesmas ou os outros.

Desde o início, o trabalho no Promud fundamenta-se em alguns pilares. O primeiro e mais importante é proporcionar às mulheres um espaço próprio e exclusivo de tratamento que seja responsivo às necessidades de gênero (UNODC, 2004). Não se trata simplesmente de adequar um programa fundado nas necessidades dos homens para as mulheres. O eixo está em atuar com estratégias e intervenções que procurem atender especificamente às peculiaridades das mulheres dependentes de álcool e drogas (HOCHGRAF & BRASILIANO, 2010).

Outro pilar que sustenta a abordagem é que ela seja dirigida não à dependência de drogas, mas à mulher que delas depende. O respeito à singularidade é uma premissa, ou seja, não consideramos que a droga sozinha seja responsável pela situação das nossas pacientes. A dependência ocorre na relação que o indivíduo estabelece com uma substância, pois afinal é ele quem na verdade busca, usa e perde o controle sobre esse uso, tornando-se um dependente. Não se trata de negar as propriedades adictivas das drogas, mas de salientar a importância do envolvimento do sujeito na sua própria dependência (BRASILIANO, 1997). Assim, damos às "substâncias e seus efeitos farmacológicos a importância que lhes cabe, mas nunca vamos considerá-las como eixo central e exclusivo das nossas intervenções" (KAMENIECKI, 2006, p. 149).

Mais um ponto importante para o Promud é a interdisciplinaridade. Consideramos a dependência de substâncias um tecido composto de múltiplas "faces (individuais, sociais, familiares, econômicas, políticas, culturais, biológicas, entre outras) que não é esgotado por nenhuma delas, ao mesmo tempo que não é capaz de explicar todas as nuances presentes nas mesmas" (SUDBRACK, 2001). Além disso, quando a dependência está instalada, o que se observa é uma subordinação do psíquico ao biológico, sendo geralmente a restrição do psiquismo de tal ordem que é necessário gerar condições mínimas para que o contato com o mundo interno possa se estabelecer. Dessa forma, se a psicoterapia é uma das bases de nossa atuação, ela está sempre acompanhada da abordagem psiquiátrica, que pode ser farmacológica ou não, e das intervenções comportamentais (prevenção de recaída, abordagem nutricional) (MESSAS, 2002).

É verdade que o Promud nasceu um tanto desacreditado. Ninguém era contra, mas, de certa forma, a iniciativa era vista como idealista, já que havia a premissa de que mulheres dependentes de álcool e drogas não querem se tratar, não buscam ajuda e, quando buscam, não ficam. Havia certa desconfiança de que essa iniciativa teria vida curta.

Assim, inauguramos o serviço tendo como base as hipóteses da literatura, mas acreditando que teríamos duas ou três pacientes alcoolistas para começar. Com esse pano de fundo, e um tanto influenciadas por ele, iniciamos a primeira triagem. Para nossa absoluta surpresa, tínhamos seis pacientes na sala de espera, a primeira, para manter nosso espanto, dependente de petidina (dolantina) – um analgésico, ou seja, substância utilizada para aliviar a dor. Esse número de pacientes não diminuiu muito nas semanas seguintes.

O primeiro grupo de psicoterapia foi aberto no final do mês e compareceram 15 pacientes. Pela nossa experiência em serviços mistos quanto ao sexo, imaginávamos ter nesse grupo poucas pacientes e com baixa adesão. Por isso, não havíamos pensado em ter mais de um grupo ou em disponibilizar mais de um profissional nos primeiros meses. Como as pacientes ficaram e o número era excessivamente elevado para que qualquer intervenção psicoterapêutica pudesse funcionar, logo tivemos que dividir o grupo e aumentar a equipe.

A evolução do trabalho com esse primeiro grupo já apontou outras diferenças em relação aos grupos mistos quanto ao sexo ou só de homens. A primeira delas foi a aderência. Em 1 ano, cerca de 65% das mulheres continuavam participando da psicoterapia, enquanto nos grupos mistos 70% delas deixavam o seguimento logo nos primeiros meses de tratamento (BRASILIANO & HOCHGRAF, 1998; 2006).

Outra característica distintiva foram os temas desenvolvidos. Em uma pesquisa realizada com as transcrições das sessões de grupos de psicoterapia mistos quanto ao sexo, comparativamente a grupos exclusivamente femininos, verificou-se que no primeiro os principais temas abordados foram (em ordem decrescente): o álcool e as drogas, a influência dos amigos, os problemas com a família biológica, o trabalho e os projetos para o futuro, principalmente relacionados à abstinência. Já nos grupos de psicoterapia só de mulheres, os temas foram: a maternidade e o relacionamento com os filhos, a solidão e as relações interpessoais, os sentimentos, a busca de oportunidades de trabalho e os projetos para o futuro, fundamentalmente no que se refere ao crescimento pessoal e à construção de uma identidade independente (BRASILIANO, 1999).

A forma de participação dos pacientes também é diversa. Em princípio, é importante assinalar uma diferença entre homens e mulheres dependentes de substâncias psicoativas que já se mostra nos primeiros contatos das pacientes no programa, muito antes até de seu início no grupo de psicoterapia. Em geral, enquanto os homens contam sua história como se ela se resumisse à história da substância, as mulheres não circunscrevem seu discurso à droga, parecendo mais capazes de detectar que por trás da droga há uma história a ser contada (PONCZEK, 1999; BRASILIANO, 2003). Nos grupos mistos quanto ao sexo, a fala era difícil e truncada, o que exigia que o terapeuta com frequência tivesse que intervir com perguntas para favorecer a expressão dos participantes. Ademais, como a percepção do mundo interno era muito precária, o terapeuta era convocado para ocupar um lugar de constante reafirmação da existência desse mundo e sua discriminação com o externo. À época desses grupos, costumávamos dizer, de forma bem-humorada, que fazíamos quase uma "pedagogia psicanalítica".

Nos grupos só de mulheres, ao contrário, a fala sempre foi mais fácil e constante. As pacientes abordavam tudo: suas vidas, seus sentimentos, suas relações, os filhos, os companheiros, os pais, os irmãos... Falavam também da equipe, dos profissionais, protegendo membros do grupo, ou francamente criticando-os (BRASILIANO & HOCHGRAF, 2006). Parecia ocorrer, nesses casos, algo específico do feminino, ou, como diz Bastos (1994), "mulher fala muito, fala pelos cotovelos [...], mas não fala em qualquer lugar. A fala da mulher tem um código próprio: ela é íntima num duplo sentido. Mulher fala de coisas íntimas em lugares íntimos. O espaço que lhe é próprio é o espaço privado e seu texto relacional".

Nos primeiros anos do Promud, a tarefa principal era a de construir a identidade de um serviço exclusivo para mulheres. A literatura da época era predominantemente teórica. As poucas pesquisas existentes só indicavam a importância de o tratamento ser exclusivo para as mulheres e de a psicoterapia ser em grupo e somente para elas (KAUFFMAN, DORE & NELSON-ZLEPKO, 1995; HODGINS, EL-GUEBALY & ADDINGTON, 1997). Não havia trabalhos indicando o desenvolvimento, a evolução e a eficácia desses tratamentos (BRASILIANO & HOCHGRAF, 2006).

Assim, tivemos que ir criando nossa assistência orientadas pela experiência clínica. Simultaneamente, fomos descobrindo na prática as características distintivas da dependência feminina em relação à masculina. Uma das primeiras pacientes a ser internada foi uma jovem dependente de cocaína. Menos de 24 horas depois de ter dado entrada no hospital, ela pediu alta. Alegava que o sogro havia lhe telefonado e avisado que com o diagnóstico da dependência de substâncias estabelecido ele conseguiria a guarda dos netos. Como, ainda hoje, a conduta legal mais aplicada nesses casos é a retirada da guarda dos filhos, procuramos e incorporamos à equipe uma advogada para proteger nossas pacientes. O trabalho de ajuda legal foi estabelecido inicialmente para as questões familiares, mas com o passar do tempo percebemos que a procura também se dava para as questões cíveis e trabalhistas. Somente as mulheres dependentes de cocaína e *crack* buscavam ajuda para questões criminais[1].

Inicialmente, a equipe do Promud era constituída só por psiquiatras e psicólogos. Logo uma terapeuta ocupacional foi incorporada ao quadro. Contudo, como até hoje o time de especialistas é composto por 90% de profissionais voluntários, a configuração do trabalho multidisciplinar varia muito e sempre depende de quais especialistas temos em cada época.

Nos primeiros 5 anos, as mulheres que buscavam ajuda eram predominantemente alcoolistas (67,2%). Em segundo lugar figuravam as dependentes de cocaína e *crack* (24%). As pacientes alcoolistas eram mais velhas (média de idade de 43,3 + 10,7 anos) e geralmente sofriam da síndrome do "ninho vazio". Desenvolveram o alcoolismo após o crescimento dos filhos e o esvaziamento da função materna de cuidado contínuo. Bebiam escondidas e compareciam ao programa envergonhadas e culpadas (BRASILIANO & HOCHGRAF, 2006;

---
[1] Dados não publicados de pesquisa realizada pela advogada Fernanda Ushli Racz com 35 pacientes, no período de fevereiro de 2012 a maio de 2013.

HOCHGRAF et al., 2015). As pacientes dependentes de cocaína e *crack* eram mais jovens (média de idade de 28,8 + 8,24 anos) e com frequência tinham iniciado o uso muito cedo, em locais públicos, com companheiros e grupos de pares (BRASILIANO & HOCHGRAF, 2006; HOCHGRAF et al., 2015). Essas populações eram heterogêneas e necessitavam de estratégias de tratamento distintas. Para as usuárias de cocaína e *crack*, foi necessário encurtar o intervalo entre a triagem e a data da primeira consulta, pois a motivação para o tratamento era tênue e só ocorria em momentos de muito desespero, que podiam desaparecer tão rapidamente quanto surgiam (BRASILIANO & HOCHGRAF, 2006).

Estudos iniciais sobre a taxa de permanência no Promud revelavam que nos primeiros 3 anos, embora houvesse aumento significativo na aderência em 6 meses das pacientes alcoolistas (57% comparativamente a 34,8% em um tratamento misto), o mesmo não ocorria com as mulheres dependentes de outras drogas que não o álcool (46,3% comparativamente a 43,9% em um tratamento misto) (HOCHGRAF & BRASILIANO, 2010).

Entre as diferentes hipóteses explicativas para esses resultados estava a participação na psicoterapia de grupo, pois a frequência das pacientes dependentes de cocaína e *crack* era muito flutuante. Naquele momento, as psicoterapeutas de grupo eram do sexo feminino, conforme orientava a literatura da época (DAVIS, 1994; STEIN & CYR, 1997). Os grupos eram divididos de acordo com a idade das pacientes. Assim, tínhamos grupos de mulheres mais velhas, em geral dependentes de substâncias lícitas (álcool, benzodiazepínicos, entre outros), e grupos de jovens, basicamente dependentes de cocaína e *crack*. Percebemos que, para as primeiras, a presença de uma figura feminina era fundamental, pois, diante da vergonha e da culpa, uma terapeuta mulher parecia ser uma garantia de que elas seriam acolhidas e poderiam compartilhar sua intimidade, expressando seus sentimentos e angústias sem o temor de serem julgadas.

Já para as pacientes mais jovens, a terapeuta mulher, principalmente quando igualmente jovem, parecia aumentar o confronto. Na transferência, era como se a terapeuta representasse a mãe ideal, perfeita, o modelo admirado, mas que nunca poderia ser alcançado, a não ser rebelando-se e, de maneira adolescente, comportando-se como seu oposto. Assim, surgiu a ideia de trabalhar com casais de psicoterapeutas, pois talvez a presença concreta do homem pudesse favorecer o trabalho simbólico da entrada do terceiro, que põe limites à relação simbiótica com a mãe. Ao mesmo tempo, ter um casal como terapeutas poderia permitir às pacientes experimentar fantasiosamente a vivência do cuidado conjunto de um pai e uma mãe, que a maioria nunca havia tido na vida real (BRASILIANO & HOCHGRAF, 2006; HOCHGRAF & BRASILIANO, 2010).

A outra hipótese estava ligada à grande preocupação com o corpo e sua associação direta com a autoestima, o que fazia com que qualquer intervenção (seja a utilização de algum fármaco, seja a cessação do uso de drogas) que pudesse ter consequências na forma, no tamanho e/ou na aparência corporal fosse imediatamente rejeitada, muitas vezes com o abandono do tratamento. Nesse sentido, a implementação de uma abordagem nutricional parecia ser fundamental para dar suporte, educar e intervir sobre essas questões (HOCHGRAF & BRASILIANO, 2010; KACHANI & HOCHGRAF, 2010). Então, uma nutricionista foi chamada para compor a equipe, e seu trabalho tornou-se tão importante que hoje ocupa uma posição tão central quanto o atendimento psiquiátrico e a psicoterapia de grupo.

Essas mudanças tiveram um impacto significativo sobre as taxas de permanência no tratamento após 6 meses (de 43,9% de uma amostra mista para 65,17% no Promud) e após 1 ano, quando se observou que independentemente da droga utilizada a aderência era de cerca de 50% comparativamente a 20% em tratamento tradicional misto quanto ao sexo (HOCHGRAF & BRASILIANO, 2010).

Com relação à evolução, verificou-se que 50% das mulheres alcoolistas e 47% das dependentes de outras drogas estavam abstinentes após 6 meses de acompanhamento, enquanto outras 30% de ambos os grupos tinham pelo menos reduzido seu consumo. Esses números também se repetem nas escalas de avaliação de outras áreas de funcionamento que não só o consumo (relações familiares, ocupacionais e lazer) (HOCHGRAF, 2003).

Desde o início do Promud, sabíamos da importância da comorbidade para as mulheres dependentes de álcool e de outras drogas. Dados do National Comorbidity Survey (1994), uma extensa investigação populacional americana, indicavam que, no que diz respeito ao gênero, as mulheres alcoolistas tinham mais comorbidade que os homens alcoolistas (65% das mulheres *versus* 44% dos homens) e as mulheres na população geral (31% das alcoolistas *versus* 5% das outras mulheres) (BUCHOLZ, 1999). Para a dependência de álcool, as associações mais frequentemente observadas, tanto para homens como para mulheres, eram com dependência de outras drogas, transtorno de conduta e personalidade antissocial e transtornos ansiosos e depressivos. Nesse estudo, a comorbidade também foi mais frequente entre as mulheres que entre os homens, e elas tinham uma probabilidade de duas a três vezes maior de apresentar transtornos ansiosos e afetivos, enquanto em relação à dependência de outras drogas o transtorno de conduta e de personalidade antissocial era duas vezes mais provável entre os homens (KESSLER et al., 1997).

Para a dependência de outras drogas, estudos populacionais verificavam que os dependentes tinham sete vezes mais probabilidade que os não dependentes de apresentar depressão ao longo da vida. Em geral, as probabilidades eram maiores para os homens que para as mulheres para todos os tipos de drogas, com exceção da maconha e da cocaína (BUCHOLZ, 1999).

Esse aspecto é muito importante, pois a comorbidade influencia a permanência e a evolução no tratamento. Uma pesquisa realizada em nosso serviço constatou que as mulheres dependentes que apresentavam alguma comorbidade permaneciam significativamente mais no tratamento ambulatorial, em 6 meses, que as pacientes sem comorbidade, independentemente da substância utilizada. O transtorno que mais significativamente influenciou a permanência no tratamento foi o transtorno de humor (DUARTE, BRASILIANO & HOCHGRAF, 2000).

Com o passar do tempo, foi ficando evidente que uma comorbidade relevante era com os transtornos alimentares (TA) – dados de pesquisa indicavam essa relação. Em metanálise para verificar a comorbidade entre TA e problemas por uso de álcool, de 41 estudos realizados entre 1985 e 2006, Gadalla e Piran (2007) encontraram apenas quatro estudos que referiam uma associação negativa entre TA e problemas por uso de álcool. Nas outras investigações, havia uma correlação positiva, mas a magnitude dessa correlação variava muito, provavelmente pela heterogeneidade das amostras e pelas diferenças diagnósticas, entre outros motivos. Para o uso de álcool, essa correlação positiva era com bulimia nervosa, transtornos de comer compulsivo e TA não especificados (não foi achada correlação com anorexia nervosa).

Outro estudo citava que, entre as mulheres que procuraram tratamento para abuso/dependência de álcool, 36% diziam comer compulsivamente e 26% tinham algum transtorno alimentar. Ao contrário, mulheres com alguma forma de transtorno alimentar purgativo apresentavam entre 22% e 35% de dependência de álcool, enquanto entre as anoréxicas do subtipo restritivo só 9% tinham esse quadro (MUNN-CHERMOFF *et al.*, 2013).

Como no nosso programa a referência ao peso era comum tanto na triagem quanto no tratamento, fomos estudar a relação entre transtornos por uso de substância e transtornos alimentares e realizamos uma investigação com 80 pacientes. Na chegada ao tratamento, a avaliação apontava que 55% da amostra tinham alguma questão alimentar, sendo que 33,75% tinham um transtorno alimentar clínico (anorexia nervosa, bulimia nervosa, transtorno alimentar sem outra especificação e transtorno da compulsão alimentar, que àquela época era denominado transtorno da compulsão alimentar periódica) e 21,25% tinham transtornos alimentares subclínicos. Cerca de 40% das pacientes com TA clínico tinham diagnóstico de transtorno de compulsão alimentar. Nas subclínicas, 20% tinham diagnóstico pregresso desse transtorno. Após 1 ano de tratamento, todas as pacientes (independentemente da presença do TA) haviam evoluído globalmente e no consumo de álcool e drogas. Contudo, para as mulheres com transtornos alimentares clínicos essa evolução foi mais lenta (BRASILIANO, 2005).

Com o tempo, vários outros pontos foram se destacando. Um aspecto muito importante, e que nos inquietou bastante, foi, após 3 anos de tratamento, nenhuma paciente ter pedido alta do grupo, embora houvesse uma regra contratual que permitia que a frequência às sessões fosse discutida após 1 ano e meio. Ao refletirmos sobre essa questão, pudemos constatar que não eram só as pacientes que desejavam ficar. Para a equipe, também era muito difícil deixá-las ir. Percebemos que não estávamos criando as condições para que elas partissem. Modificamos novamente nossa abordagem e, para aquelas pacientes que já haviam reinventado e reconstruído suas vidas, fomos oferecendo alternativas para a continuidade de seus processos. Já que elas em geral não tinham mais problemas com as substâncias, não precisavam prosseguir em tratamento em um programa para dependentes. Suas questões agora eram a vida e suas angústias e poderiam ser perfeitamente abordadas em outros grupos de psicoterapia. A ideia era trocar de lugar e poder se tratar em um local da saúde e não mais da doença. Fizemos contato com outras instituições e passamos a encaminhar nossas pacientes para lá.

Durante nossa trajetória, muitos desafios foram surgindo. Talvez o mais importante deles tenha sido o contato com a gravidez de nossas pacientes. Para poder tratá-las, desenvolvemos um modelo que contava com acompanhamento pré-natal, abordagem psiquiátrica focada, um grupo de psicoterapia exclusivo, intervenções dirigidas para a alimentação e a saúde, acompanhamento do parto e visitas domiciliares no pós-natal e nos primeiros 2 meses de aleitamento. Essa experiência foi muito bem-sucedida. A possibilidade de amparo oferecida pela equipe motivou as pacientes, que conseguiram manter-se abstinentes por todo o período gestacional e iniciaram a relação com seus bebês de maneira tranquila. Contudo, infelizmente, o projeto precisou ser suspenso por falta de verbas para sua manutenção.

Anos depois, tentamos oferecer uma abordagem semelhante, embora reduzida, ou seja, sem o acompanhamento do parto e sem as visitas domiciliares, no intuito de atrair as gestantes dependentes de substâncias psicoativas. Essa experiência foi frustrante. Estávamos preparados, mas poucas pacientes vieram buscar auxílio. Talvez o medo de serem internadas compulsoriamente, além do temor pela condenação e perda da guarda do filho, tão comum na realidade dessas grávidas, tenham inibido a procura.

O tempo foi passando, e adquirimos conhecimento e experiência. Em 2004, o PROMUD ganhou um prêmio do United Nations Office for Drugs and Crime (UNODC), sendo escolhido como o serviço de excelência da América Latina. A premiação rendeu a participação da equipe na primeira reunião mundial para construção de diretrizes para o tratamento de mulheres dependentes (UNODC, 2004).

Nossas pesquisas indicavam altos índices de aderência e de boa evolução (HOCHGRAF & BRASILIANO, 2010). Sofríamos, porém, com críticas que alegavam que nossos resultados deviam-se somente ao fato de sermos um serviço universitário e terciário. Assim, com o tempo nos vimos diante da necessidade de avaliar nossa eficácia em diferentes contextos. Vários Promuds foram criados e apresentaram resultados muito semelhantes entre eles.

Sabíamos, desde sempre, que a construção da demanda não é um *a priori*, mas uma das tarefas do tratamento (BRASILIANO, 2007), ou seja, a busca de ajuda só ocorre quando algo da ordem de um fracasso se instala na relação com a droga. Nem sempre foi simples o confronto com pacientes que se apresentam somente como dependentes de drogas. Muitas de nossas mulheres se queixam de um ato – abusar de álcool e drogas – que não podiam deixar de repetir, mas com o qual não se sentem implicadas. A subjetividade parece ter sido excluída, e elas justificam tanto a reiteração do ato como sua impossibilidade de detê-lo, afirmando que são impulsivas ou compulsivas, ou seja, são dependentes. Assim, se não estão repetindo, estão sofrendo com a abstinência do produto. Como diz Kameniecki (2006): "se diante desse argumento aquele que escuta diz: '*bom, então deixa de consumir*', a resposta imediata é: '*mas não posso, porque sou adicto*'."

Nesse sentido, muitas pacientes parecem encarceradas em sua dependência. Para abordá-las, criamos intervenções diferentes (psicoterapia individual, grupos de terapia ocupacional), que em muitos casos se mostraram ricas, favorecendo a manifestação e a expressão do indivíduo. Em outras situações, a inércia dessas pacientes ou sua conduta fatalista para a autodestruição (tentativas de suicídio, agravamento das condições de saúde) paralisou a equipe, que, não suportando a angústia, se perdeu em discussões e questionamentos (ou culpabilizações) intermináveis sobre as intervenções de um ou de outro.

Aprendemos na prática que nossa atuação não era a melhor para todas as pacientes, nem para todos os profissionais. Mulheres drogaditas constituem um grupo heterogêneo e respondem diferentemente a diversas formas de tratamento (HOCHGRAF & BRASILIANO, 2012). Assim, muitas de nossas pacientes se foram e outras nós mesmos pudemos encaminhar.

As mulheres dependentes de álcool e drogas chegam ao nosso serviço, geralmente, solitárias, angustiadas e ambivalentes quanto ao tratamento. A maternagem exercida pela equipe torna possível a aproximação para que elas possam construir no futuro seu próprio lugar de cuidado. A equipe sofre com a transferência maciça, por se tornar depositária das fantasias, conflitos e sentimentos das pacientes.

É a equipe quem vai sustentar a demanda pelo tratamento no primeiro momento (PAULO & VIEIRA, 1992; BRASILIANO, 2007). Para que consigam se tratar, as pacientes dependentes transferem sua dependência para o programa de atendimento e sua equipe, sendo no Promud, então, que se dá sua vida, seus relacionamentos, seus amores e ódios. Assim, para cada qual temos o profissional "bonzinho" e um "malvadinho"; aquele com quem ela divide seus sentimentos e outro para quem ela mostra como está bem e "recuperada". A roda das drogas e os "amigos do bar" passam a ser os profissionais e as outras pacientes do Promud.

Para que essa situação se sustente, é necessária a construção de limites. Desde o começo do trabalho, estabelecemos algumas pautas de funcionamento, sendo a principal a que garante o lugar de cuidado. Para isso, elaboramos um contrato de trabalho (revisado, modificado e reestruturado ao longo dos anos) que fixa, entre outros itens, que a paciente que falte a qualquer atendimento (uma falta para a consulta médica e para a abordagem nutricional e três faltas para a psicoterapia) sem aviso prévio seja convocada por um dos membros da equipe. São três convocações sequenciais. Se a paciente não se manifestar, entendemos que ela não quer mais se tratar naquele momento. Ela pode voltar ao programa, mas para isso terá de retomar o processo desde o início (entrar na lista de espera, passar pela triagem e definir seu plano terapêutico). Também instituímos certas condições que, se não forem observadas, implicam a alta administrativa. As principais são: entrar no ambulatório com qualquer droga (inclusive álcool); usar, oferecer ou vender drogas dentro do perímetro hospitalar; portar armas; e trocar remédios ou receitas com outras pacientes.

Esses limites funcionam como delimitação do espaço terapêutico. Entendemos que não respeitá-los é reproduzir nesse espaço a mesma estrutura da drogadicção. Permitir a entrada e a saída do tratamento sem qualquer condição é muito similar à não tolerância, à frustração e à busca imediata de satisfação, características fundamentais do quadro das dependências. É preciso pensar ainda que se a transgressão é vital na existência do drogadicto, onde não há leis esta não pode ser atuada, mas, por outro lado, sem leis não há espaço para o cuidado que pode modificar a vivência (BRASILIANO, 2007). Afinal, um programa de tratamento nada mais é do que um dispositivo de continência estruturado em função da situação que observamos em dado momento (CESARINO, 1989).

Similar e simultaneamente, a instituição de regras também se impôs à equipe. Como citado anteriormente, cerca de 90% do quadro do Promud são compostos por profissionais colaboradores, ou seja, que trabalham em caráter voluntário. Quando se fala em voluntários, logo se pensa em trabalho gratuito e descompromissado. No entanto, a implicação com a abordagem e com as pacientes é exigência fundamental para estar no Promud. Assim como temos regras para as faltas das pacientes, há limites para a ausência dos profissionais. Procuramos escalonar nossas férias. Temos horários para entrar e sair, para a supervisão e para a reunião de equipe. Respeitamos a individualidade dos membros, mas todos se comprometem com o programa.

Já no início do nosso trabalho, percebemos que, para além dos cuidados com as pacientes, também deveríamos formar multiplicadores. Jovens profissionais chegaram até nós inexperientes e ávidos de conhecimento. Após algum tempo, vimos eles partirem com o orgulho de perceber o que tinham se tornado e, assim, esperamos que levem a ideia de uma equipe multidisciplinar, cuidando de mulheres dependentes de álcool e outras drogas, para outros serviços e programas.

Trabalhar interdisciplinarmente não é uma decorrência natural da presença de vários profissionais atuando em um mesmo espaço, com a mesma problemática. Atuar em equipes é, acima de tudo, a conquista de um processo. É preciso superar as dificuldades de diálogo, aprender a comunicar-se sem os vícios da terminologia de cada disciplina e, principalmente, abrir mão de nosso *furor curandis* e de nossa onipotência, para que uma proposta conjunta possa ser construída. É fundamental transformar o agrupamento de profissionais em um grupo e os saberes individuais em uma terapêutica homogênea que permita, simultaneamente, a coerência da atuação terapêutica e a manutenção da heterogeneidade das diferentes disciplinas.

Na verdade, uma equipe é só um grupo de pessoas. O lugar terapêutico é constituído na relação dessas pessoas com outras pessoas, os pacientes, em um movimento contínuo de inter-relação. Enfrentar as fragilidades e limites de nossa atuação assegura um ambiente de coesão e segurança para que os pacientes deixem de ser vítimas de sua doença e se tornem sujeitos ativos em seu próprio drama.

O trabalho em equipe no PROMUD foi e vem sendo construído no decorrer dos anos, em um processo de constante aperfeiçoamento. Conquistamos algumas vitórias. Temos índices de aderência e evolução bem maiores do que outros programas (HOCHGRAF & BRASILIANO, 2010). Enfrentamos inúmeras dificuldades: a baixa adesão das pacientes dependentes de drogas ilícitas, as questões de imagem corporal, as várias comorbidades (transtorno do estresse pós-traumático, déficit de atenção, transtornos alimentares e de humor), o significado e a possibilidade de alta, entre outras (BRASILIANO & HOCHGRAF, 2006).

À medida que o tempo passa e essas novas dificuldades vão ficando evidentes, procuramos corrigir condutas, adicionar novas propostas de tratamento e até mesmo outras especialidades (professor de educação física, médico de família, entre outros).

Obviamente, nesses mais de 20 anos, o mundo mudou e estamos sempre atentos para adequar o grupo às questões da contemporaneidade. Hoje em dia, o perfil das pacientes se modificou. No início, éramos procurados, principalmente, por pacientes alcoolistas, mas atualmente vemos um aumento progressivo de busca por pacientes dependentes de outras drogas, como a cocaína, o *crack* e os analgésicos (opioides ou não). Temos dependentes de álcool muito jovens e, para nossa surpresa, mulheres com mais de 40 anos de idade que iniciam o uso de drogas, como o *crack*.

Outro tema importante consiste em contemplar, de maneira ampla, as questões de gênero, indo mais além daquelas relativas ao sexo biológico. Isto é, ser mulher é muito mais do que um corpo com caracteres sexuais femininos apto à maternidade. Integrar sexo e gênero, ou seja, incluir nos programas de tratamento tradicionais questões que abranjam papéis sociais, relações de trabalho, relações conjugais, raça, cultura, nível socioeconômico, entre outros, é essencial para a compreensão do gênero feminino e, portanto, fundamental para o desenvolvimento de programas que atendam com o máximo de eficácia os subgrupos que o compõem (BORTTORFF et al., 2014).

Passados todos esses anos, podemos dizer que fomos mais longe do que sonhávamos e, de repente, começamos a perceber que novos e mais audaciosos sonhos estão surgindo.

Referências

ANKER, J.J.; CARROLL, M. E. Females are more vulnerable to drug abuse than males: evidence from preclinical studies and the role of ovarian hormones. Current Topics in Behavioral Neurosciences, 8: 73-96, 2010.

BASTOS L. A psicanálise é (virou) coisa de mulher? Boletim Pulsional, 58: 7-20, 1994.

BOTTORFF, J.L. et al. Gender, Smoking and Tobacco Reduction and Cessation: a scoping review. International Journal of Equity in Health, 13:114, 2014. Disponível em: https://equityhealthj.biomedcentral.com/articles/10.1186/s12939-014-0114-2. Acesso em: nov. 2019.

BRASILIANO, S. Grupos com drogadictos. In: ZIMERMAN, D.E.; OSÓRIO, L.C. (eds.) Como trabalhamos com grupos. Porto Alegre: Artes Médicas, 1997. p. 229-240.

BRASILIANO, S. Psicoterapia de grupo para mulheres dependentes químicas. In: XII Congresso da Associação Brasileira de Estudos de Álcool e Drogas – ABEAD, Rio de Janeiro, 1999.

BRASILIANO, S. Psicoterapia psicanalítica de grupo pra mulheres drogadictas: o que há do feminino? In: BAPTISTA, M.; CRUZ, M.S.; MATIAS, R.

(eds.) Drogas e pós-modernidade: prazer, sofrimento e tabu. Rio de Janeiro: Editora da Universidade do Rio de Janeiro, 2003. v. 1, p. 199-205.

BRASILIANO, S. Comorbidade entre dependência de substâncias psicoativas e transtornos alimentares: perfil e evolução de mulheres em um tratamento específico para dependência química [tese]. São Paulo, Faculdade de Medicina, Universidade de São Paulo, 2005.

BRASILIANO, S. Psicanálise de grupo com drogaditos: construção de novos dispositivos para a realidade institucional. Revista SPAGESP, 8(2), 2007. Disponível em:http://pepsic.bvsalud.org/pdf/rspagesp/v8n2/v8n2a02.pdf. Acesso em: nov. 2019.

BRASILIANO, S.; HOCHGRAF, P.B. Women Group Psychotherapy: goals and characteristics in addressing the specific needs of alcohol and other drug dependence women. In: 42nd International Institute on the Prevention and Treatment of Dependencies, Malta, 1998.

BRASILIANO, S.; HOCHGRAF, P.B. Adesão de mulheres a um programa específico de tratamento. Álcool e Drogas – Revista da ABEAD, ano 2, p. 43-9, 1999.

BRASILIANO, S.; HOCHGRAF, P.B. Drogadicção feminina: a experiência de um percurso. In: SILVEIRA, D.X.; MOREIRA, F.G. (Org.). Panorama atual de drogas e dependências e sociedade. São Paulo: Atheneu, 2005, v. 1, p. 289-295.

BUCHOLZ, K.K. Nosology and Epidemiology of Addictive Disorders and their Comorbidity. Psychiatric Clinics of North America, 22:221-40, 1999.

CESARINO, A.C. Hospital-dia "A Casa": conversando sobre dez anos de experiência. In: LANCETTI, A. (ed.) Saúde Loucura Número 1. São Paulo. Editora Hucitec, 1989. p. 33-45.

CHOI, S.; ADAMS, S.M.; MORSE, S.A., MACMASTER, S. Gender Differences in Treatment Retention among Individuals with Co-occurring Substance Abuse and Mental Health Disorders. Substance Use and Misuse, 50(5): 653-663, 2015.

DAHLGREN, L.; WILLANDER, A. Are Special Treatment Facilities for Female Alcoholics Needed? A Controlled 2-year Follow-up Study from a Specialized Female Unit (EWA) versus a Mixed Male/Female Treatment Facility. Alcoholism: Clinical and Experimental Research, 13:499-504, 1989.

DAVIS, S. Effects of Chemical Dependency in Parenting Women. In: WATSON, R.R. (ed.) Addictive Behaviors in Women. New Jersey: Humana Press, 1994.

DUARTE, C.E.; BRASILIANO, S.; HOCHGRAF, P.B. Comorbidade e adesividade a um tratamento específico. In: Livro de resumos do XIX Congresso Brasileiro de Psiquiatria – WPA Regional Meeting, v. 1. Rio de Janeiro: Associação Brasileira de Psiquiatria; 2000, p. 164.

GADALLA, T.; PIRAN, N. Co-occurrence of Eating Disorders and Alcohol Use Disorders in Women: a meta-analysis. Archives of Women's Mental Health, 10:133-140, 2007.

HOCHGRAF, P.B. Alcoolismo feminino: comparação das características sociodemográficas e padrão de evolução entre homens e mulheres alcoolistas. 1995. Tese. Faculdade de Medicina, Universidade de São Paulo, São Paulo, 1995.

HOCHGRAF, P.B. Tratamento. In: Abstracts do XV Congresso da Associação Brasileira de Álcool e outras Drogas. São Paulo, 2003.

HOCHGRAF, P.B. et al. Abordagem ambulatorial de mulheres farmacodependentes: quinze anos de seguimento. In: XXXIII CBP Congresso Brasileiro de Psiquiatria, Florianópolis, Santa Catarina, 2015.

HOCHGRAF, P.B.; BRASILIANO, S. Diagnóstico e tratamento da dependência de álcool no gênero feminino. In RENNÓ JÚNIOR, J.; RIBEIRO, H.L. (eds.) Tratado de Saúde Mental da Mulher. São Paulo: Editora Atheneu, 2012. p. 123-129.

HOCHGRAF, P.B.; BRASILIANO, S. Mulheres e substâncias psicoativas. In: SEIBEL, S.D. Dependência de drogas. São Paulo: Editora Atheneu, 2. ed., 2010. p. 1025-1041.

HODGINS, D.C.; EL-GUEBALY, N.; ADDINGTON, J. Treatment of Substance Abusers: single or mixed gender programs? Addiction, 92: 805-12, 1997.

KACHANI, A.T.; HOCHGRAF, P.B. Dependência de álcool. In: CORDÁS, T.A.; KACHANI, A.T. (eds.) Nutrição em Psiquiatria. São Paulo: ArtMed; 2010. p. 217-231.

KAMENIECKI, M. Una experiencia de Hospital de Dia con consumidores de drogas. In: AGÜERO et al. Clínica institucional en toxicomanías. Buenos Aires: Letra Viva, 2006. p. 149-167.

KAUFFMAN, E.; DORE, M.M., NELSON-ZLEPKO, L.N. The Role of Women's Therapy Groups in the Treatment of Chemical Dependence. American Journal of Orthopsychiatry, 65:355-62, 1995.

KESSLER, R.C. et al. Lifetime Co-occurrence of DSM-III-R Alcohol Abuse and Dependence with Others Psychiatric Disorders in the National Comorbidity Survey. Archives of General Psychiatry, 54:313-21, 1997.

LAL, R.; DEB, K.S.; KEDIA S. Substance Use in Women: status and future directions. Indian Journal of Psychiatry, 57 (Suppl 2): S275-S285, 2015.

MCCRADY, B.S.; EPSTEIN, E.E.; COOK, S.; JENSEN, N., HILDEBRANT, T. A Randomized Trial of Individual and Couple Behavioral Alcohol Treatment for Women. Journal of Consulting and Clinical Psychology, 77(2): 243-256, 2009.

MESSAS, G. Psicoterapia e drogadição: um modelo para o paradigma da transformação. In: CALDERONI, D. (Org.) Psicopatologia: vertentes, diálogos. Psicofarmacologia, psiquiatria, psicanálise. São Paulo: Via Lettera Editora e Livraria, 2002. p. 21-32.

MUNN-CHERNOFF, M.A., BAKER, J.H. A Primer on the Genetics of Comorbid Eating Disorders and Substance use Disorders. European Eating Disorders Review. 24(2): 91-100, 2016.

MUNN-CHERNOFF, M.A. et al. A Twin Study of Alcohol Dependence, Binge Eating, and Compensatory Behaviors. Journal of Studies on Alcohol and Drugs, 74:664-673, 2013.

NATIONAL INSTITUTE ON DRUG ABUSE (NIDA). Sex and Gender Differences in Substance Use. Drug Facts, 2015. Disponível em: https://www.drugabuse.gov/publications/research-reports/substance-use-in-women/sex-gender-differences-in-substance-use. Acesso em: nov. 2019.

PAULO, L.F.; VIEIRA, T.M.S. Convivência com portadores de AIDS e dependentes de drogas: uma clínica da solidariedade. In: LANCETTI, A. (ed.) Saúde Loucura 3. São Paulo: Editora Hucitec, 1992. p. 55-62.

PONCZEK, I.S. O feminino e a droga: abordagem psicanalítica. In: INEM, C., BAPTISTA, M. (Org) Toxicomanias – Abordagem clínica. Rio de Janeiro: Editora Sete Letras, 1997. p. 103-111.

ROERECKE, M.; REHN, J. Cause-specific Mortality Risk in Alcohol use Disorder Treatment Patients: a systematic review and meta-analysis International Journal of Epidemiology, 43(3):906-919, 2014.

STEIN, N.D.; CYR, M.C. Women and Substance Abuse. Medical Clinics of North America, 81:979-98, 1997.

SUDBRACK, M.F. O. Terapia familiar sistêmica. In: SEIBEL, S.D., TOSCANO, J.R. (Org.) Dependência de drogas. São Paulo: Editora Atheneu, 2001. p. 403-415.

UNITED NATIONS OFFICE ON DRUGS AND CRIME (UNODC). Substance Abuse Treatment and Care for Women: case studies and lessons learned. Vienna: United Nations Publication, 2004.

VERHULST, B.; NEALE, M.C.; KENDLER, K.S. The Heritability of Alcohol use Disorders: a meta-analysis of twin and adoption studies. Psychological Medicine, 45:1061-1072, 2015.

Capítulo 12

A História do Tabagismo

Alberto José de Araújo (*in memoriam*)

Enquanto um homem tivesse vinhos e cigarros à sua disposição, ele poderia resistir.
(Charles Bukowski)

■ Introdução

O cigarro já foi uma droga glamourizada, talvez a mais popular dentre todas as que conhecemos, a ponto de incendiar paixões e emoções nas telas do cinema. No entanto, com o passar do tempo e a constatação de que se trata de um produto extremamente nocivo – uma poção que contém, além da nicotina, mais de 7 mil componentes tóxicos e que provoca grave dependência química –, ele começou a perder seu fascínio e passou a ser demonizado.

A história do consumo do tabaco no Ocidente se mescla com a arte, a filosofia, a literatura e, especialmente, com a poesia, conforme ilustrado na famosa epígrafe de Bukowski. Nas Américas, sua narrativa remonta há 5.000 anos a.C., quando já era documentada em artefatos de barro e em rituais xamanísticos. A magia dos tubos com folhas de tabaco acesas pelos nativos foi um dos marcos da descoberta do Novo Mundo, além da fruta-pão, das frutas tropicais e dos minérios de ouro, que se tornaram as principais "especiarias" desejadas pelos grandes navegadores.

O ciclo das navegações, além de aproximar os conquistadores dos povos nativos, de seus hábitos, crenças, culturas, também promoveu intenso intercâmbio de produtos típicos, como as especiarias cravo, canela, chá da Índia e da China, introduzindo novos costumes, dos fenícios aos *vikings*, de Marco Polo a Vasco da Gama. Quando a expedição de Cristóvão Colombo aportou na ilha de Guanahani, nas Bahamas, em 1492, decerto não imaginava que aquele ritual de recepção dos nativos com lanças feitas de madeira, oferta de frutas tropicais e "folhas secas que exalavam um perfume peculiar" daria início a uma relação do mundo ocidental com aquela que viria a ser a mais cobiçada e letal especiaria do mundo contemporâneo: o tabaco (Figura 12.1).

Nativa do continente americano, a *Nicotiana tabacum* foi batizada com esse nome em homenagem ao diplomata francês Jean Nicot, que, em torno de 1560, vivia em Portugal e fazia uso do rapé para alívio de fortes dores de cabeça. Ele teria enviado à França as sementes e o pó de tabaco para que a rainha Catarina de Médici experimentasse e amenizasse sua enxaqueca, o que explica o nome da substância ter sido popularizado como "erva nicotina". Apesar de ter chegado à Europa antes, na época das expedições que desembarcaram pela primeira vez na

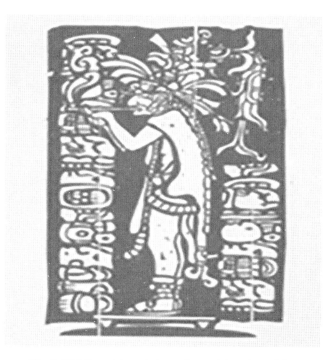

Figura 12.1 Sacerdote maia fumando num totem de madeira.

América, o hábito de fumar ganhou mais adeptos e se disseminou pelo velho continente a partir da experiência da rainha, logo se tornando a droga da moda, com adeptos tanto na corte como entre a plebe.

O consumo, cultivo e comércio de tabaco se intensificaram com a modernização do equipamento agrícola e da manufatura, que possibilitou a produção em nova escala e aumentou a disponibilidade de cigarros após a era da reconstrução nos EUA. A produção em massa expandiu rapidamente o escopo do consumo, que, impulsionado pela guerra, pelo cinema, pela moda e pelos costumes, cresceu de maneira vertiginosa.

Contudo, o exponencial aumento do consumo sofreu grande baque após as primeiras publicações científicas associarem o tabaco a inúmeras doenças, dentre elas o temível câncer de pulmão, a partir da década de 1960. Em 2006, a indústria tabagista foi impactada pela histórica condenação proferida pela juíza norte-americana Gladys Kessler, sob a acusação de ter enganado os consumidores de cigarro a respeito dos males que o vício representa para a saúde.

■ O primeiro fumante ocidental usou um charuto

A princípio, os marujos da frota de Colombo apreciaram o tabaco, mas descartaram as folhas secas. Algumas semanas depois, um dos marujos que desembarcaram em Cuba deu algumas tragadas nas folhas de tabaco enroladas pelos nativos e logo se tornou um fumante, sendo provavelmente o primeiro europeu a experimentar aquilo que se tornaria mais tarde o tradicional *charuto cubano* (Figura 12.2).

O tabaco também foi experimentado como "cachimbo" por outros exploradores, e em pouco tempo era grande o número de fumantes durante as expedições à América. Cortez – da expedição de Colombo – relatou ter visto índios astecas usando fumo aromatizado com cana em formato de "cigarros" e que os nativos de Cuba enrolavam as folhas à semelhança dos charutos (Figura 12.3).

A planta *Nicotiana tabacum* tornou-se conhecida no resto do mundo a partir dos séculos XV e XVI, quando os exploradores europeus observaram que era usada como "remédio e alucinógeno" pelos índios americanos. Ao retornarem de suas missões, levaram a planta para a Europa, e rapidamente o uso do tabaco foi adotado pelas cortes e posteriormente pela plebe como droga da moda (Figura 12.4).

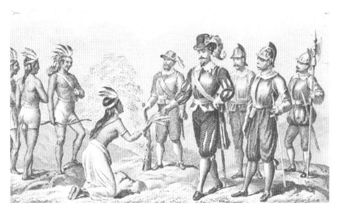

Figura 12.3 Cortez recebe um charuto de um ameríndio.

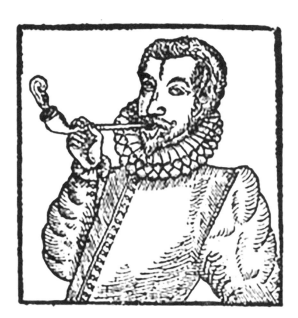

Figura 12,2 Registro mais antigo de um europeu fumando. Gravura de Anthony Chutte.

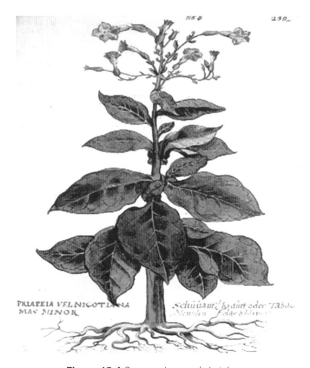

Figura 12.4 Gravura de um pé de tabaco.

▪ O tabaco chega a ser banido, mas acaba se disseminando

Apesar da atribuição de poderes de cura ao tabaco, inicialmente seu consumo não foi tão bem aceito, chegando a ser banido por reis e pelo papa Urbano VII (Figura 12.5). O registro mundial daquela que teria sido a primeira proibição pública de fumar aconteceu em seu papado, em 1590, quando Sua Eminência ameaçou excomungar qualquer um que usasse tabaco no entorno ou dentro de uma igreja, seja mascando, fumando com cachimbo ou cheirando rapé.

Urbano VII figura na lista dos 11 papas que mais revolucionaram o Vaticano ao longo da história. Um homem de considerável estima e renome por sua piedade e conhecimento, no curto período em que atuou como moderador da fé católica e do Vaticano, assinou atos que beneficiavam os mais humildes e ordenou que se fizesse uma lista de todos os pobres de Roma para que ele pudesse aliviar suas necessidades, tarefa que não deve ter sido fácil, considerando que a população de Roma era, na época, de 90 mil pessoas. Em seguida, ordenou aos padeiros de Roma que fizessem "pães maiores e os vendessem mais barato", mitigando suas perdas do próprio bolso.

Na cruzada de combate à pobreza, instigou a construção de obras públicas em torno da cidade de Roma para prover trabalho aos desempregados. Ele também foi um forte opositor do nepotismo, proibindo os parentes de ocupar empregos na Cúria (tribunais e assembleias romanas), quitou as dívidas do papado e aumentou o salário dos cardeais que recebiam salários insuficientes.

A proibição pública de não fumar durou apenas 13 dias, mas não pense que por obra de alguma maldição do tabaco, mas sim porque o pontífice faleceu por complicações decorrentes da malária, doença que havia contraído antes de ser escolhido como sucessor da cadeira de Pedro. Sua morte repentina foi muito sentida por seus súditos.

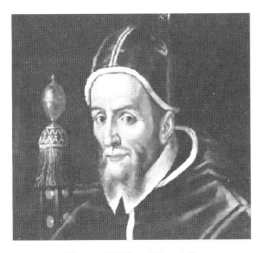

Figura 12.5 Papa Urbano VII.

Os efeitos econômicos favoráveis e a ampla popularidade facilitaram a aceitação do produto em todas as culturas. Ele rapidamente se espalhou por todo o mundo e tornou-se base sólida para o crescimento de economias emergentes, como a americana, e de países que alavancavam a Revolução Industrial na Europa, como Reino Unido, França e Espanha.

A produção do tabaco ao longo dos séculos seguintes deixou de ser artesanal para uso ritualístico e se tornou uma das culturas mais promissoras do mundo, que caminhava a passos largos do Feudalismo para a Revolução Industrial.

A indústria do tabaco tornou-se uma das mais poderosas do planeta. Lançando mão de agressivas estratégias publicitárias, consagrou o tabaco como primeiro produto globalizado da era moderna, antes que esse termo fosse de uso corrente.

Conhecer o ciclo produtivo do tabaco e suas raízes histórico-político-sociais é fundamental para compreender todo o alcance das políticas de controle do tabaco recomendadas pela Organização Mundial da Saúde (OMS) no tratado de saúde pública denominado Convenção-Quadro para o Controle do Tabaco.

▪ A cronologia do tabaco

Era da "descoberta": da pré-história à descoberta da América

O cigarro é uma maneira
disfarçada de suspirar.
(Mário Quintana)

A *Nicotiana tabacum* e a *Nicotiana rustica* são as mais conhecidas entre as cerca de 30 espécies da planta *nicotiana* (Figura 12.6 e 12.7). A origem do nome é atribuída aos índios Arawak, que usavam um tubo em forma de Y para aspirar a fumaça de uma erva através das narinas, além de enrolarem as folhas no formato de cilindros, o que corresponde aos charutos dos tempos modernos.

Mas, de onde vem o termo tabaco?

Uma versão atribui seu nome ao tubo de cana, denominado *tabaco ou tavaco*, com dois galhos para as narinas, usado pelos nativos americanos para cheirar a fumaça do tabaco. Outra versão afirma que teve origem na Ásia, no século IX, uma vez que o termo árabe *tabbâq* designa plantas fumadas em cachimbos no formato de tubos de bambus. Seu uso entre chineses e persas pode ter sido anterior à descoberta da América. O fumo de tabaco tem sido usado na China e em outros países do Oriente desde tempos imemoriais. Seria possível especular que os poderosos impérios da Assíria e da Pérsia poderiam ter sucumbido ao tabagismo?

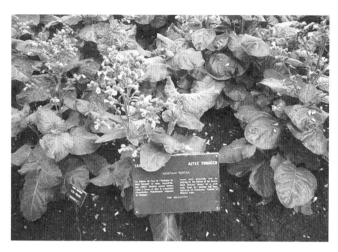

Figura 12.6 Plantação de *Nicotiana rustica* (tabaco asteca).

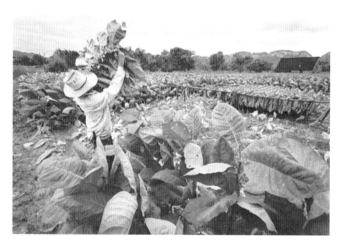

Figura 12.7 Plantação de *Nicotiana tabacum* (tabaco brasileiro).

As diferentes espécies de plantas do tabaco conferiram características distintas associadas ao tabagismo (combustão lenta, rápida, suave ou forte), tornando-se populares em diferentes partes do mundo. O princípio ativo do tabaco é o alcaloide nicotina, responsável por sua ação narcótica e relaxante.

O tabaco, provavelmente misturado com cal ou giz, parece ter sido usado pelos nativos americanos como dentifrício para clarear os dentes, como observado por Nino e Guerra, em 1500, e por Américo Vespúcio na mesma época, na Venezuela. Essa prática ainda hoje é corrente na Índia, onde o tabaco em pó, ou *masheri*, é esfregado nos dentes para clareamento e a pasta de dente feita do tabaco ainda é comercializada.

Os povos maias, astecas e incas já usavam em rituais!

As informações sobre os primeiros usos do tabaco por nativos americanos, antes da chegada dos europeus em 1492, são restritas ao testemunho dos exploradores. Contudo, observam-se esculturas e desenhos das culturas maias e incas que demonstram o uso do tabaco

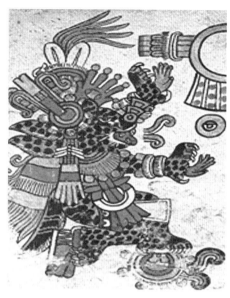

Figura 12.8 Vaso maia com macaco-aranha representando uma divindade fumando.

em cerimônias, ainda que pouco se saiba sobre o real significado desses rituais (Figura 12.8).

O termo tabaco acompanhou todos os produtos derivados das folhas da *nicotiana* utilizados na forma de charutos, rapé, cachimbo, tabaco para mascar, narguilé e os cigarros industrializados. Mais recentemente, as pastas para os cigarros e charutos eletrônicos também foram aceitas como tabaco.

Quando os exploradores europeus chegaram à América, as diversas culturas nativas já cultuavam uma longa tradição de mascar ou aspirar tabaco, algumas vezes associado a outras plantas psicotrópicas.

Com o uso regular em contextos rituais e sociais, o tabaco e seus homólogos foram apreciados justamente por seus efeitos fisiológicos e por alterarem o nível de consciência, o que permitia aos índios entrar em estado propício às buscas espirituais, em suas práticas religiosas, do mesmo modo como utilizavam para se preparar para as lutas intertribais.

A linha do tempo do tabaco do período pré-histórico até o século XV é apresentada no Quadro 12.1, na fase de uso do tabaco em escala não comercial. Os eventos que se sucederam à descoberta do Novo Mundo até sua disseminação nos diversos continentes e no Brasil serão tratados em tópicos específicos, buscando caracterizar cada período histórico.

Uso medicinal do tabaco

Entre os maias, o tabaco também era utilizado na forma de incenso, nas oferendas deixadas em altares, e como fumo pelos adoradores. Já para os astecas, fazia parte do ritual da cerimônia de sacrifício de prisioneiros ofertados ao deus Tezcatlipoca (Figura 12.9).

Quadro 12.1 Linha do tempo do tabaco – Pré-história a 1500

Período	Cronologia dos fatos da história do tabaco
Pleistoceno: 2,5 milhões de anos	Bloco fossilizado de tabaco é encontrado por paleontologistas no rio Maranon, no Peru (2010)
	Nicotina é encontrada em plantas do mundo antigo, incluindo beladona e nicotiana africana
10.000 a.C. – 5.000 a.C.	Metabólitos da nicotina são encontrados em fósseis humanos e artefatos similares aos cachimbos no Oriente Médio e na África
6.000 a.C.	A planta do tabaco começa a crescer nas Américas
1 d.C.	Uso do tabaco em quase toda a América
	Uso mascado e por enemas alucinógenos pelos Aguaruna, no Peru
470-630	Maias e astecas usam tabaco em rituais religiosos e políticos
600-1000	Primeiro registro: cerâmica mostra maia fumando um rolo de folhas amarradas com uma corda
1492	Expedição de Colombo descobre as folhas de tabaco, recebidas como presente dos índios Arawak e jogadas fora
	Rodrigo Jerez e Luís Torres observam nativos fumando em Cuba; Jerez retorna à Espanha e torna-se o primeiro fumante europeu
1493	Ramon Pane relata o uso de rapé e a inalação de fumaça, em tubo em Y, pelos nativos. Pane foi o primeiro homem a introduzir o tabaco na Europa
1497	Robert Pane escreve o primeiro relato de uso de tabaco nativo a aparecer na Europa: *De Insularim Ribitus*
1499	Américo Vespúcio observa que os índios americanos preparavam um tabaco para mascar
1500	Pedro Álvares Cabral descobre o Brasil e tem contato com a planta tabaco

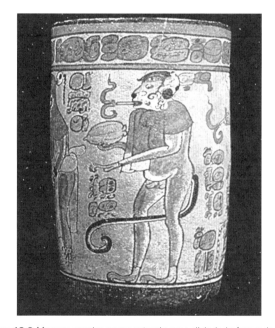

Figura 12.9 Macaco-aranha representando uma divindade fumando (vaso maia).

Os curandeiros de uma tribo primitiva no Brasil sopravam os cachimbos nos rostos dos nativos com o propósito de transmitir-lhes as virtudes heroicas. O uso do tabaco em cerimônias públicas e religiosas consagrou-se em todas as tribos americanas.

Os exploradores europeus reportaram que o tabaco, em suas diversas formas, era usado na cura de quase todas as doenças conhecidas pelos nativos. A *Nicotiana attenuata* era utilizada com intuito medicinal pelas tribos do deserto, na forma de cataplasmas, para o tratamento de dores de dente, reumatismo, edemas, eczema e infecções da pele. As folhas mastigadas eram aplicadas em cortes, como no local da mordida de cascavel, após o veneno ser sugado.

Quando a planta chegou à Europa, acreditava-se que possuía propriedades terapêuticas em potencial e foi usada para tratar uma ampla gama de condições. A *nicotiana* adquiriu uma reputação de panaceia, a ponto de ser chamada de "erva sagrada" e "remédio de Deus". Dá para entender o entusiasmo dos médicos pela erva recém-descoberta.

Assim, o tabaco parecia uma verdadeira droga milagrosa, relaxando os jovens soldados antes das batalhas, além de adiar a fome e tratar quase todos os tipos de doenças. Os exploradores europeus aceitaram as argumentações dos nativos americanos quanto aos benefícios do tabaco para a saúde e foram mais longe, estendendo essas alegações, uma vez que acreditaram que o tabaco curaria até mesmo a devastadora peste bubônica.

As primeiras tentativas de controle do tabaco

As primeiras tentativas de restrição do consumo do tabaco resultaram em penas severas para os fumantes. O sultão Murad Amurath IV proibiu sua importação na Turquia e condenava os transgressores à pena capital (Figura 12.10). O grão-duque de Moscou proibiu sua entrada em seus

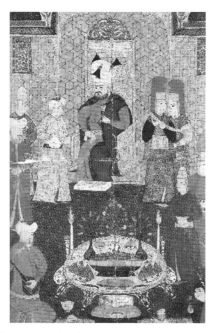

Figura 12.10 Sultão Amurath IV e a mesa de jantar.

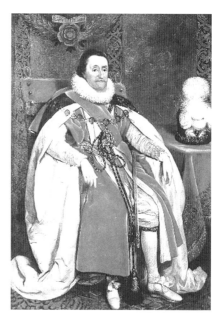

Figura 12.12 Rei James I da Inglaterra retratado por Daniel Mytens (1621).

domínios e decretou a pena de chicotadas para a primeira transgressão e morte para as reincidências. Em outras regiões da Rússia, quando era denunciado o consumo de tabaco, os fumantes tinham seus narizes ceifados.

O xá da Pérsia Abbas I proibiu o uso do tabaco sob a pena de morte e perda da propriedade. Os médicos persas e os "ulemás" condenaram o tabaco por ser viciante e venenoso. O papa Urbano VII (Figura 12.11), como ressaltado anteriormente, decretou a primeira proibição pública para fumar, em 1590, ameaçando excomungar quem usasse tabaco, nas formas de rapé, mascado ou em cachimbo, no pórtico ou no interior das igrejas.

Em 1604, na Inglaterra, o rei James I (Figura 12.12) – um dos opositores mais ferrenhos ao uso do tabaco – escreveu um livro no qual afirmava: "fumar é repugnante à visão, ao nariz, prejudicial para o cérebro e danoso para os pulmões", e, em função disso, decretou aumento de 4.000% nos impostos sobre o tabaco. O monarca relatou que, após uma dissecação, encontrou uma substância similar à fuligem que revestia os pulmões de fumantes regulares; a constatação foi insuficiente para evitar que seus súditos abandonassem o vício.

Contrapondo-se à argumentação do rei, alguns cientistas da época consideravam que o tabaco seria capaz de prevenir problemas de saúde, protegendo o corpo dos temidos miasmas. Durante a grande praga de peste bubônica (1665-1666), fumar tornou-se uma medida obrigatória em algumas cidades. Em contrapartida, a cruzada contra o tabaco envolveu diversos povoados da Europa, como nos Cantões Suíços, em 1654 e, mais adiante, no século XVIII, alcançando também a Baviera e Berlim.

História do tabaco a partir do período renascentista

Os colonos portugueses cultivaram o tabaco usado pelos nativos da América e em 1548 já exportavam as folhas à Europa e abasteciam o consumo da Coroa portuguesa. No período colonial, a lavoura de tabaco ocupava o segundo lugar em importância econômica, logo depois do açúcar. Levado para a África, o fumo em rolo era trocado por escravos negros. O próprio brasão da República ostenta um ramo com frutos de café e outro ramo florido de tabaco.

Na Espanha, em 1501, o explorador Rodrigo de Jerez (Figura 12.13), integrante da comitiva de Cristóvão Colombo, foi perseguido pela Inquisição por fumar. Mesmo sabendo disso, o conquistador espanhol Fernando Cortez levou o tabaco para as terras espanholas em 1518, por iniciativa do monge Ramon Pane. O tabaco enrolado, precursor do charuto, tornou-se rapidamente popular entre as classes mais pobres.

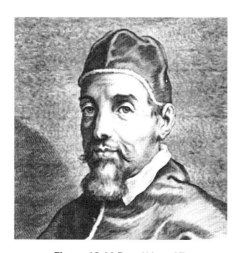

Figura 12.11 Papa Urbano VII.

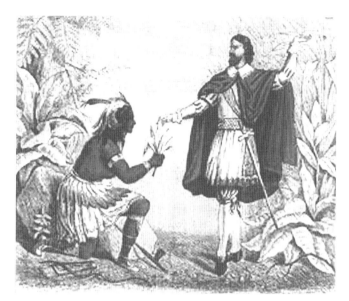

Figura 12.13 Rodrigo de Jerez recebe as folhas de tabaco de um nativo.

O embaixador Jean Nicot (Figura 12.14) escreveu sobre as propriedades medicinais do tabaco, descrevendo-o como uma panaceia. Ele levou a planta rústica para a Corte francesa, onde foi usada como medicamento para a terrível enxaqueca de Catarina de Médici, a rainha-mãe. A eficácia do tratamento fez crescer a popularidade do rapé de tabaco entre a aristocracia. Na verdade, as pessoas ficaram tão entusiasmadas com seus poderes que o tabaco tornou-se conhecido como *Herba Medicea* ou *Herba Catherinea*.

O tabaco na forma de cachimbo foi introduzido na Inglaterra pelo almirante Sir John Hawkins, em 1565, como passatempo para os marinheiros nas longas viagens. Em 1586, Sir Walter Raleigh levou o tabaco da Virgínia para a Inglaterra.

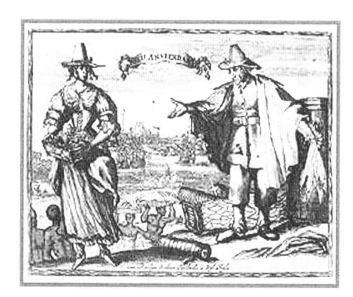

Figura 12.14 Jean Nicot leva o tabaco para as cortes europeias.

Há um relato que conta sobre um servo que, ao ver pela primeira vez Sir Walter Raleigh fumando cachimbo, jogou água sobre ele, temendo que pudesse pegar fogo (Figura 12.15). Ao longo do século XVII, a demanda pelas folhas oriundas da América cresceu tanto que se tornou moeda de troca, pois "era tão bom quanto o ouro".

Em 1571, o médico alemão Michael Valentini descreveu diversas maneiras de se fazer um clister, ou enema, com tabaco, o que ele acreditava ser bom para o tratamento de cólicas, nefrite, histeria, hérnia e disenteria (Figura 12.16). No mesmo ano, Nicholas Monartes escreveu *De Hierba Panacea*, o primeiro livro sobre o tabaco da história, apresentando as maravilhas da planta, à qual atribuía a cura de 36 males. Na época, os médicos espanhóis estavam fascinados com os poderes da substância. No final do

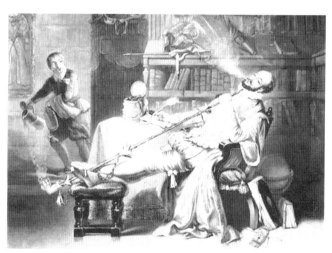

Figura 12.15 Servo joga água sobre Sir Walter Raleigh. Fonte:

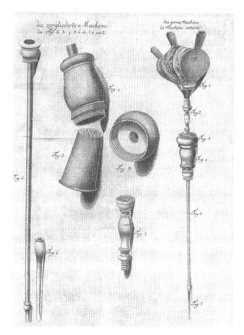

Figura 12.16 Ilustração dos dispositivos para o enema com tabaco (1776).

século XVI, o tabaco foi introduzido na Polônia, na Turquia, no Japão e na Coreia. Em 1595, foi publicado o primeiro livro em língua inglesa sobre o assunto.

Século XVII: a época de ouro do cachimbo

O século XVII é considerado "a idade de ouro do cachimbo" (Figuras 12.17 e 12.18). A produção de tabaco expande-se nas colônias inglesas e portuguesas. Começa a saga de Jamestown, no estado da Virgínia, que se tornaria o maior produtor mundial de folhas de tabaco por iniciativa do pioneiro John Rolfe, que levou sementes do tabaco para a colônia americana em 1612.

Sir Francis Bacon escreve em 1610: "...há um aumento crescente no consumo de tabaco, que é um hábito difícil para se deixar", descrevendo a qualidade aditiva do fumo. Em 1617, o Dr. William Vaughan poetisa:

> *Que estranha é essa erva-daninha tabaco*
> *Ela atravessa o cérebro, ela estraga a mente*
> *Ela embota a espírito, ela escurece a visão*
> *Ela priva a mulher do seu juízo.*

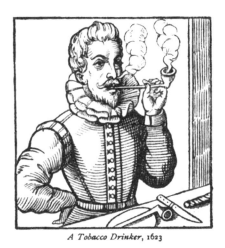

Figura 12.17 Europeu degustando um cachimbo (1683).

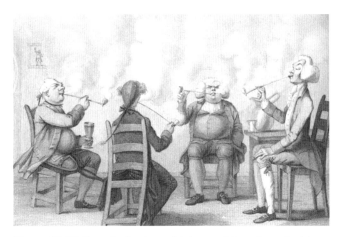

Figura 12.18 Degustação de cachimbo em tabacaria na Inglaterra georgiana.

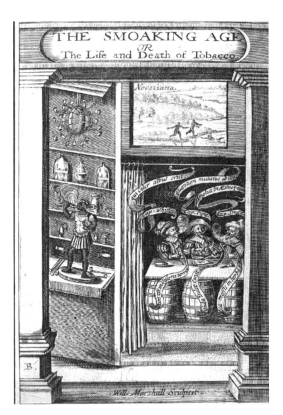

Figura 12.19 Jacobean Tobacco House (Richard Brathwait).

Sir Francis Drake apresenta o tabaco para Sir Walter Raleigh, o qual é reconhecido como responsável pela popularização do cachimbo na Corte inglesa. O tabaco é utilizado como moeda em 1619, e 6 anos mais tarde a Coroa britânica estabelece o monopólio real da substância (Figura 12.19).

Em 1632, Massachusetts tornou-se a primeira cidade a proibir o fumo em locais públicos. Em Connecticut, o juiz decretou: "O fumo é proibido aos menores de 21 anos, que não podem fumar, exceto por prescrição médica." Em 1693, o fumo é banido da *Câmara dos Comuns* inglesa.

Século XVIII: a época de ouro do rapé e do tabaco mascado

No século XVIII, o papa Bento XIII aprendeu a fumar e a usar rapé e revogou as bulas papais contra o tabagismo clerical, em 1724. O Butão aprovou a proibição de fumar em público e proibiu também o fumo em prédios do governo, em 1727. Em 1730, surgiram as primeiras fábricas produtoras de tabaco em rapé e para mascar (Figura 12.20).

O botânico sueco Carolus Linnaeus, em 1753, nomeou o gênero da planta do tabaco como *nicotiana* e descreveu duas espécies: *Nicotiana rustica* e *Nicotiana tabacum*. Em 1760, Peter Lorillard se estabelecia em Nova York e fabricava charutos e rapé, sendo o responsável pela primeira campanha publicitária de tabaco nos EUA, mediante o envio de classificados nos jornais e cartazes

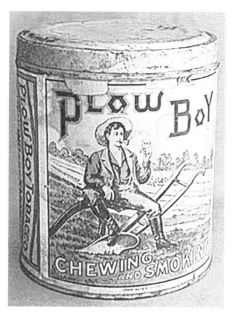

Figura 12.20 Recipiente com tabaco para mascar (século XIX).:

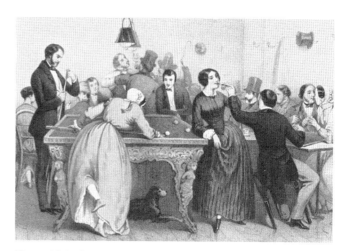

Figura 12.22 Cortesãs jogando sinuca e fumando – litografia de Bettennier Freres (1840).

pelos correios. O impacto negativo para a saúde era desconhecido na época (Figura 12.21).

No final do século XVII, surgiram os primeiros relatos de câncer associado ao tabaco:

- John Hill relatou os primeiros casos de câncer por uso de rapé nasal.
- Samuel T. von Soemmering descreveu cânceres de lábio em fumantes de cachimbo.
- Benjamin Rush listou os riscos à saúde advindos do tabaco e associou o uso de tabaco de mascar ao consumo abusivo do álcool.

Em 1800, as "Lorettes" – prostitutas que trabalhavam próximo à catedral de Notre Dame de Loretts – tornaram-se as primeiras mulheres a fumar publicamente, hábito, naquela época, reservado somente aos homens. A Figura 12.22 mostra uma pintura da época que retrata as cortesãs jogando sinuca e fumando.

Século XIX: a época de ouro do charuto
Da produção artesanal à máquina de enrolar cigarros

O novo impulso na expansão dos negócios do tabaco teve início com a Revolução Industrial no século XVIII, na Inglaterra, com a progressiva substituição do sistema manual pela mecanização da produção. Enquanto na Idade Média o artesanato era a forma de produção mais utilizada, na Idade Moderna tudo mudou, à exceção da produção de charutos, que manteve a tradição artesanal (Figura 12.23).

A burguesia industrial, ávida por maiores lucros, menores custos e produção acelerada, buscou alternativas para melhorar a produção. O aumento populacional nas cidades aumentou a demanda de produtos e mercadorias. O desenvolvimento industrial incrementou a produção, o barateamento dos produtos e o estímulo ao consumo. Por outro lado, a mecanização promoveu graves problemas nas cidades industriais, como o desemprego e a exclusão social dos menos qualificados (Figura 12.24).

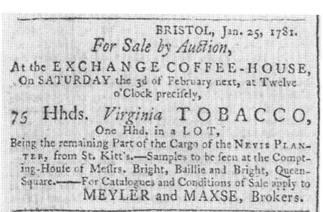

Figura 12.21 Anúncio para venda de tabaco no formato de "classificados" (1781).

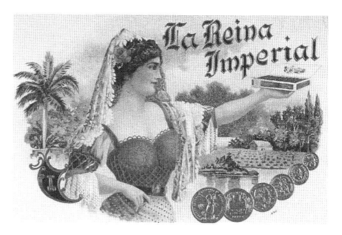

Figura 12.23 Litogravura da caixa de charutos cubanos La Reina Imperial (1891).

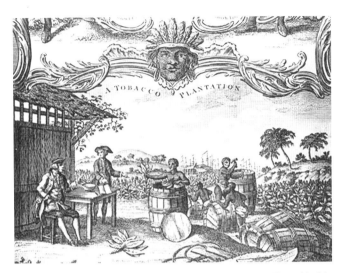

Figura 12.24 Litogravura de plantação de tabaco e escravidão na Virgínia (1714).

O êxodo rural para as cidades, com o fim do feudalismo e da escravatura – por exigência da mão de obra para as fábricas –, acalentou sonhos de vários trabalhadores, mas também acarretou problemas sociais, como baixa remuneração, falta de infraestrutura, precária legislação de proteção ao trabalho e de amparo social e problemas de saúde relacionados ao trabalho, como a tuberculose e o uso de drogas (Figura 12.25).

Por um lado, ocorreram inegáveis transformações nas condições de vida das populações, mas, por outro, houve um aumento substancial nos riscos de adoecimento por acidentes e doenças ocupacionais e pela poluição industrial, configurando o "paradoxo do progresso".

Além disso, a oferta de produtos para "aliviar a carga de estresse" e os sintomas depressivos associou o tabaco ao álcool, disseminando-se rapidamente junto às classes operárias como "válvula de escape".

Em relação à produção e à disseminação do tabaco, o consumo abrangeu da nobreza europeia aos trabalhadores. Para tanto, além das formas de tabaco em rapé, mascado, cachimbo ou charuto, houve a gradativa incorporação dos cigarros.

A introdução de crianças na fumicultura é uma herança perversa dessa lavoura, que persiste no ciclo produtivo do tabaco entre as famílias de fumicultores no Brasil e em outras regiões da Ásia, África e América Latina que recorrem ao trabalho infantil (Figura 12.26A e B).

No século XIX, os mendigos de Sevilha picavam as pontas de charutos jogados na rua e as enrolavam em papel para fumar, ao que denominaram "cigarro de pobre". Portanto, o cigarro nasceu de uma improvisação dos mais pobres para fumar, mas a invenção oficial do papel para enrolar os cigarros é atribuída aos egípcios, durante o combate contra os turcos, em 1832.

Os cigarros ficaram populares na Europa. A França detinha o monopólio na manufatura dos cigarros baratos – os "cigarros de pobre" – com os descartes de folhas dos charutos das famosas fábricas de Sevilha. Enquanto isso, os soldados ingleses que voltavam da Guerra da Crimeia disseminaram o gosto por cigarros turcos e, em pouco tempo, a moda estava em voga em Londres.

A invenção da máquina de processar cigarros, em 1880, por James Bonsack, revolucionou a oferta de tabaco, elevando a produção, a exportação e o consumo em todo o mundo (Figuras 12.27 e 12.28).

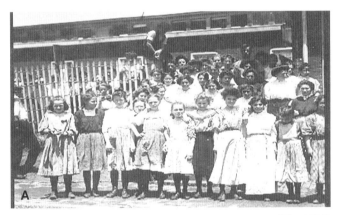

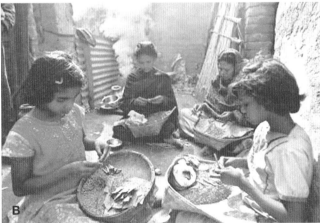

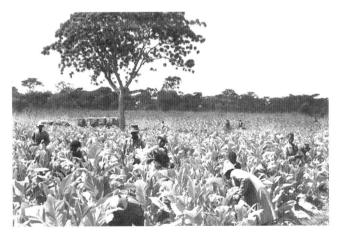

Figura 12.25 Plantação de tabaco e trabalho escravo na Flórida (1830).

Figura 12.26A e **B** Trabalho de jovens na fumicultura nos EUA (século XIX) e Índia (século XX).

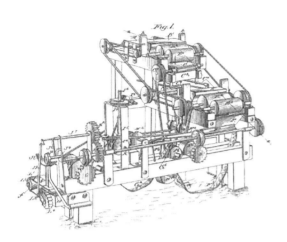

Figura 12.27 Protótipo da máquina de Bonsack para enrolar cigarros (1880).

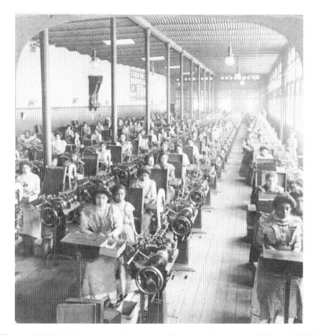

Figura 12.28 Mulheres trabalhando em fábrica de cigarros no México (1903).

Na mesma época, a propaganda do tabaco ganha o reforço dos cartões com exibição de imagens, e surgem as agências publicitárias como flores silvestres, tornando o tabaco mais anunciado do que os elixires para a "cura do câncer". Em 1889, é lançada a marca Lucky Strike, que se tornou uma das mais consumidas em todo o mundo.

O tabaco era motivo de poesia

O primeiro relato científico sobre a nicotina data de cerca de 1807, quando a substância foi isolada pelo italiano Cerioli, que definiu o que seria o óleo essencial do tabaco.

Em 1811, Charles Lamb escreveu o famoso poema "A Farewell to Tobacco" (Ode de despedida ao tabaco), do qual extraímos as primeiras estrofes:

Pode ser uma maldição babilônica,
Tão estreita que confunde o verso em minha gagueira,
Se eu puder ver uma passagem
Nesta palavra-perplexidade,
Ou uma expressão possa encontrar,
Ou uma linguagem para minha mente,
(Ainda a frase será longa ou pouca)
Para me despedir de ti, oh grande planta!
Ou que possa relatar em quaisquer vocábulos
Metade do meu amor, ou metade do meu ódio:
Por que eu te odeio, ainda que por amor, tê-la,
Que, qualquer coisa que eu lhe demonstre,
A pura verdade parece que vai ser
Uma constrangida hipérbole,
E uma paixão para continuar
Por seres mais uma amante do que
uma erva daninha...

Em 1890, Sir James Matthew Barrie, escritor e dramaturgo britânico, lançou o livro *My lady Nicotine* (Figura 12.29), tornando-se mundialmente conhecido ao escrever as histórias de Peter Pan e Wendy.

O tabaco tinha o mesmo peso da ração e da bala

No século XVIII, o tabaco foi introduzido na Guerra do México na forma de fumo para mascar e charuto e era um dos suprimentos fundamentais nas frentes de batalha.

Em outra guerra, a da Crimeia (1853-1856), os soldados britânicos aprenderam a fumar os cigarros enrolados em papel dos aliados turcos e levaram a prática para a Inglaterra. Os soldados ingleses foram capturados num trem russo carregado de provisões que incluíam cigarros, e o incidente foi uma festa para os prisioneiros.

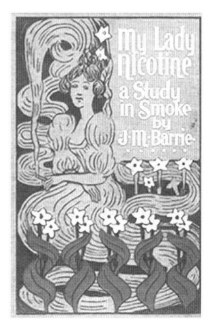

Figura 12.29 Capa do livro *My lady Nicotine*, de James M. Barrie.

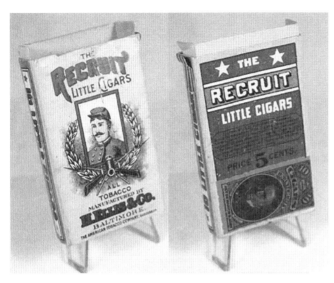

Figura 12.30 Embalagens de cigarros usadas durante a Guerra de Secessão (1861).

A multinacional Philip Morris lançou-se no mercado do tabaco em 1854 e é hoje uma das gigantes do ramo.

Na Guerra Civil americana (1861-1865), o tabaco era fornecido aos combatentes junto com as rações, tanto às tropas nortistas como às sulistas. Acredita-se que muitos nortistas conheceram o tabaco desse modo. Ele também foi importante moeda no financiamento dos esforços bélicos, servindo como caução para os empréstimos tomados junto à França.

Em 1863, foram criadas as primeiras caixas com estampas litográficas que originaram os maços de cigarros. Era o começo da arte da caixa de cigarro, que se revelou ao longo do tempo como uma das mais fortes peças publicitárias do tabaco (Figura 12.30).

A comunidade científica desperta para os efeitos do tabaco

O Dr. Friedrich Tiedemann relatou, em 1854, o primeiro caso de tratamento para deixar de fumar. O *Relatório Anual da Sociedade Antitabaco de Nova York*, de 1855, classifica a substância como o "veneno da moda", adverte contra os males do vício e atribui ao produto a metade de todas as mortes de fumantes entre 35 e 50 anos de idade.

Na mesma época, a revista médica *Lancet* debateu com seus leitores, levantando argumentos morais e preocupações dos médicos, mas ainda com poucas evidências. Em 1858, a *Lancet* fez a primeira publicação científica sobre os receios da comunidade médica acerca dos efeitos do tabagismo para a saúde.

O parlamento britânico aprovou a Lei das Ferrovias, de 1868, *a qual obriga que os vagões sejam livres de fumo para evitar lesões aos não fumantes*. Esta pode ser considerada a primeira lei federal sobre ambientes livres de tabaco no mundo. Em 1871, a Casa Branca adotou a mesma medida.

O câncer de pulmão ainda era doença extremamente rara em 1889, quando o médico alemão Karminsk começou a pesquisar a possível relação com o tabaco e chegou a documentar 140 casos em todo o mundo.

Século XX: a época de ouro do cigarro

Cigarro: primeiro produto globalizado

Em 1900, o consumo de tabaco havia alcançado 4,4 bilhões de cigarros vendidos. A despeito do surgimento de movimentos antitabaco em vários estados americanos, as tabageiras cresceram exponencialmente nesse período, alavancadas pela máquina de Bonsack e pela intensa publicidade. Em 1901, de cada cinco americanos, quatro fumavam pelo menos um cigarro por dia.

Em 1903, foi fundada no Brasil a companhia Souza Cruz, pelo imigrante português Albino Souza Cruz, que instalou no Rio de Janeiro a primeira máquina para produzir cigarros já enrolados. Em 1912, com o objetivo de injetar capital e fazer a empresa crescer, a companhia foi incorporada à British American Tobacco.

Em virtude da importância que representava para a economia do país, a folha de tabaco foi incorporada ao brasão da República (Figura 12.31).

Em 1906, a agência sanitária americana (FDA) proibiu a venda de alimentos e medicamentos que não informassem seu conteúdo nos rótulos das embalagens. Originalmente, a nicotina se encontrava na lista de drogas, porém, com os esforços dos lobistas das tabageiras, os produtos do tabaco foram removidos da lista, e a Farmacopeia Americana aconselhou a inclusão do tabaco "apenas quando usado para curar, mitigar ou prevenir doenças".

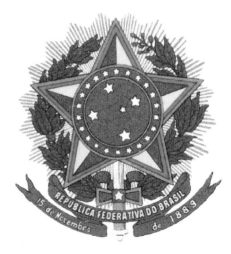

Figura 12.31 Brasão da República dos Estados Unidos do Brasil com a folha de tabaco.

O Congresso americano aprovou, em 1907, o Ato Tillman, proibindo contribuições de empresas para os candidatos a cargos majoritários nacionais. No entanto, não foram impostas restrições sobre os proprietários ou gestores das empresas. Logo, a lei tornou-se impraticável e a indústria do tabaco aplaudiu. A propósito dessa lei, Theodore Roosevelt escreveu na época:

> Agindo por trás de um governo ostensivo, entroniza-se um governo invisível que não deve nenhuma lealdade e não tem qualquer responsabilidade para com a população. Destruir este governo invisível e impedir esta aliança profana entre os corruptores dos negócios e os políticos corruptos é a primeira tarefa do estadista no mundo de hoje.

É importante destacar a atualidade dessa citação que, quase 100 anos depois, ilustra a nefasta pulverização de recursos de empresas privadas nas campanhas eleitorais de agentes públicos.

Em 1908, o Canadá foi pioneiro na legislação que proibia a venda de tabaco aos menores de 16 anos, o que nunca foi cumprido. A Inglaterra promulgou o "Ato da Criança", em 1908, proibindo a venda de álcool e tabaco e argumentando que o consumo do produto atrapalhava o crescimento dos jovens.

Em 1913, o empresário R. J. Reynolds lançou no mercado a marca Camel com uma campanha publicitária original e ousada, tendo como mascote o dromedário Old Joe, que ajudou muito a catapultar as vendas do produto.

A Figura 12.32 mostra um grupo de jovens fumando em Saint Louis, nos EUA.

O Dr. Isaac Aldler estabeleceu forte ligação entre o câncer de pulmão e o tabagismo, precedendo em 50 anos o artigo de Doll & Hill que confirmou a relação de causalidade entre o fumo e o câncer de pulmão.

A partir do advento da Primeira Guerra Mundial (1914-1918), o tabaco foi introduzido, na forma de cigarros, nos campos de batalha, ao lado da ração em conserva e das balas, tornando-se decerto o primeiro produto comercial globalizado consumido por civis e militares (Figura 12.33).

É famosa a citação do general norte-americano John Pershing logo após a vitoriosa campanha na Primeira Guerra: "Você me pergunta o que nós precisamos para vencer esta guerra. Eu respondo tabaco, tanto quanto as balas. O tabaco foi tão indispensável quanto a ração diária. Estes foram três motivos para manter o moral da tropa elevado."

Nem os profissionais da saúde escaparam do assédio das tabageiras na divulgação de seus produtos. A partir dos anos 1940, produziram-se peças publicitárias com médicos e dentistas recomendando o uso de determinadas marcas no combate à "tosse", ao "mau hálito" e à "dor de garganta" (Figura 12.34).

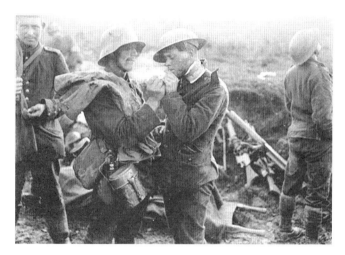

Figura 12.33 Soldado oferece cigarro a prisioneiro durante a Primeira Guerra Mundial (1914).

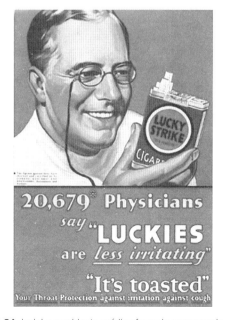

Figura 12.34 Jovial e sorridente médico fazendo propaganda de cigarro (1930).

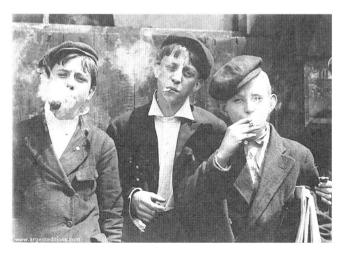

Figura 12.32 Jovens fumando em Saint Louis, EUA (1910).

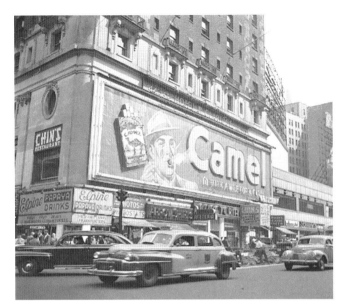

Figura 12.35 *Outdoor* da marca Camel na famosa Times Square, em Nova York (1948).

A indústria do tabaco investiu milhões em campanhas de *marketing*. Em 1921, a R. J. Reynolds gastou 8 milhões de dólares para promover a marca Camel. O retorno foi tão espetacular que, 2 anos depois, a marca passou a líder do setor, detendo 45% do mercado americano.

O cigarro deixou de ser um hábito masculino e atingiu as mulheres, coincidindo com as primeiras campanhas de conquista do direito ao voto feminino, no final dos anos 1920, e com o ingresso nas fábricas em substituição aos combatentes nas frentes da Segunda Guerra Mundial, na década seguinte.

Em 1928, houve a "marcha da liberdade" para fumar de debutantes e modelos de moda, que caminharam pela 5ª Avenida, em Nova York, durante o desfile de Páscoa, vestidas como a Estátua da Liberdade e erguendo seus cigarros Lucky Strike como "tochas da liberdade" (Figura 12.35).

Em relação direta com o crescimento do mercado consumidor do tabaco, sugiram vários estudos relacionando o produto a problemas de saúde. Datam desse período os grandes estudos epidemiológicos populacionais que estabeleceram uma relação causal entre o consumo de tabaco e o aumento da incidência de câncer de pulmão na Inglaterra e nos EUA, dentre os quais se destacaram:

- Associação do câncer com quem fuma em demasia – estudo publicado no *New England Journal of Medicine* pelos médicos Lombard e Doering.
- Associação entre câncer de pulmão e tabagismo passivo – estudo publicado na Alemanha pelo Dr. E. Schnonherr: mulheres não fumantes desenvolveriam câncer pela inalação passiva dos cigarros de seus maridos fumantes, o que foi confirmado pelo clássico estudo de Hirayama, em 1987.

Em 1938, o Dr. Raymond Pearl, da Universidade Johns Hopkins, publicou em artigo na revista *Science News Letter*: "O fumo está associado a um comprometimento definitivo da longevidade. Os fumantes vivem menos do que os não fumantes. Esta perda é proporcional à quantidade habitual de uso de tabaco, sendo maior para os fumantes pesados e menor para os fumantes moderados."

A revista *Time* defendeu a indústria do tabaco, sugerindo que os resultados do Dr. Pearl amedrontariam os fabricantes de tabaco em razão dos riscos de morte, o que influenciaria os usuários de tabaco. Nos anos 1930, as tabageiras adicionaram mentol ao tabaco e passaram a divulgar os teores de nicotina de suas marcas.

Fritz Lickint, em 1938, publicou o compêndio *Tabak und Organismus*, atribuindo ao tabaco os cânceres da cavidade oral, esôfago, traqueia e pulmões. Ele também associa "a exposição à fumaça ambiental como uma séria ameaça à saúde dos não fumantes".

Ainda na Alemanha, Franz Muller apresentou, em 1939, o primeiro estudo de caso-controle do mundo sobre a associação entre câncer de pulmão e tabaco e concluiu que "o aumento extraordinário do tabagismo é a causa mais importante de câncer de pulmão". Um resumo de seu trabalho foi publicado no *Journal of the American Medical Association* (JAMA).

Assim como já acontecera durante a Primeira Guerra Mundial, o tabaco fez parte do esforço de guerra, tendo Roosevelt declarado o cultivo de tabaco protegido. Os cigarros foram incluídos nas rações para as frentes de luta. As vendas elevaram-se em razão da grande procura pela população civil. Em 1940, o consumo *per capita* foi de 2.558 cigarros, mais do que o dobro do aferido em 1930 (Figura 12.36).

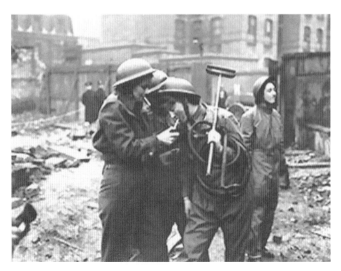

Figura 12.36 Mulheres fumando em ação na Segunda Guerra Mundial (1944).

Em 1942, o pesquisador britânico L. M. Johnston realizou experimento com sucessivas administrações de nicotina em fumantes e concluiu que "... a satisfação pode ser obtida a partir de tabaco mascado, de rapé inalado e da administração de nicotina". O experimento foi publicado na *Lancet*.

Na contramão dos estudos científicos, estranhamente, as tabageiras exibiam anúncios que mostravam médicos, dentistas e enfermeiras recomendando determinada marca "que seria menos prejudicial à saúde do que outras da concorrência".

Com a publicação de vários estudos científicos demonstrando, de maneira inequívoca, os males do tabaco, as tabageiras criaram "centros de pesquisa" e convidaram médicos renomados para seus "comitês científicos" com o objetivo de desqualificar estudos prejudiciais a seus negócios.

Em 1950, um artigo dos médicos Richard Doll e Bradford Hill abalou os alicerces das tabageiras: "os fumantes pesados têm um risco 50 vezes maior de contrair câncer de pulmão quando comparados aos não fumantes".

Ainda na década de 1950, surgiram os primeiros processos litigiosos contra a indústria do tabaco, movidos pelas vítimas ou por seus familiares, em diversas cortes nos EUA e na Inglaterra.

Em histórico encontro, na década de 1960, os presidentes da American Cancer Society, American Heart Association, National Tuberculosis Association e American Public Health Association enviaram carta conjunta ao presidente Kennedy, apontando as fortes evidências dos males do tabagismo para a saúde pública e propondo a criação de uma comissão que foi aceita prontamente pelo presidente americano.

O resultado representou um marco nas políticas de controle do tabaco nos EUA com o surgimento do relatório *Surgeon General – 1964*, que se tornou referência em termos de saúde pública mundial para o controle do tabagismo. O texto passou a ser publicado periodicamente desde então. No relatório de 1964, publicaram-se as evidências científicas que associavam o tabaco ao câncer de pulmão.

No mesmo ano (1964), Addison Yeaman, conselheiro científico da tabageira Brown & Williamsons, numa tentativa de minimizar os efeitos devastadores do relatório *Surgeon General* para a indústria do tabaco, tentou associar o consumo de nicotina ao aumento da resposta ao estresse e à regulação do peso corporal. Em 1998, quando a justiça americana determinou que se tornassem públicos os documentos secretos da indústria, foi encontrado um memorando desse mesmo conselheiro, datado de 1963, que afirmava que a nicotina era viciante e que, portanto, o negócio da indústria do tabaco era a venda de nicotina, uma droga que vicia e que é eficaz na liberação dos mecanismos de estresse.

A partir dos anos 1960, com a revolução nos costumes e a conquista de mais direitos, as mulheres tornaram-se alvos importantes das tabageiras, que produziram marcas com baixos teores de alcatrão e nicotina, além de nomes sugestivos para ganhar definitivamente o público feminino (Figura 12.37).

Passaram-se poucas décadas para que fossem sentidos os efeitos que isso representou na morbimortalidade feminina, com a elevação das taxas de infarto do miocárdio, acidente vascular encefálico e câncer de pulmão. Em alguns países, os casos de câncer de pulmão entre as mulheres chegaram a superar os de câncer de mama. Além disso, houve uma inversão na prevalência do tabagismo, com as mulheres superando os homens em muitos países ocidentais (Figura 12.38).

A massificação da TV atraiu a atenção da indústria do tabaco para o patrocínio de eventos esportivos do calendário internacional, como as corridas de Fórmula 1, fórmula Indy, os *shows* musicais e eventos culturais.

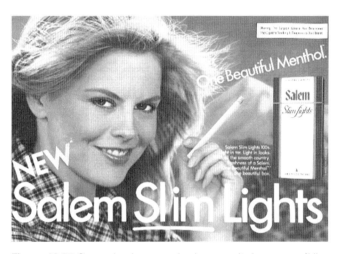

Figura 12.37 Campanha de marca de cigarros voltada para o público feminino.

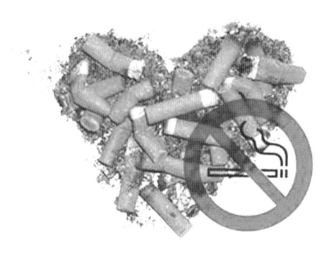

Figura 12.38 Campanha de prevenção do tabagismo.

O *marketing* da indústria tornou-se progressivamente mais agressivo, e as marcas foram direcionadas para determinados perfis de consumidores (por exemplo, os cigarros com baixos teores de alcatrão, nicotina e monóxido de carbono foram introduzidos no mercado em busca do público feminino). Além disso, a indústria realizou diversos estudos por segmentos de mercado para identificar costumes, crenças e atitudes que poderiam resultar na experimentação dessa ou daquela marca, considerando inclusive que há um reconhecido processo de fidelização do fumante à marca do cigarro que consome.

O apelo das imagens de homens e mulheres jovens, no vigor da atividade física, praticando esportes radicais, tendo liberdade e sucesso, foi muito explorado nas publicidades da indústria do tabaco (Figuras 12.39 e 12.40).

■ O papel da indústria do entretenimento

A partir da invenção do cinema, a indústria do tabaco encontrou uma poderosa aliada – a indústria de entretenimento –, tanto no patrocínio e publicidade de seus anúncios como na inserção do fumo nas principais cenas com atores e atrizes que trouxeram glamourização ao tabaco na sétima arte (Figura 12.41). A inserção de imagens de cigarro ou de cenas com fumo passou a ser uma regra não somente nas produções hollywoodianas, mas também nas produções teatrais e televisivas, a despeito da proibição da publicidade do tabaco prescrita pela Convenção-Quadro para o Controle do Tabaco da OMS, sobre a qual falaremos mais adiante (OMS, 2019).

A exposição ao fumo nos filmes é o principal fator de promoção do uso de tabaco para a juventude nos EUA, sendo responsável por 44% de todos os novos fumantes. Esse tema é importante para o controle do tabaco, pois escapa às regulamentações nos diversos países. O Centro de Controle de Doenças (CDC) e a Universidade de São Francisco, na Califórnia, monitoraram a presença do tabaco nos filmes nas últimas décadas. Em 2013, o número médio de inserções em filmes foi tão alto quanto o registrado na média geral de todos os filmes ranqueados.

Os filmes classificados para jovens tiveram 45% de todas as inserções de tabaco em 2013, um aumento de 39% em relação a 2010. O número de inserções de tabaco para o público de teatro atingiu o pico em 2005, tendo, em seguida, reduzido em 50% nos 5 anos seguintes.

Em 2012, o *Surgeon General* concluiu haver fortes evidências de que a exposição às imagens com fumo em filmes estimula os jovens a fumarem. Em função disso, estimou-se que 6,4 milhões de crianças se tornarão fumantes e que 2 milhões dessas crianças morrerão prematuramente devido às doenças causadas pelo tabagismo.

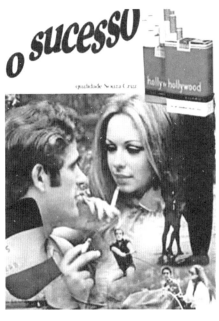

Figura 12.39 Campanha de marca de cigarros tendo como tema o "sucesso".

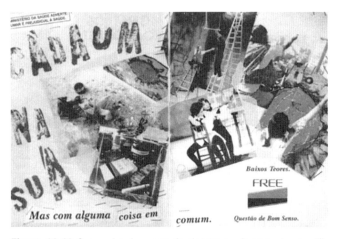

Figura 12.40 Campanha de marca de cigarros tendo como tema a "liberdade".

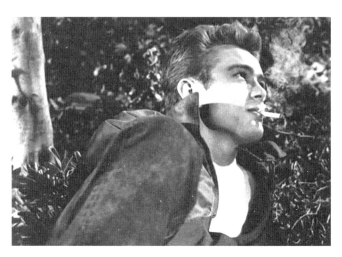

Figura 12.41 James Dean, famoso astro de Hollywood, fumando.

■ O jovem, a vítima preferencial da indústria do tabaco

É assumido pela indústria do tabaco, em documentos acessados por ordem judicial, que as atitudes e percepções de fumantes, pais e colegas dos jovens fazem da juventude o principal alvo do mercado para o futuro da indústria, nas palavras de seus próprios dirigentes, conforme demonstra a citação a seguir. Segundo as palavras de um executivo da R. J. Reynolds Tobacco, em memorando interno (1975): "Os jovens representam o negócio de cigarros amanhã. À medida que o grupo etário de 14 a 24 anos amadurece, ele se tornará a parte-chave do volume total de cigarros, no mínimo pelos próximos 25 anos."

Cada geração que interrompe o tabagismo ainda em vida, ou pela morte precoce causada por doenças relacionadas ao tabaco (DRT), é imediatamente substituída por cerca de 100 mil jovens que começam a fumar a cada dia, segundo dados da OMS. Desses, estima-se que metade continuará a fumar na vida adulta, o que irá gerar 250 milhões de crianças e jovens que morrerão de alguma DRT na vida adulta.

A entrada dia após dia desse novo contingente de consumidores assegura o lucro do mercado. Desse modo, as tabageiras maximizam seus lucros com propagandas promocionais focadas na juventude.

As imagens publicitárias de cigarros são cuidadosamente elaboradas e controladas por meio de pesquisa combinada em duas frentes: na população-alvo e nas reações dos jovens aos esforços promocionais. Isso é tão verdadeiro atualmente quanto há quase 60 anos, conforme concluiu o relatório de um executivo da Philip Morris (1957): "Atingir os jovens pode ser mais eficiente, ainda que o custo para atingi-los seja maior, porque eles desejam experimentar; têm mais influência sobre os pares de sua idade do que terão mais tarde, e porque são muito mais leais à sua primeira marca."

■ O negócio da indústria do tabaco é vender uma droga: nicotina

A célebre e articulada negativa dos sete anões da indústria do tabaco, em 1994, jurando "acreditar" que a nicotina não causa dependência de modo a se defender em processo na corte americana, mostrou o grau de cinismo e hipocrisia das tabageiras na defesa de seu negócio (Figura 12.42).

A partir das ações de familiares das vítimas, as justiças americana e britânica obrigaram a indústria do tabaco a disponibilizar seus documentos secretos – "verdadeira descoberta dos pergaminhos do mar do tabaco". Esses documentos revelaram que as tabageiras não só sabiam do forte poder aditivo da nicotina, como também de doenças que o cigarro causava no organismo humano.

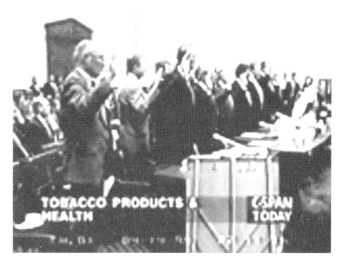

Figura 12.42 Dirigentes das tabageiras afirmando no Congresso dos EUA que a nicotina não era aditiva.

As companhias de tabaco experimentaram lucros estratosféricos, permanecendo entre as 10 maiores empresas participantes do PIB brasileiro nas décadas de 1970 e 1980.

O Brasil é o segundo país produtor e aquele com maior volume de exportação de folhas de tabaco. Contudo, a arrecadação com a venda de derivados de tabaco no mercado interno e com a exportação das folhas não compensa os elevados custos médico-sociais das doenças relacionadas ao consumo da substância.

■ Convenção-quadro para controle do tabaco

Instituído pela OMS em maio de 2003, um tratado mundial de saúde pública – a Convenção-Quadro para Controle do Tabaco (CQCT) – é ratificado atualmente por 181 países e está em vigor desde 2005.

A Convenção-Quadro representa um marco para a proteção das gerações atuais e futuras contra os efeitos danosos à saúde causados pela exposição ativa e passiva às substâncias tóxicas do tabaco. Esse tratado mundial de saúde pública foi fruto de um grande esforço que mobilizou diversas organizações científicas, da sociedade civil e de instituições e representou um grande marco na luta contra a epidemia mundial de tabagismo (Figura 12.43).

A partir da ratificação do tratado, uma série de recomendações passou a nortear as ações para redução do consumo do tabaco, prevenção à iniciação, oferecimento de tratamento aos fumantes, advertência sobre os riscos, aumento dos preços dos derivados e promoção de ambientes livres do tabaco, entre outras políticas.

A indústria do tabaco vem reagindo fortemente a essas políticas, utilizando-se do tráfico de influência para impedir que os países regulamentem cada artigo da CQCT. A interferência da indústria é tão forte que esse

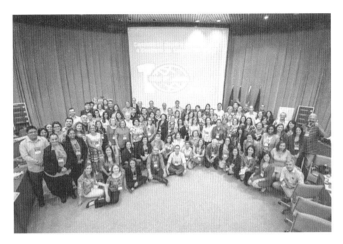

Figura 12.43 Evento comemorativo de 10 anos da Convenção-Quadro no Brasil (Opas, 2015).

foi o tema escolhido em 2012 para a campanha do Dia Mundial sem Tabaco, por conta da urgência em limitar a interferência da indústria do tabaco nas políticas públicas.

O Brasil, desde o ano 2000, impõe fortes restrições à propaganda comercial, à publicidade e ao patrocínio de eventos de quaisquer naturezas pela indústria do tabaco. Os artigos da CQCT que tratam desses temas são:

- **Artigo 1º:** define "publicidade e promoção do tabaco" como qualquer forma de comunicação, recomendação ou ação comercial com o objetivo, efeito ou provável efeito de promover, direta ou indiretamente, um produto do tabaco ou seu consumo.

- **Artigo 13:** determina que o Estado deve proibir toda forma de publicidade, promoção e patrocínio do tabaco que promova um produto de tabaco por qualquer meio que seja falso, equivocado ou enganoso ou que possa induzir ao erro, a respeito de suas características, efeitos para a saúde, riscos e emissões.

As políticas que obrigaram a colocação de imagem de advertências dos riscos para a saúde na face posterior, nas laterais e, no caso do Brasil, também num terço da frente dos maços de cigarro, desde 2016, foram objeto de demandas judiciais por parte das tabageiras, que buscaram impedir a difusão das mensagens de alerta sobre o produto consumido pelo público.

As imagens de advertência já estão na quarta série, sendo as duas últimas em 2009 (Figura 12.44) e em 2017 (Figura 12.45).

■ História da luta contra o tabaco no brasil

É muito importante conhecermos como vem se dando o processo de controle do tabagismo em nosso país – trata-se de uma longa caminhada.

Durante o período colonial, os portugueses tiveram no tabaco importante fonte de receitas para exportação, ao lado do café e do açúcar. Tanto que, como já citado, ele chega a figurar no brasão da República.

As primeiras publicações

"O abuso do tabaco como causa de angina de peito" foi o título da pioneira comunicação científica, no período

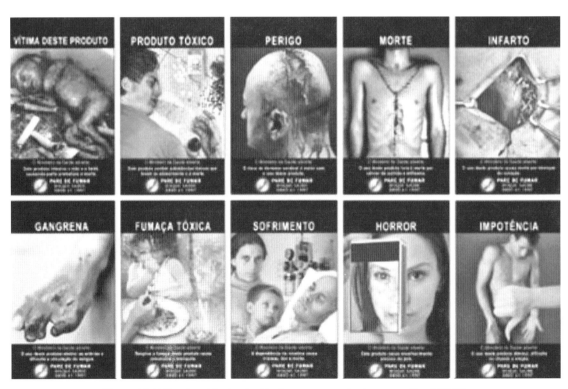

Figura 12.44 Terceira série de advertências nos maços de cigarros no Brasil (2009).

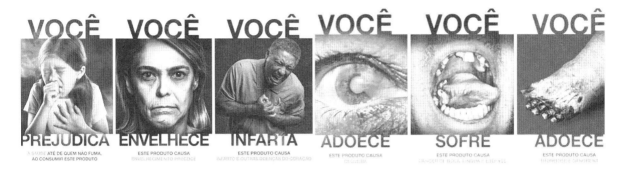

Figura 12.45 Quarta série de advertências nos maços de cigarros no Brasil (2009).

do Império, sobre o tabagismo. O texto é de autoria do Dr. Torres-Homem e foi publicado em 1863 na *Gazeta Médica do Rio de Janeiro*. Em 1869, o médico Francisco Werneck de Almeida defendeu a tese de doutorado, na Faculdade de Medicina do Rio de Janeiro, com o tema *Do uso do tabaco e de sua influência sobre o organismo*.

As primeiras leis de controle do tabaco

A primeira lei de que se tem conhecimento no Brasil é da prefeitura de São Paulo – Lei 947/1906, que proibia a abertura das casas de fumo aos domingos e feriados.

Quase 60 anos depois, foi apresentado o primeiro projeto de lei (PL) na Câmara Federal, pelo deputado Ivan Luz, em 1965. Este "instituía a obrigatoriedade de advertência sobre os malefícios do fumo nas embalagens dos maços de cigarros".

Em 1971, o senador José Lindoso apresentou PL que "instituía a proibição parcial da propaganda do fumo nos meios de radiodifusão e TV e sua regulamentação comercial"; além disso, "reiterava a obrigatoriedade de advertência nos maços de cigarros e a não permissão da venda para menores". Ainda em 1971, o Conselho Federal de Medicina proibiu o fumo em suas reuniões, através da Resolução 440/71. A legislação federal contra o fumo começou sua trajetória com a promulgação das seguintes leis:

- **Lei 7.488/86:** institui o Dia Nacional de Combate ao Fumo.
- **Lei 9.294/96:** restringe o uso e a propaganda de tabaco, bebidas com teor alcoólico e medicamentos.
- **Lei 9.782/99:** criação da Agência Nacional de Vigilância Sanitária (Anvisa), que representou um marco decisivo para o controle do tabaco: inclui a regulamentação, o controle e a fiscalização dos produtos derivados do tabaco.
- **Lei 10.167/00:** amplia a restrição da propaganda na mídia e nos esportes em geral, em *outdoor*, e limita a publicidade aos pontos internos de venda.
- **Decreto 5.658/06:** promulga a Convenção-Quadro sobre Controle do Tabaco.
- **Lei 12.546/11:** cria a política de preços mínimos para os cigarros; promove os ambientes livres de tabaco; proíbe a propaganda comercial nos pontos de venda e aumenta o espaço para advertências em 30% da parte frontal dos maços.
- **Decreto 8.262/14:** regulamenta os artigos da Lei 12.546/11, Lei Antifumo (Figura 12.46).

Além disso, há dispositivos da própria Constituição Federal, do Estatuto da Criança e do Adolescente, do Código de Defesa do Consumidor e do Código Nacional de Trânsito que apresentam mecanismos que restringem o uso do fumo.

O engajamento da sociedade civil no controle do tabaco é digno de nota. Várias iniciativas foram precursoras das organizações não governamentais que atualmente lideram o trabalho de Advocacy no Brasil, como a Associação de Defesa da Saúde do Fumante (Adesf) e a Aliança de Controle do Tabagismo, Promoção da Saúde e Direitos Humanos (ACT). Quando se verificava que não havia o cumprimento das leis, as instituições engajadas

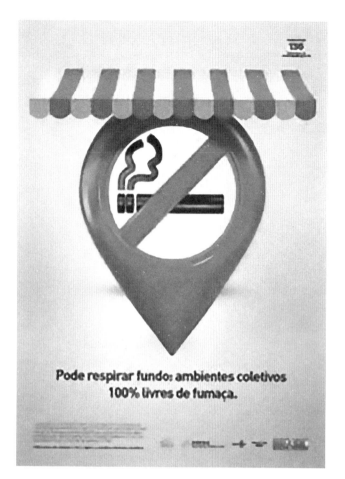

Figura 12.46 Cartaz alusivo à regulamentação da Lei Antifumo no Brasil (2015).

faziam seus protestos junto aos órgãos responsáveis, sendo possível citar, por exemplo, a violação da proibição de fumar em casas de diversão, em ônibus intermunicipais e trens, em São Paulo e no Rio Grande do Sul, e a colocação de anúncios de cigarros nas áreas externas do metrô de São Paulo e de propaganda na *Revista Geográfica Universal*.

Cronologia das ações lideradas por médicos para controle do tabaco

As primeiras ações de combate aos malefícios do fumo, até o ano de 1979, eram regionalizadas e lideradas pelos médicos.

Em síntese, os principais movimentos de liderança na luta contra o tabaco a partir dos anos 1970, envolvendo as organizações e associações médicas, foram os seguintes:

- **Sociedade de Combate ao Fumo:** criada no início dos anos 1970 em São Paulo, pelo Dr. Ajax Silveira, promoveu dois simpósios a respeito do tema.
- **Campanha Nacional Antitabagista do Serviço Nacional do Câncer (MS):** em 1971 foi realizada uma campanha antitabagista nacional, a qual, contudo, *não foi levada adiante por determinação de órgãos superiores do governo*.
- **Centro de Recuperação de Fumantes – SP:** criado em 1972 pela prefeitura de São Paulo, oferecia cursos com a duração de 5 dias para quem quisesse parar de fumar. Comunidades religiosas evangélicas também realizaram cursos semelhantes.
- **Programa de Combate ao Fumo para o Estado do Rio Grande do Sul:** foi instituído em 1976 pela Associação Médica do estado e liderado pelo combativo professor Mario Rigatto.
- **Programas de Combate ao Fumo nos Estados:** entre 1976 e 1982, houve a mobilização de várias sociedades médicas, instituições hospitalares e secretarias de saúde de vários estados para a criação desses programas.
- **Inclusão do tabagismo no currículo médico:** em 1977, o tema foi incluído no currículo da Faculdade de Medicina de Sorocaba e da PUC-SP, por iniciativa do professor José Rosemberg, em decorrência da Semana Antitabagismo, realizada na faculdade.
- **Greve do Fumo:** ideia lançada com muito sucesso pelo Dr. Jayme Zlotnik, da Sociedade Médica do Paraná, em 29 de agosto de 1980. Em homenagem a essa iniciativa, foi criado o Dia Nacional de Combate ao Fumo, em 29 de agosto de 1987.
- **Lançamento do livro *Tabagismo – sério problema de saúde pública***, em 1981, pelo professor José Rosemberg, que foi considerado uma publicação pioneira no Brasil sobre o tema (Figura 12.47).

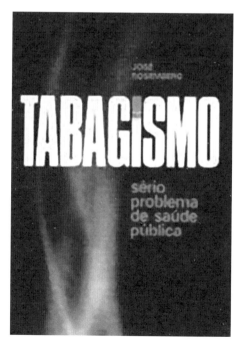

Figura 12.47 Capa do livro *Tabagismo – sério problema de saúde pública* (1981).

A Carta de Salvador

A proposição de nova campanha, em âmbito nacional, surgiu durante a 3ª Conferência Mundial de Fumo e Saúde, em 1975, em Nova York, e no XII Congresso Internacional do Câncer, em 1978, em Buenos Aires. Diversas personalidades e organizações se destacaram nesse processo, como a Sociedade Brasileira de Cancerologia, a Faculdade de Saúde Pública da USP, o Hospital A. C. Camargo, de São Paulo, e a União Internacional contra o Câncer.

Em março de 1979 foi realizado um seminário sobre tabagismo na Bahia, que resultou na *Carta de Salvador*. Nesse documento histórico, os médicos alertaram os poderes públicos, as instituições de saúde e a população a respeito dos enormes malefícios produzidos no organismo pelo uso do tabaco. Foram seus signatários: José Silveira, Jayme Neves, Antônio C. Martins, José Rosemberg, Mário Rigatto, Edmundo Blundi, Antônio Mirra e Ângelo Rizzo.

O primeiro contato com o objetivo de sensibilizar o governo federal para o início de uma luta contra o fumo aconteceu em abril de 1979, entre os médicos Almério Machado e Antônio Mirra, com o ministro da Saúde, Mário de Castro Lima, e o líder do governo no Senado, Jarbas Passarinho.

A criação do Programa Nacional contra o Fumo

Um encontro histórico, realizado em julho de 1979 e promovido pela Sociedade Brasileira de Cancerologia, a Faculdade de Saúde Pública da USP e a Fundação Antônio Prudente, envolveu a participação de 45 entidades médicas, organizações governamentais e da sociedade civil, e permitiu estruturar o primeiro "Programa Nacional contra o Fumo".

A Secretaria de Saúde do Estado de São Paulo, durante a gestão do Dr. Adib Jatene, em outubro de 1979, realizou concurso de cartazes sobre tabagismo nas escolas da rede pública, sendo motivo de exposição no Museu de Arte de São Paulo (Masp). Outros estados promoveram eventos semelhantes, como o Rio de Janeiro.

A criação da Comissão de Combate ao Tabagismo na Associação Médica Brasileira (AMB)

A AMB criou uma Comissão Especial de Tabagismo em 12 de agosto de 1979, que posteriormente veio a se tornar permanente, sendo denominada Comissão de Combate ao Tabagismo, presidida inicialmente pelo Dr. José Silveira e nos períodos subsequentes por Mário Rigatto, Antônio Mirra e José Rosemberg.

A AMB tem atuado fortemente junto ao Congresso Nacional e à Anvisa para apoiar as medidas preconizadas pela Convenção-Quadro para o Controle do Tabaco, dentre as quais se destacam as legislações para proteger as pessoas da fumaça de tabaco nos ambientes fechados (Lei Antifumo 12.546/11), a proibição de aditivos com sabores e essências nos produtos de tabaco (Anvisa, RDC 14/2012), a proibição da propaganda nos pontos de venda e a resolução que proíbe os dispositivos eletrônicos para fumar (Anvisa, RDC 46/2009).

Além disso, a AMB coordenou diretrizes específicas para a cessação do tabagismo na saúde suplementar (AMB, ANS, 2009) e o tabagismo como subsídio para o judiciário (AMB, ACT, Inca, 2013). Em 2019, a AMB, com a Agência Nacional de Saúde Suplementar (ANS), aprovou o procedimento "abordagem intensiva do tabagista" para oferecer o tratamento do tabagismo junto a operadoras, planos, cooperativas e seguradoras da saúde suplementar.

Elaboração e difusão de material didático: fumo e saúde

A Rádio e TV Cultura de São Paulo elaboraram, em março de 1980, um conjunto de materiais audiovisuais para distribuição às escolas municipais e estaduais de ensino fundamental e médio de São Paulo. O Fundo de Aperfeiçoamento de Pesquisa em Cardiologia ofereceu suporte técnico e financeiro. O material foi integrado ao programa de prevenção ao uso indevido das drogas entre escolares de ensino fundamental e médio da rede estadual, visando capacitar docentes e informar os alunos. A campanha despertou tamanho interesse internacional que a BBC de Londres, em agosto de 1980, gravou um programa sobre o tema com o Dr. José Rosemberg no Hospital A. C. Camargo.

Programa contra o fumo na TV

A primeira tentativa de um programa contra o fumo na TV (TV Globo) foi patrocinada pela AMB e pelo Laboratório Quimiovert, em 1981, mas foi cassada pelo Conar por provável pressão das indústrias do tabaco, através da Abifumo, numa ação inicialmente velada, mas que foi se acentuando e se tornou clara por ocasião da 39ª Assembleia Mundial de Saúde, em janeiro de 1986, com a tentativa de modificar o posicionamento do Brasil em relação ao tabagismo.

Determinação dos índices de nicotina, alcatrão e monóxido de carbono

A determinação dos índices de nicotina, alcatrão e monóxido de carbono sempre foi do âmbito das indústrias do fumo, que os expunha sem, no entanto, haver nenhum órgão de controle.

Com o patrocínio da Addiction Research Foundation, de Toronto (Canadá), foi realizada, em outubro de 1981, a primeira determinação dos índices por meio de metodologia científica. Duas marcas de cigarros nacionais foram alvo dessa pesquisa, que chegou aos seguintes índices:

- **Vila Rica:** nicotina – 3,1mg; alcatrão – 22,7mg; monóxido de carbono – 18,3mL.
- **Continental:** nicotina – 1,7mg; alcatrão – 20,8mg; monóxido de carbono – 19,7mL.

Esses índices foram superiores aos divulgados pela indústria do tabaco.

Eventos sobre o tabagismo realizados na década de 1980

Diversos eventos, entre simpósios, conferências, cursos, comemorações e corridas do tipo "não fumar", foram desenvolvidos com regularidade durante os anos 1980. Por sua importância para o movimento, destacaram-se:

- 1ª Conferência Brasileira de Combate ao Tabagismo – I Conbat (1980), em Vitória (ES): patrocinada pela Sociedade Espírito-santense de Tuberculose e coordenada pelo Dr. Jayme Neves, apresentou importantes recomendações.
- Seminário sobre Tabagismo – Curitiba (1981): promovido pela Associação Paranaense de Combate ao Tabagismo.
- *Workshop* sobre Controle do Tabagismo – São Paulo (1982).
- Seminário Nacional sobre o Controle do Tabagismo e II Conbat – São Paulo (1987), com o patrocínio da AMB, UICC e da American Cancer Society.
- I e II Reuniões Brasileiras de Programas de Controle do Tabagismo (1988, 1989), em Brasília (DF), coordenadas pelo Ministério da Saúde.
- I Corrida do Não Fumar (1985), no Parque Ibirapuera (SP): coordenada pela AMB, foi o primeiro evento do gênero no Brasil, sucedida em 1986 pela II Corrida Antifumo, também em São Paulo. Outras corridas aconteceram em várias capitais, com menção para o Rio de Janeiro, por recomendação do Ministério da Saúde.

Engajamento das organizações médicas e da sociedade civil

O Grupo Brasileiro de Estudos para Detecção e Prevenção do Câncer de São Paulo, criado em 1976, associou-se ao controle do tabagismo, realizando várias atividades e lançando o livro *Fumo ou saúde*, sobre os vários aspectos do tabagismo, com a colaboração de diversos autores.

Em 1984, o Dr. Antônio Mirra recebeu uma citação especial da União Internacional Contra o Câncer em reconhecimento à sua liderança no Programa de Controle do Tabagismo no Brasil.

A atuação da AMB sempre se destacou na luta contra o fumo, por meio de sua Comissão de Combate ao Tabagismo. Suas sociedades especializadas vêm promovendo, desde 1981, eventos alusivos ao tema, em especial as de Cancerologia, Pneumologia e Tisiologia, Cardiologia, Pediatria, Angiologia e Ginecologia/Obstetrícia. Um *Índice bibliográfico brasileiro sobre tabagismo* foi editado em 1994.

A Justiça Federal no Rio Grande do Sul determinou, em 1998, a promoção e efetivação da proibição total de fumar nos aviões, em todas as viagens, com qualquer duração, no território nacional. Na ocasião, foi distribuído o folheto *Por que não se deve fumar nos aviões?*. Até essa data, ainda existiam setores de poltronas destinados ao fumo nas cabines das aeronaves.

As comunidades religiosas tiveram participação ativa e colaboraram muito para o combate ao tabagismo, desde o ano de 1979, através das igrejas Adventista, Presbiteriana e Católica e dos Centros Espíritas. Também se engajaram o Rotary Club, o Lions Club e a Associação Cristã de Moços. A partir de 1980, algumas empresas integraram-se à campanha e implantaram o programa de combate ao tabaco entre seus funcionários.

Na década de 1990, diversos encontros científicos aconteceram no país, com destaque para o 1º Congresso Brasileiro sobre Tabagismo (1994), no Rio de Janeiro, bem como o 2º Congresso Brasileiro sobre Tabagismo e o 1º Congresso Latino-Americano sobre Tabagismo (1996), em Fortaleza. Ainda em 1990 foi aprovado um programa de ação global, junto aos médicos, recomendando a criação de comissões contra o tabagismo e a inclusão permanente do tema em congressos e eventos médicos das sociedades afiliadas à AMB. O 3º Congresso Brasileiro sobre Tabagismo aconteceu em Porto Alegre, em abril de 2000.

Em 2004, o Dr. José Rosemberg publicou o livro mais completo sobre o tabagismo no Brasil, com o título *Nicotina: droga universal* (Figura 12.48).

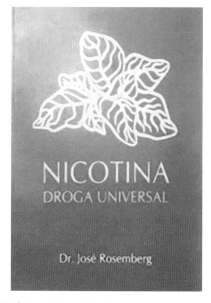

Figura 12.48 Capa do livro *Nicotina – droga universal*, do Dr. José Rosemberg (2004).

Posteriormente, a partir de 2005, a Sociedade Brasileira de Pneumologia e Tisiologia (SBPT) passou a organizar, em conjunto com os temas asma e doença pulmonar obstrutiva crônica (Dpoc), a cada 2 anos, os Congressos de Tabagismo da SBPT, já em sua oitava edição (2019).

Estudos epidemiológicos sobre a prevalência do tabagismo

Em 1972, o primeiro inquérito sobre a prevalência do tabagismo foi coordenado pela Organização Pan-Americana da Saúde (Opas), abrangendo oito cidades da América Latina. Esse estudo revelou que na cidade de São Paulo havia, na época, 54% de fumantes do sexo masculino e 20% do sexo feminino.

Em 1988, o Instituto Gallup realizou estudo em 18 países da América Latina e verificou que, no Brasil, 38% da população eram fumantes, 50% não fumantes e 12% ex-fumantes. No mesmo ano, o Ministério da Saúde, na Pesquisa Nacional sobre Estilo de Vida, relatou que na população acima de 15 anos de idade havia 23,9% de fumantes, distribuídos na proporção de 59,6% para os homens e 40,4% para as mulheres.

No ano seguinte, o Instituto Brasileiro de Geografia e Estatística (IBGE) demonstrou, na Pesquisa Nacional sobre Saúde e Nutrição, que na população a partir de 18 anos de idade havia 34,8% de fumantes, sendo 43,3% homens e 27,0% mulheres. Essa pesquisa é considerada a primeira investigação de porte de base populacional sobre a prevalência do tabagismo no país.

O Brasil está entre os países que alcançaram as quedas mais significativas na prevalência do tabagismo em adultos, em função das inúmeras ações desenvolvidas pela Política Nacional de Controle do Tabaco. De 1989 a 2010, a queda do percentual de fumantes foi de 46%, estimando-se que cerca de 420 mil mortes foram evitadas nesse período (PLOS Medicine, 2012). O quadro comparativo apresentado na Figura 12.49 correlaciona a queda de prevalência de fumantes homens e mulheres (18 anos ou mais) às ações de controle do tabaco (Inca, 2012).

Uma queda expressiva nesses números foi observada no ano de 2003, quando, na Pesquisa Mundial da Saúde (PNS), o percentual observado foi de 22,4%. Em 2008, segundo a Pesquisa Especial sobre Tabagismo (PeTab), esse percentual era de 18,5%. Os dados mais

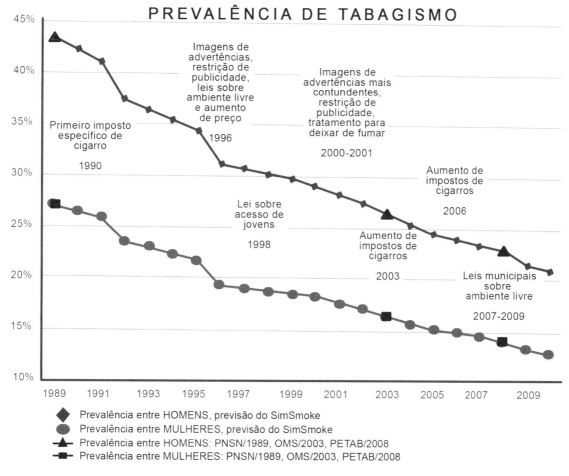

Figura 12.49 Queda da prevalência do tabagismo e ações de controle do tabaco, por sexo.

recentes, do ano de 2013 (PNS), apontam que o percentual de adultos fumantes é de 14,7%.

Além dos inquéritos domiciliares, o percentual de fumantes no Brasil é também mensurado, desde 2006, por meio da pesquisa anual por telefone (Vigitel/MS). Esse inquérito é realizado nas 26 capitais brasileiras e no Distrito Federal com adultos maiores de 18 anos que residam em local com linha de telefone fixa. Segundo dados do Vigitel para 2018, o percentual total de fumantes com 18 anos ou mais no Brasil foi de 9,3%, sendo 12,1% homens e 6,9% mulheres.

Movimento das entidades médicas junto ao Estado para controle do tabaco

Em âmbito federal, o Ministério da Saúde criou, em 1981, a Comissão para Estudos das Consequências do Fumo (CECF), constituída pelos membros: Antônio Mirra, Edmundo Blundi, Germano Filho, Jayme Neves, José Rosemberg, José Silveira, Margareth Dalcomo e Mário Rigatto. Sua principal função era produzir pareceres sobre os projetos de lei apresentados no Congresso Nacional.

A comissão foi orientada a não se manifestar publicamente, guardando sigilo sobre seus atos "para que não houvesse repercussões negativas para a receita tributária", em razão da importância dos impostos que incidem sobre os produtos do tabaco. A comissão reuniu-se por apenas 1 ano, e nesse período seus membros se manifestavam por intermédio da Comissão de Combate ao Tabagismo da AMB.

Para envolver o Congresso Nacional na luta contra o fumo, no dia 2 de junho de 1982 foi realizada, no Plenário da Comissão de Saúde da Câmara Federal, uma reunião para debater os aspectos da legislação sobre o tema, com a participação da CECF e de representantes da American Cancer Society, da União Internacional Contra o Câncer e da Opas. O senador Lourival Baptista foi incansável batalhador, no período de 1980-1987, apresentando várias moções no Senado.

Em abril de 1983, a União Internacional Contra o Câncer promoveu reunião em São Paulo com o objetivo de criar o Comitê Latino-Americano Coordenador do Controle do Tabagismo (CLACCTA), sob a coordenação do Dr. Daniel Horn, da American Cancer Society, e a participação dos doutores Aloyzio Achutti, Germano G. Filho, Antônio Carlos Campos Junqueira, Antônio P. Mirra, José Maria Pacheco de Souza, José Rosemberg, Mário Rigatto e Thomas Szego.

A primeira reunião do CLACCTA ocorreu em 1984, no Panamá, tendo como representantes do Brasil os doutores Mário Rigatto e Antônio P. Mirra. No ano seguinte, o comitê reuniu-se no Rio de Janeiro para deliberações, seguindo-se reuniões anuais em várias cidades da América Latina. A partir de 1991, os representantes do Brasil foram os doutores José Rosemberg e Jayme Zlotnik. A presidência do CLACCTA, no período 1984-1986, foi exercida pelo Dr. Mário Rigatto. Em 1995, o Dr. José Rosemberg foi eleito presidente honorário da entidade.

O Comitê Coordenador do Controle do Tabagismo no Brasil foi criado em 29 de setembro de 1984 e filiou-se à CLACCTA, tendo o Dr. Mário Rigatto como primeiro presidente (1984-1988), seguido pelos doutores José Rosemberg e Jayme Zlotnik (1989-1991). Esse comitê trabalhou em níveis estadual e municipal, criando capítulos em cada estado da Federação.

Ministério da Saúde assume o papel de protagonista no controle do tabagismo

O Ministério da Saúde, em 1985, assumiu oficialmente a luta contra o tabagismo ao criar o Grupo Assessor do Ministério da Saúde para Controle do Tabagismo no Brasil, composto pelo senador Lourival Baptista (presidente da Comissão de Saúde do Senado Federal) e os doutores Antônio P. Mirra (FSP-USP), Edmundo Blundi (PUC-Rio), Geniberto Campos e Roberto Azambuja (Divisão de DCNT/MS), Germano G. Filho (DNPS/MS), Guaracy Freitas (OAB), Jayme Neves (Liga Espírito-santense contra a Tuberculose), José Rosemberg (FCM-PUC/SP), Luiz Carlos Romero e Maria Goretti Fonseca (Programa Nacional de Combate ao Fumo/MS), Mário Rigatto (UFRS), Paulo Roberto Guimarães Moreira (MinC), Pedro Calheiros Bonfim (ABI), Regina Celi Nogueira (MEC), Thomas Szego (AMB), Vera Luíza da Costa e Silva (Campanha Nacional de Combate ao Câncer/MS e Programa Nacional de Combate ao Fumo/MS) e Vítor Manuel Martinez (Movimento Evangélico Brasileiro).

A comissão propôs o projeto de Lei 7.488, que instituiu o Dia Nacional de Combate ao Fumo, aprovado pelo Congresso Nacional. Em 29 de janeiro de 1986, esse grupo assessor entregou uma proposta de projeto de lei – visando ao controle do tabagismo no Brasil – ao presidente da República, José Sarney, para ser encaminhado ao Congresso.

Em 1991, as ações de combate ao tabagismo foram transferidas do Ministério da Saúde para o Instituto do Câncer (Inca) e ficaram sob a coordenação da Dra. Vera Luíza da Costa e Silva. Instalou-se, então, a Coordenação Nacional de Controle do Tabagismo e Prevenção Primária de Câncer (Contapp), de onde emanaram todas as diretrizes inerentes a um programa de âmbito nacional, incluindo a criação da Câmara Técnica, composta por alguns membros do então Grupo Assessor do Ministério da Saúde para Controle do Tabagismo no Brasil.

Ainda em 1991, foi criada a Associação de Mulheres da América Latina para o Controle do Tabagismo (Amalta), sendo eleita como coordenadora geral Vera Luíza da Costa e Silva.

A Comissão Nacional de Controle do Tabagismo está integrada à Coordenadoria Nacional de Prevenção e Vigilância de Câncer do Ministério da Saúde/Inca, cujas chefias foram exercidas pelas doutoras Vera Luíza da Costa e Silva e Tânia Maria Cavalcante. Suas ações têm alcançado a população através dos coordenadores das secretarias de Saúde dos estados e municípios, integrando esse programa.

A partir de 2003, ano da aprovação da CQCT, o Programa Nacional de Controle do Tabagismo (PNCT) vem desenvolvendo, com o apoio das coordenações estaduais e municipais de controle do tabagismo, uma série de atividades coordenadas, que vão desde a capacitação de profissionais para abordagem mínima e intensiva do tabagismo até os programas de prevenção da iniciação em escolas (Saber Saúde) e a promoção de ambientes livres de tabaco.

Todo o esforço desenvolvido ao longo dos anos pelos profissionais do PNCT e das coordenações estaduais e municipais a ele vinculadas foi reconhecido pela OMS, que constituiu um Centro Colaborativo de Controle do Tabagismo para o Brasil e os países latino-americanos com sede na cidade do Rio de Janeiro.

A criação da Comissão Nacional para Implementação da Convenção-Quadro para Controle do Tabaco

A Comissão Nacional para Implementação da CQCT e de seus protocolos (Conicq) foi criada em 2003, é presidida pelo ministro da Saúde e integrada por representantes de 18 órgãos do governo federal, incluindo Advocacia Geral da União, Casa Civil, Ministério da Fazenda, Ministério das Relações Exteriores e Anvisa, dentre outros, conforme Decreto S/N, de 16 de março de 2012. Cabe ao Inca o papel de Secretaria-Executiva.

O principal objetivo da Conicq é articular a organização e implementação de uma agenda governamental intersetorial para o cumprimento das obrigações da CQCT. O trabalho da Conicq promoveu avanços significativos no controle do tabaco em várias áreas.

Entidades de saúde e sociedade civil reforçam o controle do tabagismo

A Secretaria de Estado da Saúde de São Paulo, em 1995, ampliou as ações desenvolvidas pelo Comitê Assessor Multiprofissional junto ao Programa de Controle do Tabagismo, criando a Comissão Estadual de Prevenção e Controle do Tabagismo (Cetab), presidida inicialmente pelo Dr. José Rosemberg. O Núcleo Assessor foi composto por Antônio P. Mirra, Antônio Rufino Netto, Jacqueline Issa, Jurandyr Godoy, Marco Moraes, Mário Albanese, Sérgio Rodrigues, Maria Célia Guerra Medina, Rodolfo Brunini, Glacilda Stewien e Aduan El Kadri.

No mesmo ano foi criada a Associação de Defesa da Saúde dos Fumantes, em São Paulo, presidida por Mário Albanese, com a responsabilidade de defender a sociedade contra a propaganda abusiva e enganosa da indústria do fumo.

Em 2003, o CFM criou sua Comissão de Controle do Tabagismo, constituída pelos doutores Édison Andrade (coordenador), Gérson Martins (CFM), Celso Silva e Carlos Viegas (SBPT), Ricardo Meirelles (MS/Inca), Antônio Mirra (AMB) e José Rosemberg (AMB). Entre seus objetivos, a comissão se propunha a:

- Conscientizar a classe médica da importância da pandemia tabágica e seu controle, divulgando aspectos do tema no jornal do CFM.
- Participar das comemorações de datas pontuais (Dia Mundial sem Tabaco [31 de maio] e Dia Nacional de Combate ao Fumo [29 de agosto]).
- Realizar estudo sobre a prevalência de fumantes na classe médica, por sugestão da AMB e com o apoio do MS/Inca.
- Propor ao Ministério da Educação a inclusão do tema na grade curricular das escolas médicas e de ciências da saúde.
- Estimular a criação de comissões de controle do tabagismo nos Conselhos Regionais de Medicina.

A criação da organização não governamental Aliança de Controle do Tabagismo (ACT), em 2007, consolidou um processo de construção iniciado em 2003 e que contava com a participação de diversas organizações da sociedade civil, até então como Rede Tabaco Zero. A ACT é composta por organizações da sociedade civil, associações médicas, ativistas e pessoas comprometidas com a redução da epidemia do tabagismo.

A ACT coordena um grupo – Rede ACT – com diversas organizações e profissionais da saúde, além de ativistas pelo controle do tabaco, e dispõe de uma página na internet. A criação da ACT representou um grande passo no fortalecimento do trabalho de *advocacy* e mobilização da sociedade civil para o controle do tabagismo.

Outra iniciativa importante foi o surgimento de *sites* voltados para a dinamização das lutas contra o tabaco, como a Associação Mundial Antitabagismo, capítulo Brasil (Amata), que publica um boletim mensal com *links* de notícias da mídia, o Centro de Apoio ao Tabagista (CAT) e o Dr. Bartô, iniciativas voltadas para prevenção do tabagismo e lideradas, respectivamente, pelos doutores Alexandre Milagres e João Paulo Lotufo.

Mais recentemente, o FREEMIND, filiado ao ISSUP (International Society of Substance Abuse Professional), grupo interdisciplinar constituído por ativistas, profissionais da saúde, educação, direito e de outras áreas, além de comunidades terapêuticas, tem realizado importante trabalho de prevenção ao uso de tabaco, álcool e outras drogas com a organização de congressos anuais no Brasil.

No nível institucional, foram criados importantes espaços de monitoramento: Observatório da Política Nacional de Controle do Tabaco (Inca/MS), Observatório das Estratégias da Indústria do Tabaco (Cetab/Fiocruz) e Núcleo de Estudos sobre Bioética e Diplomacia em Saúde (NTHIS/Fiocruz-DF).

A Sociedade Brasileira de Pneumologia e Tisiologia (SBPT) criou, em 2001, sua Comissão de Tabagismo, tendo como primeiro presidente o Dr. Celso Antônio Silva e, a partir do I Congresso de Tabagismo da SBPT, em 2005, que teve o privilégio de contar com a presença do Dr. José Rosemberg, organizou um Fórum com Grupo de Discussão sobre Tabagismo, que atualmente conta com cerca de 300 médicos pneumologistas e de outras especialidades médicas, além de psicólogos e outros profissionais da saúde.

Outras sociedades médicas, além da SBPT, vêm desenvolvendo iniciativas, como cursos, mesas em congressos, elaboração e/ou participação em diretrizes clínicas para cessação do tabagismo, destacando-se a Sociedade Brasileira de Cardiologia, a Sociedade Brasileira de Oncologia Clínica, a Sociedade Brasileira de Cancerologia e a Associação Brasileira de Psiquiatria, entre outras, além de atividades voltadas para prevenção da iniciação tabágica de crianças e adolescentes, papel desempenhado pela Sociedade Brasileira de Pediatria.

A Associação Brasileira de Estudos de Álcool e outras Drogas (Abead), criada em 1989, tem se notabilizado por propor ações e organizar eventos, como seminários específicos e congressos alusivos ao tema tabaco, álcool e outras drogas. A Abead é uma associação que congrega profissionais que trabalham no campo da dependência química no Brasil com afiliados e representações no país e no exterior.

As universidades e centros de pesquisa vêm paulatinamente incorporando o tema tabagismo nos currículos médicos, ao longo das últimas duas décadas, embora com uma carga horária muito reduzida, muitas vezes limitada a uma aula teórica. Há, também, cursos de educação à distância, como o tradicional curso de Atualização e Prevenção em Tabagismo, promovido pelo Instituto de Doenças do Tórax da UFRJ, organizado pelo Setor de Telemedicina e pelo Núcleo de Estudos e Tratamento do Tabagismo.

Os novos desafios: cigarro eletrônico e o tabaco aquecido

No cenário mundial do tabaco, 14 anos após a entrada em vigor da CQCT da OMS, é possível perceber os avanços mundiais para conter a pandemia de tabagismo na redução do consumo e na prevalência.

Após décadas de aumento, o consumo global de cigarros começou a cair, desde a implementação das políticas baseadas em evidências na CQCT, que passaram a ser adotadas por 181 países signatários do tratado internacional de saúde pública.

Com a implementação dos artigos da Convenção-Quadro, as empresas de tabaco passaram a mudar de estratégia e estão investindo maciçamente na promoção de produtos de tabaco aquecido e cigarros eletrônicos, com o *slogan* de "redução de danos" como parte do esforço de "parte da solução" do problema para a epidemia do tabaco.

As empresas de tabaco estão usando as mesmas estratégias adotadas durante décadas para fraturar o controle do tabaco e promover a "redução de danos" na tentativa de renormalizar o uso do tabaco – pois o cigarro, outrora glamourizado, perdeu esse *status* social com a mudança na cultura e nos hábitos e o aumento da consciência da população sobre os riscos de fumar.

Essas empresas vêm introduzindo o cigarro aquecido em mercados com pouca ou nenhuma restrição regulatória ou de *marketing*, a despeito de não serem comprovadas as alegações de risco reduzido – mais que isso: essas alegações provavelmente são falsas.

Para a OMS, as medidas regulatórias da Convenção-Quadro devem aplicar-se a todos os dispositivos eletrônicos para fumar (DEF), incluindo os cigarros aquecidos. Os governos de países onde o cigarro aquecido não está disponível devem mantê-los fora do mercado e, se permitidos, devem estar sob o estrito marco regulatório definido pela CQCT.

No Brasil, em 2019, a Resolução 046/2009, da Anvisa, completou 10 anos – é ela que trata da proibição da distribuição e comercialização dos DEF, incluindo os novos produtos do tabaco, denominados cigarros eletrônicos e tabaco aquecido.

Após sua proibição, vários estudos, tanto patrocinados pela indústria como realizados por instituições acadêmicas e pesquisadores independentes, trouxeram mais incertezas do que certezas sobre uma possível revisão da norma brasileira (que foi alvo de intensa pressão das principais companhias tabageiras e em 2019 passou pelo processo de discussão, em audiências, consultas dirigidas e consulta pública pela Anvisa).

Nesse período, os questionamentos que levaram à proibição desses produtos continuam sem uma resposta embasada em evidência científica capaz de preencher os requisitos regulatórios para sua liberação no Brasil – como, por exemplo, a alegação de que ajudariam os tabagistas a pararem de fumar.

Apesar de os dados sugerirem menor toxicidade desses produtos em relação aos cigarros convencionais, eles não podem ser considerados inofensivos à saúde humana, e a cada dia são descobertos novos componentes tóxicos em seus aerossóis.

A indústria do tabaco tenta se apropriar, de maneira indevida, de uma expressão da saúde pública: redução de danos. Cabe de imediato um questionamento: qual é o padrão aceitável de redução de danos de um produto que simula o ato de fumar?

Considerando que a toxicidade dos cigarros convencionais já é tão elevada, é relativamente fácil que qualquer outra coisa seja reivindicada como menos tóxica, mas isso não significa que não represente ameaça à saúde humana.

A enorme variedade de sabores, as diferentes composições e as emissões tóxicas dos cigarros eletrônicos e aquecidos indicam que, ainda que fosse liberada a comercialização, essa deveria ser estabelecida caso a caso, como medicamento – se as evidências se confirmassem – e não de maneira ampla, sem considerar as diversas formulações, tipos e voltagens aplicadas.

O Brasil, ao decidir pela proibição, impediu que a população consumisse um produto sem a comprovação de auxiliar o tratamento do tabagismo e com indícios de significativa toxicidade. Além disso, impediu também que jovens e adolescentes experimentassem o produto. A taxa de uso desses produtos no Brasil alcança 0,4% dos tabagistas, o que é infinitamente baixo se comparado aos EUA, onde esses produtos foram vendidos sem quaisquer restrições.

Assim, pode-se considerar que, para o cenário do controle do tabaco no Brasil, os benefícios dessa proibição foram maiores e mais significativos do que os supostos e não comprovados benefícios da liberação desses produtos. Desse modo, a decisão da Anvisa foi acertada, e a motivação para a proibição desses produtos continua válida, contribuindo para o já reconhecido sucesso em suas políticas de controle do tabaco.

Há uma máxima em latim segundo a qual todos os médicos devem se orientar *primo non nosere* ("em primeiro lugar, não causar mal"). Por isso, as organizações de saúde defendem, com base no princípio universal do direito sanitário internacional – Princípio da Precaução – que o Brasil mantenha sua regulamentação, a exemplo de outras normas adotadas com sucesso no controle do tabagismo, porque ela é proibitiva e tem se mostrado eficaz. Pelos motivos apresentados, e principalmente por não haver evidências científicas que comprovem algum benefício do uso desses DEF – pelo contrário –, a proteção da saúde de nossa população não demanda que aprovemos o uso desses produtos no país.

Os DEF seriam menos nocivos à saúde que cigarros tradicionais?

Estudo independente realizado por Glantz e cols. (2017) examinou os dados dos estudos apresentados pela Philip Morris International (PMI) à FDA e revelou que não havia diferença estatisticamente detectável entre IQOS e cigarros convencionais para 23 dos 24 desses marcadores em americanos e para 10 dos 13 em japoneses. Os autores concluíram ser mais provável que as poucas diferenças significativas encontradas sejam "falsos positivos".

Apesar da liberação de níveis mais baixos de alguns tóxicos, os dados da própria PMI não mostraram, de maneira consistente, riscos menores de danos em humanos que usam IQOS em comparação com os cigarros convencionais. A PMI anunciou, em 2018, um estudo em humanos com duração de 6 meses, comparando o IQOS com cigarros convencionais, no qual foram encontrados oito biomarcadores com níveis reduzidos naqueles fumantes que mudaram para o IQOS; no entanto, a PMI não forneceu resultados específicos. Em contraste com a aplicação inicial na FDA, o novo estudo da PMI examinou apenas seis biomarcadores (incluindo mais dois de exposição).

Além disso, a PMI não relatou toda a gama de biomarcadores utilizados no estudo anterior, embora possam ser medidos em amostra de sangue ou em simples teste fisiológico. Essa afirmativa não se sustenta cientificamente, servindo mais como estratégia de *marketing*, pois esse estudo adicional levanta questões sobre a manipulação do projeto experimental ou da análise de dados pela PMI, que tem um longo histórico dessa prática.

O tabaco aquecido poderia substituir com segurança os cigarros tradicionais?

As declarações públicas da indústria do tabaco revelam um histórico de contradições e manipulações das informações junto ao público. As próprias pesquisas mostraram-se contraditórias (por exemplo, alegavam que o Accord reduzia a exposição a constituintes prejudiciais, ao mesmo tempo que enfatizavam consistentemente que as reduções não significavam que o Accord era mais seguro do que os cigarros convencionais [Figura 12.50]).

Em termos de química de aerossóis, o Accord apresentou níveis mais baixos de alguns tóxicos que o IQOS

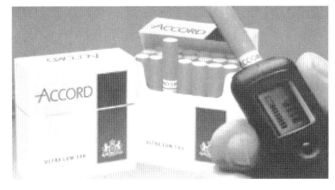

Figura 12.50 Accord – tabaco aquecido lançado pela Phillip Morris International em 1998 nos EUA e em 2006 no Japão.

e níveis mais altos do que outros. As exposições globais a substâncias tóxicas não são, em média, diferentes do que eram com o Accord (projeto que foi abandonado).

Embora os cigarros aquecidos sejam apresentados como "novos", eles são simplesmente a reencarnação de uma tecnologia que as empresas de tabaco vêm desenvolvendo há décadas, conforme revelam documentos da indústria do tabaco, comunicações públicas e o aplicativo desenvolvido para comparar o IQOS ao Accord.

O tabaco aquecido reduziria em 95% os riscos à saúde?

Essas observações precisam de fundamentação científica com validação externa, corroborada por estudos independentes, pois têm implicações legais importantes para a autorização do *marketing* de IQOS com alegações de risco reduzido.

Para mudança da regulação proibitiva atualmente existente (RDC 046/2009), como é o desejo da indústria do tabaco, as autoridades sanitárias, como a Anvisa, teriam de encontrar evidências científicas robustas de que os e-cigarros e os tabacos aquecidos beneficiariam, de fato, a saúde pública, com redução significativa dos danos ou da exposição a substâncias nocivas em comparação com outros produtos disponíveis no mercado.

No entanto, os estudos independentes, alguns realizados a partir de dados de pesquisas da própria indústria do tabaco apresentados na FDA, não têm sustentado essas alegações.

Há riscos para o aparelho respiratório?

Embora a PMI não tenha relatado nenhuma medida direta da inflamação pulmonar em humanos, os estudos por ela realizados mediram a função pulmonar e não encontraram evidências de melhora em fumantes de cigarros que mudaram para o IQOS. A aplicação da PMI também ignora o efeito do uso duplo e da exposição ao aerossol de segunda mão, que provoca o tabagismo passivo secundário e terciário.

As pesquisas independentes confirmaram os efeitos adversos do aerossol do IQOS nas células pulmonares. Leigh e cols. (2018) expuseram células epiteliais brônquicas humanas *in vitro* a aerossóis de três produtos da PMI: IQOS, cigarro eletrônico e cigarro convencional, em níveis comparáveis de nicotina na interface ar-líquido. O IQOS mostrou citotoxicidade significativamente maior do que os e-cigarros, mas menor que a dos cigarros convencionais.

Moazed e cols. (2018) encontraram dados na aplicação da PMI que levantam preocupações significativas sobre os efeitos pulmonares do IQOS. Ratos expostos ao IQOS sofreram inflamação pulmonar e imunomodulação.

Os cigarros eletrônicos aumentam em 48% a chance de asma em adolescentes e duplicam a possibilidade de crises asmáticas retornarem em adolescentes e adultos jovens com história de asma. Há redução da função pulmonar em jovens.

As substâncias aromatizantes presentes em altas concentrações nos líquidos e aerossóis de e-cigarros são quimicamente similares aos irritantes e sensibilizadores das vias aéreas e foram consideradas causadoras de asma ocupacional. A exposição a e-cigarros de alguns desses produtos químicos pode ultrapassar os padrões de exposição no local de trabalho.

O aerossol de propilenoglicol e de glicerol a altas temperaturas, muitas vezes geradas pelo manejo dos próprios usuários de dispositivos de terceira e quarta geração, resulta em pirólise com formação e inalação de compostos carbonílicos reativos conhecidos por exacerbar a asma.

Os cigarros eletrônicos induzem os principais mediadores inflamatórios das células pulmonares na DPOC; portanto, os riscos do uso de cigarros eletrônicos por pessoas com DPOC podem ser maiores do que em pessoas sem DPOC.

Há risco para o coração e os vasos?

A discussão sobre os cigarros aquecidos, assim como acontece com os cigarros eletrônicos, tem se concentrado nos riscos de desenvolvimento de câncer, embora as doenças cardiovasculares (DCV) e metabólicas matem um número similar ou maior de tabagistas do que o câncer. Ao contrário do câncer, a relação dose-resposta para os efeitos cardiovasculares é altamente não linear com grandes efeitos em doses baixas.

Um importante caminho pelo qual o uso do tabaco aumenta o risco de doenças cardíacas é mediante a redução da capacidade das artérias de se dilatarem quando é necessário acomodar o aumento do fluxo sanguíneo. Tanto o e-cigarro como os cigarros tradicionais liberam partículas ultrafinas que aumentam o risco de DCV e de infarto agudo do miocárdio (IAM) com curva dose-resposta não linear. Em tabagistas saudáveis sem doença cardiovascular, o uso de e-cigarro acarreta inibição da função endotelial medida pelo fluxo mediado de dilatação das artérias (FMD) similar à provocada pelo cigarro tradicional.

Nabavizadeh e cols. (2017) testaram se a exposição ao fumo do IQOS prejudicava a dilatação arterial em modelo experimental com ratos que inalaram o aerossol do IQOS de um único HeetStick (bastão de tabaco), o fumo convencional de um único cigarro Marlboro Red ou ar puro. Em contraste com os resultados dos estudos apresentados pela PMI, os autores demonstraram que os efeitos agudos do aerossol do IQOS prejudicaram a função endotelial vascular de forma similar à fumaça do cigarro. O uso diário de cigarros eletrônicos aumenta em quase 80% a chance de IAM.

A menor concentração de substâncias emitidas no aerossol reduz o risco de câncer?

A maior parte das discussões sobre substâncias tóxicas em produtos de tabaco não relacionados a cigarros os compara a cigarros com base no pressuposto de que, se os produtos sem cigarro apresentassem níveis mais baixos de substâncias tóxicas do que os cigarros, eles seriam menos perigosos.

Os cigarros aquecidos liberam em seu aerossol compostos orgânicos voláteis, monóxido de carbono e hidrocarbonetos policíclicos aromáticos (envolvidos com câncer e DCV). A temperatura de aquecimento desses cigarros é em torno de 330°C, menor do que a do cigarro convencional (684°C), mas a essa temperatura já é possível a ocorrência de pirólise, que resulta na liberação de carbonilas e mesmo de monóxido de carbono.

O tabaco aquecido contém, em média, 84% da nicotina encontrada na fumaça do cigarro convencional. O acenafteno é uma substância química nociva encontrada em concentrações três vezes maiores do que no cigarro convencional – ainda há dados insuficientes na literatura científica sobre seus efeitos na saúde humana (Auer e cols., 2017).

St. Helen e cols. (2017) constataram que os dados da PMI apoiam apenas a alegação de que o IQOS reduz a exposição a alguns (40 de 93) constituintes nocivos e potencialmente prejudiciais – hidrocarbonetos policíclicos aromáticos identificados pela FDA.

Os dados da PMI também mostram níveis significativamente mais altos de muitos tóxicos que não constam da lista da FDA. Portanto, é importante expandir o rol de substâncias para avaliação química das emissões de HTP (*Heated Tobacco Products*) e outros novos produtos de tabaco, além daqueles encontrados na fumaça do cigarro.

Leigh e cols. (2018) compararam os níveis de nitrosaminas específicas do tabaco (TSNA), substâncias reconhecidas como carcinogênicas pela Agência Internacional de Pesquisa em Câncer (Iarc), e concluíram que o IQOS não reduz a exposição a esses importantes agentes carcinogênicos, tanto quanto os e-cigarros.

O uso de e-cigarro tem potencial efeito mutagênico, aumentando em quase sete vezes a redução da expressão gênica, quando comparado ao cigarro tradicional. Os efeitos carcinogênicos foram documentados em estudos com camundongos para câncer de pulmão e de bexiga.

O tabaco aquecido pode levar a doenças não causadas pelos cigarros?

Os estudos realizados pela PMI compararam a toxicidade hepática em ratos expostos ao IQOS ou à fumaça de cigarro, sendo encontradas várias medidas de toxicidade hepática que aumentaram mais em ratas fêmeas expostas ao IQOS do que aos cigarros.

Chun e cols. identificaram estudos em animais e humanos na aplicação da PMI, sugerindo que o IQOS pode causar toxicidade hepática não observada em usuários de cigarro tradicional.

Dados clínicos de estudos com humanos apresentados pela PMI também sugeriram a possibilidade de lesão hepática aumentada num de seus estudos: após 5 dias de uso de IQOS, cigarros convencionais ou indivíduos abstinentes, a bilirrubina plasmática foi maior em usuários IQOS do que em fumantes ou abstêmios convencionais.

Contudo, a *PMI Science* publicou resposta a esse artigo em seu *site*, afirmando que, "com base em uma análise de nossos estudos toxicológicos e estudos clínicos realizados de acordo com os padrões internacionais de boas práticas, não há evidências de que o uso de IQOS leve à hepatotoxicidade", em clara tentativa de enganar a comunidade científica e a população.

O cigarro aquecido e o cigarro eletrônico podem causar dependência similar à do cigarro convencional?

Os estudos têm demonstrado que, apesar de o número de tragadas ser menor (14, comparado ao do cigarro convencional, que são 20 tragadas), os níveis de nicotina entregue pelo aerossol são significativamente maiores, tanto imediatamente como 20 minutos após a inalação.

Os níveis são quase cinco vezes maiores do que os obtidos com o cigarro eletrônico. Por entregarem mais rapidamente a nicotina, apresentam maior poder de adicção que o cigarro comum.

Como esses produtos utilizam ampla variedade de sabores, isso potencializa a chance de o indivíduo que experimenta o produto se tornar dependente da nicotina. Além disso, o consumo de e-cigarro aumenta em quase quatro vezes a chance de fumar cigarro tradicional.

A dependência da nicotina é considerada uma doença, definida como um dos transtornos mentais e comportamentais decorrentes do uso de fumo, sendo classificada com o código F17 pela CID-10 da OMS.

O Juul, um cigarro eletrônico no formato de *pen-drive*, provocou uma epidemia de consumo entre jovens do ensino fundamental e do ensino médio dos EUA, chegando a 2 milhões de estudantes usuários. Esses produtos utilizam sais de nicotina (benzoato de sódio), o que leva a uma rápida instalação da dependência, pois as concentrações de nicotina alcançam de 3% a 5%, o que equivale a uma média de 10 a 15 cigarros fumados na vida adulta.

A FDA declarou estado de epidemia em 28 de dezembro de 2018 em função da gravidade da situação nos EUA, que não adotaram nenhuma medida regulatória para restringir ou proibir a invasão de cigarros eletrônicos.

Os jovens dependentes que não respondem aos tratamentos baseados em evidência científica, como a terapia de reposição de nicotina, costumam apresentar síndrome de abstinência severa, com exacerbação da irritabilidade, agitação psicomotora e agressividade, levando algumas famílias a apelar para a internação dos filhos de modo a promover alívio dos sintomas.

Um programa com aconselhamento para cessação do uso de vaporizadores direcionado para os jovens americanos dependentes do Juul foi procurado, em apenas 5 semanas após o lançamento, por mais de 27 mil adolescentes.

Eles realmente podem ser compreendidos como produtos de risco reduzido, ou seja, uma alternativa aos cigarros comuns?

Não se pode recomendar nenhum produto que cause dependência e danos aos pulmões, ao coração e ao sistema vascular, bem como que apresente risco de câncer e outros agravos à saúde humana.

As principais associações e sociedades médicas brasileiras, americanas, espanholas, latino-americanas e europeias de doenças respiratórias, amparadas por evidências de estudos científicos independentes, têm se posicionado contra a entrada no mercado desses produtos por considerarem, dentre outros argumentos, que:

- São prejudiciais e viciantes.
- Minam os esforços das autoridades sanitárias para reduzir o consumo de tabaco.
- Dificultam o desejo dos fumantes de interromperem o uso de tabaco, pois eles continuam tabagistas, não importa se houve mudança na forma de fumaça para aerossol (vapor).
- Minam o desejo dos ex-fumantes de permanecerem livres do tabaco, pois podem voltar a usar esses produtos na esperança de que não sejam nocivos à saúde.
- São uma tentação de experimentação para não fumantes e jovens.
- Impõem o risco de renormalização do tabagismo.
- Impõem o risco de uso duplo (dual) com os cigarros convencionais.

Os cigarros eletrônicos e o tabaco aquecido podem favorecer o processo de iniciação no tabagismo de adolescentes e adultos jovens?

De fato, por seduzirem os jovens com farta publicidade nas mídias sociais e na internet e por passarem uma falsa ideia de que são inofensivos, além do uso de mais de 8 mil sabores, esses produtos representam uma grande tentação para os jovens (epidemia de Jull nos EUA).

Alerta: surto de graves doenças respiratórias ligadas aos cigarros eletrônicos

Entre julho e setembro de 2019, as autoridades sanitárias dos EUA registraram a ocorrência de mais de 450 casos de doença respiratória em mais de 25 estados americanos, ainda sem esclarecimento definitivo, em usuários de dispositivos de cigarros eletrônicos (líquidos, óleos diluidores, cápsulas de recarga e cartuchos).

Os achados iniciais da investigação sobre doenças pulmonares graves associadas a produtos de cigarro eletrônico apontam semelhanças clínicas entre os afetados. Os pacientes relatam exposições, sintomas e achados clínicos parecidos. Enquanto muitos pacientes, mas não todos, relataram uso recente de produtos contendo THC, alguns afirmaram usar produtos contendo THC e nicotina. Um grupo menor relatou usar apenas nicotina.

Nenhuma evidência de doenças infecciosas foi identificada nesses pacientes; portanto, doenças pulmonares provavelmente estão associadas a uma exposição química. A FDA está analisando esses produtos para uma ampla gama de produtos químicos, mas nenhuma substância, incluindo acetato de vitamina E, foi identificada em todas as amostras testadas.

Pelo menos duas mortes foram relatadas ao Centers for Disease Control (CDC). Casos adicionais de doença pulmonar estão sendo investigados para determinar se estão ligados ao uso de cigarros eletrônicos e se têm características clínicas semelhantes. Isso inclui a revisão de casos mais antigos com base na definição de caso do CDC.

O *New England Journal of Medicine* divulgou o "Relatório Preliminar: Doença Pulmonar Associada ao Uso de Cigarros Eletrônicos, Illinois e Wisconsin", relacionando 10 possíveis casos de pneumonia lipoídica. Já haviam sido notificadas cinco mortes possivelmente relacionadas a esses dispositivos eletrônicos para fumar.

É plausível a justificativa da indústria do tabaco de que a entrada dos e-cigarros e do tabaco aquecido iria contribuir para a cessação do tabagismo no país?

Os poucos estudos científicos publicados, alguns deles analisados por metanálise pela conceituada Revisão Cochrane[1], não demonstram efetividade na cessação do tabagismo. Por outro lado, há medicamentos testados e custo-efetivos para auxiliar o tabagista a parar de fumar, incluindo adesivos e gomas à base de nicotina; logo, não

---

[1] A Revisão Cochrane possibilita a tomada de decisões em saúde com base em evidências a partir da produção de revisões sistemáticas de alta qualidade, relevantes e acessíveis. Há mais de 130 países entre os apoiadores e membros da Cochrane, reunindo voluntários que são pesquisadores, profissionais da saúde, pacientes, cuidadores e pessoas interessadas em melhorar os resultados da saúde para a população. Fonte: www.cochrane.org.

há nenhum sentido em usar o próprio cigarro para combater outro tipo de cigarro.

Por outro lado, a premissa da indústria não se sustenta com base nas políticas de controle do tabagismo no Brasil, que tem demonstrado queda consistente na prevalência de tabagismo desde 1989 com um conjunto de medidas bem articuladas, aplicando políticas que vão desde a proibição da publicidade, patrocínio e promoção de produtos de tabaco a advertências sanitárias nas embalagens, proibição de aditivos, lei antifumo, oferta de tratamento para cessação do tabagismo e, principalmente, aumento do preço do cigarro, além de, mais recentemente, a aprovação do Protocolo de Combate ao Comércio Ilícito.

O Brasil não precisa "desregulamentar" o que já está regulamentado. Nada mudou por aqui que nos autorize a modificar a política que está funcionando. Os indicadores de prevalência do tabagismo e os resultados das políticas de controle do tabaco no Brasil têm sido bem avaliados e são motivo de orgulho. A prevalência de tabagismo no Brasil, segundo a pesquisa Vigitel 2018, caiu para a casa de um dígito (9,3%). Quantos países do mundo alcançaram esse resultado? Segundo dados da mesma pesquisa, houve queda de 40% na prevalência do tabagismo nos últimos 12 anos.

■ Considerações finais

A luta contra o tabagismo no Brasil, inicialmente tímida, tornou-se mais agressiva a partir de 1985, após posicionamento do Ministério da Saúde, que culminou, em nossos dias, num dos programas de controle do tabaco mais efetivos da América Latina, com reconhecimento internacional. O Brasil foi agraciado, em julho de 2019, com a distinção de ter sido o segundo país do mundo, depois da Turquia, a cumprir as metas do Programa MPOWER – seis medidas mais custo-efetivas para o controle do tabaco propostas pela OMS (Figura 12.51).

O país tem acatado a ampla maioria das recomendações prescritas pela CQCT, como a proibição das frases *low tar, light, ultra light, mild,* suaves, fracos, ultraleves e qualquer outro termo que induza os consumidores a acreditarem que os cigarros não sejam assim tão nocivos.

O Canadá e o Brasil foram os países pioneiros na adoção de imagens ilustrativas com advertências sobre os malefícios do tabaco nos maços de cigarro, que já se encontra na quarta série (31 de maio de 2017), com imagens mais aversivas, para desestimular a iniciação dos jovens e o consumo dos fumantes.

O Brasil tem sido o palco escolhido pela OMS para vários eventos relevantes na luta mundial contra o tabaco (por exemplo, lançamento do Dia Mundial sem Tabaco, em 2003, que teve como tema "Tabaco e Pobreza, um Círculo Vicioso", e, em 2011, Teleconferência Mundial sobre Determinantes Sociais em Saúde e lançamento do Relatório Global da OMS sobre o Controle do Tabaco/MPOWER, em 2019, ambos no Rio de Janeiro).

Não podemos abrir mão dessas conquistas e devemos manter a legislação restritiva e proibitiva sobre os produtos do tabaco, como a proibição determinada pela Resolução RDC/2009 da Anvisa para proteger as gerações presentes e futuras de nossos jovens dos efeitos do tabaco *high tech*, com a nova alcunha de cigarros eletrônicos e tabaco aquecido.

Com a apropriação inadequada da expressão "redução de danos", as empresas de tabaco estão tentando reabilitar sua reputação para que possam influenciar de maneira mais eficaz os governos a reverterem as políticas

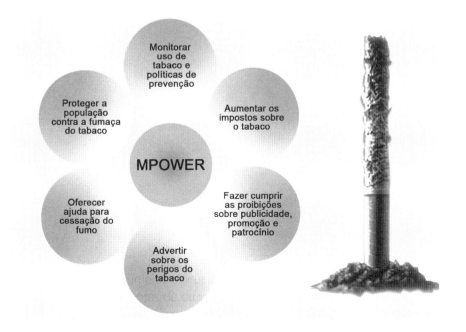

Figura 12.51 Medidas MPOWER de controle do tabaco.

de controle do tabaco ou criarem isenções para seu tabaco aquecido.

A reversão das políticas de controle do tabagismo tornará mais fácil para as empresas voltar a normalizar o uso do tabaco para aumentar a aceitação social de todos os seus produtos.

O processo de parar não se restringe à redução de "danos" ou à mudança da forma de tabaco consumida. O propósito da indústria do tabaco é manter seu negócio e os lucros para os acionistas da morte, ao passo que o nosso é prevenir os riscos da iniciação pelos jovens e evitar que fumantes troquem a chance de parar pela de se manter dependentes do tabaco.

Vaporizar e fumar é consumir tabaco; logo, e-cigarro é cigarro.

É importante registrar que, desde os primórdios da luta contra o tabagismo, vêm se destacando incansáveis e dedicados médicos brasileiros que abraçaram essa causa, muitos dos quais não foram aqui citados por limitação de espaço, mas que são também laureados pela vida dedicada a essa grande causa pela saúde humana.

Este capítulo é dedicado, *in memoriam*, aos ilustres e combativos doutores Mário Rigatto, Jayme dos Santos Neves, Edmundo Blundi, José Silveira, ao nosso decano, professor José Rosemberg, e ao Dr. Antônio Pedro Mirra, fonte de grande inspiração, que lideraram com vigor e entusiasmo a luta contra o tabaco no Brasil, bastão que passaram com seus grandes exemplos à nossa e às futuras gerações, responsabilidade que nos cabe preservar, trilhando o caminho em defesa da saúde pública.

Bibliografia

ALMEIDA, F.F.W. Do uso do tabaco e de sua influência sobre o organismo. Tese Doutorado, Faculdade de Medicina do Rio de Janeiro, Rio de Janeiro, RJ, 1869.

APPERSON, G.L. The Social History of Smoking. London: Martin Secker, 1914.

BORIO, G. The Tobacco Timeline. The Twentieth Century 1900-1949: The rise of the cigarette. Tobacco.org – Tobacco news and information, 2015. Disponível em: http://archive.tobacco.org/History/Tobacco_history.html. Acesso em:

CONSELHO FEDERAL DE MEDICINA. A tragédia do tabagismo: causas, consequências e prevenção. In: ARAÚJO, A.J.; LOTUFO, J.P.B.; MARTINS, S. (org.) [Internet]. Conselho Federal de Medicina. Comissão para Drogas Lícitas e Ilícitas, Brasília: CFM, 2019, 144 p. Disponível em: http://www.flip3d.com.br/web/pub/cfm/index9/. Acesso em:

Context of '1907: Tillman act prohibits corporate donations for federal election campaigns [Internet]. History Commons. 2012. Disponível em: https://bit.ly/2TnbMZU. Acesso em: 22 fev. 2019.

DOLL, R.; HILL, A.B. Mortality in relation to smoking: ten years' observations of British doctors. Br Med J Br Med J. 1964 May 30; 1(5395):1399–1410, and 1460-1467. Doi: 10.1136/bmj.1.5395.1399. PMID: 14135164.

DOLL, R.; PETO, R. Cigarette smoking and bronchial carcinoma: Dose and time relationships among regular smokers and lifelong non-smokers. Journal of Epidemiologic Community Health 1978; 32:303-313.

DOLL, R.; PETO, R.; BOREHAM, J.; SUTHERLAND, I. Mortality from cancer in relation to smoking: 50 years observations on British doctors. Br J Cancer 2005; 92(3):426–429. doi:10.1038/sj.bjc.6602359.

HIRAYAMA, T. Non-smoking wives of heavy smokers have a higher risk of lung cancer: a study from Japan. BMJ 1981; 282(6259):183.

History of the Surgeon General's Report on Smoking and Health. Centers for Disease Control and Prevention. January 23, 2019. Retrieved July 11, 2019.

International Agency for Research on Cancer. Tobacco Smoke and Involuntary Smoking – IARC Monographs on the Evaluation of Carcinogenic Risks to Humans. Vol. 83. Lyon: International Agency for research on Cancer; 2004.

JOHNSTON, L.M. Tobacco smoking and nicotine. Lancet 1942; 2:742.

JOLY, D.J. El habito de fumar cigarrillos en America Latina. Una encuesta en ocho ciudades. Bol. Of. Sanit. Panamericana 1975; 79(2):93-110.

KNAPP, J. Divine tobacco. In: KNAPP, J. An empire nowhere: England, America, and literature from utopia to the tempest [Internet]. Berkeley: University of California Press, c1992 [acesso 13 set 2019]. p. 134-75. Disponível em: https://bit.ly/2O3pyec.

MINISTÉRIO DA SAÚDE. Instituto Nacional do Câncer. Legislação federal vigente sobre tabaco no Brasil. INCA, 2014. Disponível em: http://www.inca.gov.br/tabagismo/economia/leisfederais.pdf.

MIRRA, A.P.; ROSEMBERG, J. A história da luta contra o tabagismo no Brasil: trinta anos de ação. 2. ed. Salvador: Sociedade Brasileira de Cancerologia, 2005.

MIRRA, A.P.; ROSEMBERG, J.; ARAÚJO, A.J. O contexto histórico do tabagismo no Brasil e no Mundo. In: ARAÚJO A.J. (Org.) Manual de Condutas e Práticas em Tabagismo. SBPT. São Paulo: AC Farmacêutica, 2012, p. 3-12.

MIRRA, A.P.; MARCONDES, R.S.; PEREIRA, I.M.T.B.; STEWIEN, G.T.M. Resgate Histórico do Controle do Tabagismo na Faculdade de Saúde Pública da Universidade de São Paulo: relato de uma experiência. Saúde Soc. São Paulo, 2009; 18(1):164-170, 2009. Disponível em: http://www.scielo.br/pdf/sausoc/v18n1/16.pdf.

MUELLER, F. Tabakmissbrauch und Lungencarcinom. Z Krebsforsch 1939; 49(1):57-85.

NATIONAL CANCER INSTITUTE. The role of the media in promoting and reducing tobacco use. Tobacco Control Monograph 19. Bethesda, MD: US National Cancer Institute; 2008.

Part I: the tobacco industry, past and present, and reaction to health scare "as ye smoke, so shall ye reek". Anon, Readers Digest, 1949. Journal of the Royal Society of Health, 1995:115(5):297–302. [acesso 13 set 2019]. DOI: 10.1177/146642409511500507

PEARL, R. Tobacco smoking and longevity. Science 1938; 87(2253):216-7.

POLANSKY, J.R.; TITUS, K.; LANNING, N.; GLANTZ, S.A. Smoking in Top--Grossing U.S. Movies, 2013 University of California, San Francisco, Center for Tobacco Control Research and Education, 2014.

ROSEMBERG, J. Tabagismo. Revista da Pontifícia Universidade Católica de São Paulo, 1977, número especial.

ROSEMBERG, J. Tabagismo. Sério problema de saúde pública. 2. ed., São Paulo, SP: Ed. Almed Edusp, 1988.

ROSEMBERG, J.; ROSEMBERG, A.M.A.; MORAES, M.A. Nicotina: droga universal. São Paulo; São Paulo (Estado). Secretaria da Saúde. Centro de Vigilância Epidemiológica; 2003. 178 p.

SANTOS FILHO, L.C. História geral da medicina brasileira. São Paulo: HUCITEC/EDUSP, 1991. v. 2.

SILVEIRA, A.W.C. Como enfrentar o tabagismo. JBM 1972; 22:16-23.

SILVEIRA, A.W.C. Como deixar de fumar em cinco dias. JBM 1973; 24:17-9.

SILVEIRA, J.; NEVES, J.S.; MARTINS, A.C.P.; ROSEMBERG, J.; RIGATTO, M.; BLUNDI, E.; MIRRA, A.P.; RiZZO, A. Carta de Salvador - O tabagismo: um novo desafio. JBM 1979;36:62-68.

SULLUM J. For Your Own Good: The Anti-Cigarette Crusade and the Tyranny of Public Health (First ed.). Urbana: The Free Press. 1998. pp. 234–235. ISBN 978-0-684-82736-0.

TERRY, L. et al. Smoking and Health: Report of the Advisory Committee to the Surgeon General of the United States. U-23 Department of Health, Education, and Welfare. Public Health Service Publication No. 1103. 1964. Disponível em: https://profiles.nlm.nih.gov/ps/retrieve/ResourceMetadata/NNBBMQ

TIDESWELL, H.H. The Tobacco Habit: Its History and Pathology: A Study in Birth Rates: Smokers Compared with Non-Smokers. Medical Book. London: J. & A. Churchill, 1912. Disponível em: http://medicolegal.tripod.com/tidswell1912.htm.

TITUS, K.; POLANSKY, J.R.; GLANTZ, S. Smoking presentation trends in U.S. movies 1991--2008. San Francisco, California: University of California San Francisco Center for Tobacco Control Research and Education; 2009. Disponível em: http://escholarship.org/uc/item/30q9j424.

TORRES-HOMEM, J.V. O abuso do tabaco como causa de angina do peito. Gazeta Médica do Rio de Janeiro, Abril, 1, 1863;7:75.

UNIVERSITY of California, San Francisco. Truth tobacco industry documents [Internet]. San Francisco: Library UCSF; 2019 [acesso 22 fev 2019]. Disponível em: https://bit.ly/2eYLw2j

U.S. Surgeon General's Advisory Committee on Smoking and Health, and United States Public Health Service. Office of the Surgeon General, 1964. Disponível em: <http://profiles.nlm.nih.gov/ps/access/NNBBMQ.pdf>

WHO. Framework Convention on Tobacco Control. In: Update reprint 2004. Geneva, Switzerland: WHO, 2003.

WHO. Smoke-free movies: from evidence to action. Geneva, Switzerland: World Health Organization; 2009. Disponível em: http://www.who.int/tobacco/smoke_free_movies/en.

WHO. World No Tobacco Day 2012. Theme: Tobacco Industry Interference. Tobacco Free Initiative. World Health Organization, Genève, 2011. Disponível em: http://www.who.int/tobacco/wntd/2012/announcement/en/index.html.

YOUNG, J. The History of Tobacco and Its Growth throughout the World. Stanford Research into the Impact of Tobacco Advertising, 2014. Disponível em: https://web.stanford.edu/class/e297c/trade_environment/health/htobacco.html.

Capítulo 13

Os Vários Olhares da Prevenção e de suas Ações no Contexto Histórico

Selene Franco Barreto • Andréia Amaral do Espírito Santo

Se você acha que a educação é cara, experimente a ignorância.
(Derek Bok, ex-reitor e ex-diretor da Faculdade de Direito da Universidade de Harvard)

[...] eu só acredito que a gente consiga melhorar a questão de dependência de álcool e de drogas se a gente trabalhar na prevenção. Só na prevenção. Não ponho minhas fichas em nenhum outro lugar. Prevenção universal, prevenção seletiva e prevenção específica, os três níveis de prevenção, em todos os lugares em que ela tem que estar. Não tem a ver só com saúde. [...] a gente já tem a lei para controlar a oferta. E a lei não é péssima, mas precisa melhorar. Mas não há nada sobre prevenção. E se continuar assim, vamos ficar encurralados, sem saída
(Ana Cecília Marques, em depoimento a Selene F. Barreto)

Ao longo das últimas décadas, as mudanças em relação ao entendimento sobre a dependência do álcool e outras drogas e de seus impactos para o indivíduo e para a sociedade provocaram uma importante mudança de paradigma: por muito tempo essa abordagem foi realizada, predominantemente, sob o ponto de vista moral, médico ou jurídico. No entanto, a dependência tem implicações econômicas, sociais, psicológicas e políticas que não podem ser ignoradas. Essa compreensão fez com que as estratégias de enfrentamento precisassem ser repensadas para que passassem a valorizar programas que promovessem a educação e a saúde, tornando possível um tipo de assistência mais centrada nas reais necessidades do indivíduo dentro de seu ambiente social.

Assim, passaram a ser privilegiadas as redes de atenção comunitárias, com maior diversidade de opções terapêuticas, reabilitadoras e preventivas, com programas elaborados a partir da integração dos diversos atores sociais envolvidos com a questão.

O crescimento do consumo e da circulação de drogas passou a ser mais significativo a partir do início do século XX, logo se tornando uma questão de saúde pública emergencial em diversos países. Impôs-se a necessidade de estabelecer normas diante do pungente aumento da oferta e da demanda. No Brasil, a legislação era então de caráter exclusivamente proibicionista (em alguns países, a criminalização das drogas foi consequência de ações preventivas encabeçadas por grupos de religiosos, políticos e de juristas, mas aqui a pressão para o controle das drogas era liderada, principalmente, por médicos e psiquiatras). Nesse contexto, a primeira norma legal a abordar ações de prevenção, tratamento e repressão de drogas no país foi o Decreto-Lei 891, de 1938, inspirado na Convenção de Genebra (MINISTÉRIO DA JUSTIÇA, s/d).

Em 1976, esse decreto foi alterado pela Lei 6.368, que passou a dispor também sobre o tráfico ilícito e o uso indevido de substâncias que determinassem dependência física ou química. Apesar de já representar um avanço por apontar alternativas para ações preventivas, a nova legislação reforçou a ideia do dependente como um caso psiquiátrico.

Mais adiante, em 1980, a criação do Conselho Federal de Entorpecentes (Cofen) instituiu o Sistema Nacional de Prevenção, Fiscalização e Repressão de Entorpecentes e manteve uma postura repressiva em relação à produção e ao consumo de drogas, mas também desenvolveu algumas ações na área da atenção ao usuário, algumas visando à prevenção. Na década seguinte, outros esforços foram feitos no sentido de estabelecer uma política brasileira sobre drogas a partir da criação do Conselho Nacional Antidrogas (Conad) e da Secretaria Nacional

Antidrogas (Senad). O Conad surgiu após a adesão do Brasil ao documento da Sessão Especial da Assembleia Geral das Nações Unidas (UNGASS)[1], voltada para o enfrentamento mundial das drogas, e na ocasião deixou de ser vinculado ao Ministério da Justiça para ficar submetido à Casa Militar da Presidência da República, sendo a questão tomada como um assunto de segurança nacional, ratificando para a comunidade internacional a adoção de um modelo repressor no país. A partir daí, foi elaborada a Política Nacional Antidrogas, instituída, de fato, somente em 2002, por meio do Decreto 4.345/2002. Atualizada em 2005, a política previa a priorização de ações de prevenção e o incentivo à integração de setores da educação, da saúde e da segurança pública, entre outras prerrogativas para oferecer tratamento, recuperação e a reinserção social dos usuários de álcool e outras drogas.

Em 2006, um novo e importante avanço se deu por meio da Lei 11.343, que reuniu os dois instrumentos anteriores e estabeleceu uma distinção entre o usuário, o dependente e o traficante de drogas, que só então passaram a ser tratados de maneiras diferenciadas. Seguindo uma tendência mundial, a justiça retributiva foi substituída pela justiça restaurativa, que prevê a ressocialização e o tratamento do usuário ou dependente a partir de penas alternativas, em vez do encarceramento.

Além disso, a nova lei tratou de maneira mais abrangente a respeito da prevenção contra o uso indevido de substâncias psicotrópicas e das medidas de atenção à saúde – muitas lacunas ainda são deixadas, mas foi um passo para que alguns anos depois, em 2009, o Ministério da Saúde instituísse o Plano Emergencial de Ampliação do Acesso ao Tratamento e Prevenção em Álcool e Outras Drogas (Pead) no Sistema Único de Saúde (SUS); o primeiro documento havia sido publicado em 2002 e já tinha estabelecido uma mudança significativa: criou os Centros de Apoio Psicossocial para Álcool e outras Drogas (Caps-ad), um serviço de atenção diária como alternativa aos hospitais psiquiátricos[2].

A base da assistência do Caps-ad está no atendimento a pacientes que fazem uso prejudicial de álcool e outras drogas, de forma gratuita, permitindo planejamento terapêutico e oferecendo alternativas para uma política de prevenção que lance mão de ações educativas e seja um espaço para a identificação de problemas da comunidade atendida e uma opção para atividades livres das drogas, visando à reinserção social, comunitária e familiar.

Em 2019, a Política Nacional de Drogas sofreu uma nova intervenção por meio de um decreto que revogava inteiramente o anterior, de 2002, e estabeleceu uma mudança em relação aos parâmetros de intervenção preventiva para o usuário: a política de redução de danos. Com a assinatura do decreto, o tratamento dos dependentes voltou a ser baseado na abstinência, e o Estado previu repasses de verba para as chamadas comunidades terapêuticas (CT), que passaram oficialmente a fazer parte do Sistema Nacional de Políticas Públicas sobre Drogas (Sinad).

Historicamente, as primeiras experiências com a redução de danos aconteceram na Inglaterra, em 1926 (dependentes de heroína recebiam a indicação de opiáceos para suportarem os riscos da síndrome de abstinência). Mais tarde, já na década de 1980, usuários de drogas injetáveis na Holanda passaram a receber do governo agulhas e seringas para redução da ocorrência de hepatite B, uma consequência direta do compartilhamento de seringas entre os dependentes (SANTOS, OLIVEIRA & LÚCIA, 2013).

No Brasil, também foi no final da década de 1980 que a redução de danos foi implementada diante da necessidade de uma ação enérgica e rápida por conta de um problema alarmante: a infecção pelo vírus HIV. Para frear a propagação da doença, além da distribuição de preservativos, promoveu-se a troca de seringas para os usuários de drogas injetáveis, que representavam um grupo vulnerável. A urgência em lidar com o crescimento dos índices da Aids mudou o modo como era feita a prevenção ao consumo de drogas no Brasil, provocando uma ruptura com o modelo vigente até então.

Essa primeira política de redução de danos tornou possível traçar estratégias para grupos com comportamento de risco e foi a base para uma política de saúde que, anos depois, evoluiu para o entendimento do conceito de vulnerabilidade com ações que buscaram considerar as demandas específicas de cada população e suas características econômicas, culturais e sociais. Basicamente, a ideia era apostar numa política que visasse prevenir danos relacionados ao uso de drogas em vez de apenas na prevenção do uso.

Assim, a concepção de redução de danos foi aos poucos sendo incorporada à legislação brasileira, no mesmo processo desencadeado pela Reforma Psiquiátrica, o que resultou na Lei 10.216/2001, possibilitando que usuários de drogas passassem a receber assistência da rede de saúde pública com direito a tratamento e

---

[1] A Sessão Especial da Assembleia Geral das Nações Unidas é um fórum no qual os Estados-membros da ONU debatem e acordam sobre metas de assuntos de interesse internacional e estabelecem orientações gerais que servirão para nortear a formulação de políticas nacionais dos países signatários da declaração final do encontro.

[2] O primeiro Centro de Atenção Psicossocial (Caps) no Brasil foi criado em São Paulo, na década de 1980, como resultado do movimento de Reforma Psiquiátrica iniciado na década anterior. A intenção era promover uma rede de atenção básica às pessoas portadoras de transtornos mentais, com equipes de profissionais de diversas áreas que atuassem sob a ótica interdisciplinar e prestassem um serviço individualizado, humanizado e de qualidade.

atendimento pelos Caps. Apesar do grande debate ainda existente acerca da estratégia de redução de danos, o fato é que essa mudança de abordagem permitiu que o dependente tivesse o direito de ser assistido por redes descentralizadas de atenção dentro do SUS, de acordo com os princípios da universalidade e totalidade de acesso e direito à assistência.

Em 2005, a Portaria 1.028 regulamentou a política de redução de danos, reforçando uma estratégia de cuidados que não tem como foco a substância, mas o sujeito e sua rede de relações. Apesar de o objetivo dos procedimentos ser a interrupção do uso nocivo de álcool e outras substâncias psicotrópicas em médio e longo prazo, há diversos benefícios que são valorizados em outras dimensões da vida do usuário, como o relacionamento familiar e o social, bem como sua postura no trabalho, por exemplo, e o entendimento de que não há solução simples para um problema tão complexo.

Com a alteração provocada a partir do decreto citado, assinado em 2019, várias entidades se manifestaram com preocupação por entenderem que o novo modelo representa um retrocesso, já que prioriza a internação e afasta o usuário das redes de saúde. No entanto, apesar das mudanças mencionadas, a lei que rege a política sobre drogas ainda estabelece como um de seus princípios as atividades preventivas baseadas em fundamentos científicos, a fim de evitar a estigmatização e o preconceito aos usuários.

O ato de prevenir pressupõe agir por antecipação, a intenção de evitar dano ou mal, mas entendemos que, como preconiza a Organização Mundial da Saúde (OMS), muito além de evitar ou retardar o início do uso de drogas, o objetivo da prevenção deve ser o desenvolvimento seguro e saudável dos indivíduos; portanto, é necessário buscar caminhos que contribuam para reduzir vulnerabilidades ou, em determinadas situações, diminuir o uso potencial ou existente.

As ações de prevenção precisam ter uma abordagem ampla, que valorize a qualidade de vida do indivíduo, seja ele criança, jovem ou adulto, e possa, a todo momento, ser avaliada de acordo com as necessidades, o ambiente e as contingências. Falar em prevenção é estimular ações inesgotáveis e pensadas de modo a promover impacto nos diversos segmentos da sociedade: família, escola, comunidade, empresa, governo. A prevenção voltada para o uso nocivo e/ou dependência de álcool e outras drogas pode ser definida como um processo de planejamento e implementação de múltiplas estratégias voltadas para redução dos fatores de vulnerabilidade e risco específicos e fortalecimento dos fatores de proteção (BRASIL, 2004).

Aqui nos interessa tratar da categoria prevenção numa perspectiva histórica, traçando um perfil das abordagens que possibilita ao leitor entender a relevância e a abrangência do tema, bem como a importância da informação para que as ações preventivas possam dar conta dos aspectos biopsicossociais que permeiam a questão. Se hoje temos essa consciência, também sabemos que nem sempre foi assim: como visto até aqui, essa noção evoluiu ao longo dos anos.

A abordagem preventiva em relação às drogas durante muito tempo foi feita de maneira mais limitada, com pouco impacto sobre o comportamento das pessoas, principalmente dos jovens. A partir de 1960, com a ampliação do conhecimento, a dimensão social se tornou preponderante e a teoria do Aprendizado Social de Bandura (1977; 1986) explicou o ato de beber como um comportamento aprendido e passível de ser modificado (MARQUES, CORRÊA & BERTOLOTE, 2017). Nas últimas décadas, contudo, com o aumento do consumo do álcool e de outras drogas nos diversos ambientes sociais e o acesso relativamente fácil, independentemente de classe social, gênero, idade ou nível de instrução, o tema da prevenção também precisou ser atualizado, interpretado a partir de princípios científicos e levando em consideração as necessidades específicas dos usuários. Pensar, planejar e promover programas de prevenção de substâncias psicoativas é um exercício que deve estar sempre baseado em pesquisa e envolver um empenho permanente, considerando a integração com programas educacionais, sociais e de saúde.

Um dos problemas para que esses programas sejam incorporados com eficácia a uma agenda política de saúde pública é o fato de o uso nocivo do álcool e de outras drogas ser muitas vezes abordado mais pelo viés ideológico, moral ou político do que com enfoque científico. Os estudos mais relevantes geralmente são feitos em países desenvolvidos que, embora mostrem eficácia durante o período dos ensaios controlados, podem se comportar de maneira distinta quando transpostos para um cenário real, onde encontram um espectro grande de variáveis sociais e culturais, muitas vezes comprometendo os resultados.

Até a década de 1960, os programas de prevenção voltados para os jovens e outros segmentos sociais, na família, no tratamento, eram focados no perigo do uso dessas substâncias: a chamada pedagogia do amedrontamento/terror, pois o enfoque estava respaldado na moral do indivíduo. Já nos anos 1970, passaram a ser prioridade os dados estatísticos sobre os efeitos do consumo de substâncias psicoativas. Com a chegada da década de 1980, a prevenção passou a ser feita com uma abordagem mais alternativa, estimulando a adoção de hábitos saudáveis, como a prática de esportes e o envolvimento com a arte. A partir dos anos 1990 surgiram os programas com estratégias de múltiplos enfoques, que buscavam a transdisciplinaridade e, como salientado previamente, incluíam a política de redução de danos. No entanto, até essa época ainda havia uma lacuna de pesquisas nacionais sobre o tema, a qual se refletiu em ações isoladas e muitas vezes equivocadas que levavam em conta parâmetros de países muito diferentes do Brasil. É a partir daí que os estudos acadêmicos mudam de enfoque, passando a encarar o problema com as drogas como uma questão de muitos ângulos e se afastando da abordagem mais alarmista e repressiva.

Sem uma adequação planejada, é difícil garantir a sustentabilidade de qualquer ação, assim como a falta de informações que possibilitem identificar e reproduzir os princípios essenciais para uma intervenção que se mostre efetiva, com base nas estratégias corretas, na metodologia claramente especificada, que torne possível o treinamento de pessoal para empregá-la e a conquista dos objetivos determinados. A prevenção como ciência, partindo de estudos que comprovem sua eficácia e cuja implantação seja viável na prática, precisa de incentivo para que possa obter êxito quando incorporada à realidade das comunidades.

Os modelos preventivos mais relevantes hoje em dia trabalham com a ideia de redução dos fatores de risco e aumento dos fatores de proteção. Muitos dos fatores que aumentam o grau de vulnerabilidade para o uso de drogas estão, por exemplo, relacionados à idade, colocando crianças e jovens como a linha de frente para os trabalhos de prevenção (e dentro dessa categoria da idade é possível destacar outras subcategorias que aumentam a condição de vulnerabilidade, como o local em que moram, o tipo de família à qual estão submetidos, se frequentam a escola etc.). No entanto, o que a história nos mostra é que o modelo de prevenção predominante no país sempre foi o do combate repressor às drogas e de estigmatização do dependente. Em geral, as intervenções preventivas em escolas ou em ambientes ocupados por crianças e jovens mostravam os prejuízos causados pelo uso das substâncias psicoativas, com pouca informação e a disseminação do medo, em vez de trabalhos pautados na informação, na valorização da vida e na promoção da saúde.

Alguns modelos preventivos foram descritos ao longo do tempo na literatura e servem como referência – alguns desses modelos foram estudados por Helen Nowlis e reunidos numa publicação patrocinada pela Unesco. Segundo a autora, é possível descrever quatro modelos de estratégias preventivas, a saber (NOWLIS, 1980, pp. 10-20, *apud* SOARES, 1997):

1. **Modelo jurídico-moral:** interpreta como crime o uso de drogas e prevê o controle e a proibição das drogas, assim como a aplicação de sanções legais aos usuários.
2. **Modelo de saúde pública:** o uso de drogas é encarado como doença, e o jovem dependente é visto como um hospedeiro, vítima do fenômeno da drogadição.
3. **Modelo psicossocial:** entende que a interação do usuário com a droga tem a ver com sua personalidade; portanto, seria uma condição definida a partir do comportamento do dependente, variando de acordo com cada personalidade.
4. **Modelo sociocultural:** o uso de drogas é um produto do meio. O contexto social e cultural vai interferir diretamente na relação do usuário com as substâncias psicoativas.

■ A prevenção e seus vários segmentos

Em 2018, o Escritório das Nações Unidas sobre Drogas e Crime (UNODC) e a OMS publicaram a segunda edição das *Normas internacionais sobre a prevenção do uso de drogas*, um documento que contou com a colaboração de 85 pesquisadores, governantes e organizações de diversos países. A intenção das normas é reunir as intervenções e políticas que se desdobraram em medidas de prevenção bem-sucedidas com o objetivo de se tornarem uma referência, com evidências científicas, para amparar a implementação de outras políticas de prevenção.

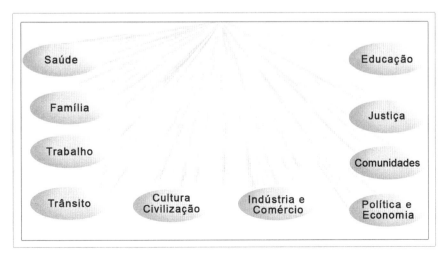

Figura 13.1 Os vários enfoques da prevenção. (Fonte: Lima, 2005.)

Um sistema de prevenção que se pretenda eficaz deve atuar em vários segmentos, envolvendo setores relevantes da sociedade engajados no planejamento, implementação e acompanhamento dos processos. Independentemente de programas implementados em comunidades ou grupos específicos, é importante que algumas medidas sejam introduzidas no cotidiano das pessoas, seja em escolas, seja em instituições públicas e particulares, voltadas para os ambientes de trabalho, visando à promoção da saúde pessoal e social e comportamentos de risco. Contudo, isso depende também da integração do Estado com a comunidade, o sistema de saúde e o indivíduo. Requer ações orientadas por valores, como democracia, solidariedade, empatia, valorização da vida e cidadania, entre outros, e, para que os resultados sejam positivos, é imprescindível que os agentes de prevenção entendam seu papel e todos os aspectos relacionados a seu trabalho nas comunidades.

Qualquer ação preventiva deve considerar, dentro do grupo a que se destina, os fatores de risco e identificar os fatores de proteção, entendendo que cada grupo é único. Enfim, a ideia é procurar meios que permitam informar, educar, reabilitar e intervir no consumo problemático de drogas, principalmente visando ao público adolescente e de jovens.

Outro ponto importante a ser ressaltado é que as políticas de prevenção com intuito de informar a população devem se estender não somente às drogas consideradas ilícitas (como a cocaína, a maconha e o *crack*), inclusive mediante abordagens efetuadas pelos meios de comunicação de massa. O alerta para a gravidade também deve se estender às drogas lícitas, que são o fumo (tabaco), os medicamentos (cuja administração só deve ser feita segundo orientação médica) e, principalmente, o álcool – de acordo com a Classificação Internacional de Doenças, 10ª Revisão (CID-11), entre as drogas psicotrópicas estão o álcool, os opioides, canabinoides, a cocaína, os alucinógenos, os sedativos e hipnóticos, outros estimulantes (como as anfetaminas e substâncias relacionadas à cafeína), o tabaco e os solventes voláteis.

Ao observar os padrões de consumo de drogas, é fácil constatar o universo abrangente e diversificado, que vai desde as diferenças das formas e tipos de consumo até as variações geográficas, sociais, econômicas e tantas outras possíveis de serem elencadas. Logo, as medidas de prevenção também devem ser pensadas levando em conta essa diversidade, o que representa um grande desafio.

De maneira ampla, prevenção pode incluir ações para diminuição da oferta e da demanda de substâncias ilegais. Enquanto a diminuição da oferta apoia-se na hipótese de que a limitação da disponibilidade de substâncias reduz as oportunidades do uso nocivo e a dependência, a diminuição da demanda inclui a promoção da saúde e a prevenção de doenças – o que mostrou ter a melhor relação custo-benefício, se levarmos em conta as políticas públicas voltadas para a questão das drogas em todo o mundo.

A redução da oferta de substâncias ilegais inclui estratégias de níveis estadual e federal de combate às drogas, controle de entrada via fronteiras, prisão de grandes traficantes, questões que envolvem consequências sociais graves e que merecem especial atenção das autoridades e de todas as pessoas envolvidas nesse debate, visto que não é possível perder de vista toda a dimensão social do controle da oferta de drogas.

■ As classificações de prevenção

A implantação de qualquer ação de prevenção tende a ser mais eficaz quando há conhecimento a respeito do grau de risco da população que se deseja alcançar. Assim, um programa preventivo precisa determinar suas metas e objetivos antes de ser implantado, para que possa ter em foco sua população-alvo. A ideia não é acabar com o uso de drogas, mas pensar em formas de reduzir os níveis de vulnerabilidade ao uso nocivo dessas substâncias. Existem dois tipos de classificação que permitem traçar estratégias, de acordo com os objetivos que se quer alcançar e com o conhecimento que se tem da possibilidade de os indivíduos que serão alvos da ação estarem mais ou menos inseridos em grupos de risco para o uso de álcool e outras drogas.

A primeira classificação, concebida na década de 1970 por Leavell e Clark, é herdada da História Natural das Doenças e determina três níveis de prevenção: primária, secundária e terciária (Quadro 13.1). Segundo esses autores, qualquer tipo de intervenção que possa evitar adoecimento e suas consequências deve ser considerada, desde alterações nas condições ambientais e sociais que facilitem o aparecimento de doenças até a redução das consequências para aqueles que já estão doentes, seja no plano individual, seja no coletivo. Logo, as intervenções propostas estariam focadas em inibir o desenvolvimento do problema/doença antes que ocorra.

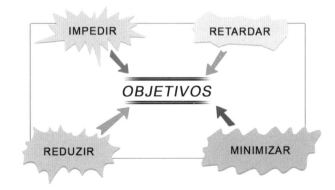

Figura 13.2 Prevenir para educar e transformar. (Fonte: Barreto, 2019.)

Quadro 13.1 Níveis de prevenção: primária, secundária e terciária

Classificação	Objetivo e público-alvo	Como pode ser aplicado
Programa de prevenção primária	Busca evitar e impedir os processos antes que eles se instaurem. Logo, a ideia é evitar ou retardar a experimentação inicial de drogas. Orientada para a população geral, principalmente para jovens e adultos, voltada para a promoção da saúde e fortalecimento dos fatores de proteção	Ações sistemáticas em escolas, desenvolvendo os fatores de proteção; conscientizando os professores para que incluam o tema das drogas em suas aulas; estender essas informações aos funcionários da escola e familiares
Programa de prevenção secundária	Conjunto de ações para reduzir ou minimizar as consequências para as pessoas que já fazem uso de drogas ocasionalmente. Podem antecipar e ajudar no diagnóstico e tratamento precocemente. A ideia é evitar que esse hábito se torne abusivo e problemático com danos à saúde e à segurança do indivíduo e do meio ambiente	As ações de prevenção visam sensibilizar o indivíduo (jovem ou adulto), tanto na escola como na comunidade ou na família, quanto aos riscos para a saúde, motivando mudanças de comportamentos e uma vida mais saudável
Programa de prevenção terciária	Quando o processo da síndrome de dependência já está avançado. Dirigido a pessoas que fazem uso nocivo e/ou são dependentes, precisam de reabilitação e que já apresentam problemas, buscando melhorar sua qualidade de vida	Indicação de reabilitação, tratamento com profissionais especializados. A ajuda pode ser de profissionais liberais, centros de recuperação, comunidades terapêuticas, Caps-ad, grupos de AA ou NA etc.

Fonte: elaborado por Selene F. Barreto, 2020.

Dessa maneira, apresentam três fases de prevenção, que podem ser aplicadas aos programas preventivos contra o uso nocivo de álcool e outras drogas, conforme mostra, resumidamente, o Quadro 13.1.

O Quadro 13.2 apresenta outra classificação de prevenção baseada em fatores de risco para a população em geral. Foi em 1994 que Mrazek e Haggerty recomendaram o modelo de prevenção: universal, seletiva e indicada, com foco nos problemas comportamentais que não configuram doenças, formulado pelo Institute of Medicine (IOM), que complementa os tipos descritos no quadro anterior, determinando possibilidades de intervenção.

■ Intervenções psicossociais ou o ambiente como forma de prevenção

O comportamento de risco é resultado da combinação de vários fatores. Portanto, uma perspectiva ampla de prevenção deve combinar a promoção da saúde – que pretende diminuir as desigualdades sociais e a ampliação do acesso à educação – à redução de danos. Variações no ambiente sociocultural são capazes de criar diferenças no grau de vulnerabilidade dos usuários que fazem uso contínuo ou desenvolveram dependências. Fatores de risco podem ser encontrados em diferentes níveis (Figura 13.3).

Os fatores citados têm relação intrínseca com o processo individual de receber, elaborar, interpretar e responder a estímulos de maneira geral. Cabe esclarecer que a exposição a esses fatores de risco não leva necessariamente ao uso de substâncias ou à dependência, visto que crianças criadas em ambientes problemáticos, com ampla disponibilidade e tolerância social ao uso de substâncias ilícitas, podem chegar à idade adulta sem nunca terem experimentado drogas, pois existem também *fatores de proteção* que compensam os fatores de risco existentes. A Figura 13.4 mostra em quais níveis sociais podem ser encontrados os fatores de proteção, bem como os fatores de risco.

Ainda que os fatores de proteção sejam capazes de diminuir a vulnerabilidade individual, assim como os fatores de risco, eles não significam a ausência de risco. Os fatores de risco apresentam indicações de onde é necessário agir, enquanto os de proteção revelam de que maneira é possível agir.

O contexto social amplo, a desigualdade social profunda, a falta de acesso a serviços de saúde e de educação de qualidade, a disponibilidade de substâncias e a ausência de programas de conscientização na mídia são alguns dos fatores determinantes que interferem diretamente nos fatores de risco e de proteção. Estudos mostram que, embora níveis de renda maiores de algumas populações tenham impacto no aumento do consumo de substâncias ilícitas ou no abuso do consumo de substâncias que causam dependência (álcool, por exemplo), o impacto desse uso irrestrito recai sobre as populações mais pobres e historicamente mais discriminadas, como a população negra, que veem o agravamento de seus problemas cotidianos, quando, por exemplo, são constantemente vítimas de políticas de guerra às drogas.

É essencial encontrar mecanismos de aproximação com os jovens porque só a partir de uma relação dialógica as famílias poderão promover um desenvolvimento saudável, em consonância com a escola e a sociedade.

Quadro 13.2 Tipos de intervenção: universal, seletiva e indicada

Classificação	A quem se destina?	Como pode ser aplicada?	Alguns exemplos
Prevenção universal	Abrange todos, é dirigida à população em geral e tem como objetivo: prevenir, evitar, informar e retardar os problemas relacionados ao uso nocivo de álcool, tabaco e outras drogas	Visa retardar ou prevenir o surgimento de um problema específico com o uso indevido de álcool e outras drogas. As medidas podem ser implantadas em escolas, empresas, centros comunitários etc.	**Na escola:** deve envolver toda a escola num programa de educação (direção, professores, empregados administrativos, alunos e seus familiares) e ser incluído na grade curricular, o que possibilita ampla compreensão e discussão do tema **Na empresa:** palestras ou peças teatrais com debates para todos da empresa, distribuição de cartilhas, panfletos com informações científicas. Programa de prevenção com a inclusão de análise toxicológica.
Prevenção seletiva	Destinada a grupos específicos identificados como mais vulneráveis ao uso nocivo de álcool e drogas por estarem associados a um ou mais fatores de risco. A prevenção seletiva visa atrasar e prevenir as consequências do uso e abuso, reduzindo o consumo e postergando os riscos	Visa reduzir o consumo e atrasar ou impedir o abuso do uso de álcool com as possíveis consequências, pois detecta os fatores de risco para combatê-los	**Na escola:** treinamento de prevenção baseado em habilidades pessoais e melhora da autoestima. Educar os jovens quanto ao risco de usar bebida alcoólica na adolescência **Na empresa:** direcionado a setores das empresas que trabalham com grandes riscos, contemplando educação continuada, exames toxicológicos, informação do problema relacionado ao álcool e outras drogas e de qualidade de vida, com foco na segurança e na saúde do trabalhador
Prevenção indicada	Pessoas que já apresentam sinais de uso nocivo e/ou dependência de álcool, tabaco ou outras drogas e precisam de uma atenção mais próxima para prevenir possível evolução e complicações, ou seja, indivíduos que já estão em situação de risco	Visa trabalhar os fatores de risco individuais e problemas de comportamento. O objetivo é reduzir a evolução do quadro para a dependência com suas complicações	**Na escola:** o enfoque da intervenção deve ser específico para cada jovem/adolescente. Deve envolver a família e os profissionais da saúde da escola **Na empresa:** encaminhar para avaliação do especialista. Intervenção breve nos casos que fazem uso nocivo e tratamentos específicos para os dependentes químicos de acordo com a avaliação, podendo ser encaminhados para acompanhamento: individual, ambulatorial, hospital-dia ou internação, AA, NA etc.

Fonte: elaborado por Selene F. Barreto, 2019.

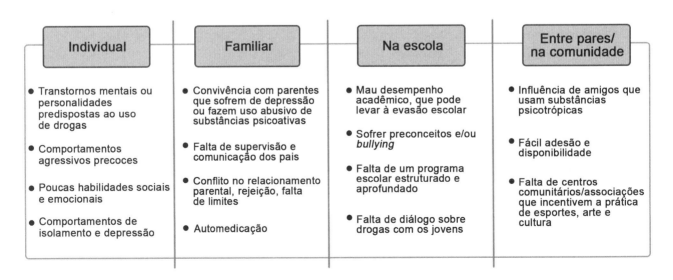

Figura 13.3 Alguns fatores de risco.

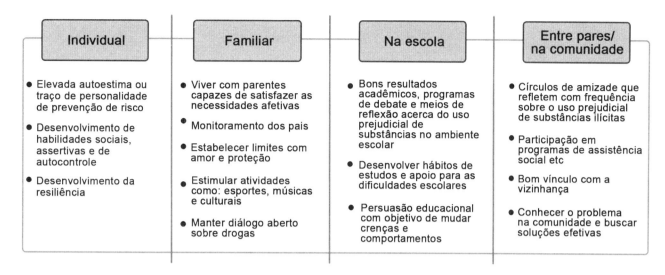

Figura 13.4 Alguns fatores de proteção.

Partindo do princípio de que a prevenção pressupõe responsabilidade coletiva, é importante reconhecer a escola como um espaço privilegiado para o início de ações que visem à informação, que promovam a orientação de crianças e adolescentes e que sejam capazes de desenvolver a autoestima e a noção de cidadania – há estudos científicos que sinalizam que as crianças vêm sendo expostas às drogas em idade cada vez mais precoce. Em 1990, a OMS classificou o tabagismo como uma doença pediátrica (estima-se que "90% dos fumantes começam a fumar antes dos 19 anos") (INCA, 2007).

Urge a necessidade do desenvolvimento conjunto entre o Estado e as organizações do terceiro setor para a construção de estratégias de prevenção mais eficazes, enquanto um enfoque especial deve ser dado a pesquisas multidisciplinares que envolvam a avaliação de programas de intervenção e seus impactos nas populações mais carentes e vulneráveis. O investimento em pesquisas e programas de fatores de proteção, como o acesso à saúde e à educação, aos esportes, em áreas historicamente problemáticas, pode apresentar uma resposta positiva em longo prazo.

A prevenção eficiente não se estabelece a não ser que por meio da responsabilidade coletiva, norteada por princípios éticos que garantam a pluralidade, tendo no centro da atenção o cidadão e sua saúde física e mental. Para isso, a conscientização por meio da educação, do diálogo aberto na sociedade, é fundamental. Qualquer ação que seja norteada por abordagens repressivas e de ordem moral tende a se afastar de práticas orientadas para a garantia dos direitos humanos do cidadão. O processo de formação do indivíduo, que começa na infância e passa pela adolescência, previsto inclusive no Estatuto da Criança e do Adolescente, é o que pode garantir resultados práticos mais eficientes e menos custosos para o Estado e para as pessoas.

Para ser eficaz e explorar toda sua potência, uma ação de prevenção deve considerar todas as dimensões envolvidas em sua aplicação, articulando vários setores, valorizando a produção científica sobre o tema e considerando os seguintes passos (COLLINS, 2005, *apud* GUIA DO MS):

- Definir o contexto.
- Definir o problema.
- Pesquisar evidências sobre políticas e/ou ações anteriores.
- Considerar diferentes opções de ação.
- Presumir os resultados esperados.
- Aplicar critérios de avaliação.
- Avaliar os resultados alcançados.
- Tomar decisões.

As decisões devem ser tomadas de modo contínuo, sem interrupção, para aumentar a eficácia das ações de prevenção, com resultados expressivos que irão se refletir na economia, na saúde, na segurança e na política do país.

De acordo com as *Normas internacionais sobre a prevenção do uso de drogas*, do Escritório das Nações Unidas sobre Drogas e Crime, para cada 1 dólar investido em prevenção ocorre uma economia de até 10 dólares em tratamento para abuso de álcool e de outras substâncias. Assim, seja qual for o caminho escolhido para o futuro, fica evidente que teremos como um dos grandes desafios perseguir a meta de implementar programas de prevenção ao uso de álcool e outras drogas que enfrentem o problema como uma questão de saúde pública e que possam oferecer subsídios para a melhoria da qualidade de vida e de saúde da população de maneira sustentável. É necessário que os programas de prevenção

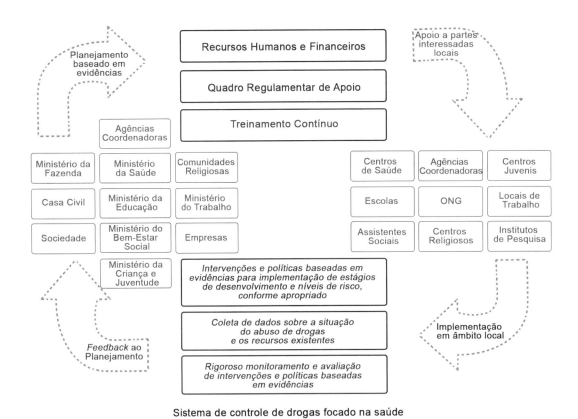

Figura 13.5 Esquema de representação de um sistema nacional de prevenção de drogas. (Fonte: UNODC, 2018.)

sejam encarados não como uma política de governo, mas como uma política de Estado, porque apenas dessa maneira o retorno de qualquer investimento poderá ser percebido em sua total potencialidade.

Ainda segundo as normas internacionais (2018), para que seja possível desenvolver um modelo de sustentabilidade para as ações de prevenção, é necessário(a):

- A existência de um mecanismo de análise e adequação do sistema nacional de prevenção em intervalos regulares.
- A aplicação de intervenções e políticas baseadas em evidências planejadas e providas de recursos a serem entregues pelo menos em médio prazo.
- A coleta regular de dados por meio do sistema de informação, incluindo avaliações no processo de planejamento/análise.
- O apoio contínuo à pesquisa para avaliação rigorosa de intervenções e políticas.
- O apoio contínuo ao treinamento de profissionais e governantes envolvidos no planejamento, implementação, monitoramento e avaliação das estratégias de prevenção a drogas.

Dificilmente viveremos numa sociedade totalmente livre das drogas. No entanto, podemos escolher os caminhos que nos levarão a enfrentar a questão, formando pessoas com um olhar mais preparado para lidar com esse problema dentro dos princípios da democracia e com humanidade, promovendo ações de prevenção que possam, na medida do possível, favorecer a prevenção ao risco de uso de drogas. Como disse o Dr. Antônio Nery em entrevista para este livro:

> [...] Eu creio que há outros fenômenos, inclusive sociais, que vistos hoje, me parece, foram uma redemonização das substâncias psicoativas. [...] A droga passa a ser vista no Brasil como um mal a ser erradicado, quando o mundo inteiro diz hoje que não é possível se pensar mais como a ONU fez 10 anos atrás. Um mundo sem drogas será o mundo vazio. É impossível para a condição humana. Nós vimos tudo isso acontecer nesses últimos 10 anos no Brasil, com consequências muito sérias. A próxima década deverá ser orientada pela ética e pelos Direitos Humanos, para que a gente possa retomar o que perdemos, não na direção de um enfrentamento, mas eu diria a proteção do que temos chamado de direitos humanos. Penso que os usuários de álcool e outras drogas devem ser considerados dentro da perspectiva dos direitos humanos, como as mulheres, como negros, como as crianças, como os homossexuais, e eu acho que nós devemos colocar os usuários de álcool e outras drogas, sobretudo as ilícitas, nessa dimensão, porque aí estaremos na companhia de muitas outras pessoas e sairemos dessa condição de marginalidade que temos vivido [...].

É preciso cuidar para que as comunidades mais vulneráveis também possam se beneficiar de ações preventivas; desenvolver programas informativos voltados para crianças e adolescentes, oferecendo escolas que possam dar acolhimento, representar um espaço protegido, no qual, normalmente, se dão as primeiras experiências comunitárias fora da família; estimular pesquisas científicas sobre o tema; cobrar intervenções e decisões políticas comprometidas com a sociedade; apostar em políticas de segurança efetivas; criar leis de prevenção específicas para o ambiente de trabalho, favorecendo um lugar seguro para cada empregado e a comunidade do entorno; reforçar uma rede de saúde pública eficiente, com profissionais bem treinados e capacitados tecnicamente; e investir na formação do indivíduo, apostando nos conceitos de igualdade, ética e direito à vida.

Bibliografia

BRASIL. Ministério da Saúde. Secretaria de Atenção à Saúde. SVS/CN-DSTAIDS. A Política do Ministério da Saúde para Atenção Integral ao Usuário de Álcool e outras Drogas/Ministério da Saúde. 2. ed. ver. ampl. Brasília: Ministério da Saúde, 2004. Disponível em: http://bvsms.saude.gov.br/bvs/publicacoes/politica_atencao_alcool_drogas.pdf. Acesso em: ago. 2020.

BRASIL. Ministério da Saúde. Prevenção ao uso indevido de drogas: curso de capacitação para conselheiros municipais. Brasília: SENAD/Presidência da República, 2008. Disponível em: http://bvsms.saude.gov.br/bvs/publicacoes/política_atencao_alcool_drogas.pdf. Acesso em: ago. 2020.

BRASIL. Ministério da Saúde. Secretaria de Atenção à Saúde. Guia estratégico para o cuidado de pessoas com necessidades relacionadas ao consumo de álcool e outras drogas. Brasília: Ministério da Saúde, 2015. Disponível em: http://portalarquivos2.saude.gov.br/images/pdf/2015/dezembro/15/Guia-Estrat--gico-para-o-Cuidado-de-Pessoas-com-Necessidades-Relacionadas-ao-Consumo-de---alcool-e-Outras-Drogas--Guia-AD-.pdf. Acesso em: ago. 2020.

BRASIL, Ministério da Justiça. Secretaria Nacional de Políticas sobre Drogas. Tratamento da dependência de crack, álcool e outras drogas: aperfeiçoamento para profissionais de saúde e assistência social. SENAD, 2012 Responsáveis Técnicos: Lísia Von Diemen, Silvia Chwartzmann Halpem e Flavio Pechansky – UFRGS – Brasília: SENAD, 2012.

BUCHER, R. Prevenindo contra as drogas e DST/Aids: populações em situação de risco. Brasília: MS, 1995.

DIEHL, A.; FIGLIE, N. Prevenção ao uso de álcool e outras drogas: o que cada um de nós pode e deve fazer? Um guia para pais, professores e profissionais que buscam um desenvolvimento saudável para criança e adolescentes. Porto Alegre: Artmed, 2014.

FERMO, V.; ZEFERINO, M. Prevenção ao uso/abuso de drogas. 2012.

MARQUES, A.C.; HOLENDER, E. Construindo na escola um programa para prevenção de drogas. São Paulo: Detalhe Editora, 2015.

INCA. Tabagismo: um grave problema de saúde pública. Rio de Janeiro: Inca; 2007. Disponível em: http://www1.inca.gov.br/inca/ Arquivos/t_Tabagismo.pdf. Acesso em: ago. 2020.

UNODC, Escritório das Nações Unidas Sobre Drogas e Crime; Normas internacionais sobre a prevenção do uso de drogas. 2018. Disponível em: https://www.unodc.org/lpo-brazil/ pt/frontpage/2018/06/relatorio-mundial-drogas- 2018.html. Acesso em: ago. 2020.

UNODC, Escritório das Nações Unidas Sobre Drogas e Crime; Normas internacionais sobre a prevenção do uso de drogas. 2019. Disponível em: https://www.unodc.org/ lpo-brazil/pt/ drogas/relatorio-mundial-sobre-drogas.html. Acesso em: ago. 2020.

SANTOS, J.; OLIVEIRA, M. Políticas públicas sobre álcool e outras drogas: breve resgate histórico. Saúde & Transformação Social / Health & Social Change [en linea]. 2013, 4(1), 82-89[fecha de Consulta 25 de Septiembre de 2020]. Disponível em: https://www.redalyc.org/ articulo.oa?id=265325753014. Acesso em: jul 2020.

SOARES, C. Adolescentes, drogas e AIDS: avaliando a prevenção e levantando necessidades. Tese (Doutorado em Educação) – USP. São Paulo, 1997. Disponível em: https://www.teses.usp.br/ teses/disponiveis/48/ 48132/tde-05102006-112624/ publico/tese.pdf. Acesso em: ago. 2020.

Capítulo 14

Legislação e Drogas

Thiago André da Costa Barreto

■ Introdução

O consumo desregulado de álcool e de outras drogas é uma preocupação mundial. Dados apresentados no último Relatório Mundial sobre Drogas, da Organização das Nações Unidas, divulgado em junho de 2019, apontam que cerca de 35 milhões de pessoas no mundo sofrem de transtornos decorrentes do uso de drogas. O número de óbitos também aumentou, para cerca de 585 mil, o que indica um cenário ainda mais desafiador no que diz respeito ao impacto dessas substâncias na saúde pública.

Dentre as drogas ilícitas mais consumidas está a *cannabis*, com algo em torno de 188 milhões de consumidores. Ainda segundo o relatório, a produção mundial de cocaína atingiu um patamar histórico em 2017 – 1.976 toneladas. A organização alerta para o aumento do uso de drogas sintéticas e para uma crise de opioides na América do Norte, onde o número de casos de *overdose* já configura uma epidemia.

No Brasil, dados divulgados pelo 3º Levantamento Nacional sobre o Uso de Drogas pela População Brasileira, feito pela Fiocruz, apontam que cerca de 8% dos brasileiros entre 12 e 65 anos já experimentaram maconha pelo menos uma vez ao longo da vida. A pesquisa, que ouviu cerca de 17 mil pessoas em mais de 300 municípios, entre maio e outubro de 2015, é considerada uma das mais completas por sua abrangência e contou com a parceria de outras instituições, como o Instituto Brasileiro de Geografia e Estatística (IBGE), o Instituto Nacional de Câncer (Inca) e a Universidade de Princeton, nos EUA[1].

O levantamento trouxe informações importantes para a área da saúde, uma vez que fazia algum tempo que não se tinham dados sobre o uso de drogas no país. Os resultados revelaram, por exemplo, que 3,2% dos brasileiros usaram substâncias ilícitas nos 12 meses que antecederam a pesquisa – o equivalente a 4,9 milhões de pessoas. Além disso, foi possível identificar que cerca de 3,1% da população já consumiram cocaína, enquanto algo em torno de 0,9% relatou já ter feito uso de *crack* e similares ao menos uma vez na vida. No entanto, esses números precisam ser interpretados com cautela, uma vez que a pesquisa domiciliar não especifica quantas dessas pessoas são, de fato, usuárias ou estão em situação especial, como vivendo em abrigos, nas ruas ou presídios.

Com relação às drogas lícitas – onde se enquadram o álcool, o tabaco, moderadores de apetite e alguns medicamentos, como remédios utilizados para reduzir a ansiedade –, o estudo indica que há um declínio do uso do cigarro convencional. Essa diminuição pode ter a ver com algumas medidas consideradas preventivas, como as proibições às campanhas publicitárias. Mas, por outro lado, chama a atenção para novas formas de fumo em ascensão, como o cigarro eletrônico e os narguilés, principalmente entre adolescentes e jovens.

Apesar do senso comum de que o risco maior no que se refere ao consumo de drogas vem do uso do *crack*, estudos indicam que a substância que causa os maiores danos à saúde, inclusive levando à morte, é o álcool: mais da metade da população brasileira entre 12 e 65 anos declarou já ter experimentado bebida alcoólica. Seu uso está atrelado a questões culturais e vem aumentando, em especial entre o público feminino, cada vez mais precocemente. Cerca de 2,3 milhões de pessoas apresentaram critérios que os definem como dependentes do álcool, levando-se em conta os 12 meses anteriores à pesquisa.

---

[1] A divulgação da pesquisa realizada pela Fiocruz ocorreu sob forte polêmica. O governo federal chegou a proibir que o resultado se tornasse público, alegando não concordar com os números apresentados, que, segundo o Ministério da Cidadania, não foram comparados com pesquisas anteriores. A instituição responsável pelo levantamento argumentou que todos os critérios do edital teriam sido atendidos. A publicação foi, enfim, autorizada depois de um acordo mediado pela Advocacia-Geral da União, mas sem que houvesse vínculo com o Ministério da Justiça, que foi o órgão contratante da pesquisa.

Com base nessa realidade, o sistema legislativo brasileiro, em busca de tomar ações concretas visando atender às esferas de prevenção, tratamento, acolhimento, recuperação, apoio e mútua ajuda, reinserção social, ações de combate ao tráfico e ao crime organizado, ampliação da segurança pública, ou mesmo a polêmica redução de danos, adota um compilado de leis que passaremos a analisar.

O artigo 281 do Decreto-Lei 2.848/1940 do Código Penal dispunha sobre o uso e o tráfico ilícito de substância entorpecente sob a rubrica "comércio clandestino ou facilitação de uso de entorpecentes", no capítulo dos crimes contra a saúde pública. Tal dispositivo foi alterado pela Lei 4.451/1964 e pelo Decreto-Lei 385/1968 e revogado pela Lei 5.726/1971, primeira Lei Antitóxicos (LAT), como ficou conhecida.

A LAT trouxe várias inovações, como a preocupação com a prevenção do uso e a recuperação de "infratores viciados", exacerbando as hipóteses de condutas delituosas, inclusive a associação para o tráfico, e instituindo procedimentos especiais, sendo posteriormente revogada pela Lei 6.368/1976. Sobre a importância da LAT como um marco no combate aos entorpecentes, vejamos o que diz Greco Filho:

> [...] em linhas gerais, procurava a Lei n. 5.726/71 ressaltar a importância da educação e da conscientização geral na luta contra os tóxicos, único instrumento realmente válido para se obter resultados no combate ao vício, representando, como já dissemos, a iniciativa mais completa e válida na repressão aos tóxicos no âmbito mundial na sua época. (GRECO FILHO, *apud* AVELINO, 2010).

Embora revogada, a Lei 6.368/1976 ainda é muito citada e "dispõe sobre medidas de prevenção e repressão ao tráfico ilícito e uso indevido de substâncias entorpecentes ou que determinem dependência física ou psíquica". Essa lei, regulamentada pelo Decreto 78.992/1976, aperfeiçoou a anterior, alargando o conceito de tratamento e recuperação do usuário e regulando aspectos administrativos referentes aos bens apreendidos e à situação do estrangeiro.

Alterada pelas Leis 8.072/1990, 7.560/1996, 9.804/1999, 10.409/2002 e 10.741/2003, ela continua em vigor na parte referente às infrações penais e outros dispositivos, uma vez que a Lei 10.409/2002, que "dispõe sobre a prevenção, o tratamento, a fiscalização, o controle e a repressão à produção, ao uso e ao tráfico ilícitos de produtos, substâncias ou drogas ilícitas que causem dependência física ou psíquica, assim elencados pelo Ministério da Saúde, e dá outras providências", pretendia regular a matéria em sua totalidade, mas teve vários dispositivos vetados. Um deles descriminalizava o uso de substância entorpecente.

Vivia-se à época com duas leis de drogas, sendo uma de caráter repressivo (Lei 6.368/1976) e outra que tratava de normas gerais (Lei 10.409/2002). No entanto, a Lei 11.343/2006 revogou expressamente as Leis 6.368/1976 e 10.409/2002 (art. 75) e instituiu o Sistema Nacional de Políticas Públicas sobre Drogas (Sisnad), prescrevendo todas as medidas necessárias de prevenção ao uso indevido, atenção e reinserção social de usuários e dependentes de drogas.

Segundo o texto legal, o Sisnad tem a finalidade de articular, integrar, organizar e coordenar as atividades relacionadas à prevenção do uso indevido, à atenção e à reinserção social de usuários e dependentes de drogas, além de adotar medidas para a repressão da produção não autorizada e do tráfico ilícito de entorpecentes. Também contribui para a inclusão social do cidadão, visando torná-lo menos vulnerável a assumir comportamentos de risco para o uso indevido de drogas, seu tráfico ilícito e outros comportamentos correlacionados.

As medidas adotadas pelo Sisnad foram tomadas no sentido de atender aos princípios constitucionais e promover a integração entre as políticas de prevenção do uso indevido, atenção e reinserção social de usuários e dependentes de drogas e de repressão à sua produção não autorizada e ao tráfico ilícito e às políticas públicas setoriais dos órgãos do Poder Executivo da União, Distrito Federal, estados e municípios.

Ao analisar o conteúdo legislativo atual, notamos que o maior avanço está no viés ideológico e dos conceitos tradicionais, pela não criminalização do dependente. As revogadas tratavam com o mesmo rigor o criminoso (traficante) e o usuário (dependente).

Atualmente, segundo o artigo 28 da Lei de Drogas, quem adquirir, guardar, tiver em depósito, transportar ou trouxer consigo, para consumo pessoal, drogas sem autorização ou em desacordo com determinação legal ou regulamentar será submetido à advertência sobre os efeitos das drogas, prestação de serviços à comunidade e a outras medidas educativas de comparecimento a programa ou curso educativo promovido pelo Poder Público. Desse modo, ao usuário, em vez da antiga política de repressão, que poderia privá-lo de liberdade, é oferecido tratamento preventivo e terapêutico. Vale ressaltar que os Narcóticos Anônimos, num serviço de cooperação, têm recebido, há alguns anos, usuários encaminhados pela Justiça.

Já o preceito do artigo 33 da Lei de Drogas comina pena de reclusão de 5 a 15 anos e pagamento de 500 a 1.500 dias-multa para quem importar, exportar, remeter, preparar, produzir, fabricar, adquirir, vender, expor à venda, oferecer, ter em depósito, transportar, trazer consigo, guardar, prescrever, ministrar, entregar a consumo ou fornecer drogas, ainda que gratuitamente, sem autorização ou em desacordo com determinação legal ou regulamentar. A *mens legis*, evidencia-se, é de combater o narcotráfico pelo controle segundo a via da restrição da oferta, punindo o criminoso e privilegiando o dependente. Nesse contexto, a Constituição Federal de 1988 estipulou, dentre outros dispositivos inibitórios, que o tráfico de entorpecentes e drogas afins é inafiançável e insuscetível de graça ou anistia, por eles respondendo os mandantes, os executores e os que, podendo evitá-los, se omitirem (art. 5º, XLIII).

A Lei 8.072/1990, que regulou o artigo citado, em relação aos crimes hediondos, reforçou o alcance da norma constitucional, tornando o tráfico ilícito de entorpecentes e drogas afins, a eles equiparados, como insuscetível de anistia, graça e indulto, fiança e liberdade provisória, bem como determinando o cumprimento integral da pena em regime fechado (art. 2º e seu §1º) e fixando em 30 dias, prorrogáveis, o prazo para a prisão temporária nos crimes de que trata.

No âmbito administrativo, surgiram várias normas no sentido de exercer vigilância sanitária sobre a fabricação e comercialização de produtos perigosos, como tóxicos e drogas. Convém citar o Decreto-Lei 753/1969 e as Leis 5.991/1973, 6.360/1976, 7.802/1989, 8.918/1994 e 9.294/1996.

Todas essas leis, é bom frisar, estão em plena vigência. Dentre outras disposições, obriga-se a veiculação de advertências em relação ao tabaco ("O Ministério da Saúde adverte", seguido de várias frases acerca dos malefícios provocados, além de imagens impactantes de possíveis situações provocadas pelo consumo do cigarro) e às bebidas alcoólicas ("Evite o consumo excessivo de álcool") – embora os produtores de bebidas não sejam obrigados a fazer menção aos efeitos maléficos do uso excessivo nos rótulos dos produtos que vendem. No entanto, a Lei 11.705, instituída em 19 de junho de 2008 e popularmente conhecida como Lei Seca, trata das restrições ao uso e à propaganda de produtos fumígeros, bebidas alcoólicas, medicamentos, terapias e defensivos agrícolas, nos termos do §4º do artigo 220 da Constituição Federal, com intuito de inibir o consumo de bebida alcoólica por condutor de veículo automotor e dá outras providências. Antes disso já havia, com teor bem parecido, a Lei 9.294, de 15 de julho de 1996.

Antes da Lei Seca, a publicação da Medida Provisória (MP) 415, em janeiro de 2008, proibia a comercialização de bebidas alcoólicas em estabelecimentos situados em rodovias federais. Essa MP teve vigência de apenas 5 meses, sendo substituída pela Lei 11.705/2008, que promoveu mudanças no Código de Trânsito Brasileiro. De lá para cá, algumas alterações ocorreram até a publicação da Lei 13.281/2016, que tornou a legislação bem mais rígida, enquadrando como infração gravíssima o ato de beber ou consumir substâncias psicoativas e dirigir. Além das penas administrativas previstas na lei, o infrator estará sujeito a procedimento criminal nos termos do artigo 291. *In verbs:*

> Aos crimes cometidos na direção de veículos automotores, previstos neste Código, aplicam-se as normas gerais do Código Penal e do Código de Processo Penal; §1º. Aplica-se aos crimes de trânsito de lesão corporal culposa o disposto nos arts. 74, 76 e 88 da Lei nº 9.099, de 26 de setembro de 1995, exceto se o agente estiver:
> I – sob a influência de álcool ou qualquer outra substância psicoativa que determine dependência.

Depois da Lei 11.705/2008, vieram outras com o objetivo principal de regulamentar os dispositivos dessa lei, dentre elas a Lei 12.619/2012, que estabelece como obrigação do motorista profissional se submeter ao teste e a programa de controle de uso de droga e de bebida alcoólica, instituído pelo empregador, com ampla ciência do empregado, e a Lei 13.103/2015 c/c Portaria MTPS nº 116, que, juntas, regulamentam o exame toxicológico de larga janela aplicado ao motorista profissional.

Em relação ao comércio e ao consumo de medicamentos, pode-se dizer que no Brasil há poderosas estratégias de *marketing* que visam estimular a população a consumir esse tipo de droga. O controle sanitário do comércio de medicamentos no país é regulamentado pela Lei 5.991/1973, que dispõe sobre o comércio de drogas, medicamentos, insumos farmacêuticos e correlatos, e dá outras providências, conceituando a droga como substância ou matéria-prima que tenha a finalidade medicamentosa ou sanitária e medicamento como produto farmacêutico tecnicamente obtido ou elaborado com finalidade profilática, curativa, paliativa ou para fins de diagnóstico.

A Lei 7.560/1986 criou o Fundo de Prevenção, Recuperação e de Combate às Drogas de Abuso (Funcab), a ser gerido pelo Conselho Federal de Entorpecentes (Confen), dispondo sobre os bens apreendidos e adquiridos como produtos de tráfico ilícito de drogas ou atividades correlatas. As destinações dos recursos do Funcab incluem as organizações que desenvolvam atividades específicas de tratamento e recuperação de usuários e o reaparelhamento e custeio das atividades de fiscalização, controle e repressão ao uso e tráfico ilícito de drogas e produtos controlados.

Em 1993, foi criada a Secretaria Nacional de Entorpecentes, pela Lei 8.764/1993, no âmbito do Ministério da Justiça, competindo-lhe supervisionar, acompanhar e fiscalizar a execução das normas estabelecidas pelo Confen, ficando sob sua supervisão técnica os órgãos que integram as atividades correspondentes. Sob sua responsabilidade, ainda cabia promover a integração ao

Sistema Nacional de Prevenção, Fiscalização e Repressão de Entorpecentes dos órgãos dos estados, do Distrito Federal e dos municípios que exerçam atividades concernentes à prevenção, fiscalização e repressão do uso e tráfico ilícitos de entorpecentes e substâncias que determinem dependência física ou psíquica.

A MP 1.669/1998 transformou o Confen em Conselho Nacional Antidrogas (Conad) e a Secretaria Nacional de Entorpecentes em Secretaria Nacional de Políticas sobre Drogas (Senad), como gestora da Fundação Professor Carlos Alberto Bittencourt (Funcab), integrando a estrutura da Presidência da República, embora permanecendo sob a competência do Ministério da Justiça os assuntos referentes a entorpecentes – o que foi convalidado pela Lei 9.649/1998. Essa lei foi em parte revogada pela Lei 10.683/2003 (alterada pela Lei 10.869/2004). A estrutura da Senad está prevista no Decreto 5.083/2004.

Apesar de a maneira legítima de atingir os objetivos de controle (diminuição da oferta e da demanda, das situações que as favoreçem e dos comportamentos de risco) seja por meio da legislação, esta nem sempre é suficiente. No mundo inteiro, um dos objetivos de organizações internacionais, como a ONU e particularmente um de seus órgãos específicos, o Escritório contra Drogas e Crimes (United Nations Office on Drugs and Crime – UNODC), é o combate ao uso indevido de drogas. Segundo a UNODC,

> [...] o Brasil é um dos signatários das convenções internacionais sobre drogas de 1961, 1971, 1988 e 1991. Suas leis nacionais antidrogas são, de modo geral, consideradas adequadas. A lista oficial de drogas é atualizada regularmente de acordo com os desdobramentos do tráfico e consumo de substâncias ilícitas.

Pelo Decreto 154/1991, o país aderiu, após aprovação pelo Congresso Nacional, conforme Decreto Legislativo 162/1991, à Convenção contra o Tráfico Ilícito de Entorpecentes e Substâncias Psicotrópicas, concluída em Viena, em 1988, e que passa a vigorar a partir de 1990.

Em 1998, o Brasil aderiu aos Princípios Diretivos de Redução da Demanda por Drogas estabelecidos pelos Estados-membros da ONU, visando à concretização das medidas descritas na Convenção das Nações Unidas contra o Tráfico de Entorpecentes e Substâncias Psicotrópicas, de 1988. Com base no princípio da responsabilidade que orienta o Sistema Nacional Antidrogas (Sisnad), foi lançada a Política Nacional Antidrogas (Pnad), aprovada pelo Decreto 4.345/2002, com enfoque na municipalização de suas atividades, buscando sensibilizar estados e municípios brasileiros para adesão e implantação da Pnad em seu âmbito, incluindo a criação dos Conselhos Estaduais Antidrogas (Conen) e dos Conselhos Municipais Antidrogas (Comad).

A Pnad observa o necessário alinhamento à Constituição Federal no que diz respeito aos direitos humanos e às liberdades fundamentais de um Estado de Direito e está em consonância com os compromissos internacionais firmados pelo país, em especial as diretivas do Programa das Nações Unidas para o Desenvolvimento (Pnud), o Escritório das Nações Unidas contra Drogas e Crime (UNODC), a Convenção da ONU contra a Corrupção, as diretrizes da Organização para Cooperação e Desenvolvimento Econômico (OCDE) e do Pacto Global (The Global Compact), bem como outras políticas de Estado, como o Plano Nacional de Segurança Pública e o Plano de Integração e Acompanhamento de Programas Sociais de Prevenção à Violência (Piaps). Alinha como pressupostos básicos a busca da sociedade livre das drogas ilícitas e do uso indevido de drogas lícitas; o reconhecimento das diferenças entre o usuário, a pessoa em uso indevido, o dependente e o traficante de drogas, tratando-os de maneira diferenciada; a não discriminação; a conscientização do usuário de drogas ilícitas acerca de seu papel nocivo ao sustentar as atividades e organizações criminosas que têm no narcotráfico sua principal fonte de recursos financeiros; o direito ao tratamento; a prioridade da prevenção; a cooperação internacional; a repressão à "lavagem de dinheiro"; a ação coordenada para impedir que o país seja usado como escala do tráfico internacional; o incentivo a estratégias e ações integradas nos setores de educação, saúde e segurança pública; a redução da oferta por meio da efetiva persecução criminal; a redução da demanda (prevenção, tratamento, recuperação e reinserção social) e dos danos; e o aperfeiçoamento da legislação. Salienta-se, aqui, que setores da sociedade civil brasileira discutem e se mobilizam quanto à discussão entre drogas lícitas e ilícitas.

No tocante à prevenção, o enfoque está na parceria entre os diferentes segmentos da sociedade brasileira – decorrente da filosofia da "responsabilidade compartilhada", apoiada pelos órgãos governamentais federais, estaduais e municipais – e em considerar a redução do uso indevido no ambiente de trabalho como direito do empregado e obrigação do empregador, ação importante no que diz respeito ao tratamento do usuário. Sobre a recuperação e a reinserção social, a Pnad entende como um processo de diferentes etapas e estágios que necessitam ter continuidade de esforços permanentemente disponibilizados, destacando, na recuperação, a reinserção social e ocupacional.

A Pnad reconhece a estratégia de redução de danos sociais e à saúde, amparada pelo artigo 196 da Constituição Federal, como intervenção preventiva que deve ser incluída entre as medidas a serem desenvolvidas, sem representar prejuízo a outras modalidades e estratégias de redução da demanda, e apoia as atividades inerentes, enfatizando a redução de doenças infecciosas e definindo a qualidade de vida e o bem-estar individual e comunitário como critérios de sucesso e eficácia para escolha das intervenções e ações de redução de danos. Ainda sobre a redução de danos e suas polêmicas, é importante sublinhar que ela é uma estratégia que visa à posterior abstinência completa por parte do usuário.

No tocante à repressão, porém, a política enfoca a necessidade de proporcionar melhoria nas condições da segurança do cidadão, buscando a redução substancial dos crimes relacionados às drogas, grandes responsáveis pelo alto índice de violência no país, mantendo a coordenação entre os setores governamentais e estimulando o engajamento de organizações não governamentais e setores organizados da sociedade. A repressão, no entanto, talvez não seja a política mais adequada, no sentido de que o uso de drogas é antes um problema de saúde pública do que de polícia, haja vista iniciativas que direcionam o usuário aos Narcóticos Anônimos, para citar apenas um exemplo.

Além de causar transtornos pessoais evidentes, o consumo de drogas tem impactos negativos que atingem diretamente a sociedade. Pensando nesse aspecto de proteção social e segurança das rodovias é que foi instituída a Lei 11.705/2008, que trata das restrições ao uso e à propaganda de produtos fumígeros, bebidas alcoólicas, medicamentos, terapias e defensivos agrícolas, nos termos do §4º do artigo 220 da Constituição Federal, para inibir o consumo de bebida alcoólica por condutor de veículo automotor, e dá outras providências. Há também, com praticamente o mesmo teor, a Lei 9.294, de 15 de julho de 1996.

Dentre as medidas adotadas pela lei em questão, está a proibição de venda de bebidas alcoólicas nas rodovias. No entanto, a principal mudança na legislação deu-se pela alteração do artigo 165 do Código de Trânsito Brasileiro, que passou a conter a seguinte redação:

> Dirigir sob a influência de álcool ou de qualquer outra substância psicoativa que determine dependência: Infração – gravíssima; Penalidade – multa (dez vezes) e suspensão do direito de dirigir por 12 (doze) meses; Medida Administrativa – recolhimento do documento de habilitação e retenção do veículo até a apresentação de condutor habilitado e recolhimento do documento de habilitação. (BRASIL, ANO)

É nítido, portanto, o caráter preventivo da medida adotada pelo legislador, haja vista os elevados índices de acidentes provocados por excesso de bebida ao volante ou por qualquer outra substância psicoativa. Além das penas administrativas previstas na lei, o infrator estará sujeito a procedimento criminal nos termos do artigo 291. *In verbis*:

> Aos crimes cometidos na direção de veículos automotores, previstos neste Código, aplicam-se as normas gerais do Código Penal e do Código de Processo Penal; §1º. Aplica-se aos crimes de trânsito de lesão corporal culposa o disposto nos arts. 74, 76 e 88 da Lei 9.099, de 26 de setembro de 1995, exceto se o agente estiver: I – sob a influência de álcool ou qualquer outra substância psicoativa que determine dependência (BRASIL, 1995).

Outras leis foram criadas com o objetivo principal de regulamentar os dispositivos presentes na Lei 11.705/2008. Dentre elas, a Lei 12.619/2012, que estabelece a obrigação do motorista profissional de se submeter ao teste e a programa de controle de uso de droga e de bebida alcoólica, instituído pelo empregador, com ampla ciência do empregado; a Lei 13.103/2015 c/c Portaria MTPS 116, que juntas regulamentam o exame toxicológico de larga janela aplicado ao motorista profissional.

Embora seja vasto o aparato legislativo sobre as drogas, desde a proibição a propagandas de cigarros e à venda de bebidas alcoólicas nas rodovias, em 1996, passando pela lei de repressão ao tráfico, o Código de Trânsito Brasileiro, até a mais recente, em 2015, que estabelece a obrigatoriedade da realização dos exames toxicológicos para o motorista profissional, na relação profissional, envolvendo empregador e empregado, o cenário não é favorável, e a jurisprudência também não colabora.

De modo geral, toda empresa tem por obrigação legal implantar o Programa de Controle Médico de Saúde Ocupacional, bem como o Programa de Prevenção de Riscos Operacionais. O primeiro tem por objetivo principal a promoção da saúde do empregado, e o segundo está relacionado propriamente com a segurança do trabalho e a prevenção de riscos a que estejam expostos os empregados no ambiente de trabalho como um todo; ambos são amparados por Normas Regulamentadoras do Ministério do Trabalho e Emprego (NR7 e NR9).

É nesse contexto que surge a Portaria Interministerial 10/2003, um acordo promovido entre o MTE e a Secretaria Nacional Antidrogas, que orienta as empresas a manterem ou instituírem programas de conscientização e prevenção aos problemas relacionados ao uso abusivo de álcool e outras drogas no trabalho por intermédio do PSCMO e PPRO. Nessa ordem de razão, podemos concluir pela legalidade dos programas de prevenção ao uso indevido de álcool e outras drogas no ambiente de trabalho, considerando que esse programa faz parte de um contexto maior de proteção ao trabalhador e de promoção à saúde, seguindo as diretrizes estabelecidas pela lei e pelos PCMSO e PPRO.

Para algumas atividades profissionais, existe regramento próprio, como o caso do empregado de empresas aéreas que exerça atividade de risco à segurança operacional na aviação civil, cuja norma (Regulamento Brasileiro de Aviação Civil [RBAC] 120) determina a implantação do Programa de Prevenção do Risco Associado ao Uso Indevido de Substâncias Psicoativas na Aviação Civil. Os motoristas profissionais, por sua vez, também foram impactados: a Lei 13.103/2015 acrescentou os §6º e 7º ao artigo 168 da CLT para determinar a realização de exames toxicológicos nesses profissionais e alterou o artigo 235B, VII, para prever o programa de controle de uso de drogas e de bebida alcoólica, uma vez que, sob efeito dessas substâncias, eles podem colocar em risco suas vidas e as de terceiros.

Portanto, para as empresas que exploram atividades rodoviárias e aéreas, desde que esteja inserida no conceito de atividade de risco a segurança operacional, a implantação de ações que visem à proteção do ambiente de trabalho contra os riscos relacionados ao consumo de álcool ou drogas é uma obrigação legal, que vai além do caráter de promover a saúde e o bem-estar do empregado.

Entretanto, a legalidade da realização dos exames toxicológicos é sempre uma celeuma. Para os casos em que já há norma prevendo a aplicação do teste, como nos casos dos aeronautas e rodoviários citados anteriormente, podemos considerar que esse fator se reflete na manifestação do princípio constitucional da supremacia do interesse público sobre o interesse privado, uma vez que não é possível conceber que tais profissionais exerçam suas atividades sob efeito de substâncias psicoativas. Todavia, ainda que diante do permissivo legal, "é evidente que nenhum direito pode ser exercido de forma ilimitada, o que demonstra que o exercício do direito do empregador em submeter o empregado ao seu poder diretivo deve ser realizado dentro de limites, de modo a não violar qualquer outro direito de mesma hierarquia normativa". Portanto, a empresa deve ter demasiada atenção ao procedimento adotado para realização do teste de álcool e drogas nos empregados, principalmente com relação à exposição desses empregados, zelando pela confidencialidade e sigilo tanto do processo de sorteio e seleção do empregado para a realização do exame como na divulgação do resultado.

É importante que o procedimento adotado pela empresa faça previsão das ações que serão tomadas para os casos de recusa do funcionário e resultados positivos. Daí a importância de que um programa dessa natureza esteja inserido num programa maior de proteção ao empregado contra o risco da segurança do trabalhador e de promoção à saúde, como o PCMSO, em razão da adoção de medidas de caráter protetivo.

É importante que o programa de prevenção ao uso indevido de álcool e outras drogas no ambiente de trabalho tenha princípios e atenda a critérios preestabelecidos, como: estímulo à prevenção; informação e orientação quanto aos problemas relacionados ao álcool e outras drogas; conscientização sobre os riscos à saúde e à segurança do próprio empregado e dos demais. Essa mesma orientação serve para as demais empresas nas quais não exista norma específica. Cabe ressaltar que, nesse caso, a validade do teste estará condicionada ao consentimento expresso do empregado.

Em todas as hipóteses, a validade do programa de álcool e drogas e o respaldo legal que as empresas esperam estão condicionados a uma política bem elaborada que atenda a critérios de promoção à saúde do empregado e sua família e à segurança operacional, bem como a procedimentos e execução bem desenhados, atendendo a critérios como sigilo no processo de seleção e convocação do empregado para o exame, discrição na hora de realizar o exame, principalmente na hora de informar o resultado, promoção constante de campanhas de conscientização, informação e educação quanto aos riscos inerentes ao consumo indevido de álcool e outras drogas e estimulação do tratamento e recuperação do empregado. Essas são medidas que, com certeza, irão contribuir para o sucesso do programa e mitigar os riscos de demandas judiciais.

No dia 11 de abril de 2019, o presidente da República em exercício, Jair Messias Bolsonaro, assinou o Decreto 9.761, que aprovou a Política Nacional sobre Drogas. Esse decreto revoga inteiramente o Decreto 4.345, de 26 de agosto de 2002, e aposta no endurecimento da postura do Estado em relação ao usuário, concretizando o fim da redução de danos e baseando-se na abstinência total, nas internações e nas comunidades terapêuticas como formas de tratamento.

Bibliografia

AVELINO, V.P. A evolução da legislação brasileira sobre drogas. Revista Jus Navigandi, ISSN 1518-4862, Teresina, ano 15, n. 2440, 7 mar. 2010. Disponível em: https://jus.com.br/artigos/14470. Acesso em: 28 dez. 2019.

Capítulo 15

A Criação do Conselho de Entorpecentes no Rio de Janeiro (Conen/RJ), o Sistema Estadual Antidrogas e o Programa Clínicas Populares – Ações em Saúde pelo viés da Justiça e da Assistência Social

Anderson Ferreira da Silva

■ Introdução

A conformação da política sobre drogas, sobretudo nas sociedades ocidentais, organiza-se por meio de uma relação heterogênea entre o sistema jurídico e uma mecânica polimorfa das disciplinas científicas. Essa relação promove, no jogo discursivo sobre drogas, a articulação entre o saber disciplinar, em especial da psiquiatria, de normalização da vida (FOUCAULT, 1987), e o saber jurídico do Estado, que atuará a partir da virtualidade da Lei.

A atuação do sistema jurídico, quando permeada pela mediação das disciplinas científicas, em especial das ciências humanas e sociais, lida com o uso de drogas a partir de sua historicidade, quer dizer, em sua concretude, e, com isso, pode positivar direitos mediante a inclusão desses no rol de "bens merecedores da tutela do Estado" (BOBBIO, 1992). Por outro lado, quando o sistema jurídico lida com o uso de drogas consideradas ilícitas unicamente a partir do aparato legal da soberania de Estado (FOUCAULT, 2011b), quer dizer, como ato interdito a despeito de sua historicidade, tanto o discurso como a legislação proveniente deste tendem a acentuar a dimensão da ameaça iminente, ameaça essa que está situada no real, mas extrapola a concretude dos fatos, pois ela também está inserida na virtualidade da Lei.

No Brasil, a Política sobre Drogas também é construída a partir da articulação entre o saber das disciplinas científicas e o saber jurídico, que, ao longo da história, vem incluindo ou excluindo elementos que dizem respeito ao controle da população e que apontam para o desenvolvimento da sociedade capitalista brasileira e sua relação com o discurso sobre drogas. Neste capítulo, iremos buscar entender, a partir da concepção de saber/poder, de disputas discursivas[1], de biopoder[2] e da governamentalização da soberania brasileira, os contornos dessa política no Rio de Janeiro e sua interferência na política pública estadual.

O conceito de governamentalidade é importante porque irá contrapor a multiplicidade de governos com o conceito de soberania num complexo jogo de poder, onde o Estado não tem um caráter estatizante a partir de uma unidade soberana, mas sim é governamentalizado a partir da multiplicidade, que limita a soberania em sua forma unitária (CANDIOTTO, 2010, p. 35). Nesse sentido, buscaremos entender a construção da política de drogas no estado a partir da governamentalidade que possibilita a Constituição Federal de 1988 e o fim da ditadura militar, que prevê a extensão da cidadania aos direitos políticos e sociais, a observação dos direitos que constam na Declaração de Direitos Humanos e a criação de mecanismos de participação democrática, como o orçamento participativo, fóruns comunitários, conselhos de política pública etc.

---

[1] Foucault, em a *Ordem do discurso*, nos diz que "o discurso não é simplesmente aquilo que traduz as lutas ou os sistemas de dominação, mas aquilo por que, pelo que se luta, o poder do qual nos queremos apoderar" (FOUCAULT, 2011a, p. 10). Estamos nos referindo ao discurso que é gerado por – ao mesmo tempo que gesta – nossa de visão de mundo, a maneira como nos relacionamos conosco, com o outro e com a realidade.

[2] Em *Segurança, território e população*, Foucault (2008a) delimita o biopoder como "o conjunto dos mecanismos pelos quais aquilo que, na espécie humana, constitui suas características biológicas fundamentais vai poder entrar numa política, numa estratégia política, numa estratégia geral de poder. Em outras palavras, como a sociedade, as sociedades ocidentais modernas, a partir do séc. XVIII voltaram a levar em conta o fato biológico fundamental de que o ser humano constitui uma espécie humana" (Ibidem, p. 03).

O conselho estadual de entorpecentes do Rio de Janeiro (Conen/RJ)

A criação dos Conselhos Estaduais de Entorpecentes no Brasil remete à Lei Federal 6.368, de 21 de outubro de 1976[3], que dispõe sobre as medidas de prevenção e repressão ao tráfico e ao uso ilícito de substâncias entorpecentes ou que determinem dependência física e psíquica. Nesse mesmo contexto são criados os Conselhos de Entorpecentes, o Conselho Federal de Entorpecentes (Confen), os Conselhos Estaduais de Entorpecentes (Conens) e o Conselhos Municipais de Entorpecentes (Comens), como parte do sistema nacional de prevenção, fiscalização e repressão ao uso de drogas. No estado do Rio de Janeiro, a adequação à Lei Federal acontece através do Decreto Estadual 3.781, de 9 de dezembro de 1980, que institui, na estrutura da Secretaria de Estado de Justiça e Interior (Sejint)[4], o Conselho Estadual de Entorpecentes do Rio de Janeiro (Conen/RJ).

A adesão do Brasil às convenções internacionais na área de entorpecentes, área essa que é fortemente influenciada pela política de guerra às drogas implementada pelo governo dos EUA no pós-guerra, determina a localização do Conselho junto ao aparato da justiça, o que, utilizando os termos de Del Olmo (1999), classifica a política como sendo voltada para a contenção da delinquência social baseada na noção de inimigo interno e externo. Essa característica irá influenciar diretamente as ações do Conen/RJ durante as décadas de 1980 e 1990, quando ainda prevalecia a noção de segurança pública militarizada de guerra às drogas, como mostra o artigo publicado pela Justiça Global:

A construção da política de segurança militarizada, nas décadas de 1980 e 1990, baseia-se no discurso de combate ao "tráfico de drogas" na cidade do Rio de Janeiro e tem como efeito números crescentes de civis mortos[5].

A estrutura jurídica em que se insere o Conen/RJ é fortemente influenciada pelo caráter repressivo, o que leva o Conselho a atuar no reforço do discurso militarizado, vinculado à "doutrina de Segurança Nacional, que durante a ditadura militar estava voltada contra os opositores políticos do regime" (Ibidem, p. 7). Essa vinculação pode ser observada no convênio[6], realizado durante a década de 1980, que estabelece parceria entre o governo do estado do Rio de Janeiro, através do Conen/RJ, e o Ministério da Justiça e que foi publicado no Diário Oficial da União de 27 de julho de 1984. Entre as parcerias previstas no convênio, a alínea C da Cláusula Terceira aponta como compromisso do estado com o Departamento de Polícia Federal (DPF) o fornecimento de informações sobre pessoas "suspeitas" ou indiciadas pela prática de tráfico ou de uso indevido de drogas, bem como os locais de incidência dessas atividades.

Outro convênio da década de 1980 que reforça a vinculação do Conen/RJ ao aparato repressor da justiça, mas que também lhe dá contornos assistenciais no que se refere à prevenção, ao tratamento e à reinserção social de usuários abusivos de drogas, é o Convênio 1.434/88, de 5 de maio de 1988[7]. Esse convênio estabelece parceria entre a Universidade do Estado do Rio de Janeiro (Uerj) e a Secretaria de Estado de Justiça, agora sob nova nomenclatura (SJU), fixando a sede do Conen/RJ no terceiro andar do prédio situado à rua Fonseca Teles 121, São Cristóvão, endereço cedido pela Uerj. Ao mesmo tempo que observa, em sua Cláusula Primeira, a vinculação do Conselho aos projetos no âmbito da Secretaria de Justiça, citando os Direitos Humanos, a Segurança Pública, a Defesa das Vítimas do Delito e a Política Criminal e Penitenciária do estado do Rio de Janeiro, o convênio também estabelece, em sua Cláusula Terceira, que o Conen/RJ, em conjunto com a Uerj e a comunidade universitária, buscará atuar na realização de programas nas áreas de prevenção, tratamento e reinserção social de usuários com problemas decorrentes do consumo de drogas, objetivando, inclusive, apoiar e desenvolver o Núcleo de Estudos e Pesquisas em Atenção ao Uso de Drogas da Uerj – Nepad/Uerj.

A aproximação do Conselho aos programas de prevenção, tratamento e reinserção social a partir de sua parceria com a Uerj, bem como sua vinculação aos projetos

---

[3] Diversas alterações no curso da história legislativa brasileira resultaram na Lei Federal 6.368/76, promovida no governo militar do presidente Ernesto Geisel (BRASIL, 1976). Essa lei entra em vigor inserida num contexto marcado pelo trabalho realizado por uma Comissão Parlamentar de Inquérito (CPI) no Congresso Nacional. Aberta em 1973 após as mortes de duas crianças (Araceli Cabrera Crespo, no Espírito Santo, e Ana Lídia Braga, em Brasília), vítimas de crimes que tinham relação com as drogas, essa CPI propôs ao final um projeto de lei cujo teor foi incorporado em grande parte à Lei 6.368/1976 (AMUY, 2005). As políticas de enfrentamento à questão das drogas, principalmente a partir da década de 1960, evidenciam ações baseadas essencialmente na redução da oferta de drogas, restringindo-se ao campo jurídico e/ou médico (GARCIA & LEAL, no prelo; LARANJEIRA & ROMANO, 2003). In Psicologia e Sociedade, vol. 20, n. 2, Porto Alegre, 2008.

[4] Não foram encontrados no local de pesquisa materiais concernentes à composição do Conselho ou seu regimento interno, sendo a data e o número do decreto que o institui retirados do texto de convênios realizados posteriormente.

[5] Ribeiro ... [et al.], 2008, p. 06.
[6] Anexo 1.
[7] Anexo 2.

da Secretaria de Justiça nas áreas dos Direitos Humanos e da Segurança Pública, está dentro do binômio médico/jurídico que dá o contorno da política antidrogas no Brasil. Podemos ver nesse convênio que elementos da disciplina da saúde, essenciais para prevenção, tratamento e reinserção social, ainda são vistos a partir do discurso repressor, de uma legislação pensada dentro do discurso militarizado da ditadura, sendo esse o discurso que dará o tom das ações do Conselho no final da década de 1980 e durante toda a década de 1990.

A atuação do Conselho na década de 1990 é marcada por uma série de convênios que estabelecem uma política de atuação muito mais voltada para a assistência direta ao cidadão do que para a formulação da política estadual. Esse contexto aproxima cada vez mais o Conen/RJ das ações de prevenção, tratamento e reinserção social, o que leva à criação de uma Secretaria Executiva do Conen/RJ, através do Decreto 21.187, de 23 de dezembro de 1994. A atuação da Secretaria Executiva irá possibilitar a articulação do Conselho com outras entidades de apoio ao cidadão, oficializando, no âmbito da justiça, ações diretas de assistência à população usuária de álcool e outras drogas.

Essa relação entre a Secretaria de Justiça, o Conen/RJ, a Uerj e as ações de assistência ao cidadão, dentro do momento histórico de redemocratização do país e a partir da Constituição de 1988, faz com que o Conselho atue a partir das disciplinas, em especial a psiquiatria, a psicologia e o serviço social. Os discursos das disciplinas imprimem uma lógica modernizadora das ações, mantendo o conservadorismo dos princípios, pois não há um rompimento epistemológico capaz de desvincular a assistência promovida pelo conselho de sua dimensão legal, mesmo quando essa é deslocada para o interior das disciplinas, "que irão qualificar e reprimir um conjunto de comportamentos que escapam à ordem jurídica", o que Foucault (1987, p. 159) denomina infrapenalidade disciplinar.

Ao falar sobre a sanção normalizadora no interior das disciplinas e sua proximidade com os mecanismos penais, de certo "privilégio de justiça", Foucault comenta:

> Na essência de todos os sistemas disciplinares, funciona um pequeno mecanismo penal. É beneficiado por uma espécie de privilégio de justiça, com suas leis próprias, seus delitos especificados, suas formas particulares de sanção, suas instâncias de julgamento. As disciplinas estabelecem uma "infrapenalidade"; quadriculam um espaço deixado vazio pelas leis; qualificam e reprimem um conjunto de comportamentos que escapava aos grandes sistemas de castigo por sua relativa indiferença[8].

Em matéria publicada em 6 de fevereiro de 1996, o *Jornal do Brasil*[9] traz a seguinte chamada: "O apito atravessa o samba: polêmica do verão fica fora do enredo do Suvaco e do Simpatia, onde compositor derrotado garante que sofreu censura." A matéria se refere à estratégia utilizada por usuários de maconha, que passam a utilizar apitos no Posto 9 da praia de Ipanema para denunciar a presença de agentes de repressão. Essa estratégia utilizada pelos jovens causou muita polêmica e, como de hábito no cenário cultural carioca, virou marchinha de carnaval que, segundo a matéria, foi derrotada ou censurada pelos jurados que elegeram a marcha daquele ano.

A polêmica também ocasionou reações do governo e de outros setores da sociedade, como mostra o subtítulo da matéria: "Marcelo faz contra-ataque com folheto". Marcelo Alencar, então governador do estado do Rio de Janeiro (1995-1999), através do Conen/RJ, lançou uma campanha que planejava bombardear a praia com a distribuição de milhares de folhetos educativos em relação aos perigos das drogas:

> O governo do Estado não vai usar a polícia como única arma de combate às drogas nesse verão. A partir do próximo fim de semana, o Conselho Estadual de Entorpecentes (Conen) começa a bombardear as praias da zona sul com munição que considera muito mais eficiente para atacar o problema: a informação. Não faça de seu verão uma droga é a mensagem que será levada aos banhistas através de 100 mil folhetos e 15 mil adesivos de carros, despejados na praia possivelmente com a ajuda de um helicóptero[10].

A própria linguagem utilizada pela matéria, "contra-ataque", "bombardeio" e distribuição de folhetos por helicóptero, por si só, já compõe um cenário de guerra em resposta ao "apitaço". O que é descaracterizado pela fala do então presidente do Conen/RJ, Sr. Elmo Portella, que diz que a campanha por um verão sem drogas não é uma resposta aos apitos dos frequentadores do Posto 9, mas ressalta que esse trecho da praia terá especial atenção. Portella acrescenta: "Não queremos confronto. Nossa ideia é doutrinar as pessoas em relação aos perigos das drogas"[11].

A estratégia do presidente do Conselho não é prender os usuários do Posto 9, mas sim dar assistência a eles, anunciando, na matéria citada, o estabelecimento de sete convênios com instituições diversas a fim de dar

---

[8] Ibidem, p. 159.

[9] Disponível em: http://news.google.com/newspapers?id=cDAyAAAAIBAJ&sjid=BbcFAAAAIBAJ&hl=pt-PT&pg=6470%2C2301792.
[10] *Jornal do Brasil*, 6 de fevereiro de 1996.
[11] A matéria ainda destaca que dos 50 agentes que distribuiriam os folhetos, 10 seriam ex-usuários de drogas condenados pela Justiça a prestar serviço comunitário. (Ibidem)

assistência e tratamento a pessoas dependentes de drogas (Ibidem), sendo esse o marco considerado por esta pesquisa que sedimenta a função assistencial e executiva do Conselho no cenário carioca, excedendo sua função normativa e deliberativa, o que irá se adensar no final da década de 1990 e na década de 2000 a despeito das prerrogativas da Constituição de 1988 e dos avanços do Sistema Único de Saúde (SUS).

Nos convênios encontrados pela pesquisa, três deles nos chamam atenção por exemplificarem a aproximação do Conselho, órgão normativo, da função executiva. São eles: o convênio entre o governo do estado do Rio de Janeiro e a Universidade Gama Filho, no ano de 1996, que tem o objetivo de propiciar oportunidades de aperfeiçoamento esportivo a pessoas atendidas pelo Conen/RJ e outras ações na área de prevenção; o convênio entre o governo do estado do Rio de Janeiro e o Serviço Nacional de Aprendizagem Comercial (Senac/RJ), também no ano de 1996, que tem em sua cláusula primeira a finalidade de conjugação de esforços entre os convenentes no sentido de desenvolver o ensino profissionalizante na área do setor terciário da economia, e o convênio entre a Secretaria de Justiça, que em 1996 voltou a se chamar Secretaria de Estado de Justiça e Interior (Sejint), com interveniência do Conen/RJ, e a Secretaria de Estado de Saúde (SES), como interveniente o Hospital Estadual Albert Schweitzer, com o objetivo de criação e manutenção de um centro integrado de recuperação para dependentes químicos na unidade hospitalar.

Os convênios firmados no ano de 1996 deixam claro que o Conen/RJ já se configurava como importante centro de atendimento às pessoas que apresentavam uso abusivo de álcool e outras drogas. Enquanto o convênio entre a Universidade Gama Filho e o Governo de Estado faz menção a pessoas que são atendidas pelo Conen/RJ na área da prevenção, o segundo convênio descrito fala da política econômica assumida pelo estado na década de 1990, de incentivo ao setor terciário da economia, o setor de serviços, essencial para a retomada do crescimento da cidade e do estado do Rio de Janeiro[12] e para o turismo. Assim como o anterior, esse convênio prevê o encaminhamento de pessoas atendidas pelo Conen/RJ, neste caso, para as vagas ociosas dos cursos profissionalizantes oferecidos pelo Senac com o claro objetivo de fomentar o aumento do número de pessoas capacitadas para o setor de serviços da economia fluminense.

Cabe salientar que 1 ano antes, em 1995, desenvolveu-se o primeiro Plano Estratégico da cidade do Rio de Janeiro, em complemento ao Plano Diretor Decenal, regulamentado pela Lei Complementar 16/92, que visava consolidar a cidade como uma metrópole empreendedora e competitiva, com capacidade para ser centro de negócios para o país e para o exterior[13]. Os esforços do Plano Estratégico consolidam-se com o lançamento da candidatura da cidade à sede das Olimpíadas de 2004, que teve Atenas como cidade escolhida.

O terceiro convênio analisado apresenta elementos de defesa do direito de acesso à saúde, objetivado pela Justiça, e a articulação com um mecanismo disciplinar da própria saúde, o hospital. A Secretaria de Justiça do estado não só se coloca como via de acesso aos direitos já garantidos pela Constituição Federal de 1988, de acesso universal à saúde, como também se posiciona como interventora direta na configuração de um Centro Integrado de assistência à população[14].

A vinculação da Secretaria de Justiça, no âmbito dos convênios articulados pelo Conen/RJ em 1996, como garantidora do direito legitimado pela Constituição Federal de acesso aos serviços de saúde, trabalho e renda, será reformulada mais tarde, no ano de 1999, com a criação do Sistema Estadual Antidrogas, regulamentado pelo Decreto 25.844, de 17 de dezembro de 1999[15], referida ao artigo 3º da Lei Federal 6.368, de 21 de outubro de 1976, regulamenta pelo Decreto Federal 2.632, de 19 de julho de 1998. Destacamos que a regulamentação do Sistema Estadual Antidrogas do Rio de Janeiro também é referida à Lei de 1976, embora esta já esteja regulada pelo Decreto Federal de 1998.

■ O conselho estadual antidrogas (Cead/RJ) e o sistema estadual antidrogas

A configuração do Sistema Estadual Antidrogas possibilita a manutenção da cultura do governo militar, embora sob nova roupagem, necessária para a adequação à Constituição de 1988. O mesmo decreto que regulamenta o Sistema Estadual Antidrogas também muda o nome do Conselho, que passa a se chamar Conselho Estadual Antidrogas do Rio de Janeiro (Cead/RJ). O decreto transfere, em seu artigo 4, o acervo patrimonial, pessoal e cargos da extinta Secretaria Executiva do Conen/RJ para o então criado Departamento de Prevenção Integral às Drogas (Deprid), que se configura como órgão da então Secretaria

---

[12]Neste caso, a importância da cidade do Rio de Janeiro como centro político, cultural, social e econômico do estado faz com que a matriz das políticas do estado e do município tenha um direcionamento comum.

[13]Para maiores informações, consulte: http://www2.rio.rj.gov.br/smu/paginas/ev_planos.asp.
[14]Essa aproximação da razão de Estado com a mecânica polimorfa da disciplina de saúde se dá no momento de estruturação desta última dentro dos moldes do Sistema Único de Saúde (SUS) e da nova realidade da Seguridade Social brasileira a partir da Constituição Federal, que passa a ser formada pelo tripé saúde-assistência social-previdência.
[15]Anexo 3.

Estadual de Justiça (SJU), sendo estipulado ainda no artigo 5º do decreto que o diretor geral do Deprid também será intitulado presidente do Conselho Antidrogas, o que indubitavelmente limita a atuação do Conselho e do Deprid às possibilidades e interesses da Secretaria de Justiça.

Dentre as funções do Deprid descritas no decreto, destacamos o artigo 4º, que diz: planejar, coordenar, supervisionar e controlar as atividades de prevenção e repressão ao tráfico ilícito, ao uso indevido, à produção e comercialização não autorizada de substâncias entorpecentes e drogas que causem dependência física ou psíquica e a atividade de recuperação de dependentes, além de propor a política estadual antidrogas. Ao Cead/RJ[16] compete, entre outras funções: artigo 6º inciso I, aprovar a política estadual antidrogas, e inciso II, exercer orientação normativa sobre as atividades antidrogas e de recuperação de dependentes.

As ações do Cead/RJ e do Deprid estarão inscritas dentro da lógica do Sistema Estadual Antidrogas, que atuará nas áreas de repressão, prevenção, tratamento e reinserção social, como mostra a própria estrutura do sistema, que se configura com os seguintes órgãos estaduais e municipais:

- O Conselho Estadual Antidrogas do Rio de Janeiro (Cead/RJ) como órgão normativo para prevenção e repressão ao uso indevido de substâncias entorpecentes e drogas que causem dependência física ou psíquica e para atividade de recuperação de dependentes.
- O Conselho Estadual de Segurança Pública como órgão normativo para prevenção e repressão ao tráfico ilícito e à produção e comercialização não autorizada de substâncias entorpecentes e drogas que causem dependência física ou psíquica.
- A Secretaria de Estado de Justiça como órgão central.
- O Departamento de Prevenção Integral às Drogas (Deprid) como órgão executivo.
- A Secretaria de Estado de Saúde.
- O Conselho Estadual de Educação.
- A Secretaria de Estado de Fazenda e Controle Geral.
- A Secretaria de Estado de Segurança Pública.
- A Secretaria de Ação Social, Esporte e Lazer.
- A Secretaria de Estado da Criança e do Adolescente.
- Os órgãos dos municípios que exercem atividades antidrogas e de recuperação de dependentes, mediante ajustes específicos.

Essa composição do Sistema Estadual Antidrogas, que agrega várias secretarias estaduais e conselhos, tanto no âmbito da prevenção e repressão às drogas como das Políticas Sociais, juntamente com os rumos políticos/econômicos que se desenham no estado e no país nesse período – no âmbito estadual o governo Anthony Garotinho (1999-2002) e no âmbito nacional os dois mandatos de Fernando Henrique Cardoso (1995-2003) – possibilitam, dentro da compreensão desta pesquisa, a manutenção da cultura política anterior à Constituição de 1988, reativando mecanismos que aparentemente tinham sido superados a partir da conformação da Seguridade Social brasileira, que são: as ações de assistência em saúde vinculadas ao discurso da assistência social, da filantropia e da justiça.

A retomada das ações em saúde na área de álcool e outras drogas pela Política de Assistência Social, a despeito da Constituição Federal de 1988, torna-se possível no estado do Rio de Janeiro a partir do Decreto 26.172, de 13 de abril de 2000,[17] em que o governo de estado transfere para a então renomeada Secretaria de Estado de Ação Social e Cidadania (Seasc) a execução administrativa e físico-financeira, bem como a coordenação das ações governamentais referentes ao projeto "Recuperação, Tratamento e Reinserção na Sociedade de Dependentes Químicos".

Embora não tenhamos encontrado no material pesquisado nos arquivos do Conselho os dados referentes a esse projeto, a regulamentação do Decreto 26.172/00 possibilita à Seasc dar suporte administrativo e físico-financeiro ao andamento de ações em assistência à saúde elaboradas em seu interior: o Programa Clínicas Populares. Esse programa, lançado em 1999 e inaugurado em 2000 pela Seasc, tinha por objetivo "possibilitar o acesso da população com transtornos decorrentes do uso de álcool e outras drogas à 'internação eletiva'" (LIMA & ALARCON, 2004).

Oficializa-se então, nesse período, a aproximação entre o Cead/RJ e o Deprid com segmentos que pensam a Política de Assistência Social no estado a partir de sua inscrição histórica no discurso ascético de uma moralidade religiosa e filantrópica. O Conselho como órgão responsável por exercer orientação normativa sobre as atividades antidrogas e de recuperação de dependentes, determinado pelo artigo 6º, inciso II do Decreto 25.844, de 17 de dezembro de 1999;[18] o Deprid, que tem a função de planejar, coordenar, supervisionar e controlar as atividades de prevenção e repressão ao tráfico ilícito, ao uso indevido, à produção e comercialização não autorizada de substâncias entorpecentes e drogas que causem dependência física ou psíquica e a atividade de recuperação de dependentes, inscritas no artigo 4º inciso I do mesmo decreto, e a Seasc, que passa a exercer

---

[16] O Conselho irá se configurar como um órgão normativo de deliberação coletiva, aproximando-se da lógica de órgão colegiado, mas não irá respeitar o conceito de paridade entre representantes da sociedade civil e do Estado como consta no artigo 5º.

[17] Anexo 4.
[18] Anexo 3.

a execução administrativa e físico-financeira, bem como a coordenação das ações governamentais referentes ao Projeto de Recuperação, Tratamento e Reinserção na Sociedade de Dependentes Químicos, estipulado pelo Decreto 26.172 do ano 2000[19].

Essa configuração é importante por permitir e mascarar a manutenção do Cead dentro de uma lógica autoritária e não democrática, que tem origem em sua formulação como Conselho, criado ainda na época da ditadura militar brasileira, e na constituição do Sistema Estadual Antidrogas em 1999, que refere o Sistema Estadual diretamente à lei de 1976, como já abordamos.

Entre os anos de 1999 e 2002, o Deprid aumentou sua equipe técnica para o atendimento à população, contratando assistentes sociais, médicos, psicólogos e conselheiros em dependência química, transformando-se em referência estadual para o tratamento de usuários abusivos de álcool e outras drogas. Cabe lembrar que isso ocorre, também, em face à flagrante carência na infraestrutura da Saúde para atendimento especializado em álcool e drogas pela rede psicossocial, que só iria começar a se consolidar no Rio de Janeiro a partir de meados da década de 2000.

Não há, nesse período, uma percepção da diferença entre Deprid e Cead, tanto para a população atendida como para os funcionários, que se remetem diretamente ao presidente do Conselho, que também é diretor geral do Deprid. Não por acaso, o ambulatório estabelecido pela atuação do Deprid fica conhecido popularmente como ambulatório do Cead, o que é utilizado dentro do discurso do governo estadual como plataforma política com fins eleitorais.

No ano de 2002 há um breve período de mudança na condução do Conselho em decorrência da troca de governador do estado: Anthony Garotinho deixa o cargo para concorrer à Presidência da República e assume a função a vice-governadora, Benedita da Silva, que tem um mandato breve, de 8 meses, sendo sucedida por Rosinha Garotinho, que permanecerá no cargo de 2003 a 2007.

Destacamos que há uma expressiva lacuna documental do Conselho nesse período em que Benedita da Silva foi governadora. Um grande incêndio, em 2 de dezembro de 2002, atingiu o terceiro andar do prédio onde funcionavam o Cead e o Deprid, o quarto andar, do Núcleo de Estudos e Pesquisa em Atenção ao Uso de Drogas da Uerj (Nepad), o sexto e do 14º até o 18º andar, onde funcionava a Fundação Estadual de Engenharia do Meio Ambiente (Feema).

Em virtude dos limites desta pesquisa, não analisaremos os meandros do jogo político partidário que compõem o cenário no qual nos debruçamos em busca das disputas discursivas, das estratégias de saber/poder que se colocam como discurso de verdade. Limitamo-nos a apontar que nesse período há uma mudança na condução do atendimento, que mantém sua estrutura básica de ações de assistência em saúde pelo viés da justiça, mas ensaia um rompimento com o discurso vinculado à moralidade de uma ascética religiosa, dos grupos de autoajuda e da abstinência como única estratégia possível diante do uso abusivo de drogas. Esse rompimento promove uma abertura e uma aproximação com o discurso da Política Pública de Saúde e com as estratégias de redução de danos como alternativa ao modelo de tratamento até então seguido.

Pela brevidade desse período e em virtude da falta de documentação, não podemos afirmar que a mudança observada na condução do atendimento se consolida como uma proposta de mudança paradigmática no direcionamento político do Conselho, mas é possível observar alguns efeitos dessa mudança através da nota publicada pelo grupo Tortura Nunca Mais/RJ:

> O Grupo Tortura Nunca Mais/RJ vem manifestar seu apoio e solidariedade aos pacientes do ambulatório do Conselho Estadual Anti-Drogas – Cead – em luta pelo afastamento do Dr. Gerson B. Hallais da presidência dessa entidade. Como vem sendo noticiado, várias arbitrariedades foram cometidas durante a sua gestão, como a suspensão dos técnicos responsáveis pelos grupos de ajuda mútua, sem maiores explicações aos usuários. Segundo declarações da Associação dos Dependentes Químicos em Recuperação, tais grupos têm sido importantes no desenvolvimento do trabalho, inclusive salvando vidas. Juntamos nossas vozes às dos pacientes do Cead que reivindicam o afastamento do Dr. Gerson Hallais, a anulação das medidas adotadas por este presidente, a instalação de um Conselho Estadual Anti-Drogas paritário com a sociedade civil e a manutenção dos grupos de ajuda mútua e dos técnicos responsáveis[20].

O cancelamento dos grupos de ajuda mútua pelo então presidente do Cead está diretamente relacionado ao não reconhecimento pelo Ministério da Saúde da profissão de Conselheiro em Dependência Química, responsável pela implementação do modelo 12 passos, criado pelos Alcoólicos Anônimos (AA), que até aquele momento era utilizado no ambulatório do Deprid e defendido como forma de abordagem pelas comunidades terapêuticas e grupos religiosos.

Nessa citação é possível observar a junção de dois discursos que são alocados paradoxalmente dentro da lógica da defesa de direitos, que são: o direito do cidadão à continuidade dos serviços prestados pelas ações

---
[19] Anexo 4.

[20] Disponível em: http://www.torturanuncamais-rj.org.br/noticias.asp?Codnoticia=56&ecg=

de assistência em saúde, mesmo que essas sejam realizadas a partir da estrutura da Justiça e por profissionais não reconhecidos pelo Ministério da Saúde; e a reivindicação de um ambiente democrático na condução do Conselho, de representação popular paritária com a representação governamental. O mote que aciona a manifestação popular e agrega a solidariedade do Grupo Tortura Nunca Mais do Rio de Janeiro questiona a legitimidade democrática da estrutura do Conselho, ao mesmo tempo que endossa a continuidade do atendimento em saúde pelo viés da Justiça e contrária à orientação do Ministério da Saúde.

Para abordarmos as estratégias do discurso observadas nessa citação, interessa-nos apontar como a teia discursiva das disciplinas e dos discursos que objetivam a luta por direitos se estabelece dentro do regime de verdade criado com e a partir das estratégias de biopoder adotadas pelo liberalismo, ou ensaio neoliberal, que é retomado pelo governo brasileiro nas décadas de 1990 e 2000. A relação entre a recente proposta de modelo de bem-estar social e a de democracia inaugurada pela Constituição Federal de 1988, no que concerne ao cenário do tratamento para o uso abusivo de álcool e outras drogas, ainda encontra grande resistência dos setores conservadores que se articulam e criam mecanismos de resistência.

No tocante à Política de Álcool e Outras Drogas, essa resistência não diz respeito à modernização das ações, representada nesse caso pela nova organização democrática, mas à mudança de paradigma proposta por movimentos sociais e políticos que atuam no interior do Ministério da Saúde, que visa substituir o discurso da ascetismo religioso de um mundo sem drogas, intimamente ligado à política de guerra às drogas, pelo reconhecimento do uso de drogas como histórico e inerente ao processo civilizatório da humanidade, e apostam numa política de redução de danos em substituição à abstinência total.

Para avançarmos na análise das estratégias discursivas apontadas aqui, faz-se necessário problematizar o distanciamento entre a lógica da complementaridade das políticas que constituem a Seguridade Social e a lógica do Sistema Estadual Antidrogas do Rio de Janeiro, que possibilita, no final da década de 1990, a criação do Programa Clínicas Populares no âmbito da Secretaria de Estado de Ação Social (Seas).

■ A heterogeneidade discursiva da assistência social e o programa clínicas populares

O Programa Clínicas Populares foi criado num cenário em que a política estadual se encontrava fortemente influenciada pelo caráter assistencialista do governo Anthony Garotinho (1999-2002). Além de sofrer forte pressão da mídia e de alguns segmentos da sociedade no que se refere às ações governamentais na área da segurança pública, o cenário de violência que se instalou no estado, percebido e debatido pelo viés do combate ao tráfico e ao uso de drogas ilícitas, que nesse período se eleva ao posto de inimigo público número 1, forçou o governo a implementar ações na área da prevenção, tratamento e reinserção social de usuários de drogas como alternativa ao aparato repressor.

Ao caracterizar a criação do Programa Clínicas Populares, Lima e Alarcon (2004) fazem as seguintes observações:

> O contexto de sua implantação, com a inauguração da primeira Clínica Estadual para Recuperação de Dependentes Químicos, em Santa Cruz, Zona Oeste do município do Rio de Janeiro, expressou a percepção, pelo poder público, das demandas de uma parcela da população a quem antes era destinada uma gama de abordagens não específicas, de qualidade e resolutividade discutíveis, como a internação em hospitais psiquiátricos ou em comunidades terapêuticas – estas últimas geralmente de cunho religioso – isso quando essa população não era simplesmente enquadrada no sistema coercitivo através das ações do aparato policial e da Justiça. Conforme bem expressou um dos ex-internos da clínica, "para o pobre, antes, só tinha o cacete da polícia"[21].

A delimitação das ações e do discurso do governo do Rio de Janeiro na área de álcool e outras drogas desse período, dentro dos dados encontrados por esta pesquisa, só ganha maior clareza a partir do entendimento do Sistema Estadual Antidrogas, citado anteriormente, que agrega em seu interior várias secretarias estaduais e conselhos.

Estabelecem-se, nesse período, três discursos principais no estado, aparentemente distintos, mas que atuam no interior do Sistema Estadual Antidrogas: a perspectiva da assistência social como política pública, baseada na proteção social aos mais vulneráveis, fortemente influenciada pelo discurso humanitário, de justiça social e defesa da cidadania; a perspectiva jurídica, de aumento das garantias individuais, de objetivação dos direitos positivados pela Constituição, tendo a conformação das ações de assistência em saúde pelo vínculo entre o Cead, o Deprid, a Secretaria de Justiça estadual e a Secretaria de Ação Social, um de seus expoentes[22], e, por último, a perspectiva da saúde, esta muito mais influenciada pela

---

[21]Ibidem.
[22]Que também se caracteriza pelo reforço do aparelho repressor, a polícia estadual respondendo à pressão da mídia e da sociedade ante a escalada de violência que se adensa nesse período.

política nacional de concretização do SUS e dos avanços das Reformas Sanitária e Psiquiátrica do que pelo cenário do Sistema Estadual Antidrogas.

Partindo desses três discursos, vemos surgir no estado do Rio de Janeiro do final da década de 1990, no que se refere à política de álcool e outras drogas, a introdução de um novo saber disciplinar na configuração do binômio médico/jurídico (DEL OLMO, 1990) o saber disciplinar da assistência social que, como disciplina, irá atuar na normalização das condições de vida da população (FOCAULT, 1987).

A necessidade de possibilitar o acesso da população acometida por transtornos decorrentes do uso abusivo de álcool e outras drogas a ações em saúde no Rio de Janeiro desse período se justifica a partir da constatação do desmonte da rede hospitalocêntrica em saúde mental promovido pela Reforma Psiquiátrica, o atraso na implantação dos Caps no Rio de Janeiro e a ampliação do poder Judiciário, que institui e centraliza as ações do Sistema Estadual Antidrogas. Podemos acrescentar um terceiro ponto que se faz presente: a inserção da assistência social, que ainda carrega em sua prática[23] características de uma ação em saúde fragmentada, setorizada e descontínua (MESTRINER, 2001), aliada ao discurso de garantia de direitos no plano da Seguridade Social brasileira e também da filantropia, respaldada e direcionada, no âmbito local, pelo viés do Sistema Estadual Antidrogas.

A aproximação entre assistência social e o discurso da filantropia nessa área também pode ser vista a partir da inegável experiência da rede filantrópica nos cuidados e na assistência aos usuários de álcool e drogas, principalmente por grupos religiosos, que, guardadas algumas proporções, encontra eco na constituição da própria assistência social. Historicamente, a assistência social no Brasil é marcada por seu vínculo com a filantropia e com a caridade, sendo a atenção em assistência construída por almas caridosas da sociedade fortemente influenciadas pelas concepções da Igreja. Mesmo quando o Estado se apropria da assistência, durante o período de maior urbanização o faz pelo viés das organizações filantrópicas.

As observações de Mestriner referem-se às ações de assistência que antecedem sua constituição como política, mas que permanecem em disputa e criam estratégias que se consolidam como prática assistencial mesmo após a consolidação da Lei Orgânica de Assistência Social, em 1993. Suas estratégias estão ligadas à filantropia, que no Brasil, em consonância com o momento político,

vem passando por várias construções, desde a concepção caritativa e higienista de fins do século XIX e início do XX, passando pelo movimento disciplinador e profissionalizante a partir da Revolução de 1930 e durante o regime militar até os dias de hoje, quando assume um caráter democrático e introduz o conceito de garantia de direitos do cidadão.

Essa característica da filantropia e das ações em assistência, observadas por Mestriner, tem uma relação direta com a formação do Programa Clínicas Populares e o gerenciamento da primeira clínica pública para tratamento de dependentes químicos, a Clínica Michelle de Morais, pela Organização Não Governamental (ONG) Comunidade S8[24], inaugurada em 2000.

Segundo Lima (2004), nesse período o enfrentamento da problemática relacionada ao uso abusivo de álcool e outras drogas passou a sofrer grande influência da articulação do terceiro setor e de uma parcela da elite fluminense que se organizou e passou a pressionar a mídia, os partidos políticos e a agenda do estado para a tomada de ações de contenção das drogas e da explosão de violência, relacionada direta ou indiretamente pela mídia ao comércio e ao consumo de drogas ilícitas.

A articulação do terceiro setor com os interesses das famílias representativas da "elite" fluminense, que foram atingidas mais diretamente, inclusive com vítimas fatais, levou à organização de frações dessa "classe" em ONG e movimento de luta, influenciando assim a mídia, os partidos políticos e o poder público no enfrentamento da questão (LIMA, 2004).

A escalada da violência urbana e o aumento dos pequenos roubos que resultam em homicídios, muitas vezes associados a usuários de drogas ilícitas, foram fartamente publicados na mídia nesse período, como na edição 1.670 da revista *Veja*[25], de 11 de outubro de 2000, que tem como título: "Fácil de matar – Em meio ao clima de violência geral nas grandes cidades, cresce o número de assaltos que acabam em morte. Principalmente quando a vítima é mulher".

Esse cenário instalado nas cidades brasileiras ativou, principalmente no Rio de Janeiro, movimentos da sociedade civil em prol da paz e do fim da escalada de violência, como a fundação da ONG Tributo a Michelle de

---

[23] Aos nos referirmos à prática, estamos considerando necessariamente as estratégias discursivas que sustentam a ação, vista aqui em sua forma heterogênea, que coloca em disputa a garantia de direitos positivados pela Constituição Federal de 1988 e a lógica assistencial anterior à conformação da Seguridade Social brasileira.

[24] Em 22 de setembro de 1971, a ONG foi legalmente fundada como uma sociedade civil, sem fins lucrativos, e, mais tarde, reconhecida de Utilidade Pública Federal, Estadual e Municipal, presidida pelo Dr. Geremias de Mattos Fontes. O nome "Comunidade S8" se refere ao objetivo final da instituição, que é a promoção da justiça social mediante a inclusão – incluir e transformar. O "S" e o "8" do nome significam, respectivamente, salvação e a formação de um "S" normal mais um "S" invertido, ou seja, mudança de vida. Então, Comunidade S8 = transformação de vida. Disponível em: http://www.comunidades8.org.br/historico_s8.html.

[25] Disponível em: http://veja.abril.com.br/111000/p_062.html.

Moraes (TAMIM), jovem assassinada em 21 de novembro de 1999, em Niterói[26], que será homenageada como o nome da primeira clínica pública para usuários de drogas no Rio de Janeiro.

Em meio à sensação de violência e de insegurança da população, principalmente das classes média e alta, outro programa do governo estadual chama a atenção: o Programa Delegacia Legal, instituído pelo Decreto[27] 25.599, de 22 de setembro de 1999, e que cria, dentro da Secretaria de Estado de Segurança Pública, também componente do Sistema Estadual Antidrogas, o Grupo Executivo do Programa Delegacia Legal com o objetivo inicial de reestruturar a Polícia Civil do estado. O artigo 1º, inciso I do decreto, estabelece as funções do Grupo Executivo: "planejar, coordenar, controlar e integrar todas as ações técnico-administrativas e operacionais necessárias à realização da forma física, da reestruturação administrativa e da otimização dos sistemas operacionais"[28].

O programa tem o objetivo de adequar a estrutura da Polícia Civil do Rio de Janeiro, que tem função de polícia judiciária garantida pelo artigo 144 da Constituição Federal, a uma nova conformação do cenário jurídico-político brasileiro, apontado por Rocha (2010) a partir da Constituição de 1988, de observação dos direitos de cidadania. O próprio nome do programa, Delegacia Legal, já faz uma referência explícita a isso, pois a legalidade das novas delegacias está ligada à ilegalidade do antigo sistema, que, por conta da debilidade da infraestrutura carcerária, mantinha presos sob custódia nas dependências das delegacias, que, pela Lei de Execução Penal brasileira, não têm a função nem a estrutura necessária para funcionar como tal.

Em dissertação intitulada *O Estado Penal e a Sociedade de Controle: O Programa Delegacia Legal como Dispositivo de Análise*, Rafael Coelho Rodrigues (2008), ao analisar as mudanças iniciadas pelo programa nas delegacias do estado, chama a atenção para o novo sistema de atendimento ao cidadão. Além da total informatização da coleta de dados, "o primeiro atendimento passa a ser feito por estudantes universitários da área de humanas, sob a supervisão de profissionais de serviço social[29] e psicologia que irão fazer uma triagem, encaminhando aqueles considerados crimes para os policiais de plantão" (RODRIGUES, 2008, p. 14) e o que for considerado demanda social para os órgãos competentes.

Essa conformação do primeiro atendimento nas delegacias, que aproxima e diferencia a demanda social do crime, estabelece dentro do âmbito das delegacias o discurso da assistência ao cidadão, pelo viés do sistema judiciário, o que Rodrigues chama de estratégias de controle social e de judicialização do campo social.

A lógica de fortalecimento do Judiciário como garantidor dos princípios constitucionais ou de cidadania (MARSHAL, 1969, p. 64, *apud* ROCHA, 2008, p. 19) configura-se na política antidrogas e de segurança pública do estado do Rio de Janeiro desse período mediante a implantação de programas de governo que têm como objetivos ações de assistência direta à população, a partir e através dos mecanismos da justiça e da lógica da segurança pública, o que já acontecia tanto no âmbito do Conen/RJ, que se vincula, por intermédio de sua Secretaria Executiva, aos programas de assistência à população da Secretaria de Justiça e Interior, como no âmbito do Cead/RJ, com a criação do Deprid, que se configura como um dispositivo de atendimento em saúde mental e de assistência social dentro da estrutura da Justiça, como veremos mais adiante.

A lógica de assistência à população através dos mecanismos da Justiça não se restringe à esfera do Conselho, como vimos no Programa Delegacia Legal, mas se espraia por toda a estrutura do Sistema Estadual Antidrogas, que tem a Secretaria de Justiça como órgão central. No que se refere à assistência social, a lógica das ações de assistência pelo viés da Justiça irá se articular com estratégias discursivas próprias da construção dessa política. A Secretaria de Ação Social e Cidadania no governo Garotinho, entre 1999 e 2002, teve como secretária a primeira dama do estado, Rosinha Garotinho, o que, nos moldes da Legião Brasileira de Assistência, esvaziava sua atuação como órgão garantidor dos direitos constitucionais e possibilitava sua vinculação direta aos interesses e estratégias do governo.

Esse período foi marcado pelo assistencialismo como forma de proteção social aos mais vulneráveis, estabelecendo-se no âmbito estadual uma série de programas ditos populares e de aproximação com entidades

---

[26] Em relação à repercussão desse caso e à vinculação da violência com a questão das drogas, encontra-se na página do movimento *Gabriela, sou da paz*, outra vítima da escalada de violência no Rio de Janeiro, no ano de 2003, o seguinte comentário: "Michelle Silveira de Moraes, 22 anos, estudante, foi assassinada pela GORDA que buscava dinheiro para comprar drogas em 21/11/1999, Niterói, Rio de Janeiro." Disponível em: http://www.gabrielasoudapaz.org/memorial/111-Michelle-Silveira-de-Moraes.htm.

[27] Disponível em: http://www.delegacialegal.rj.gov.br/decreto25599.asp.

[28] A redação desse artigo é modificada pelo Decreto 33.363, de 10 de junho de 2003, quando passa a ser: "acompanhar, monitorar e oferecer manutenção técnico-operacional e administrativa às delegacias a que se refere o inciso anterior, bem como aos postos de polícia técnica, durante o prazo de implantação do Programa." Disponível em: http://www.delegacialegal.rj.gov.br/decreto33363.asp.

[29] A falta de especificidade da atuação do profissional de Serviço Social, contratado como "técnico de atendimento social", e a ausência de profissionais no cargo de Assistente Social no referido programa levaram o CRESS/RJ a suspender o estágio em Serviço Social nas delegacias a partir de 1º de julho de 2009. Disponível em: http://www.cressrj.org.br/2noticias_res.php?recordID=689.

religiosas e filantrópicas para a realização das ações de governo, como é o caso da Comunidade S8, citada anteriormente, que em 1999 foi convidada para gerenciar a primeira clínica popular para atendimento a usuários de drogas no estado, como consta do histórico da instituição:

> Em 1999, a Comunidade S8 passa por muitas dificuldades, interrompe várias atividades e se surpreende, em dezembro de 1999, com um convite feito pelo então governador Garotinho para gerenciar a primeira clínica pública para dependentes químicos. Convite este realizado porque a ONG foi a primeira do estado do Rio de Janeiro a receber e tratar dependentes químicos há quase 30 anos e seu trabalho, que já era reconhecido pela sociedade, era agora, pelo Estado. Inaugurada em dezembro de 1999, a Primeira Clínica Popular para Tratamento de Dependentes Químicos – Clínica Michelle de Moraes, em Santa Cruz, zona oeste do Rio de Janeiro, recebe as primeiras internações em janeiro de 2000[30].

Após a inauguração da primeira clínica, outras duas foram abertas no estado: a Clínica Ricardo Iberê Gilson, no município de Valença, em 2001, e a Clínica Nise da Silveira, no município de Barra Mansa, em 2003. Todas são gerenciadas por organizações não governamentais, com histórico de prestação de assistência aos usuários de drogas, seja pelas características das comunidades terapêuticas, pela filosofia do AA ou religiosa. Desse modo, a Secretaria de Estado de Ação Social e Cidadania reativava como política de governo elementos do discurso da assistência anteriores à Constituição Federal de 1988 e à constituição da Seguridade Social brasileira, pois reafirmava como ações de governo a assistência em saúde pela assistência social e o discurso filantrópico, que passaram a ter, após a Constituição de 1988, a garantia dos direitos de cidadania como sua nova estratégia discursiva, como aponta Mestriner (2001).

Quando afirmamos que o Programa Clínica Popular reativa e revalida, na assistência social do estado, o discurso de dispositivos da assistência em saúde, estamos nos referindo ao cenário anterior à Constituição Federal de 1988, onde havia uma dicotomia entre a assistência médica e a saúde coletiva (BRAVO, 1996, p. 42), e a assistência social ainda se configurava como ações difusas de assistência à saúde e de amparo social para as pessoas incapacitadas ou excluídas do mercado formal de trabalho. A política de saúde coordenada pelo Instituto Nacional de Assistência Médica da Previdência Social (Inamps), criado pelo regime militar em 1974, assistia somente àqueles inseridos no mercado formal de trabalho, que contribuíam efetivamente para a Previdência, o que relegava grandes contingentes de trabalhadores, do mercado informal ou desempregados, à filantropia, principalmente religiosa, e aos programas pontuais de assistência em saúde promovidos pelo Ministério da Saúde.

Ao abordarmos o discurso e as ações de assistência à população promovidas pelas secretarias da esfera do Sistema Estadual Antidrogas, trabalhamos com a noção de práticas discursivas como estratégias de criação do discurso verdadeiro, que se estabelecem a partir da disputa, do saber/poder que cria realidades, formas de dominação, exclusão e interdição (FOUCAULT, 2011a). É no discurso que as formas de saber se entrelaçam com as estratégias de poder como força positiva e criativa de ações que passam a configurar como regime de verdade em infinitas articulações discursivas que se objetivam em novas ações.

A continuidade de ações de assistência em saúde renova, na Seguridade Social do estado do Rio de Janeiro, um discurso dicotômico entre a assistência social e a saúde, no que tange à área de álcool e outras drogas. Enquanto a assistência social reafirma a política de internação em saúde mental, dentro dos padrões do modelo hospitalocêntrico e através das ações de assistência em saúde, a política de saúde reafirma cada vez mais as propostas das Reformas Sanitária e Psiquiátrica que, mesmo de forma tardia e em descompasso com o desmonte da estrutura anterior, implantam os primeiros Caps, a partir de 1996.

O descompasso entre o desmonte da estrutura anterior e a consolidação da nova política da saúde é ainda maior na área de álcool e outras drogas, pois somente em 2002 o Ministério da Saúde instituiu o Centro de Atenção Psicossocial em Álcool e Drogas (Caps-ad), por meio do Decreto 336/GM, de 19 de fevereiro de 2002, sendo inaugurado o primeiro do Rio de Janeiro em 2004, o Caps-ad Raul Seixas.

A dicotomia estabelecida entre a assistência e a saúde, disciplinas que compõem a Seguridade Social, criou no estado do Rio de Janeiro barreiras que iriam, se não bloquear, dificultar muito a integralidade das ações na área de álcool e outras drogas dentro do estado. Dentre o material pesquisado, não encontramos documentos referentes à Secretaria Estadual de Saúde no plano de elaboração das ações, o que nos leva a supor que houve um isolamento dessa secretaria no interior do Sistema Estadual Antidrogas, sendo o Cead, o Deprid e o Programa Clínicas Populares que irão criar espaços de diálogo com a estrutura de Seguridade Social tanto no âmbito nacional como no municipal.

Essa configuração faz do Conselho um importante mecanismo de assistência em saúde, o que vai se concretizar a partir do ano de 2003 com a retomada da ampliação da rede de atendimento do Deprid que, como já mencionado, é gerenciado pelo presidente do Cead.

---

[30] Disponível em: http://www.comunidades8.org.br/historico_s8.html.

A mudança nos normativos da política sobre drogas, saúde e assistência social e seu rebatimento na condução da política sobre drogas no Rio de Janeiro

Com a posse de Rosinha Garotinho como governadora do estado em 2003, as ações de assistência em saúde ganharam novo impulso, sendo inaugurada a terceira clínica popular pela Secretaria de Estado de Ação Social e Cidadania (Seasc). Há, nesse período, um aumento do quadro de funcionários do Deprid, que, como órgão da Secretaria de Justiça e Direitos do Cidadão (SEJDIC), consolida-se cada vez mais como referência para o tratamento de transtornos do uso de álcool e outras drogas do estado.

A pesquisa feita pela Fundação de Amparo à Pesquisa do Estado do Rio de Janeiro (Faperj), no ano de 2005, revela que o Cead[31] atendeu, entre os anos de 1999 e 2004, 13.352 pessoas, como pode ser verificado no *site* da Fundação. O universo de pessoas atendidas pelo serviço revela sua importância no cenário das ações da saúde estadual pelo viés da justiça e da assistência, que estabelece o Deprid como polo de triagem para entrada do Programa Clínica Popular.

No ano de 2005, o Deprid foi elevado à categoria de Subsecretaria Adjunta pelo Decreto 38.237, de 14 de setembro, que instituiu a Subsecretaria Adjunta de Prevenção e Repressão ao Uso Indevido de Drogas (Saprid), que passou a ser o órgão executivo do Sistema Estadual Antidrogas.

O artigo intitulado "Panorama do tratamento de usuários de drogas no Rio de Janeiro", da revista *Saúde em Debate*, que estabelece um retrato do cenário estadual da rede de assistência em álcool e outras drogas entre os anos de 1980 e 2004, faz a seguinte análise:

> Não se pode deixar de ressaltar o fato de que durante esse período vinham sendo pensadas formas de implantação de uma política pública para o setor, no campo da saúde mental e que a iniciativa do Cead de implantar um espaço de assistência ocorre de forma totalmente desarticulada com as propostas divulgadas pelas Conferências Nacionais de Saúde Mental, estando inclusive na "contramão" de tal proposta, que privilegia uma assistência baseada no modelo de reabilitação psicossocial, não se baseando na internação como elemento primordial de uma assistência[32].

A falta de articulação das ações em saúde da Saprid/Cead – como passaremos a nos referir ao ambulatório – com a rede de saúde mental se dá além das características próprias de uma ação fragmentada, emergencial e setorizada, inerente a esse tipo de ação. Temos nesse período um cenário em que a estruturação da saúde mental para prevenção e tratamento dos transtornos derivados do consumo de álcool e outras drogas ainda é muito precária, o que leva o Ministério da Saúde a reconhecer publicamente essa deficiência no ano de 2005.

A saúde pública brasileira não vinha se ocupando devidamente com o grave problema da prevenção e tratamento de transtornos associados ao consumo de álcool e outras drogas. Produziu-se historicamente uma importante lacuna na política pública de saúde, relegando-se a questão das drogas *às* instituições da Justiça, Segurança Pública, pedagogia, benemerência e associações religiosas. A complexidade do problema contribuiu para a relativa ausência do Estado e possibilitou a disseminação em todo o país de "alternativas de atenção" de caráter total, fechado, com base numa prática predominantemente psiquiátrica ou médica, ou ainda de cunho religioso, tendo como principal objetivo a ser alcançado a abstinência. Essa rede de instituições – em sua maioria filantrópicas – cumpre um papel relevante e aponta a necessidade de assunção pela saúde pública de uma política mais clara e incisiva para o problema (BRASIL, 2005).

A assunção pela saúde pública de uma política mais clara e incisiva para a área de álcool e outras drogas se dá a partir de uma série de normativos legais, que serão implementados pelo Ministério da Saúde e pelo Poder Legislativo a partir de 2005, ano de realinhamento da Pnad/2002 pela Política Nacional sobre Drogas (PND/2005).

Além da PND/2005, temos a Lei 11.343, de 23 de agosto de 2006, que substitui as Leis 6.369, de 1976, e 10.409, de 2002. A nova lei aborda aspectos relativos à prevenção, atenção, reinserção social do usuário e dependentes de drogas e endurece a pena pelo tráfico de substâncias ilícitas, além de instituir o Sistema Nacional de Políticas Públicas sobre Drogas (Sisnad)[33], que tem a finalidade de articular, integrar, organizar e coordenar as atividades de prevenção, tratamento e reinserção social de usuários e dependentes de drogas.

Destacamos que a nova lei federal torna sem efeito a referência do Sistema Estadual Antidrogas do Rio de Janeiro à lei de 1976, que é substituída. Assim, dentro dos padrões desta pesquisa, consideramos esse o marco em que o Sistema Estadual Antidrogas deixa de ter amparo logístico e legal para suas atividades de ações de assistência em saúde. A nova lei também dá visibilidade à manutenção do Cead ainda dentro de uma lógica de Conselho criado pelo regime militar brasileiro.

---

[31] Embora o Conselho não faça atendimento direto à população, a Faperj utiliza essa nomenclatura, de uso e de conhecimento popular, em vez de se referir ao Deprid. Disponível em: http://www.faperj.br/versao-impressao.phtml?obj_id=1845.

[32] Vaissman, Ramôa & Serra, 2008, p. 130.

[33] Não encontramos alteração na Lei no que se refere a esta sigla, que antes denominava Sistema Nacional Antidrogas e passa a denominar Sistema Nacional de Políticas Públicas sobre Drogas.

Dá-se início então a uma série de modificações tanto na Saprid/Cead e no Programa Clínica Popular como no próprio interior da Secretaria de Justiça, que em 2006 sofre uma fusão com a Secretaria de Estado de Defesa do Consumidor (Sedcon) e passa a ter o "estranho" nome de Secretaria de Estado de Justiça e Defesa do Consumidor (Sejcon), por meio do Decreto Estadual 39.134, de 11 de abril de 2006[34].

A nova legislação da área de álcool e outras drogas, juntamente com as mudanças que provoca tanto na área da justiça estadual como da saúde, associa-se a outra mudança importante, dessa vez na área da assistência social, ocorrida em 2004. Naquele ano elaboravam-se o Sistema Único de Assistência Social (Pnas/2004) e a Norma Operacional Básica do SUAS (NOB/Suas), previstos na Lei 8.742, de 7 de dezembro de 1993 – a Lei Orgânica de Assistência Social (Loas).

O Suas organiza, de maneira descentralizada, as ações socioassistenciais no país, estabelecendo dois tipos de proteção social:

- A primeira é a Proteção Social Básica, destinada à prevenção de riscos sociais e pessoais, por meio da oferta de programas, projetos, serviços e benefícios a indivíduos e famílias em situação de vulnerabilidade social.
- A segunda é a Proteção Social Especial, destinada a famílias e indivíduos que já se encontram em situação de risco e que tiveram seus direitos violados por ocorrência de abandono, maus-tratos, abuso sexual, uso de drogas, entre outros aspectos[35].

A noção de proteção social do Suas está intimamente ligada ao conceito de vulnerabilidade e risco social, o que leva a Pnas a definir seus usuários, no item 2.4, da seguinte forma:

> [...] famílias e indivíduos com perda ou fragilidade de vínculos de afetividade, pertencimento e sociabilidade; ciclos de vida; identidades estigmatizadas em termos étnico, cultural e sexual; desvantagem pessoal resultante de deficiências; exclusão pela pobreza e/ou no acesso às demais políticas públicas; uso de substâncias psicoativas; diferentes formas de violência advinda do núcleo familiar, grupos e indivíduos; inserção precária ou não inserção no mercado de trabalho formal e informal; estratégias e alternativas diferenciadas de sobrevivência que podem representar risco pessoal e social[36].

A vulnerabilidade social no Suas é entendida além de seus aspectos econômicos ou de pobreza material, como impedimento do bem-estar social, sendo ampliada para perda ou fragilidade de outros vínculos sociais necessários para o exercício da cidadania, o que terá influência direta na noção de riscos individuais ou de grupo. A noção de vulnerabilidade e risco social pode ser vista a partir de sua elaboração pela saúde pública, com o início da epidemia de Aids, quando, na tentativa de explicar a doença, se associa sua incidência a certos grupos específicos, que passam a ser chamados de "grupos de risco" (AYRES, 1999).

Essa concepção de "grupos de risco" é fortemente criticada tanto por seu teor estigmatizante como pela fragilidade do argumento, pois a incidência da doença é constatada em todos os segmentos da sociedade. Estabelece-se então a noção de "comportamento de risco", o que, ainda segundo Ayres, responsabiliza apenas o indivíduo, que se torna vulnerável apenas por suas atitudes. Somente com a ampliação do conceito de vulnerabilidade se estabelece a noção de risco a partir da vulnerabilidade dos vínculos sociais com base em três eixos: social, programático/institucional e individual.

A definição dos usuários da Pnas a partir do ampliado conceito de vulnerabilidade e risco social estabelece um rompimento claro, pelo menos no âmbito da política, com a assistência social restrita ao campo das ações emergenciais e focais, muitas vezes vinculada a elementos do discurso da filantropia e da benemerência. Reforça-se nesse sentido a "assistência social como política de Proteção social articulada a outras políticas do campo social, voltadas à garantia de direitos e de condições dignas de vida" (BRASIL, 2004, p. 31).

A partir da nova perspectiva dos normativos legais citados, juntamente com a mudança de governo no estado do Rio de Janeiro, do qual toma posse o governador Sérgio Cabral (2007-2010), observam-se várias transformações na condução da política de drogas do estado, redimensionando a estrutura das ações de assistência em saúde pelo viés da Justiça. O governo Cabral, por meio do Decreto 40.486, de 1º de janeiro de 2007[37], extingue a Secretaria de Estado de Justiça e Defesa do Consumidor (Sejcon) e passa o Conselho para a estrutura da Secretaria de Estado de Assistência Social e Direitos Humanos (Seasdh).

Apontamos que não só o Cead foi transferido da extinta Sejcon para a Seasdh, mas que boa parte de sua estrutura foi inserida na estrutura desta. A partir desse período, ocorre uma série de mudanças tanto na relação da antiga estrutura de atendimento com a rede, principalmente de saúde, como na observação da função e das ações do Conselho, que será adequado à nova Política sobre Drogas, dessa vez sob o saber disciplinar da assistência social, o que dá continuidade à promoção

---

[34] Disponível em: http://www.aperj.rj.gov.br/legislacao/dec39134.htm.
[35] Disponível em: http://www.mds.gov.br/assistenciasocial/suas.
[36] Brasil, 2004, p. 33.

[37] Disponível em: http://www.fazenda.rj.gov.br/portal/resources/imprimir/print.jsp?imprimir=true&codigo=81097.

dos direitos humanos e sociais, mas sob outra ótica, a da normalização da vida a partir da maior observação dos princípios democráticos.

O Decreto 40.985, de 16 de outubro de 2007[38], mudará o nome do conselho para Conselho Estadual de Política Sobre Drogas (CEPSD), que sofrerá nova modificação em 2010, para Conselho de Política Pública sobre Drogas (CEPOPD), por meio do Decreto 42.426, de 27 de abril.

Percebemos nesse período, no que se refere à antiga estrutura do Conselho, uma articulação entre as mudanças na Política Nacional sobre Drogas, que dá os primeiros indícios que apontam para uma perspectiva protetiva, e as novas diretrizes estabelecidas para a Política de Assistência Social, a partir do Suas. O comprometimento do Suas com a efetivação da Seguridade Social brasileira, dentro do conceito de integralidade das ações de proteção social, leva a uma maior proximidade do atendimento prestado pela antiga Saprid/Cead, que passa a se chamar Centro Estadual de Assistência sobre Drogas, com a rede de saúde das três esferas de governo. Como exemplo disso temos a efetivação de fato, no mesmo ano, de dispositivos da saúde como porta de entrada para o Programa Clínica Popular, como o Centro Psiquiátrico do Rio de Janeiro (CPRJ) e os Caps.

Alguns outros avanços podem ser verificados com a reativação do Conselho Estadual e a elaboração de seu regimento interno (aprovado em 9 de maio de 2012), garantindo seu caráter deliberativo e normativo, dentro dos princípios democráticos de paridade entre governo e sociedade civil e de incentivo à participação popular. Ainda em processo de avaliação e mudança, as chamadas clínicas populares agora se configuram Unidades de Internação Eletiva em Assistência.

Apontamos que, a partir de 2007, tanto o Conselho como o Cead, bem como o Programa Clínica Popular, passaram por um período extremamente conturbado em decorrência do desmonte da estrutura anterior, o que causou o esvaziamento do atendimento e uma série de desencontros na condução das ações, sendo a percepção das modificações em processo muito mais caracterizada pelo sucateamento da antiga estrutura do que como uma aproximação e adequação aos dispositivos legais.

Destacamos também que as lacunas documentais com que nos deparamos na pesquisa vão muito além do período da ditadura militar brasileira e dos primeiros anos após a Constituição de 1988, o que, de certa forma, já era esperado. O que nos chamou atenção é que essas lacunas permaneceram mesmo nas décadas de 1990 e 2000, o que corrobora a impressão desta pesquisa de manutenção de uma política autoritária e não transparente na condução das ações do Conselho e dos dispositivos de atendimento vinculados a ele, somente modificada a partir de 2007, quando se inicia, em meio ao caos provocado pelo desmonte da estrutura anterior, um processo de publicização e compromisso maior com os ditames democráticos.

Referências

AYRES, J.R.C.M ... [et al] Vulnerabilidade e prevenção em tempos de Aids. In Sexualidade pelo avesso: direitos, identidade e poder. BARBOSA, R.M.; PARKER, R. (Orgs) São Paulo: 34, 1999.

BRASIL. Legislação sobre entorpecentes no Brasil. Brasília: Ministério da Justiça/Conselho Federal de Entorpecentes, 1992.

_____. Norma Operacional Básica do Sistema Único de Saúde, NOB/SUS 96. Brasília: Ministério da Saúde, 1996.

_____. Coleção Previdência Social. Volume 07. Brasil: Ministério da Previdência Social e Assistência Social/Secretaria de Previdência Social, 2001.

_____. A Política de Saúde no Brasil nos anos 90: avanços e limites. Elaborado por Barjas Negri. Brasília: Ministério da Saúde, 2002.

_____. Política Nacional de Assistência Social – PNAS. Resolução nº 145, de 15 de outubro de 2004, Brasília: Ministério do Desenvolvimento Social e Combate à Fome/Secretaria Nacional de Assistência Social, 2004.

_____. Reforma Psiquiátrica e política de saúde mental no Brasil. Documento apresentado à Conferência Regional de Reforma dos Serviços de Saúde Mental, Brasília: Ministério da Saúde, Secretaria de Atenção à Saúde, DAPE, Coordenação Geral de Saúde Mental, 2005.

_____. Legislação e Políticas Públicas sobre Drogas. Brasília: Presidência da República, Secretaria Nacional de Políticas Sobre Drogas, 2008.

_____. Colegiado de gestão regional na região de saúde intraestadual: orientações para organização e funcionamento. Brasília: Ministério da Saúde, Departamento de Apoio a Gestão Descentralizada, 2009.

BOBBIO, N. A era dos direitos. Tradução de Carlos Nelson Coutinho – Rio de Janeiro: campus – 1992.

BRAVO, M.I.S. Serviço Social e Reforma Sanitária: lutas sociais e práticas profissionais. Brasil: Cortez e UFRJ,1996.

CANDIOTTO, C. Governo e direção de consciência em Foucault. In Natureza Humana, vol. 10, nº 2, São Paulo, 2008.

_____. A governamentalidade política no pensamento de Foucault. In Filosofia Unisinos, Vol. 11 (1) p. 33-43, São Leopoldo, RS, 2010.

DEL OLMO, R. A face oculta da droga. Trad. Teresa Ottoni. Rio de Janeiro: Revan,1990.

FOUCAULT, M. Vigiar e punir: nascimento da prisão. Trad.: Lígia M. Pondé Vassalo. Petrópolis: Vozes, 1987.

_____. As palavras e as coisas: uma arqueologia das ciências humanas. Trad. Salma Tannus Muchail. 8ª ed.. São Paulo: Martins Fontes, 1999.

_____. Em defesa da sociedade. Trad. Maria Ermantina Galvão. 4ª ed., São Paulo: Martins Fontes, 2005.

_____. Segurança, território, população. Curso dado no Collège de France (1977-1978) Tradução Eduardo Brandão, Revisão Claudia Berliner. São Paulo: Martins Fontes, 2008a.

_____. Nascimento da biopolítica. Trad. Eduardo Brandão. São Paulo: Martins Fontes, 2008b.

_____. A arqueologia do saber. Trad. Luis Felipe Baeta Neves. 7ª ed., Rio de Janeiro: Forense Universitária, 2008c.

---

[38] Anexo VI.

_____. Microfísica do poder. Org e Trad.: Roberto Machado. Rio de Janeiro: Graal, 2010a.

_____. História da loucura: na idade clássica. Tradução José Teixeira Coelho Neto, 9ª ed., São Paulo: Perspectiva, 2010b.

_____. Estratégia poder-saber. Organização e seleção de textos Manoel Barros da Motta. Tradução Vera Lúcia Avelar Ribeiro, 2ª ed., Ditos e Escritos vol. IV, Rio de Janeiro: Forense Universitária, 2010c.

_____. História da sexualidade II: o uso dos prazeres. Trad. Maria T. C. Albuquerque; revisão técnica J. A. Guilhon Albuquerque. Rio de Janeiro: Graal, 2010d.

_____. A ordem do discurso – aula inaugural Collège de France, 2 de dezembro de 1970. Trad.: Laura F. A. Sampaio, São Paulo: Loyola, 2011a.

_____. História da sexualidade I: a vontade de saber. Trad. Maria T. C. Albuquerque e J. A. Guilhon Albuquerque, Rio de Janeiro: Graal, 2011b.

GARCIA, M.L.T.; LEAL, F.X.; ABREU, C.C. A política antidrogas brasileira: velhos dilemas. Universidade Federal do Espírito Santo, Vitória. In Psicol. Soc. Vol. 20 nº 2 Porto Alegre, Mario/Agosto, 2008

LIMA, R.C.C. Uma história das drogas e seu proibicionismo transnacional: relações Brasil-Estado Unidos e os organismos internacionais. Tese (Doutorado em Serviço Social) Orientador: Eduardo Mourão Vasconcelos. Universidade Federal do Rio de Janeiro, UFRJ, Escola de Serviço Social/Programa de Pós-Graduação em Serviço Social, 2009.

LIMA, R.C.C.; ALARCON, S. Problematizações a partir da caracterização dos usuários de álcool e outras drogas na 1ª Clínica Popular do estado do Rio de Janeiro. Secretaria de Estado de Ação Social (SAS). XI CBAS / III Encontro Nacional de Segurídade e Assistência Social, 2004.

MESTRINER, M.L. O Estado entre a filantropia e a Assistência Social. 3ª ed., São Paulo: Cortez, 2008.

PEREIRA, P.A.P. Política Social, cidadania e Neoliberalismo: reflexão sobre a experiência brasileira. In: CARVALHO, D.B.B.; DEMO, P.; SOUSA, N.H.B. (org.) Novos paradigmas da política social. Programa de Pós-Graduação Política Social/Departamento de Serviço Social. Brasília: UNB, 2002.

RIBEIRO, C. [et al] Discursos e práticas na construção de uma política de segurança: o caso do governo Sérgio Cabral Filho (2007-2008). In: Segurança, tráfico e milícias no Rio de Janeiro. Justiça global, Rio de Janeiro: Fundação Heinrich Böll, 2008.

ROCHA, A.F.O. Judiciário e Políticas Públicas: a concretização dos direitos fundamentais – sociais. In Revista da SJRJ, nº 27, p.19-32, Rio de Janeiro, 2010.

RODRIGUES, L.B. (Coordenadora) Tráfico e Constituição: um estudo sobre a atuação da justiça criminal do Rio de Janeiro e de Brasília no crime de tráfico de drogas. Pesquisa realizada entre 2007 e 2009, parceria UFRJ e UNB. In Revista Jurídica, V. 11, nº 94, p. 1-29, Brasília, 2009.

_____. Controle penal sobre as drogas ilícitas: o impacto do proibicionismo no sistema pena e na sociedade. Tese (Doutorado – Programa de Pós-Graduação em Direito), Orientador: Sérgio Salomão Shecaira. Faculdade de Direito da Universidade de São Paulo, São Paulo, 2006.

RODRIGUES, R.C. O Estado Penal e a Sociedade de Controle: o Programa Delegacia Legal como Dispositivo de Análise, (Mestrado – Programa de Pós-Graduação em Psicologia), Orientadora: Maria Lívia do Nascimento. Instituto de Ciências Humanas e Filosofia da Universidade Federal Fluminense, Niterói, RJ, 2008.

SILVA, A. F. Processo de construção da Política Sobre Drogas e o lugar da SEASDH como sua gestora no estado do Rio de Janeiro a partir de 2007. Dissertação (Mestrado em Serviço Social), Rio de Janeiro: PUC – RJ, Departamento de Serviço Social, 2012. 200fls

VAISSMAN, M.; RAMOA, M.; SERRA, A.S. Panorama do tratamento dos usuários de drogas no Rio de Janeiro. In Saúde em debate, v. 32, nº 78/79/80 p. 121-132, 2008.

Capítulo 16

A Política Nacional de Drogas – Para Onde Estamos Indo?

Ana Cecilia Petta Roselli Marques

■ Premissas éticas, filosóficas e científicas desenvolvidas a partir das discussões ocorridas nos fóruns internacionais da Organização das Nações Unidas

As drogas estão presentes em toda a história da humanidade, o que nos leva a encarar como irreal a expectativa de uma sociedade totalmente livre delas, de usuários e de dependentes. Essas substâncias não são "boas ou más", já que mesmo em pequenas quantidades podem produzir efeitos imprevisíveis e peculiares nos usuários, todos diferentes entre si, e isso decorre de sua principal ação, que acontece no sistema límbico e em áreas afins, essencial no determinismo das emoções, na luta pela sobrevivência, no juízo crítico da realidade e na tomada de decisão. Logo, não existe uso seguro.

Cada droga tem seu perfil farmacológico (farmacocinético, farmacodinâmico), produz efeitos individuais de acordo com as vulnerabilidades, a genética, e outros fatores de risco intrínsecos, assim como sofre a influência do ambiente, com seus fatores de risco extrínsecos, padrão, via de administração, entre outros aspectos ainda não totalmente elucidados.

Ao longo dos anos, os problemas decorrentes do consumo de drogas de abuso vêm aumentando, o que deve priorizar o desenvolvimento e a implantação de políticas direcionadas para quem faz uso de substâncias lícitas para adultos e demandar mais recursos do que os dedicados às ilícitas.

Para a construção de uma política de drogas, todos os membros do processo necessitam capacitar-se sobre o tema continuamente. Os representantes do governo, de diferentes instituições/associações, os profissionais de diferentes áreas, os cidadãos, todos são parte do processo, incluindo os dependentes e seus familiares, cada um em seu papel. Elaborar, implantar, implementar e avaliar a política são deveres de todos os cidadãos, não só do Estado.

A primeira etapa para a construção de uma política deve ser a formação de uma equipe de trabalho inter e multidisciplinar, com um levantamento epidemiológico que fará o diagnóstico da situação local, um levantamento dos recursos disponíveis e necessários para o desenho das ações de redução da demanda e de controle da oferta, todas fundamentadas pelas melhores e mais modernas evidências científicas e pela cultura vigente.

Intervenções breves são preconizadas para a detecção precoce de problemas relacionados ao uso de álcool, tabaco e outras drogas, pois são custo-efetivas em diferentes ambientes. O transtorno por uso de substâncias ou uso dependente é uma doença tratável, e a família e a comunidade são consideradas dimensões muito relevantes tanto na prevenção como na reabilitação e na reinserção social.

Medidas de controle da oferta, como a fiscalização das leis que protegem menores de 18 anos do acesso às bebidas alcoólicas e cigarros de tabaco, o banimento da propaganda, a taxação do produto e o aumento do preço, a venda em locais especiais para este fim, o aumento da idade para compra, entre outras, são ações efetivas e de baixo custo.

No Brasil, a partir do final do século XX, iniciou-se uma estruturação federal para o desenvolvimento de uma Política de Drogas com a criação da Secretaria Nacional Antidrogas (Senad), assumindo o tema como uma prioridade nacional.

■ Medidas de redução da demanda

A carga de doenças crônicas e anos perdidos por incapacidades (DALYS), um índice criado pela Organização

Mundial da Saúde (OMS), é composto por diferentes fatores considerados de risco, que incidem na população em determinado período, sendo considerado um dos indicadores utilizados para acompanhar a eficácia das políticas de saúde, cuja base de dados é fornecida pelos países e cujos fatores são calculados e ordenados em função de seu maior peso como agente causal de doenças e incapacidades e mortalidade precoces (Quadro 16.1).

A mudança no DALYS já foi observada em países onde foi aplicada a intervenção breve (IB) em diferentes ambientes de tratamento e com diferentes objetivos, como, por exemplo, na atenção primária à saúde para detecção precoce de usuários problemáticos e motivá-los para uma investigação mais aprofundada (CHISHOLM et al., 2004).

Pressupostos do tratamento

- A dependência de drogas é uma doença crônica que se desenvolve no cérebro, recorrente e complexa, atingindo o indivíduo como um todo, e é tratável.
- Por ser uma síndrome, é produzida por determinantes diversos, biológicos e psicossociais; da mesma maneira, seu tratamento deve atingir todos os determinantes.
- A família do dependente deve receber tratamento concomitantemente.
- Não existe tratamento único, e sim um projeto terapêutico individualizado, fundamentado nas melhores práticas disponíveis, comprovadas cientificamente.
- A intervenção terapêutica deve ser aplicada por equipe multidisciplinar.
- A desintoxicação, fase inicial do tratamento, tem como objetivo um diagnóstico aprofundado e a participação do indivíduo no planejamento de seu projeto terapêutico.
- A dependência cursa com outras morbidades, e todas precisam ser tratadas: em média, 50% dos dependentes apresentam transtornos mentais e de comportamento, e 60%, complicações clínicas.
- A cognição do dependente está modificada pela doença e, portanto, a entrevista motivacional precisa ser aplicada ao longo de todo o tratamento.
- A abstinência é a meta desejável e aquela que produz melhor desfecho.
- A "fissura" é um dos sintomas que mais dificultam a manutenção da meta e, portanto, deve ser alvo desde o início do tratamento
- A recaída faz parte da doença, mas deve ser evitada por meio de uma intervenção chamada Prevenção de Recaída.
- O tratamento é composto por uma fase de desintoxicação, outra de aquisição e, a seguir, aplicam-se a manutenção e o seguimento; todas essas etapas são importantes.
- A terapia comportamental é a que produz melhores resultados, principalmente se associada à farmacoterapia.
- Cerca de 90% dos dependentes podem ser tratados em regime ambulatorial.
- O tratamento não precisa ser voluntário para ser efetivo.

Quadro 16.1 Índice para doenças crônicas

Países em desenvolvimento	Brasil	Países desenvolvidos
Alta mortalidade	Baixa mortalidade	
1. Peso baixo	Álcool (9,2%)	Tabaco (12,2%)
2. Sexo inseguro	Hipertensão	Hipertensão
3. Água não potável	Tabaco (7,0%)	Álcool (9,2%)
4. Poluição dos ambientes fechados	Baixo peso	Colesterol
5. Deficiência de zinco	IMC	IMC
6. Deficiência de ferro	Colesterol	Baixa ingestão de frutas e vegetais
7. Deficiência de vitamina A	Baixa ingestão de frutas e vegetais	Inatividade física
8. Hipertensão	Poluição dos ambientes fechados	Drogas ilícitas (1,8%)
9. Tabaco (2,0%)	Deficiência de ferro	Sexo inseguro
10. Colesterol	Água não potável	Deficiência de ferro
11. Álcool	Sexo inseguro	Exposição ao chumbo
12. Baixa ingestão de frutas e vegetais	Exposição excessiva	Abuso sexual de crianças

IMC: índice de massa corporal. Fonte: OMS, 2008.

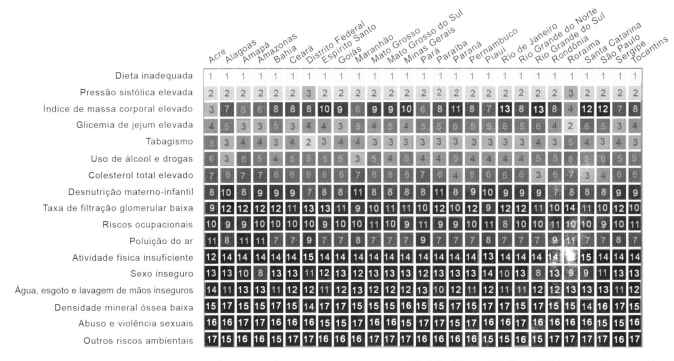

Figura 16.1 *Ranking* dos 17 principais fatores de risco, do nível 2, para todas as causas de *Disability Adjusted Life Years* (DALYs), padronizados por idade, para ambos os sexos, em 2015, por Unidade Federativa do Brasil, GBD, 2015. (GBD, Brasil, 2018.)

- O tratamento deve atingir as populações especiais com igualdade, universalidade, integralidade e inclusão das especificidades necessárias para a obtenção de bons resultados nos diferentes grupos.
- O tratamento da dependência deve ser prioridade de todos os governos.
- O direito à saúde com qualidade, o que significa a assistência baseada em evidências científicas disponíveis e replicáveis, deve ser informado para a comunidade.

■ A necessidade de revisão das técnicas aplicadas e de criação de um sistema de atenção à saúde do usuário dependente

Esse sistema poderia ser formado por um conjunto de ambientes de tratamento regidos pelo Sistema Único de Saúde (SUS – Leis 8.080/90, 8.142/90 e 10.216/01), devendo sua reorientação se fundamentar nas evidências científicas: UMA POLÍTICA ASSISTENCIAL CONSTRUÍDA PARA TODOS.

Pessoas que têm experiências de sofrimento mental mais ou menos graves precisam ter suas necessidades sociais e de saúde atendidas, e o modelo atual não oferece essas possibilidades. A Portaria 11, de 2019, vem redirecionar o sistema, incluindo todos os serviços de modo hierarquizado, atualizando as intervenções e buscando avaliar sua efetividade (Figura 16.2).

■ Tratamento especializado

Uma equipe mínima treinada pode ser alocada em todos os níveis de atenção à saúde, isto é, na atenção básica, dentro do Programa Estratégia de Saúde da Família, dentro do ambulatório geral ou especializado, em hospitais gerais etc. É imprescindível a adoção de um modelo que observe o transtorno em todas as suas fases, na intoxicação, na prevenção da recaída e na estabilização do transtorno, e seja seguido por uma fase de manutenção para avaliar a autonomia, além da fase de seguimento de uma doença crônica. A reinserção social pode iniciar-se durante a fase de manutenção ou logo a seguir, dependendo da gravidade do transtorno (Figura 16.3).

■ O antigo modelo brasileiro

Durante as últimas décadas do século XX, o país viveu a Reforma Psiquiátrica, que culminou com o fechamento de muitos hospitais psiquiátricos e, consequentemente, a queda da taxa de leitos muito abaixo da média recomendada pela OMS (de 0,45 para 0,10). Surgem os Centros de Atenção Psicossociais (CAPS) para acolher e tratar os egressos do ambiente hospitalar. Do modelo hospitalocêntrico, vive até hoje um modelo "capsilocêntrico".

A Portaria 11 do Ministério da Saúde, de 2019, redireciona o modelo para o desenvolvimento de cuidados para todos os indivíduos que se utilizam do SUS,

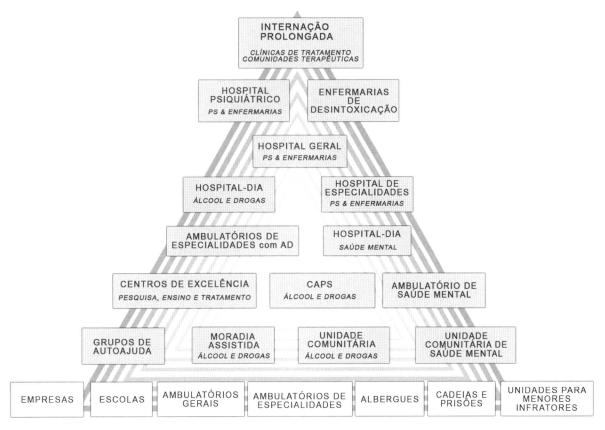

Figura 16.2 Intervenções e avaliação da efetividade.

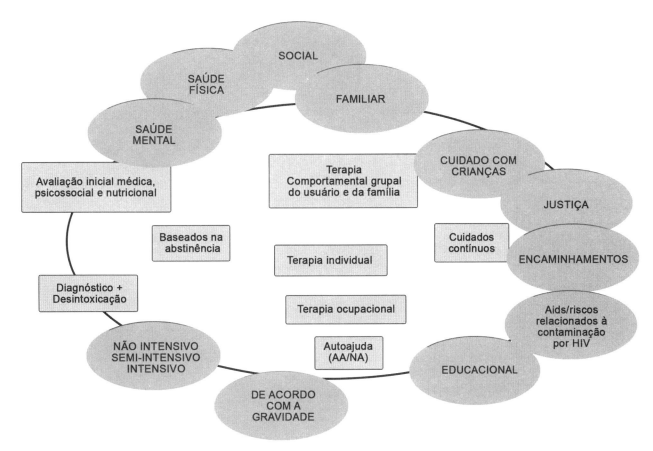

Figura 16.3 Gravidade dos transtornos.

os usuários problemáticos e dependentes, e redefine os seguintes princípios:

Dentro das diretrizes do SUS, propõe-se a implantação de uma rede de serviços aos usuários que seja plural, com diferentes graus de complexidade, e que promova assistência integral para diferentes demandas, desde as mais simples às mais complexas/graves.

A farmacoterapia e as intervenções psicossociais produzem resultados mais efetivos e sua composição deve ser baseada na gravidade do transtorno:

1. Os pacientes que apresentam transtornos mentais, no âmbito do SUS, recebem atendimento na Rede de Atenção Psicossocial (Raps). A construção de uma rede de assistência segura, eficaz e humanizada às pessoas com transtornos mentais tem sido um processo contínuo.
2. A Política de Saúde Mental deve ser acessível para todos, eficaz, resolutiva e humanizada.
3. Todos os aprimoramentos respeitam a Lei 10.216/01.
4. A ampliação da Raps, que passa a contar com hospitais psiquiátricos especializados, hospitais-dia, unidades ambulatoriais e Caps IV-AD, além dos antigos serviços já existentes, com o objetivo de ofertar uma variedade de cuidados que possam dar conta das diferentes necessidades dos pacientes e seus familiares. Passa a ser formada pelos seguintes serviços: Caps, em suas diferentes modalidades; serviço residencial terapêutico (SRT); unidade de acolhimento (adulto e infanto-juvenil); enfermarias especializadas em hospital geral, hospital psiquiátrico e hospital-dia; atenção básica, urgência e emergência; comunidades terapêuticas; ambulatório multiprofissional de saúde mental e unidades ambulatoriais especializadas. Todos são igualmente importantes e devem ser incentivados, ampliados e fortalecidos (Figura 16.4).

■ Novas tecnologias para o tratamento: o Ambulatório de Especialidades em Psiquiatria (AME PSIQUIATRIA)

- Estratégia Ambulatório Médico de Especialidades (AME) aplicada à psiquiatria.
- Departamentos de psiquiatria (FMUSP, Unifesp, FCM-Santa Casa, Unisa), Cremesp e MPE.

Objetivos

- Complementar e fortalecer o atual sistema de atendimento em saúde mental (Caps).
- Otimizar o atendimento de pacientes com transtornos mentais graves recém-saídos de internação.

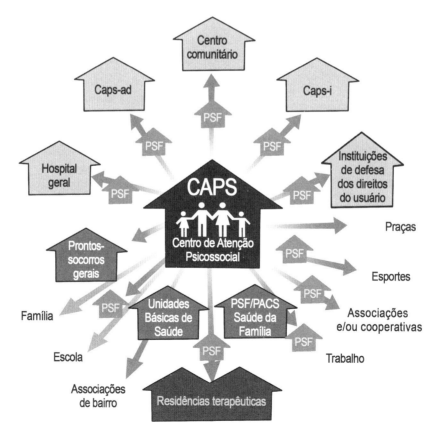

Figura 16.4 Rede de atenção à saúde. (Fonte: Manual CAPS. Relatório de Auditoria Operacional – Sistema Nacional de Políticas sobre Drogas, 2012. Disponível em: www.tcu.gov.br.)

- Referência de atendimento para pacientes com transtornos mentais atendidos em UBS, Caps, Nasf e Cecos.
- Intercâmbio técnico e científico com os departamentos de psiquiatria das universidades paulistanas.

■ Outras respostas ao desafio assistencial

Internação em comunidades terapêuticas supervisionadas pelo SUS por meio do Caps-ad, internações em enfermarias especializadas, avaliações especializadas das comorbidades, exames complementares, farmácia pública, tratamento da família, programas da atenção básica, rede social de apoio, entre outros recursos necessários.

Medidas de redução da demanda: a prevenção baseada em riscos

Princípios

- Desenvolver todos os tipos: universal, seletiva e indicada.
- Fatores de risco devem ser investigados e utilizados para desenvolver a intervenção.
- Cultura e contexto modulam as ações preventivas.
- São recomendadas intervenções baseadas em evidências científicas.
- O modelo preconizado é aquele elaborado com multicomponentes.
- Treinamento/atualização e supervisão da equipe devem ser processos contínuos.
- A comunidade deve participar em todos os níveis.
- Os principais gestores e demais segmentos sociais devem manter-se na mesma direção.
- A prevenção na escola começa no ensino infantil.

Prevenção na escola

1. A prevenção começa em casa e continua na escola e na comunidade.
2. A escola é um espaço relevante para a prevenção, pois agrega as famílias, para a construção do modelo de proteção fundamentado na investigação dos fatores de risco.
3. O estudante é o principal protagonista das ações de prevenção, mas a articulação com os professores e pais é imprescindível.
4. O projeto da escola deve estar de acordo com a cultura institucional e basear-se em evidências científicas e nos levantamentos entre os estudantes.
5. O treinamento dos professores e pais é indispensável e deve ser permanente.
6. A avaliação é parte imprescindível de qualquer projeto, e seus resultados redirecionam o projeto a cada etapa, se necessário.

7. A divulgação dos resultados faz parte de qualquer projeto (CATALANO *et al.*, 2012; AOS *et al.*, 2011; KAMINER & WINTER, 2011; O'CONNELL *et al.*, 2009; HAWKINS *et al.*, 1999).

Medidas de controle da oferta

- Aumento do preço (TOOMEY & WAGENAAR, 2002).
- Taxação sobre o produto.
- Locais especiais e licenças para venda com fechamento de bares mais cedo.
- *Checkpoints* com bafômetro.
- Banimento da propaganda (CHISHOLM *et al.*, 2004).
- Aumento da idade mínima para compra (O'MALLEY & WAGENAAR, 1991).
- Restrição da densidade dos pontos de venda no *campus*, nas vizinhanças das escolas, serviços de saúde e assistência social, e nas estradas (CHALOUPKA & WECHSLER, 1996).
- Treinamento de garçons (SALTZ & HENNESSY, 1990).
- Alcoolemia zero para dirigir (HINGSON *et al.*, 1996, 2000).
- Sistema gradual de obtenção da carteira de motorista para novatos e suspensão efetiva da carteira em caso de infrações.

■ A experiência de Diadema

- Fechamento dos bares às 23 horas com fiscalização contínua pela guarda civil municipal e polícias civil e militar (Lei Seca, 2002).
- Notificação para regularização, aplicação de multas.
- Cancelamento do regime especial de funcionamento.
- Fechamento administrativo do estabelecimento.
- Disque denúncia.

Resultados em 3 anos

- Foram salvas 267 vidas.
- Média antes da lei: 22 mortes/mês; depois da lei, 12 mortes/mês.
- Diminuição de 89 mortes por ano numa cidade de 360 mil habitantes, ou seja, 25 mortes por grupo de 100 mil; antes da lei: 103 mortes/100 mil.

■ Pesquisa sobre beber e dirigir

- Levantamento de dados referente ao comportamento de beber e dirigir de condutores de veículos automotores em vias públicas de tráfego automobilístico nas cidades de Diadema e Santos/SP.
- Em Diadema, 23,65% dos motoristas pesquisados apresentavam algum traço de álcool; em 19,42% desses, os níveis de álcool estavam iguais ou acima dos limites legais (antes da Lei Seca).

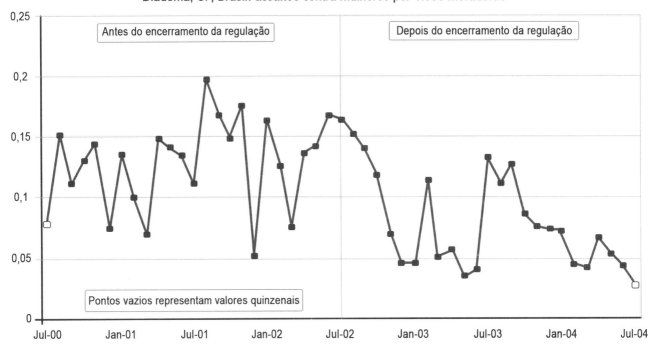

Figura 16.5 Diadema, Brasil – ataques contra mulheres/1.000 residentes.

- Em Santos, 17,03% dos motoristas pesquisados apresentavam algum traço de álcool; desses, 14,81% estavam com níveis de álcool iguais ou acima dos limites legais.
- **Uniad:** em Diadema (2004), a taxa era de 23,7 para alcoolemia positiva e de 19% para alcoolemia maior que 0,6g/L (antes da Lei Seca).
- **Inpad:** o I LENAD (2008) mostrou que a taxa dos que dirigem alcoolizados no Brasil varia de 35% a 42%.
- **Inpad:** em Minas Gerais (2010), mais de 31% têm chance 1,4 vez maior de dirigirem alcoolizados, beberem de uma a duas vezes por semana e não usarem cinto de segurança.
- **UFRS/Senad:** em 27 capitais (2010), pessoas com mais de 30 anos têm chance 2,6 vezes maior de dirigirem alcoolizadas.

Opinião da população brasileira

Um dos resultados relevantes da última série epidemiológica sobre o uso de drogas, a cultura vigente e os comportamentos associados é apresentado na Figura 16.6.

■ É necessária uma "nova" política?

Princípios de uma política de drogas moderna

1. O transtorno por uso de substâncias é uma doença que se desenvolve no cérebro, crônica, recorrente e fatal, se não for tratada.
2. A política sobre drogas não é uma escolha entre "guerra às drogas" e legalização, mas uma combinação de estratégias baseadas em evidências científicas para proteger a população e, portanto, efetivas e de baixo custo.
3. A integração de prevenção, detecção precoce e IB com o tratamento especializado é um componente fundamental já testado em relação à custo-efetividade.
4. A melhor estratégia para reduzir o uso e suas consequências consiste em reduzir o uso e atingir a abstinência. Salas de uso e legalização devem ser banidas, pois mantêm a doença e suas graves complicações.
5. A manutenção e a expansão dos tratamentos com farmacoterapia assistida são medidas urgentes.
6. Proteger os direitos humanos é dar acesso às medidas de prevenção e tratamento, principalmente para crianças e adolescentes, assim como para aqueles que estão em conflito com a lei e demais populações especiais.
7. A reforma do sistema de justiça para tratar os dependentes em conflito com a lei deve ser desenvolvida, assim como o combate ao tráfico e à produção de drogas.
8. A função do Estado é proteger os cidadãos das drogas, pois estas atingem não só o usuário, mas também seu entorno.
9. O problema das drogas deve ser uma responsabilidade compartilhada internacionalmente, e para isso é preciso reafirmar as convenções da ONU (KERLIKOWSKE, 2012).

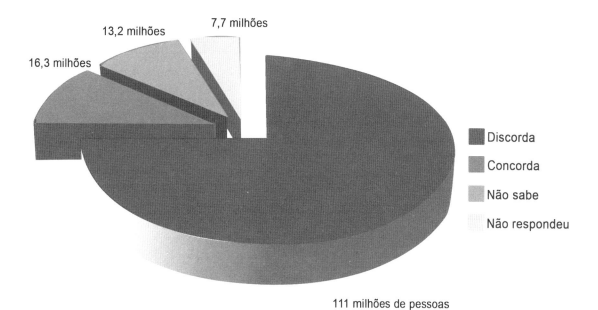

Figura 16.6 Opinião sobre a legalização da maconha. (Fonte: II LENAD, INPAD/CNPQ, 2012.)

Para o Brasil não é necessária uma "nova política", porém urge auditar as medidas já implantadas e, a partir dos resultados, garantir a implantação daquelas que ainda faltam. No entanto, antes é preciso atualizar e redirecionar o modelo assistencial, respeitando o SUS.

Recomendações da Abead

- Banimento da propaganda de bebidas alcoólicas.
- Banimento da propaganda de cigarros de tabaco nos pontos de venda em parceria com a ACT.
- Lei para regulamentar/taxar a venda de bebidas alcoólicas, assim como de locais especiais para venda.
- Reforçar a necessidade da fiscalização contínua das leis já existentes.
- Criação de capítulos para populações especiais, como crianças, adolescentes, mulheres, gestantes, lactantes, idosos, LGBTQA+ e indígenas.
- Urge o desenvolvimento de medidas preventivas para todos os usuários e para as famílias.
- Todos os profissionais da saúde, da assistência social e também os educadores devem participar na detecção precoce do consumo de todas as drogas, um fenômeno muito mais frequente do que se pensa.
- A triagem, detecção precoce e IB para usuários constituem uma medida efetiva e devem ser implantadas na atenção básica.
- Definição de um novo modelo de tratamento e da relevância da rede e do Projeto Diretrizes da AMB, reforço às práticas baseadas em evidências científicas.
- Estimular a avaliação das políticas e garantir seu redirecionamento de ações e recursos, se necessário.

Referências

AMERICAN PSYCHIATRY ASSOCIATION. Manual Diagnóstico sobre Transtornos Mentais. 2009. Disponível em: http://www.tdahmente.com/wp-content/uploads/2018/08/Manual-Diagn%C3%B3stico-e-Estat%C3%ADstico-de-Transtornos-Mentais-DSM-5.pdf

AMERICAN SOCIETY OF ADDICTION MEDICINE. Public Policy Statement on Fair Treatment of Persons Whose Job Performance is Impaired by Alcoholism and Other Drug Addiction. 2008. Disponível em: https://www.asam.org/docs/default-source/public-policy-statements/1fair-treatment-4-09.pdf?sfvrsn=449717a8_0

ASSOCIAÇÃO BRASILEIRA DE ESTUDOS DE ÁLCOOL E OUTRAS DROGAS. ABEAD. Disponível em: https://www.abead.com.br/

ASSOCIAÇÃO BRASILEIRA DE PSIQUIATRIA 2009. Disponível em: https://www.abp.org.br/ Projeto Diretrizes. Disponível em: http://www.abpbrasil.org.br/2011/arquivos/diretrizes_final.pdf

BABOR, T.F.; CUALKINS, J.P.; GRIFFITH, E. et al. Drug Policy and the Public Good. Oxford University Press, 2010.

BOYUM, D.A.; CAULKINS, J.P.; KLEIMAN, M.A.R. Drugs, Crime and Public Policy, in Crime and Public Policy, edited by James Q. Wilson and Joan Petersilia. New York; Oxford University Press; 2010: 368-410.

CAULKINS, J.P.; DUPONT, R.L. Is 24/7 Sobriety a Good Goal for Repeat Driving Under the Influence (DUI) Offenders? Addiction 105, nº 4; 2010:575-7.

CAULKINS, J.P.; Reuter, P. How drug enforcement affects drug prices. In Crime and Justice. A review of research, vol. 39, ed. Michael Tonry. Chicago University of Chicago Press; 2010: 213-72.

CAULKINS, J.P.; ROSALIE, L.P.; PADDOCK, S.; CHIES, J. School-Based Drug Prevention: What kind of drug use does it prevent? Santa Monica CA: Rand; 2002.

COURTWRIGHT, D.T. Mr. Atod's Wild Ride What do alcohol, tobacco and other drugs have in common? Social History of Alcohol and Drugs 2005; 20:105-40.

CHISHOLM, D.; REHM, J.; VAN OMMEREN, M.; MONTEIRO, M. Reducing the global burden of hazardous alcohol use: a comparative cost-effectiveness analysis. Journal of Studies on Alcohol 65:782-793,

EMBRY, D.D.; BIGLAN, A. Evidence-based Kernels: Fundamental Units of Behavioral Influence. Clinical Child and Family Psychology Review 2008; 11(3):75-113.

HAWKEN, A. Behavioral Triage: A New Model for Identifying and Treating Substance-Abusing Offenders. Journal of Drug Policy Analysis 2010; 3. HAWKEN, A.; KLEIMAN, M. H.O.P.E. for Reform. American Prospect Online 2007. Disponível em: http://www.prospect.org/cs/articles?article+hope_for_reform. HUNT, P.; KHOSLA, R. Are drug companies living up to their human rights responsibilities? The perspective of the former United Nations Special Rapporteur (2002-2008). PLoS Med 2010 Sep 28; 7(9):e1000330. doi: 10.1371/journal.pmed.1000330

INSTITUTE OF MEDICINE Medicine 2008. Disponível em: http://www.iom.edu.np/

KLEIMAN, M.A.R.; CAULKINS, J.P.; HAWKEN, A. Drugs and Drug Policy. What everyone needs to know. Oxford University Press, Inc 198 Madison Avenue, New York, NY 10016. July 13; 2011.

KLEIMAN, M.A.R. Against Excess: Drug Policy for Results. New York: Basic Books; 1992.

LANTZ, JACOBSON, P.D.; KENNETH, E.W. et al. Investing in Youth Tobacco Control : A review of Smoking Prevention and Control Strategies. Tobacco Control 2000; 9:47-63.

MCCONNELL, J.L.; WADZINSKI, B.E. Targeting Protein Serine/Threonine Phosphatades for Drug Development. American Society for Pharmacology. Mol Pharmacol 2009 Jun; 75(6):1249-61.

NATIONAL INSTITUTE ON DRUG ABUSE. Preventing drug abuse among children and adolescentes. Disponível em: http://www.nida.nih.gov/prevention/risk.html.

NATIONAL INSTITUTE ON DRUG ABUSE. Principles of drug abuse treatment for criminal justice populations: a research-based guide [Internet]. 2nd ed. Washington: U.S. Department of Health and Human Services, 2009. Disponível em: http://www.drugabuse.gov/PODAT/PODATIndex.html.

NATIONAL INSTITUTE ON DRUG ABUSE. Principles of drug addiction treatment: a research-based guide. 2nd ed. Bethesda: National Institute on Drug Abuse, 2009.

NATIONAL INSTITUTE ON DRUG ABUSE. Preventing drug abuse among children and adolescentes. Disponível em: http://www.nida.nih.gov/prevention/ risk.html.

RIECKMANN, T.R.; KOVAS, A.E.; FUSSEll, H.E.; STETTLER, N.M. Implementation of evidence-based practices for treatment of alcohol and drug disorders: the role of the state authority. J Behav Health Serv Res 2009 Oct; 36(4):407-19. doi: 10.1007/s11414-008-9122-6. Epub 2008 Jun 10.

TREATMENT RESEARCH INSTITUTE 2009. Disponível em: http://www.tresearch.org/.

VAILLANT, G.E. The Natural History of Alcoholism Revisited. Cambridge MA. Harvard University Press, 1995.

WEIL, A. The Natural Mind: A Revolutionary Approach to the Drug Problem. Rev, ed. Boston: Houghton Mifflin, 2004.

WORLD HEALTH ORGANIZATION. Global status report on alcohol. Geneva: WHO, 2004. Disponível em: http://www.who.int/substance_abuse/publications/global_status_report_2004_overview.pdf?ua=1.

WORLD HEALTH ORGANIZATION. Office on drugs and crime: principles of drug dependence treatment [Internet]. Geneva: United Nations Office on Drugs and Crime, 2008. Disponível em: http://www.who.int/substance_abuse/publications/principles_drug_dependence_treatment.pdf.

Seção III

O TRATAMENTO DA DEPENDÊNCIA E ALGUMAS OPÇÕES TERAPÊUTICAS

Capítulo 17

História do Tratamento dos Transtornos por Uso de Álcool e Outras Substâncias no Brasil

Alessandra Diehl • Selene Franco Barreto

Para predizer o que vai acontecer, é preciso entender o que já aconteceu.
(Nicolau Maquiavel)

■ Introdução

A história da humanidade vai se perpetuando à medida que as memórias são preservadas. O conjunto de tudo aquilo que sabemos a respeito de nossos antepassados, nossas origens, a reunião dos diversos atores, cenários, lugares, contextos culturais, políticas vigentes, diversidades, conceitos distintos, ideias diferentes, propostas, abordagens ou ainda saberes diversos – esse conjunto de registros, com todos os seus ângulos e aspectos, nos ajudam a entender o presente e a projetar o futuro das sociedades. Assim também é a história dos tratamentos para a dependência química no Brasil e no mundo: uma reunião de muitas memórias e saberes que vêm sendo construídos, aperfeiçoados e revisitados ao longo do tempo.

Tão importante quanto olhar para o passado e para os eventos que deram início aos primeiros tratamentos e formaram os primeiros profissionais dedicados à questão da dependência do álcool e de outras drogas é o esforço para entender o que funcionou, evoluiu, e o que não deu muito certo, para que as abordagens possam ser melhoradas, ampliadas, dignificadas, humanizadas, "cientizadas". Porque é com base nas evidências que poderemos cuidar cada vez melhor das pessoas que têm problemas com álcool, tabaco e outras drogas, bem como de seus familiares.

Dentro desse contexto, este capítulo tem por objetivo oferecer um panorama histórico geral sobre os tratamentos para a dependência química no Brasil por meio de uma revisão narrativa da literatura e de fatos contados por especialistas da área. Sabemos que uma revisão narrativa tem vieses de seleção e, portanto, os fatos podem não estar todos aqui exatamente contemplados. Assim, aceitando essa limitação metodológica, alertamos que não é nossa pretensão esgotar o assunto, mas instigar o leitor a pensar nessa trajetória sob diversos modelos, a partir do que será abordado.

■ Principais momentos históricos referentes ao tratamento da dependência química no Brasil e no mundo

O Quadro 17.1 apresenta um resumo dos principais momentos históricos no Brasil e no mundo com relação à evolução do conceito e do tratamento da dependência química. De certa maneira, o início de tudo se dá no final do século XVIII com esses grandes profissionais: Benjamin Rush (1746-1813), Thomas Trotter (1760-1832) e Magnus Huss (1807-1890).

■ O modelo Minnesota no Brasil

O modelo Minnesota é um programa intensivo que oferece terapia de grupo, plano terapêutico personalizado, palestras e aconselhamento com base num padrão desenvolvido em Minnesota, na cidade de Minneapolis, nos EUA, entre o final dos anos de 1940 e o início da década de 1950 (COOK, 1998). Com uma abordagem multiprofissional, o programa é orientado para a abstinência do tratamento das dependências e tem como base os princípios dos 12 passos dos Alcoólicos Anônimos (AA). Entende a dependência como uma doença multifacetada e multidisciplinar, buscando a causa que desencadeia o processo e não a predisposição para a dependência (BURNS, 2003). Além disso, defende um conceito de dependência de álcool e outras drogas como doença com a premissa de recuperação, e não um sintoma de outra patologia, sem cura para os que aderem a ela.

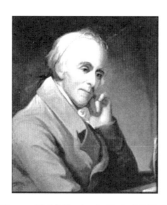 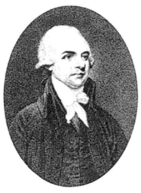 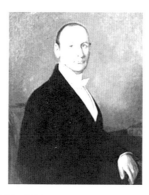

Figura 17.1A Benjamin Rush (1746-1813). **B** Thomas Trotter (1760-1832). **C** Magnus Huss (1807-1890).

Quadro 17.1 Principais momentos históricos referentes ao tratamento da dependência química no Brasil e no mundo

Ano/Século	Momentos históricos
Séculos XVII (final) e XVIII	Movimento de Temperança – EUA e alguns países da Europa. Marca a divisão liberal para moralista (início do Modelo Moralista). De a "Boa Criatura de Deus", o álcool passa a ser o "Rum do Demônio"
1790	Benjamin Rush, um dos pais da psiquiatria norte-americana, publica o artigo "Um inquérito sobre os efeitos dos licores alcoólicos no corpo humano" e torna célebre a frase: "Beber começa como um ato de liberdade, caminha para o hábito e, finalmente, afunda na necessidade." É o início da abordagem do alcoolismo como doença, mas ainda num modelo moralista
1804	O médico escocês Thomas Trotter lança seu *Ensaio médico, filosófico e químico sobre a embriaguez* e diz que "[...] o hábito da embriaguez é uma doença da mente". É a primeira vez que o alcoolismo é referido, de fato, como uma doença
1849	O médico sueco Magnus Huss publica o artigo *Alcoholismus chronicus* e usa pela primeira vez a expressão alcoolismo crônico num artigo científico. No texto, ele cita os sintomas físicos, psiquiátricos ou mistos capazes de confirmar o diagnóstico de alcoolismo crônico
1852	Inauguração do Hospício Pedro II (Brasil)
1893	Primeira Classificação Internacional de Doenças (CID), proposta pela Organização Mundial da Saúde (OMS) – classifica o alcoolismo como "doença geral"
1914	Harrinson Act, nos EUA, estabelece o controle da produção e uso de opiáceos e cocaína
1920 a 1930	Movimento proibicionista: Lei Seca nos EUA torna o álcool uma droga ilícita. Competição entre a visão médica e a criminal
1926	Inglaterra Redução de danos — Surgem as primeiras sementes do conceito de redução de danos. Um grupo de médicos tratou de dependentes de morfina, ou heroína, monitorando o uso, oferecendo alternativas de forma de consumo mais seguras. Perceberam o alívio dos sintomas de abstinência ao administrarem opiáceos sintéticos a fim de reduzir os danos causados pelo consumo das outras substâncias
1931	A quarta CID classifica o alcoolismo como "doença mental"
1931	Carl Gustav Jung trata por meio da psicanálise um alcoólatra, Roland Hazard. Sem sucesso, Jung recomenda que Hazard procure uma atividade religiosa e ingresse no Oxford Group
1935	Criação dos Alcoólicos Anônimos (AA) em Akros, Ohio, EUA. Willian Wilson (Bill), um corretor da bolsa de valores de Nova York, e Robert Smith (Dr. Bob), médico cirurgião de Ohio, ambos dependentes de álcool, se beneficiaram da troca de experiências e alcançaram juntos a abstinência. Assim, foram formados o AA e, posteriormente, a Fundação dos Alcoólicos Anônimos em Akron
1940	Surgimento do Al-anon nos EUA – grupo de familiares dos dependentes de álcool
1948	Os Alcoólicos Anônimos chegam ao Brasil. Nos EUA são criados os "hospitais penais de reabilitação" para usuários de álcool e outras drogas
1948	É criada a Hazelden Foundation no estado de Minnesota e, na cidade de Minneapolis, surge o modelo Minnesota – tratamento baseado na filosofia do AA
1949	Um membro do AA surge como a primeira figura do *Addiction Counselor* como profissão, em colaboração com o Serviço de Saúde Pública de Minneapolis. No Brasil, esse profissional é conhecido como conselheiro ou consultor em dependência química
1950	Hospital State Willmar: o psiquiatra Nelson Bradley, superintendente do Willmar, e o psicólogo Daniel Anderson, do departamento de psiquiatria, fazem uma abordagem inovadora para o tratamento de dependentes de álcool a partir da filosofia do AA. Até então, o tratamento era somente medicamentoso, e não havia uma união entre as equipes médicas e os grupos dos 12 passos
1951	A OMS classifica o alcoolismo (ou mais exatamente certas formas de alcoolismo) como um processo patológico
1953	Robert Straus e Selden Bancot classificam o alcoolismo como uma doença com dimensões física, psicológica e social
1956	O alcoolismo é considerado uma doença pela Associação Médica Americana

(*Continua*)

Quadro 17.1 Principais momentos históricos referentes ao tratamento da dependência química no Brasil e no mundo (*continuação*)

Ano/Século	Momentos históricos
1958	O psiquiatra do Exército Charles (Chuck) Dederich e um pequeno grupo fundam em Santa Mônica, na Califórnia, EUA, a primeira Comunidade Terapêutica (CT), chamada Synanon
1960	O médico Emil Jellinek, nos EUA, publica o conceito do termo alcoolismo: "doença caracterizada pela perda de controle"
1963	Daniel Casriel e David Deith — O método Synanon é modificado por aceitar profissionais de saúde e passa a ser comunidade: "Day Top Lodge, Day Top Village e Phoenix House". Atualmente é conhecido como "Day Top"
1966	O psiquiatra francês Pierre Fouquet estabelece o conceito da disciplina de Alcoologia
1967	A partir do enfoque do médico Emil Jellinek, surge o conceito dos "Problemas Relacionados com o Consumo de Álcool" (PRA), transcendendo o conceito de doença
1976	Pelas mãos do Dr. Sérgio de Paula Ramos, chega ao Brasil o primeiro método estruturado de tratamento para dependência química, o modelo Minnesota
1976	Griffith Edwards conceitua a síndrome de dependência do álcool e os sete principais sinais e sintomas que podem caracterizá-la: • Empobrecimento do repertório de ingestão • Relevância da bebida • Aumento da tolerância ao álcool • Sintomas de abstinência • Maior consumo para alívio dos sintomas de abstinência • Percepção subjetiva da compulsão • Reinstalação rápida da tolerância depois de recaída
1978	Rio de Janeiro: surge a primeira reunião de Toxicômanos Anônimos (TA), atualmente chamados Narcóticos Anônimos (NA)
1980	José Mauro Braz de Lima apresenta o primeiro estudo sobre atrofia cerebral pelo álcool através da tomografia computadorizada, na Universidade Federal do Rio de Janeiro
1982	Primeira Vila Serena inaugurada no Rio de Janeiro
1984	Holanda — Redução de danos — Uma associação de usuários de drogas injetáveis, preocupada com o crescente número de casos de hepatite B, dá início a um programa de troca de seringas usadas por novas. Depois de um tempo, a mesma estratégia de prevenção estende-se também para a contaminação pelo vírus HIV
1989	Brasil — Redução de danos — A experiência acontece no município de Santos, que inicia a primeira tentativa de implantação do Programa de Redução de Danos, fornecendo seringas para usuários de drogas injetáveis como forma de prevenção contra o vírus HIV
1989	Project Match: estudo de 5 anos de seguimento, embora tenha sido muito custoso e demandado muito tempo dos pesquisadores, revela, entre seus principais resultados, que qualquer tratamento é melhor que nenhum tratamento
1990	A décima versão da CID é lançada e traz importantes contribuições de Edward Griffith para o entendimento da síndrome de dependência
1992	José Mauro Braz de Lima favorece o intercâmbio entre a Universidade de Lilly, na França, a Sociedade Francesa de Alcoologia e a UFRJ, introduzindo no Brasil o conceito de alcoologia
1999	Antonio Nery Filho, do Centro de Estudos e Terapia do Abuso de Drogas (Cetad), na Universidade Federal da Bahia (UFBA), dá início à implantação do projeto Consultório de Rua
2001	Lei 10.216, de 6 de abril de 2001, dispõe sobre a proteção e os direitos das pessoas portadoras de transtornos mentais e redireciona o modelo assistencial em saúde mental, estabelecendo os direitos do doente mental, os modelos ambulatoriais como ponto de referência do atendimento e definindo as modalidades de internação como voluntária, involuntária e compulsória
2002	Portaria GM/MS 336 estabelece a criação de Centros de Atenção Psicossocial para usuários de álcool e outras drogas (Caps-ad), serviço ambulatorial de atenção diária em saúde mental, que deve oferecer atendimento individual, em grupo e em oficinas terapêuticas, além de buscar a inserção do usuário na família e na sociedade dentro da ótica da redução de danos
2013	Lançamento da quinta edição do *Manual Diagnóstico e Estatístico de Transtornos Mentais* (ou DSM-5), produzido pela Associação Americana de Psiquiatria, que nessa versão elimina a dicotomia entre uso nocivo e dependência dos transtornos por uso de substâncias, redefinindo a presença de 11 desses critérios para o diagnóstico, e a presença de apenas dois deles configura o transtorno
2019	Em fevereiro de 2019, a Coordenação Geral de Saúde Mental, Álcool e Outras Drogas (CGMAD) do Ministério da Saúde (MS) lança uma nota técnica com esclarecimentos sobre as mudanças na Política Nacional de Saúde Mental (PNSM) e nas diretrizes da Política Nacional sobre Drogas (PNAD). As mudanças na PNAD constituem a chamada "Nova Política sobre Drogas no Brasil" Lei 13.840, de 5 de junho de 2019 – Art. 1º Esta Lei altera a Lei 11.343, de 23 de agosto de 2006, para tratar do Sistema Nacional de Políticas Públicas sobre Drogas, definir as condições de atenção aos usuários ou dependentes de drogas e tratar do financiamento das políticas sobre drogas e dá outras providências. Nela há um reconhecimento das Comunidades Terapêuticas (CT) no Brasil como parte da Rede de Atenção Psicossocial (Raps) e seu financiamento, assim como redireciona o foco das ações em prol da busca da abstinência, além de estipular tempo de internação involuntária de até 90 dias quando for indicada
2020	Em construção e revisão há vários anos, a 11ª versão da CID tem sinalizado mudanças nas categorias diagnósticas com a inclusão do conceito de uso arriscado episódico de substâncias

Fonte: Brasil, 1998; 2001; Diehl, Cordeiro & Laranjeira, 2019; Gigliotti & Bessa, 2004.

John Burns relata que no hospital psiquiátrico estadual de Minnesota, o Wilmar State Hospital, o psicólogo Daniel Anderson e o psiquiatra Nelson Bradley tentavam desenvolver um trabalho com os dependentes de álcool que ocupavam grande parte dos 1,6 mil leitos daquele hospital. Como nenhum dos dois tinha experiências anteriores com o tratamento do alcoolismo, eles decidiram convidar o grupo de AA que colaborava com a Fundação Hazelden, uma pequena organização sem fins lucrativos também dedicada à recuperação de dependentes, para ajudar no hospital. Eles logo perceberam os efeitos positivos promovidos pelas reuniões de AA e, com base nessa experiência, desenvolveram os primeiros grupos de profissionais multidisciplinares, incluindo os dependentes em recuperação (atualmente denominados conselheiros ou consultores em dependência química).

Mais tarde, o psicólogo Anderson foi convidado pela Fundação Hazelden para dar continuidade ao trabalho iniciado no hospital. Assim surgiu oficialmente o modelo Minnesota, no ano de 1948. O elemento-chave dessa abordagem para o tratamento da dependência consistiu na combinação de pessoal profissional/técnico e conselheiros treinados (dependentes em recuperação) em torno dos princípios dos 12 passos dos AA.

Existe um plano de tratamento individualizado com envolvimento ativo da família, num ambiente de internação de 28 dias (inicialmente por causa do sistema de seguro empregado nos EUA). Durante a internação, os acolhidos desenvolvem seu aprendizado e práticas diárias da recuperação até o quinto passo com o objetivo de manter a abstinência, alcançar a sobriedade e se engajar na participação ativa em grupos de ajuda mútua, como o AA, durante e após o tratamento. Ao longo do processo de recuperação, que prossegue no pós-alta, os pacientes estarão em contínuo processo de aprendizagem e prática dos 12 passos, até o total conhecimento do 12º passo.

O programa trabalha com a psicoeducação dos pacientes e de seus familiares, preenchendo o dia desde a manhã até a noite, 7 dias por semana (ANDERSON et al., 1999). Suas origens e conteúdo são distintos das moradias assistidas ou *Sober Houses*, bem como do movimento das comunidades terapêuticas, que são mais abrangentes; no entanto, incorporam temas comuns a ambas as abordagens de tratamento (COOK, 1998). As moradias assistidas serão abordadas adiante, ainda neste capítulo.

No Brasil, o precursor desse modelo foi o Dr. Sérgio de Paula Ramos, médico psicanalista e psiquiatra que nos idos de 1976, ainda muito jovem, foi se atualizar nos EUA e se capacitar para o tratamento do alcoolismo. Em entrevista a Luiz Guilherme Pinto, ele contou um pouco de como essa história aconteceu:

> Em 74/75, eu era residente da clínica Pinel, em Porto Alegre. Me formei em 76 e estava com as malas prontas para voltar para São Paulo, quando o diretor da Pinel me chamou e disse: "Olha, nós notamos seu interesse 'aí' em alcoolismo; se você quiser permanecer no Pinel, organiza o serviço de alcoolismo e nós te damos um quarto dos leitos pra você chefiar." O Pinel naquela época era o hospital psiquiátrico mais famoso do país. Eu, jovem com meus 26 anos, convidado a chefiar a clínica mais famosa do país, considerei esse convite quase irrecusável, mas falei: "Olha, é difícil eu organizar um serviço de alcoolismo... Você deve ter a consciência de que você praticamente não aprende nada sobre essa matéria." Aí ele falou: "É, realmente, no Brasil não temos isso; então, escolha um lugar no mundo para fazer isso e nós te pagaremos."
>
> Bom... aí já não tinha como recusar mesmo, não só me ofereciam a chefia de um quarto do Pinel, como me pagariam uma viagem para os EUA e o Canadá. E nesse momento – obviamente, não existia meios como WhatsApp, nem nada disso –, até ir e voltar para escolhermos os serviços e tal a serem visitados, isso durou mais ou menos 1 ano de pesquisa. Até que eu recebi as cartas de aceitação dos lugares. E aí eu fiz o curso de verão em New Jersey; na época era um curso tão relevante que, na edição a que compareci, havia 460 alunos de 65 países diferentes; então, realmente era uma coisa muito impactante e relevante. Terminado, em julho fui para Minnesota (RAMOS, informação verbal).

Foi lá que Sérgio Ramos tomou conhecimento do modelo Minnesota. Então, ao voltar para o Brasil, levou-o para o Hospital Pinel, em Porto Alegre.

No entanto, a primeira clínica para tratamento de dependentes químicos foi fundada no Rio de Janeiro, em 1982: a Vila Serena, pelas mãos de John Burns. Em 1978, Burns havia se tratado para o alcoolismo num centro de tratamento em Washington que adotava o método Minnesota. Quatro anos depois, já em recuperação no Brasil, recebeu a proposta de um executivo da Johnson & Johnson interessado em investir num espaço que pudesse dar suporte aos funcionários da empresa no país a partir do modelo Minnesota. Uma equipe viajou aos EUA para fazer treinamento na Fundação Hazelden, que passou a ser grande parceira da Vila Serena.

Assim como nos EUA, onde o modelo se desenvolveu em outros estados, tendo a Fundação como referência, também no Brasil outros estados e cidades foram aderindo ao método, principalmente para usuários e dependentes de álcool e outras drogas (RAMOS, 1978). A psicóloga Ana Lúcia Fontoura, que foi a primeira diretora da Vila Serena, nos contou em entrevista como foi a viagem aos EUA para conhecer e aprender sobre o método:

> O ano era 82... e nascia a Vila Serena, pelas mãos de John Burns, um americano, alcoólatra em recuperação, que conhecia na época outras pessoas em diferentes áreas profissionais, principalmente na área empresarial, que também estavam em recuperação, e ele queria começar um centro de tratamento residencial no Rio de Janeiro. Parece que várias pessoas dentro de empresas multinacionais no Rio apoiaram a ideia de que Vila Serena se tornasse um recurso para essas empresas, para funcionários dessas empresas que precisassem de tratamento para dependência química, e a condição era que todos nós fôssemos treinados em Hazelden. O início foi esse: todo mundo foi para Minnesota, um grupo, para ser treinado. Foi um processo não só de aprendizado, mas de autoconhecimento (FONTOURA, informação verbal).

Na prática de alguns dos centros de recuperação, o modelo Minnesota, que tem como base os 12 passos, vem se somando à orientação teórica da terapia cognitivo-comportamental (TCC). Segundo Marlatt e Gordon (1993), os padrões e hábitos da adicção podem ser mudados a partir de vários procedimentos de automanejo ou autocontrole. Ramos (2002) aponta que a TCC vem corrigir distorções e pressupostos disfuncionais que o dependente químico tenha a respeito da droga, do abuso e das consequências do uso, devendo ser registrados os pensamentos em situações estressantes.

As alegações de desfechos positivos para o modelo Minnesota encontram algum apoio em estudos publicados, com até dois terços das admissões aparentemente alcançando um resultado genuinamente bom após 1 ano de acompanhamento. No entanto, as críticas metodológicas a esses estudos indicam a necessidade de novas pesquisas que incorporem grupos-controle ou alguma outra forma de tratamento comparativo, assim como mais tempo de seguimento, procedimentos de avaliação mais rigorosos e critérios diagnósticos/de resultados claramente definidos. A poderosa ideologia do programa, em geral, ainda suscita críticas, mas é aparentemente central para seu sucesso (COOK, 1998).

Na história do tratamento da dependência química, a técnica chamada *confronto* foi uma forma terapêutica por meio da qual se mostrava ao dependente uma realidade que ele próprio não conseguia ver por causa da negação e da dificuldade em aceitar ajuda. Confrontar sua história e as consequências familiares, sociais e profissionais que ele não admitia foi uma forma terapêutica de ajuda muito utilizada. Ao longo do tempo, percebeu-se que esse recurso era pouco eficaz. O confronto mais estruturado chegou na forma de intervenção para interromper o processo de evolução da doença, principalmente da dependência de álcool.

Quadro 17.2 Comportamentos adaptativos podem mudar e os profissionais podem ajudar por meio de terapia grupal e/ou individual

Tarefas autoperceptivas: o dependente irá fazer anotações diariamente e perceber seu comportamento para fazer mudanças	Prevenção de recaída e de abandono
Relações entre pensamentos, emoções e ação	Técnica de reforço (manejo de contingências)
Rever valores e crenças	Avaliação inicial e constante dentro do processo de tratamento
Modificar pensamentos automáticos	Trabalhar com objetivos e metas
Técnicas de relaxamento	Treinamento de habilidades assertivas
Terapia cognitiva em *mindfulness* (MBCT)	Técnicas motivacionais (estágios de mudanças)
Mindfulness para prevenção de recaída (MBRP)	Atividades psicoeducacionais

Fonte: Barreto, 2020; Marlatt & Gordon, 1993; OMS, 2004; Ribeiro & Laranjeira, 2012.

Ricardo Esch, em 1991, costumava comentar que a intervenção era uma técnica de mobilização do dependente de álcool para levá-lo ao tratamento mediante a promoção de um momento de crise provocado por um incisivo e organizado confronto com a realidade, impulsionando o indivíduo, por meio de seguros mecanismos de pressão, em direção a objetivos previamente definidos. Ao longo dos anos, novas técnicas com base científica foram surgindo e sendo incorporadas à prática clínica da dependência química – principalmente dentro das TCC. O Quadro 17.2 apresenta algumas formas de trabalhar crenças, pensamentos e valores.

■ Os grupos de mútua ajuda baseados no modelo de 12 passos para usuários de álcool e outras drogas no Brasil

As políticas de saúde pública vigentes no Brasil apontam para a necessidade de que o dependente químico esteja vinculado aos serviços de saúde e comunitários voltados para tipos de tratamentos que valorizem a reinserção social e todos os demais instrumentos oferecidos pela comunidade que possam ser úteis nesse processo. Nesse sentido, principalmente nas últimas décadas, os grupos de mútua ajuda, como AA e NA, vêm ganhando espaço no meio científico, com eficácia comprovada em diversos estudos (TONIGAN, 1996; VAILLANT, 2005).

Os grupos de mútua ajuda servem como espaço de acolhimento para a troca de experiências e partilhas a respeito do sofrimento e da recuperação relacionados ao uso de substâncias, em reuniões que ocorrem regularmente, respeitando os 12 passos e as 12 tradições. Essas reuniões podem restringir-se aos membros ou podem estar abertas para pessoas interessadas em conhecer ou apenas avaliar se também conseguem se reconhecer como membros.

Os grupos funcionam através da ajuda mútua e realçam a necessidade de que seus membros sejam honestos consigo mesmos, que aceitem e solicitem ajuda e que pratiquem os passos. Trata-se de grupos democráticos que mantêm sua organização por meio de unidades autônomas, em que nenhum grupo tem poder sobre seus membros. Para integrá-los, basta que a pessoa perceba estar com problemas ligados ao consumo de substâncias e declare interesse em participar de uma reunião em alguma das irmandades. Nenhuma religião é excluída, e mesmo pessoas sem religião podem ser convidadas para participar dos encontros, apesar de os grupos de mútua ajuda estabelecerem uma importante relação de espiritualidade em sua filosofia central (LIMA NETO, 2016; CORDEIRO & DIEHL, 2018).

Os grupos de AA foram fundados nos EUA em 1934, por Bill & Bob, mas só chegaram ao Brasil em 1947. O primeiro grupo surgiu no Rio de Janeiro, quando Bob Valentine, um membro do AA americano de passagem pela cidade, encontrou Lynn Goodale, também de origem americana. A partir dos conhecimentos adquiridos com Bob Valentine a respeito do funcionamento dos AA, Lynn alcançou a sobriedade e passou a se corresponder com a Fundação dos Alcoólicos nos EUA. Acredita-se, portanto, que Lynn tenha sido o primeiro contato no Brasil com conhecimento sobre os 12 passos (CORDEIRO & DIEHL, 2018).

Usuários de outras substâncias, além do álcool, eram inicialmente acolhidos nas reuniões de AA, mas teriam sido incentivados pelos AA a montarem seu próprio grupo. Os AA autorizaram a utilização dos mesmos 12 passos e 12 tradições para moldar a estrutura das reuniões dessa outra irmandade, chamada de Narcóticos Anônimos (NA) e que surgiu primeiro na Califórnia, EUA, no ano de 1953. No Brasil, a entrada de NA ocorreu em 1978, em São Paulo. Em 1990, os grupos brasileiros uniram-se à irmandade mundial de NA. Atualmente, existem no país mais de 1.550 grupos de NA, contabilizando mais de 4.200 reuniões semanais.

O programa foi bem recebido por outras populações, como as dos sistemas carcerário e de saúde, cujos profissionais costumam ser convidados como palestrantes nas reuniões (como psicólogos e médicos, por exemplo). Os AA têm seus esforços reconhecidos até os dias atuais, e seus métodos são recomendados tanto pela sociedade em geral como pela classe médica (CORDEIRO & DIEHL, 2018).

Os grupos de mútua ajuda aumentam comprovadamente as possibilidades da mudança de vida necessária para o tratamento da dependência química, bem como promovem acolhimento social, aumento da autoeficácia e novos propósitos de vida para o dependente de substâncias e seus familiares (CORDEIRO & DIEHL, 2018).

> Nos grupos de AA estão presentes afeto, amor, compreensão, aceitação das "mazelas" deixadas pela dependência e ajuda mútua, não importando a idade, o sexo, a classe social ou o nível intelectual. Caso ocorra a vontade de beber, há sempre um auxiliar disponível, a qualquer hora.

No ano 2020, em tempos de pandemia da Covid-19, os grupos de mútua ajuda adaptaram-se à necessidade de isolamento social e começaram a funcionar de forma *on-line*, por meio de aplicativos e plataformas diversas, preservando suas tradições e, ao mesmo tempo, continuando a oferecer cuidado e apoio tanto aos novos adictos como aos antigos frequentadores dos grupos. As mídias informais noticiam, por exemplo, que entre março e maio daquele ano foram realizadas 2.573 reuniões na Internet, contando com mais de 40 mil participantes – são 60 pessoas, em média, por reunião (WAGNER, 2020). O contexto da dependência química em tempos de pandemia será discutido com mais ênfase no Capítulo 25.

■ As comunidades terapêuticas

Em 1940, uma comunidade terapêutica (CT) psiquiátrica prototípica foi desenvolvida, a princípio, na unidade de reabilitação social do Belmont Hospital (mais tarde chamado de Henderson), na Inglaterra. Tratava-se de uma unidade com 100 leitos voltados para o tratamento de pessoas com problemas psiquiátricos que apresentavam transtornos de personalidade duradouros (FRACASSO, 2016):

> [...] Comunidade terapêutica refere-se a uma terminologia amplamente utilizada internacionalmente para descrever uma eficiente abordagem, em regime de internamento (ou internato), para o tratamento de abusadores e dependentes químicos e dos problemas associados a estes consumos e estilos de vida. O termo inclui, segundo a definição do Dicionário da Língua Portuguesa (1999), não só um "conjunto de pessoas que vive em comum", mas igualmente a noção de "comunhão" e de "participação em comum", isto é, uma abordagem, segundo DeLeon (2003), de auto e de entreajuda (SOMMER, 2011).

Muito tempo depois, em agosto de 1959, na cidade de Santa Mônica, Califórnia, Charles Dederich, um dependente de álcool em recuperação, uniu a experiência adquirida com a irmandade dos AA a outras influências filosóficas, pragmáticas e psicológicas a fim de lançar e desenvolver o programa da Synanon (primeira comunidade terapêutica sem o protótipo psiquiátrico).

A influência dos AA na Synanon é fundamental: as duas organizações seguem a premissa da recuperação por meio da mútua ajuda, da crença de que a capacidade de mudança e recuperação está no indivíduo e da perspectiva de que a sobriedade ocorre primordialmente por meio de relacionamentos terapêuticos com outros indivíduos em situações similares. O que mais diferencia a comunidade Synanon dos AA são os aspectos relativos ao ambiente residencial do programa (incluindo todas as atividades da vida cotidiana, do trabalho, dos relacionamentos e da recreação, além de grupos terapêuticos e reuniões comunitárias), sua estrutura organizacional (organização hierárquica com alto grau de estruturação), o perfil dos participantes (mudança do atendimento exclusivo aos dependentes de álcool para a inclusão de dependentes de opioides e usuários de outras substâncias), bem como suas metas (mudança psicológica e de estilo de vida), sua filosofia e sua orientação psicológica (o poder da mudança reside essencialmente na pessoa, sendo estimulada por sua plena participação na comunidade dos pares) (FRACASSO, 2018).

George de Leon (2003), um dos maiores especialistas sobre o tema comunidades terapêuticas do mundo, diz que "[...] a premissa fundamental dessa abordagem é que os indivíduos mudarão se praticarem plenamente todos os papéis e atividades em comunidade" (LEON, 2003, p. 373):

> Muito criticado em Nova York como autoritário, o método Synanon foi modificado por Daniel Casriel e David Deith em 1963, nas comunidades "Day Top Lodge, Day Top Village e Phoenix House". Essas comunidades aceitaram o trabalho de profissionais de saúde e aprofundaram a discussão sobre a ressocialização, sem exigir uma filiação a pensamentos espiritualistas. Este modelo, hoje, é conhecido como método "Day Top" (SERRANO, SOUZA & LEMOS, 2017, p. 61.)

No Brasil, sob a influência do programa da Synanon e da Day Top Village dos EUA, registram-se dados a respeito da fundação das primeiras comunidades terapêuticas, principalmente na década de 1970, como mostrado na Figura 17.2 (FRACASSO, 2016).

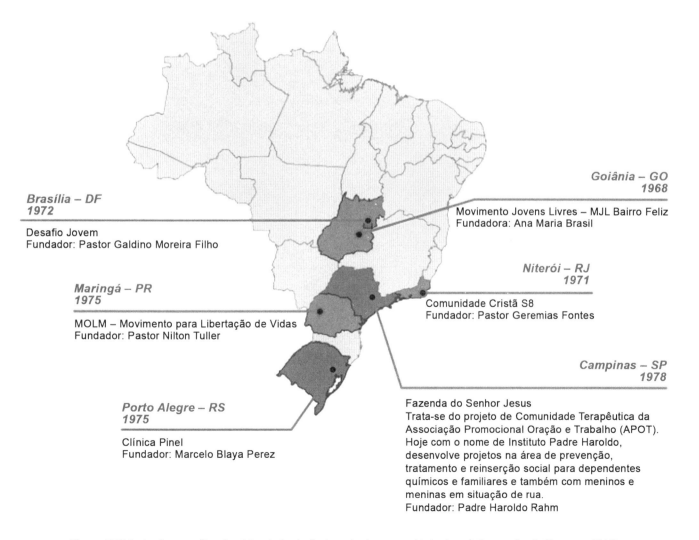

Figura 17.2 Ilustração geográfica das datas de fundação das primeiras comunidades terapêuticas no Brasil. (Fracasso, 2016).

Com a fundação da Fazenda do Senhor Jesus, em 1978, na cidade de Campinas, São Paulo, tem início o movimento católico de assistência ao dependente de drogas com o trabalho do Padre Haroldo J. Rahm, que acabou por acelerar e qualificar a implantação de outras comunidades terapêuticas em território nacional (o trabalho do Padre Haroldo é descrito com mais profundidade no Capítulo 9).

Algum tempo depois, ao perceber que o comprometimento de alguns dependentes ultrapassava a compreensão e a força terapêutica das comunidades terapêuticas, Rahm introduziu o modelo psicossocial no quadro de sua equipe de profissionais. A comunidade tornou-se o Instituto Padre Haroldo e foi agraciada com diversos prêmios, como o Prêmio ENATD de Boas Práticas e Gestão, em 2018.

Conversamos com o Padre Haroldo na fase de pesquisa para este livro, cerca de 2 anos antes de seu falecimento, e ele nos falou um pouco sobre sua experiência:

> [...] Peguei alcoólatras e toxicômanos pobres da rua e os levei aos albergues noturnos. O Dr. Cláudio Novaes comprou por 78 mil dólares uma fazenda que chamamos de Fazenda do Senhor Jesus. Depois, recebemos um terreno na Vila Brandina e construímos outros prédios para a recuperação dos dependentes. Antes disso, na Fazenda do Senhor Jesus, dormimos no chão, construímos estradas, plantamos árvores, recebemos vacas etc., e ganhamos os instrumentos para trabalhar no campo. Dando "cursos do Espírito Santo", com a Irmã Vanira, e "Relaxe e Viva Feliz", com a Dra. Núbia Maciel França, mantivemos financeiramente nossa obra. A FEAC pagou o salário da primeira psicóloga, Rosinez Lourenza. O Professor Saulo Montesserat, coordenador da pós-graduação na Universidade Católica de Campinas, começou a dirigir nosso trabalho científico e fundou a Federação Latino-Americana das Comunidades Terapêuticas, que agora está em quase todos os países, do México à Argentina e Chile. Também o Monsenhor O'Brien, de Daytop Village, fundador e presidente da Federação Mundial das Comunidades Terapêuticas, nos ajudou financeiramente.

No Brasil, em 30 de maio de 2001, a Diretoria Colegiada da Agência Nacional de Vigilância Sanitária, considerando a necessidade de normatização do funcionamento de serviços públicos e privados de atenção às pessoas com transtornos decorrentes do uso de substâncias para o licenciamento sanitário, adotou a Resolução de Diretoria Colegiada (RDC 101/01), que estabeleceu o Regulamento Técnico para o Funcionamento das Comunidades Terapêuticas – Serviços de Atenção a Pessoas com Transtornos Decorrentes do Uso ou Abuso de Substâncias Psicoativas (SPA), segundo o modelo psicossocial. Em 3 de junho de 2011, porém, outra resolução entrou em vigor, a RDC 29/11, revogando a anterior. Esta dispõe sobre os requisitos de segurança sanitária para o funcionamento de instituições que prestem serviços de atenção a pessoas com transtornos decorrentes do uso ou dependência de substâncias (FRACASSO, 2016, 2018).

Atualmente, ainda existe certa resistência de alguns setores da área da saúde para reconhecer a contribuição e a evolução da abordagem de comunidades terapêuticas na área da dependência química, apesar de sua inclusão, em 2019, na Rede de Atenção Psicossocial (Raps) pelos ministérios da Saúde, da Cidadania e da Justiça, no eixo de tratamento da Política Nacional sobre Drogas da Secretaria Nacional sobre Drogas da Senapred.

Como bem observou Fracasso (2018):

> [...] Muito desse enfrentamento se deve ao fato de grande parte das CTs, embora regulamentadas desde 2001 pela Resolução da Diretoria Colegiada (RDC) 101/01 e, posteriormente, a RDC 29/11 da Anvisa, ainda não se terem adequado às normas mínimas de funcionamento, e também de o termo "Comunidade Terapêutica" estar sendo utilizado indevidamente, o que prejudica os usuários e seus familiares. Porém, não é correto que as CTs que estão cumprindo a regulamentação da RDC 29/11, prestando serviços de qualidade, não sejam reconhecidas, incluídas e respeitadas na Rede de Serviço de Álcool e Outras Drogas, uma vez que o mapeamento das instituições governamentais e não governamentais de atenção às questões relacionadas ao consumo de álcool e outras drogas no Brasil em 2006/2007 apresenta os seguintes dados [...] (FRACASSO, 2018).

Muitas das críticas atuais sobre as comunidades terapêuticas estão centradas no fato de seu argumento estar na "contramão" dos pressupostos da Reforma Psiquiátrica no Brasil. Também recebem críticas porque algumas delas muitas vezes têm a religiosidade/espiritualidade como único pilar no contexto de tratamento. Além disso, a falta de fiscalização adequada é um obstáculo, segundo os que criticam o formato, porque alguns locais oferecem serviços não humanizados e sem treinamento adequado da equipe que presta atendimento. No entanto, cabe ressaltar que as comunidades terapêuticas constituem a modalidade mais procurada para o tratamento da dependência química no país (PERRONE, 2014). O Quadro 17.3 evidencia as principais diferenças conceituais entre as comunidades terapêuticas e o que buscaram a Reforma Psiquiátrica e o Movimento de Luta Antimanicomial no Brasil.

Com a nova Política Nacional de Álcool e outras Drogas, lançada em 2019, as comunidades terapêuticas passaram a fazer parte da Raps e, nessa nova política, os hospitais psiquiátricos e as comunidades terapêuticas devidamente equipados e capacitados integram a Raps como dispositivos necessários nessa rede de cuidados

Quadro 17.3 Diferenças conceituais básicas entre as comunidades terapêuticas e o que a Reforma Psiquiátrica e o Movimento de Luta Antimanicomial buscaram defender no Brasil

Conceitos básicos	Reforma Psiquiátrica e Movimento de Luta Antimanicomial	Comunidade terapêutica
Rede de serviços	Caps, residências terapêuticas, hospital-dia, Núcleo Ampliado de Saúde da Família (Nasf), consultórios de rua etc.	O processo inicial está centrado no dia a dia do serviço, podendo utilizar outros serviços da rede, como ambulatórios e pronto atendimento. Com o desenvolvimento do processo de recuperação e já na fase de ressocialização, algumas CT trabalham com recursos/dispositivos da região onde a comunidade está inserida
Desinstitucionalização	Eliminar as consequências da vida institucional, como violência, miséria, isolamento, falta de dignidade, injustiça e ampliação da enfermidade institucional	A premissa inicial é que o acolhido possa estar imerso na vivência com seus pares e no resgate de sua autoestima, na revisão de seus valores pessoais, no autoconhecimento e ainda com pouco contato com o mundo externo com o qual ele não estava conseguindo lidar. Gradativamente, esse contato externo vai se ampliando, à medida que o acolhido vai adquirindo habilidades de enfrentamento
Superação do paradigma da clínica	"Tratar o doente, e não a doença" num ambiente social e não apenas no consultório	"Não é droga, mas a pessoa inteira, o problema a ser tratado." O ambiente de tratamento é a CT, um ambiente social
Ampliação do conceito de saúde/melhora na qualidade de vida	Melhora nas condições gerais de vida, não somente na remoção dos sintomas	A recuperação envolve "reabilitação", que seria restabelecer o funcionamento das habilidades e valores saudáveis, assim como resgatar a saúde física e emocional. Em outras palavras, retornar a um estilo de vida saudável
Modelo psicossocial	Os engajamentos subjetivo e sociocultural são indissociáveis da definição de saúde mental	Considerar as relações interpessoais como o principal agente de modificações de comportamento no dependente
Horizontalização das relações	Mudança nas relações paciente-paciente e paciente-equipe de saúde, com maior participação de todas as partes	A ideia principal da CT seria o ambiente democrático, de mobilidade social, no qual a autoridade seria uma prerrogativa do grupo como um todo, e não de um ou de alguns membros
Controle social compartilhado	O paciente e os familiares teriam prerrogativas semelhantes e equivalentes às da equipe de saúde para poder gerir cada fase do tratamento	Todos os membros podem fazer-se responsáveis pelo grupo e pela instituição, independentemente de suas características pessoais
Reapropriação da identidade	O que está em jogo é a reapropriação do sujeito; do sentido e da motivação humana; a reapropriação da capacidade de forjar sua própria identidade	O que deve ser tratado é a pessoa como ser social e psicológico, ou seja, deve ser tratado o modo como o dependente se comporta, pensa, sente, administra suas emoções e frustrações, suas culpas e tristezas, sua comunicação com o mundo externo e o interno
Singularização	Tratar o doente mental de acordo com suas características e necessidades pessoais, fugindo da lógica asilar capitalista de massificação	"É ao se esforçar para satisfazer as expectativas de participação da comunidade que os residentes perseguem suas metas individuais de socialização e crescimento psicológico"
Ressocialização	Retorno do doente mental à sociedade e à família, de acordo com as reais possibilidades de cada caso, buscando desenvolver diversos dispositivos externos que se adaptem a cada necessidade	Um dos principais avanços das CT contemporâneas, para De Leon, é "a passagem [...] de uma comunidade alternativa para dependentes químicos excluídos, que presumivelmente não tinham condições de viver em sociedade, a uma instituição de serviços de atenção [...] que prepara os indivíduos para reintegração à sociedade mais ampla"
Participação dos familiares	Participação ativa na fundação do movimento, assim como na gestão das políticas públicas	Participação fundamental da família no tratamento e na gestão deste mediante acompanhamento individual ou participação em diversos grupos de apoio

Fonte: Perrone, 2014 (adaptado).

ao dependente químico e a seus familiares. A despeito das iniciativas de criação e fortalecimento dos equipamentos constituintes da Raps, os portadores de condições graves não têm recursos disponíveis que promovam a estabilização do quadro de maneira intensiva e em ambiente seguro.

A internação psiquiátrica pode representar a oportunidade de resgate da segurança e da dignidade e constituir uma das fases do processo terapêutico, à qual devem seguir-se outras modalidades necessárias à recuperação, como ambulatórios especializados, Caps e unidades básicas de saúde. A iniciativa de promover a internação como parte do processo de tratamento de usuários de drogas deve receber especial atenção nos casos mais graves, em que sejam observados impactos físicos e mentais com risco para o indivíduo (ABEAD, 2019).

A comunidade como método é destinada a ajudar os indivíduos a mudarem a si próprios com o reforço de seus pares. As comunidades terapêuticas contemporâneas desafiam o destino de seus protótipos históricos. Constituem uma experiência em desenvolvimento contínuo, que vem reconfigurando os "ingredientes de tratamento" e de formação das comunidades de mútua ajuda numa metodologia sistemática de transformação de vidas (FRACASSO, 2017, 2018).

Atualmente, muitas comunidades oferecem uma sofisticada abordagem de tratamento, caracterizada pela variedade de recursos terapêuticos e pela diversidade da demanda dos indivíduos atendidos. Por isso, necessitam do desenvolvimento constante de pesquisas e capacitação dos profissionais para oferecer aos dependentes de álcool e outras drogas e a seus familiares um atendimento profissional humanizado, contribuindo para uma mudança verdadeira no estilo de vida (FRACASSO, 2017, 2018).

O crescimento das comunidades terapêuticas no Brasil

"Sua mãe quer você vivo."

O apelo no alto da página de diversos jornais de grande circulação chama a atenção para o texto informal, recheado de gírias, que apela para o lado emocional, como se fosse uma conversa entre o leitor e o jovem de cavanhaque que aparece largado num canto, vestindo jeans e tênis. Criação da Companhia de Investimentos de Negócios, a peça publicitária de grande impacto surpreendeu as famílias brasileiras naquele Dia das Mães, em maio de 1971. Completavam a propaganda os endereços do escritório da agência de publicidade no Rio de Janeiro e em São Paulo, para quem quisesse pedir reproduções para "levar esta mensagem a alguém" e o dístico: "Colaboração deste jornal à Campanha Antitóxicos do Governo", que acabou suprimido no *Jornal do Brasil*.

Na segunda-feira depois da data comemorativa, cerca de 50 pessoas faziam fila na porta do escritório da Companhia de Investimentos de Negócios, na avenida Nilo Peçanha, no Rio de Janeiro. A Secretaria de Segurança da Guanabara solicitou 60 cópias para afixar nas delegacias, e o Juizado de Menores em São Paulo pediu outras 300. Em São Paulo, onde os pôsteres foram impressos, mais de 2 mil exemplares foram enviados a colégios e entidades assistenciais. Foi necessária uma tiragem extra de 3 mil cartazes. Como se diria nos dias de hoje, o anúncio "viralizou".

Ainda que estivéssemos vivendo um dos períodos mais tenebrosos do governo ditatorial, havia setores da sociedade civil e dos meios acadêmicos dispostos a colaborar com os esforços oficiais de "prevenção antitóxico", os quais eram capitaneados especialmente pelo ministro da Educação, o general Jarbas Passarinho. Com patrocínio da Aliança para o Progresso, as Faculdades Metropolitanas Unidas trouxeram por duas vezes ao país o professor da Universidade de Illinois, Charles Schuster, uma das grandes autoridades a respeito do tratamento de dependentes químicos nos EUA, para participar das duas edições do Simpósio de Prevenção ao Tóxico no Ambiente Universitário. O psicofarmacologista americano já havia visitado uma vez o país, em agosto de 1970, para participar do I Congresso Internacional de Comunidades Terapêuticas, que contou com a presença do anglo-sul-africano Maxwell Jones e que teve Schuster como vice-presidente emérito.

Nas três ocasiões, o estudioso americano concedeu diversas entrevistas à imprensa brasileira em que defendia a metodologia implementada pela primeira vez pelo colega Maxwell Jones. O sucesso da experiência poderia ser atribuído à participação do próprio paciente no processo de recuperação e no envolvimento em tarefas do dia a dia, desde as mais corriqueiras, como lavar louças, até outras mais complexas, relacionadas com a tomada de decisão no gerenciamento da comunidade. No processo, é de grande relevância o aconselhamento dos colegas em recuperação em etapas mais avançadas da recuperação. Desse modo, e totalmente afastado de substâncias, o paciente conseguiria superar a dependência.

Em sua participação no simpósio promovido pelas Faculdades Metropolitanas Unidas, Schuster sugeriu, para deleite da audiência, a construção de um hospital nesses moldes. De acordo com suas estimativas, o custo do tratamento seria 10 vezes menor. O presidente da instituição de ensino ligada à Igreja Presbiteriana, Guaraci Silveira, e o professor Edevaldo Alves da Silva anunciaram que pretendiam obter o apoio de médicos, educadores e autoridades interessadas nos problemas dos tóxicos para conseguirem os recursos necessários para a empreitada. Uma instituição nos moldes da comunidade terapêutica, declarou o pioneiro Maxwell Jones durante palestra no citado congresso, seria capaz de, em até 3 anos, diminuir drasticamente a população do Hospital Psiquiátrico Franco da Rocha, que, à época, teria 18 mil internos.

Uma característica que costumava ser ressaltada nas descrições do processo terapêutico das comunidades era, no entanto, um tanto incompatível com a realidade política brasileira: a diluição dos níveis hierárquicos – Jones ressaltou que costumava ser chamado apenas de Max, em vez de doutor – num sistema extremamente democrático. Ainda assim, a novidade, que chegou a ser aclamada como a terceira revolução da psiquiatria, ganhou grande impulso no país, tornando-se uma modalidade bastante difundida.

Ainda nos anos 1960 foi possível identificar duas iniciativas que se autodenominavam comunidades terapêuticas: a Comunidade Terapêutica de Paracambi, no interior do estado do Rio, e o Movimento Jovens Livres, em Goiânia.

A instituição fluminense, inaugurada em 1962 numa área de quase 9 milhões de metros quadrados desmembrada da Fazenda Imperial de Santa Cruz, tratava-se, na verdade, de uma filial da Clínica de Saúde Dr. Eiras – com sede em Botafogo – com 2,5 mil leitos. A adoção da nomenclatura foi uma tentativa de vender a ideia de um lugar integrado à localidade onde estava instalada sem que isso representasse "um quisto, uma chaga, um lugar para se passar longe".

Ao apresentar a iniciativa, o diretor médico da unidade afirmou ter "dificuldade de compreender uma psiquiatria que não seja da comunidade". Na tentativa de reverter a imagem de "depósito de loucos", Veloso faz um *mea-culpa*:

> Não pode haver dúvidas quanto à necessidade de exterminar o caráter carcerário das instituições hospitalares. Mas é necessário, também, que os que lidam com a assistência psiquiátrica se desprendam da odiosa impressão que os hospitais causaram, pelos tempos afora, e procurem, através de ações lúcidas, corrigir os remanescentes condenáveis, não transformando os erros cometidos em indutor de mecanismos de negação.

Apegado a um modelo ultrapassado, um artigo publicado na *Revista de Psiquiatria*, baseado no debate, contribuiu para a confusão conceitual acerca dos conceitos de comunidade terapêutica e psiquiatria da comunidade que permaneceria por alguns anos.

Já a iniciativa goiana do Movimento Jovens Livres, fundada em 1968 por Ana Maria Brasil, em parte se assemelhava ao modelo proposto por Jones, mas sua principal influência foi a do reverendo americano David Wilkerson, autor do *best-seller A cruz e o punhal* – que ajudou a disseminar o Desafio Jovem –, e de seu irmão, Don. Ligadas a igrejas neopentecostais, essas comunidades propunham a cura da dependência química por meio da evangelização e rapidamente se espalharam por todo o país. Os jovens que conseguiam interromper o uso de drogas logo eram convertidos em pregadores que saíam às ruas levando a palavra de Deus em busca de outros usuários dispostos a se integrar voluntariamente às comunidades.

De acordo com o antropólogo Galdino Moreira Filho, liderança do Movimento Jovem em Brasília, o tratamento dividia-se em duas fases. Na primeira delas, 3 meses eram dedicados a estudos da Bíblia, cânticos e orações. Na segunda, com 6 meses de duração, entrava o que Galdino chama de terapia ocupacional, que nada mais é do que 5 horas de trabalho braçal na manutenção da casa onde funciona o projeto. Além de ficarem afastados de álcool, cigarro e qualquer tipo de drogas, os internos não teriam acesso algum a rádio, jornal ou televisão.

Desse núcleo inicial do Centro-Oeste partiram alguns missionários para São Paulo, onde se estabeleceram em 1971. No ano seguinte, o pastor David Wilkerson fez sua primeira visita ao país, passando por Brasília, Belo Horizonte, Rio de Janeiro, Niterói, Porto Alegre, São Paulo, Fortaleza e Belém. No colégio Marista da capital federal, cerca de cinco mil pessoas foram assisti-lo. Em suas palestras, Wilkerson costumava lembrar sua trajetória de superação e defendia uma tese que causou espécime até mesmo em lideranças evangélicas daqui. O aumento do número de "toxicômanos", alertava Wilkerson, seria um plano "elaborado na China e executado em Cuba", como parte de uma conspiração comunista "que poderá fazer até um milhão de viciados em toda a América Latina". Procurado pelo jornal *O Fluminense* para comentar tamanho disparate, o pastor Samuel Chagas, da Igreja Batista do Calvário de Niterói, demonstrou uma visão bem menos alarmista: "O tóxico pode ser considerado uma subversão de valores, subversão espiritual, mas sem fronteiras ideológicas, embora um país possa usá-lo para atingir determinado objetivo."

Havia comunidades ligadas a movimentos religiosos evangélicos e católicos que desempenhavam papel mais sério e viriam a contribuir construtivamente para o desenvolvimento do tratamento destinado a dependentes químicos. Criada em 1971, a Comunidade S8 surgiu como uma resposta do ex-governador do estado do Rio, Geremias de Matos Fontes, que também era pastor da Igreja Presbiteriana, a um problema de uso abusivo de drogas dentro da própria casa. A espiritualidade foi o caminho para a recuperação do filho do pastor e, depois, de amigos, entre eles o psiquiatra Fabio Damasceno, um dos entrevistados para este livro:

> Começaram a fazer umas reuniões, e a receber alguns desses amigos na casa deles, e aí começou a S8, na casa do Geremias Matos Fontes. Ele, a mulher e a cunhada. Então, eram Geremias, Nilda Fontes, sua esposa, e a irmã dela, que se chamava Idalete Nascimento. E, quando esses jovens começaram a ir, ele tinha uma palavra de fé para quem precisava largar as drogas. Eu fui um deles. O S8 começou em 22 de setembro de 71, e eu cheguei em maio de 72.
>
> No caso, a parte do tratamento e da recuperação foi mais assim um aspecto de vivência de fé; eles não tinham muita experiência na área, também não tinham muito conhecimento, digamos assim, científico.
>
> A partir de *A cruz e o punhal*, o S8 começou; no Brasil, nos anos 1970 e 1980, abriram-se vários desafios jovens que tinham essa inspiração; não eram instituições do David Wilker, mas tinham a inspiração do trabalho que ele tinha feito lá com essa rapaziada em Nova York. No início, era S8; só depois ficou Comunidade S8; e depois foi para Comunidade de Jovens Cristãos S8 (DAMASCENO, informação verbal).

Cabe aqui um breve parêntese para ressaltar o trabalho realizado pelo médico Ajáx Walter Cesar Silveira, ligado à Igreja Adventista do Sétimo Dia e um dos fundadores da Associação Antialcoólica de São Paulo, que criou, com o apoio da prefeitura, o Ambulatório de Recuperação de Alcoólatras, que funcionava sob o Viaduto do Pedroso.

■ As comunidades terapêuticas e a nova política de drogas

Cabe destacar que os hospitais psiquiátricos, as comunidades terapêuticas e qualquer outro equipamento de saúde devem estar submetidos à fiscalização técnica e de Direitos Humanos, com garantias de equipe multidisciplinar, de abordagem psicoterapêutica e farmacológica (quando necessária) e preferencialmente, mas não exclusivamente, ao tratamento de forma voluntária.

O tratamento ambulatorial está indicado para aqueles pacientes que apresentam quadros leves a moderados, contam com o apoio familiar e estão motivados para aderir ao plano de tratamento. Dentre os benefícios apontados para esse tipo de intervenção está o fato de o paciente ficar próximo de sua família, podendo assumir compromissos em sua vida pessoal, profissional e acadêmica. O pós-tratamento intensivo tem se mostrado um período importante, no qual o acompanhamento pode garantir um desfecho positivo. Para isso, é salutar a criação de serviços Caps que funcionam 24 horas por dia, contando com a presença de médicos e enfermeiros de plantão, assim como serviços de emergências psiquiátricas (ABEAD, 2019).

A Estratégia Saúde da Família (ESF) na rede primária tem grande importância no sistema de atenção à saúde do dependente químico, mas ainda enfrenta muitos preconceitos. É necessário treinamento contínuo, pois a rotatividade de profissionais costuma ser alta. A ESF deve participar da construção de um protocolo mínimo de triagem para ser aplicado na visita domiciliar, eliciar a motivação e facilitar o acesso de uma equipe mínima à unidade básica de saúde (UBS).

Todos os ambulatórios especializados precisam contar com uma equipe mínima especializada, assim como os hospitais gerais, pois a interface com o álcool e as drogas é muito mais comum do que se pensa, e nem todas as equipes estão preparadas para detectar, intervir e tratar adequadamente. É importante, também, que as emergências psiquiátricas e os hospitais gerais tenham uma contrarreferência que funcione, preferencialmente com suporte de unidade de terapia intensiva (UTI).

O PNAD 2019 contempla ações fundamentadas em evidências científicas anteriormente negligenciadas. Contudo, vale destacar que a avaliação e a fiscalização de cada uma de suas metas devem ser contínuas, cientificamente qualificadas e em consonância com os Direitos Humanos (ABEAD, 2019). Mais recentemente, o Ministério da Cidadania apresentou, pela primeira vez no Brasil, uma medida provisória que visava à regulamentação das comunidades terapêuticas.

Com a assinatura dessa medida provisória, em março de 2019, aumentou a oferta de vagas, assim como foi criado um cadastro das comunidades terapêuticas para mapeá-las e garantir a padronização do tratamento. A previsão é que cerca de 150 milhões de reais sejam repassados a essas instituições a cada ano (segundo o Instituto de Pesquisa Econômica Aplicada [Ipea], em 2020 havia mais de 1.800 comunidades terapêuticas atuantes no Brasil). Além disso, a regulamentação estabeleceu um plano de fiscalização e monitoramento por servidores da Secretaria de Cuidados e Prevenção às Drogas (Senapred), os quais atuarão em caso de denúncias ou indícios de irregularidade. E também instituiu a certificação de cursos de capacitação para profissionais atuantes nas comunidades terapêuticas.

Em parceria com a Universidade Federal de Santa Catarina (UFSC) e a Universidade Federal de São Paulo (Unifesp), o Ministério da Cidadania disponibilizou um curso de capacitação para mais de dois mil profissionais atuantes.

As moradias assistidas para dependentes químicos

Sober living homes ou casas de sobriedade, moradias assistidas ou residências terapêuticas, *Dry houses* ou "casas secas", todos esses termos/expressões descrevem ambientes onde indivíduos em recuperação podem viver sem acesso ao álcool e às outras drogas. Esses locais apoiam a abstinência, enfatizam o envolvimento nos grupos que têm como filosofia os 12 passos e o apoio social para a reabilitação, e consistem numa proposta de modelo que visa preencher a lacuna existente após o tratamento em clínicas de desintoxicação ou comunidades terapêuticas (MERICLE et al., 2016).

Essa abordagem terapêutica surgiu na década de 1970 nos EUA e pode ser definida como uma transição mais acessível entre a internação e a vida em comunidade, operando como um ponto de apoio para esses indivíduos. A integração com as fontes de apoio naturais da comunidade pode auxiliar o fortalecimento da autoeficácia, o que, por sua vez, tende a aumentar a chance de que essa população obtenha e mantenha a abstinência, consiga um emprego remunerado e busque uma habitação permanente (FISK et al., 2007).

O objetivo é, portanto, promover um sistema de apoio social para dependentes de álcool e outras substâncias, que se beneficiarão da estrutura de tratamento de suporte num ambiente sóbrio. O principal construto filosófico para esse tipo de programa tem sido o modelo social ou comunitário, que ganhou força na década de 1980 e foi incorporado por um *continuum* de serviços de recuperação.

Esse modelo consiste em organizações sem fins lucrativos, com financiamento público e legalmente constituídas, que enfatizam a comunidade e o ambiente social, o valor da suposição, do conhecimento e da prática para o processo de recuperação, as interações equipe-cliente e a importância de empregar como funcionários pessoas que estejam em recuperação. Trata-se de um modelo que permite que o paciente inicie o processo de reintegração na sociedade ao mesmo tempo que oferece acompanhamento e apoio. Acredita-se que isso reduza ainda mais o risco de recaída, se comparado à situação na qual o dependente recebe alta e regressa imediatamente para a sociedade (REIS & LARANJEIRA, 2008).

No Brasil, esse modelo não tem tanta tradição. Há relatos de experiências isoladas em algumas cidades brasileiras, mas sem continuidade ou sustentabilidade. Também é irrisória a tradição brasileira quanto à construção e concepção do modelo para dependentes químicos como um recurso igualmente útil na rede de assistência aos usuários de substâncias. Várias experiências internacionais têm mostrado que esse modelo de tratamento é eficaz para os dependentes químicos que desejem manter a abstinência, visando à manutenção da sobriedade e da recuperação, sendo um elemento essencial, mas muitas vezes inexistente, nos sistemas de tratamento vigentes (DIEHL, ELBREDER & LARANJEIRA, 2011).

No Brasil, existe uma portaria específica para as residências terapêuticas destinadas a acolher egressos de hospitais psiquiátricos, mas não há notícias de uma portaria federal específica que regule a adaptação desse modelo para a dependência química. Iniciativas foram realizadas no estado de São Paulo, como o Programa Recomeço, em parceria com o Centro de Referência em Álcool e Outras Drogas (Cratod), para a estruturação desse modelo no estado e o desenvolvimento de algumas teses com os primeiros resultados.

Embora a representatividade das *sober houses* para dependentes químicos no Brasil e no mundo ainda seja limitada e elas não tenham sido integradas a muitos tratamentos de continuidade, há um consenso crescente a respeito de sua importância para várias subpopulações. O desenvolvimento de definições consistentes, modelos de programas, fluxos de financiamento, redes de provedores de recuperação de moradia e colaborações entre os sistemas de atendimento orientados para a recuperação reduzirá as percepções equivocadas e aumentará a probabilidade de expansão das residências terapêuticas (PANNELLA, WINN & PAQUETTE, 2016). Observa-se sobretudo a necessidade de expansão dos programas de *sober houses* abrangentes, com o tratamento para as mulheres e seus filhos, com o objetivo principal de manutenção da sobriedade duradoura dessas mulheres e, especialmente, a proteção da infância dessas crianças (GRAHAM et al., 1997).

A Reforma Psiquiátrica no Brasil e a criação dos Caps-ad

Em 1978, quando o Brasil vivia um momento de redemocratização, surgiu na cidade do Rio de Janeiro um movimento social chamado Movimento dos Trabalhadores em Saúde Mental (MTSM). Num primeiro momento, esse movimento foi organizado para elaborar críticas ao modelo psiquiátrico vigente na época e para buscar o entendimento da função social da psiquiatria e de suas instituições para além de seu papel explicitamente biomédico no contexto de cuidados (AMARANTE, 1995; KYRILLOS NETO et al., 2015).

Em dezembro de 1987, na cidade de Bauru, durante o encontro do MTSM, o grupo buscou ampliar suas ações para além de uma natureza exclusivamente técnico-científica, vislumbrando transformações mais amplas no sentido social no campo da saúde mental. Surgiu então o lema "Por uma sociedade sem manicômios", que apontava para a necessidade do envolvimento de toda a sociedade brasileira na discussão sobre as questões relacionadas à doença mental e à assistência psiquiátrica no país (AMARANTE, 1995). De acordo com essa proposta, os recursos financeiros e as formas de cuidado e tratamento das pessoas com problemas mentais deveriam preservar a dignidade pessoal e os direitos humanos e civis, bem como propor maneiras de manter o indivíduo em sua própria comunidade, próximo a seus familiares e amigos.

A legislação brasileira também deveria se adaptar para garantir que os doentes mentais tivessem seus direitos humanos e civis respeitados, reorganizar os serviços comunitários de saúde mental e assegurar que essas novas configurações fossem colocadas de fato em prática. Além disso, de acordo com as propostas do movimento, os recursos humanos em saúde mental deveriam ser treinados de acordo com um modelo em que o serviço comunitário prevalecesse e os novos princípios para a internação fossem seguidos (KYRILLOS NETO *et al.*, 2015).

O ano de 1989 é considerado um marco histórico dentro do movimento, porque foi quando ocorreram duas intervenções importantes, a primeira delas implantada pela Prefeitura de Santos, na Casa de Saúde Anchieta, num hospital privado que contava com mais de 500 internos, dentro da perspectiva do processo de municipalização do sistema de saúde. Essa intervenção deu início ao fechamento da casa de saúde. A outra aconteceu no Centro Comunitário de Saúde Mental de São Lourenço do Sul, Rio Grande do Sul, conhecido como Nossa Casa. Aí teve início outro modelo assistencial, conhecido como Centros de Atenção Psicossocial (Caps) (AMARANTE, 1995; HIRDES, 2009). Em 1989 também foi proposto ao Congresso Nacional o Projeto de Lei Paulo Delgado, que advogava a extinção progressiva do modelo psiquiátrico clássico e sua substituição por outras modalidades assistenciais de cuidados (AMARANTE, 1995; HIRDES, 2009).

Em 1990, outro marco histórico para o setor da saúde mental e que possibilitou mudanças no Ministério da Saúde foi a Conferência Regional para Reestruturação da Assistência Psiquiátrica, realizada em Caracas, Venezuela. O Brasil foi representado e signatário do documento final produzido no encontro: a Declaração de Caracas. Nele, os países da América Latina comprometeram-se a promover a reestruturação da assistência psiquiátrica, rever criticamente o papel hegemônico e centralizador do hospital psiquiátrico, salvaguardar os direitos civis, a dignidade pessoal, os direitos humanos dos usuários e propiciar sua permanência no meio comunitário (AMARANTE, 1995).

As Portarias 189/91 a 224/92 do Ministério da Saúde abriram a possibilidade, até então inexistente, de que o SUS financiasse outros procedimentos assistenciais que não o simples leito/dia ou a consulta ambulatorial (HIRDES, 2009). Em 1992, o Rio Grande do Sul foi pioneiro na aprovação das questões que envolveram as mudanças na perspectiva do cuidado em saúde mental no âmbito do estado com a Lei Estadual 9.716 (HIRDES, 2009).

Em 6 de abril de 2001, a Lei 10.216, que trata da Reforma Psiquiátrica em âmbito nacional, foi sancionada e promoveu avanços na proteção dos direitos humanos dos portadores de transtornos mentais, provendo subsídios para uma reorientação da assistência e mudando seu foco do hospital para a comunidade. Essa lei representou um progresso na garantia de direitos e cuidados consonantes as necessidades do portador de doença mental no Brasil (DE JESUS MARI, 2011).

Em fevereiro de 2002, o Ministério da Saúde, por determinação do ministro José Serra, destinou recursos financeiros específicos para a rede territorial com base na sustentação legal da recém-aprovada lei, através da Portaria 336, que criou as diversas modalidades dos chamados Caps, de acordo com o porte – Caps-I, Caps-II e Caps-III (este último funcionando 24 horas) – ou com a finalidade – Caps-ad (álcool e outras drogas) e Caps-i (crianças e adolescentes) (DELGADO, 2018).

A Reforma Psiquiátrica brasileira vem recebendo muitas críticas nos últimos anos e é alvo de grandes debates, ora apaixonados, ora ideológicos ou científicos. Garcia e Oliveira (2017) apontam uma dessas críticas ao analisar, por exemplo, os gastos em saúde mental do Ministério da Saúde entre 2001 e 2014, através de uma pesquisa documental das bases de dados do próprio ministério, com análise estatística descritiva mostrando que o gasto total em saúde mental no período de 2001 a 2014 teve um aumento percentual dos recursos destinados à atenção ambulatorial. No entanto, esse aumento consiste numa realocação dos serviços hospitalares para serviços baseados na comunidade; os recursos totais para o programa de saúde mental permanecem numa média de apenas 2,54% do orçamento total da saúde. Dentro das despesas ambulatoriais, os gastos com medicamentos continuam altos (GARCIA & OLIVEIRA, 2017).

No que se refere ao contexto do álcool e das outras drogas, pode-se afirmar que existem algumas críticas ao modelo Caps-ad. De fato, alguns dados contraditórios – por exemplo, sobre a redução do número de hospitalizações por álcool e drogas, pelo menos no período inicial, para desintoxicação. Segundo Balbinot *et al.* (2016), no período de 2000 a 2012, no estado de Santa Catarina, as taxas de internação total e masculina não variaram. Os autores observaram, também, um aumento de 3% na taxa de internação de paciente do sexo feminino. Não foi observada variação significativa no tempo de ocupação dos leitos. Os autores concluíram que a implantação de serviços desencadeada pela Reforma Psiquiátrica brasileira naquele estado não foi acompanhada de redução das taxas de hospitalização ou tempo/média de ocupação dos pacientes hospitalizados durante a primeira década (BALBINOT et al., 2016).

Já Machado et al. (2018) avaliaram o impacto das unidades comunitárias (Caps) sobre as taxas municipais de suicídio e internações por tentativa de suicídio e problemas psiquiátricos e de álcool. Foram realizados modelos robustos de regressão binomial negativa multivariada com efeito fixo para dados em painel de todos os 5.507 municípios brasileiros. As taxas de suicídio e de internação foram calculadas por sexo e padronizadas por idade para cada município e para cada ano, de 2008 a 2012. A principal variável de interesse foi a cobertura municipal do Caps, que esteve associada a menores taxas de suicídio, mas isso não foi estatisticamente significativo. No entanto, o aumento da cobertura do Caps foi associado a menores internações por tentativa de suicídio, psiquiátrica e por problemas com álcool. Os autores sugerem que os achados desse estudo indicam que o acesso aos serviços comunitários de saúde mental reduziu as hospitalizações por tentativas de suicídio, problemas psiquiátricos e em dependentes de álcool, mas não as taxas de suicídio (MACHADO et al., 2018). Não foram avaliados dados sobre o uso de outras substâncias, como *crack*, por exemplo.

Fato é que o uso de substâncias no Brasil, principalmente de *crack*, tem aumentado em todas as idades e em todas as classes sociais (RIBEIRO et al., 2016; GIGLIOTTI et al., 2014). A fim de melhorar a disponibilidade de serviços de cuidados para o uso de substâncias, mais de 400 Caps-ad – provendo cuidados comunitários – foram estabelecidos após a reforma da saúde mental, em 2001 (GALASSI et al., 2016).

No entanto, as informações sobre os usuários e os resultados/desfechos de efetividade, eficácia ou outras variáveis de mensuração de base custo-benefício sobre os Caps-ad ainda são limitadas (GALASSI et al., 2016).

■ A redução de danos no Brasil

No final da década de 1980, a primeira iniciativa brasileira voltada para os usuários de drogas injetáveis (UDI) ocorreu na cidade de Santos com o propósito de reduzir a disseminação do HIV. A região portuária da cidade reunia taxas elevadíssimas de infecção pelo HIV/Aids devido à prática de sexo desprotegido e ao alto número de usuários de drogas injetáveis que compartilhavam seringas infectadas. No entanto, a iniciativa foi frustrada pela posição contrária do Ministério Público na época, mas esse contexto acabou por estimular ações para a implantação do primeiro Programa de Troca de Seringas (PTS) do Brasil, que data oficialmente de 1995, pela Universidade Federal da Bahia, na cidade de Salvador (e que também acabou por se transformar no primeiro programa de redução de danos [PRD] no país, sendo posteriormente replicado em Porto Alegre) (INGLEZ-DIAS et al., 2014).

A redução de danos é uma prática terapêutica estruturada para diminuir as consequências adversas do uso de substâncias para o indivíduo, sua família e a comunidade. Essa técnica parte das seguintes premissas (FEDERAL HIV/AIDS PREVENTION, CONTROL OFFICE, 2010; GARCIA, 2013):

1. As drogas produzem consequências negativas nos usuários.
2. As consequências do uso de drogas podem ser minimizadas ou evitadas com abordagens dirigidas.
3. As abordagens de redução de danos constituem alternativas aos tratamentos usuais e podem ser empregadas a qualquer momento do tratamento, sobretudo quando a pessoa com problema relacionado com o uso de substâncias não está suficientemente motivada para interromper o consumo.

A prática de redução de danos abrange:

1. A abstinência ou redução do consumo de drogas.
2. A prevenção da transmissão do HIV e de outras doenças infectocontagiosas entre usuários de drogas injetáveis mediante o uso de material descartável para consumo da droga e provimento de locais seguros e limpos para o uso da(s) substância(s).
3. A prevenção de consequências da *overdose* da droga, como o uso em locais com assistência médica, o treinamento para o uso e a distribuição de medicamentos para paradas cardiorrespiratórias, entre outras.
4. A substituição de drogas mais danosas por outras menos danosas.

Em 1998 foi promulgada, pela Assembleia Legislativa de São Paulo, a primeira lei que legalizou a troca de seringas no estado e a primeira lei RD no Brasil, a qual abriu caminho para a extensa implantação da rede de programas de redução de danos em todo o país (INGLEZ-DIAS et al., 2014). Uma característica importante da implementação dos PRD no Brasil foi ter se dado por meio de experiências-piloto, as quais, mediante a divulgação de seu caráter exitoso, originaram um processo de reprodução de experiências em outras regiões (INGLEZ-DIAS et al., 2014).

Desde 2004, esses programas foram institucionalizados no país por meio de diversas portarias do Ministério da Saúde e, de modo geral, o conceito de RD permeia os normativos que regem as políticas relacionadas aos cuidados e à atenção ao usuário de álcool e outras drogas. As portarias vêm lidando com esses programas em articulação com outras atividades no âmbito das políticas de álcool e outras drogas. Em 2005 surgiu, então, a Portaria 1.028/2005, que de fato regulamenta as ações de RD de maneira concreta no Brasil (INGLEZ-DIAS et al., 2014).

A implementação das estratégias de redução de danos no país resultou na diminuição das taxas de infecção por HIV entre as pessoas que fazem uso de drogas injetáveis, de 60% para 14%. Apesar de o compartilhamento de seringas entre os usuários de drogas injetáveis ter diminuído, a prática de sexo desprotegido não se alterou nessa população. Atualmente, 70% dos usuários de drogas injetáveis praticam sexo sem proteção (LIMA et al., 2005).

A RD é ainda incipiente na maior parte dos países da América Latina. Dados da associação Harm Reduction International apontam a existência de uma legislação federal que inclui a redução de danos como parte da política de abordagem das pessoas que fazem uso de drogas nos seguintes países: Argentina, Brasil, Colômbia, México, Paraguai e Uruguai (STONE, 2016).

■ A história e as experiências profissionais

Nas décadas de 1970 a 1990, surgiram serviços estruturados em vários estados brasileiros: o Centro de Estudo e Terapia do Abuso de Drogas (Cetad), em Salvador, com o Dr. Antônio Nery Filho; o Centro Mineiro de Toxicomanias (CMT), em Belo Horizonte, com o Dr. Walter Eduardo Mundin; o Núcleo de Estudo e Pesquisas em Atenção ao uso de Drogas (Nepad), na Universidade Estadual do Rio de Janeiro (Uerj), com a Dra. Maria Tereza de Aquino; o Programa de Orientação e Atendimento a Dependentes (Proad), com o Dr. Dartiu Xavier da Silveira Filho; o Grupo Interdisciplinar de Estudos de Álcool e Drogas (Grea), com o Dr. Arthur Guerra de Andrade, em São Paulo; e o Centro Brasileiro de Informações sobre Drogas (Cebrid), com o Dr. Elisaldo Luis de Araújo Carlini, também em São Paulo. Este último foi pioneiro no estudo da psicofarmacologia e o maior especialista no uso medicinal e científico da maconha no Brasil, tendo colocado o canabidiol (CBD) no foco da ciência brasileira e do mundo para o tratamento de convulsões, epilepsia, esclerose múltipla e dor crônica.

Também são considerados centros de referência: a Unidade de Dependência Química do Hospital Mãe de Deus, em Porto Alegre, com o Dr. Sérgio de Paula Ramos; o Centro de Ensino e Pesquisa Relacionado ao Alcoolismo (Cepral), na Universidade Federal do Rio de Janeiro (UFRJ), com o Dr. José Mauro Braz de Lima; o Centro Eulâmpio Cordeiro de Recuperação e o Centro de Prevenção, Tratamento e Reabilitação do Alcoolismo (CPTRA), em Recife; o centro de pesquisas da Dra. Jandira Masur, na Unifesp; e a Unidade de Pesquisa em Álcool e outras Drogas (Uniad), da Universidade Federal de São Paulo, com o Dr. Ronaldo Laranjeira. No Rio de Janeiro, Oswaldo Saide, da Uerj, então coordenador da saúde mental do estado, inaugurou o Centro de Tratamento e Reabilitação de Adictos (Centra-Rio).

Vale mencionar, também, o serviço da Santa Casa de Misericórdia do Rio de Janeiro, com a Dra. Analice Gigliotti, uma das referências no tratamento da dependência química no Brasil, bem como a Dra. Ana Cecília Petta Roselli Marques e suas intervenções comunitárias de longa data na cidade de Tarumã, em São Paulo, entre tantos outros nomes. O Quadro 3.1, no Capítulo 3, reúne alguns dos centros de tratamento para dependência química atuantes no Brasil a partir da década de 1970. Alguns desses serviços são ligados às universidades, o que garantiu a continuidade de suas gestões e atividades. Outros, ligados aos municípios ou aos estados, tiveram graves prejuízos em seu funcionamento por conta das mudanças políticas e da descontinuidade de gestão (OLIVEIRA & SANTOS, 2010).

Mais recentemente foi criado o serviço de Psiquiatria de Adição no Hospital de Clínicas de Porto Alegre (HCPA), com os Drs. Felix Kessler e Flavio Pechansky.

Esses centros também foram formadores de pessoas, que puderam fazer "a História" e, sobretudo, seguir contando histórias como agentes multiplicadores de saberes para a evolução dos tratamentos da dependência química no país.

Ainda nos anos 1980, o consumo elevado de álcool e de outras substâncias por trabalhadores de empresas, especialmente nos EUA e na Europa (OIT, OMS, 1988), era reconhecido como um dos mais sérios e graves problemas não só de ordem médico-social, mas também de segurança. Nessa época começaram a surgir clínicas particulares de tratamento especializado para atender esses trabalhadores.

Alguns centros de recuperação evoluíram tecnicamente e se profissionalizaram, superando as crises econômicas e políticas até mesmo no Brasil, e se mantêm, ativos até hoje. A falta de locais adequados para internação e assistência e a ausência de uma política pública impulsionaram o crescimento dos centros de recuperação particulares no Brasil. Desse modo, muitos dependentes químicos puderam se tratar, assim como seus familiares.

A história vai produzindo evidências a respeito da importância, ao longo do tempo, de cada profissional dedicado ao tratamento da dependência química, seja por duvidar, seja por persistir, criar, questionar ou se entregar ao trabalho que escolheu. Como disse a assistente social Maria Ângela Madeira Ribeiro na entrevista concedida para este livro:

> Acho que ao longo desses 28 anos, o trabalho com dependentes químicos foi se tornando mais profissional. No início, o que mais me preocupava era a pouca ou nenhuma formação dos ditos "conselheiros" que eram admitidos nas clínicas, na verdade dependentes químicos em recuperação que levavam sua experiência para os pacientes internados.

[...] O que me deu sempre muito prazer foi saber que eu não estava sozinha. Muitos profissionais, especialmente os assistentes sociais, os grandes profissionais pioneiros na implantação dos programas nas empresas e nos serviços públicos, acreditavam que a dependência química é uma questão de saúde pública e deve ser tratada por equipes multidisciplinares.

■ Considerações finais

Nas últimas décadas aumentou o interesse dos pesquisadores pela forma como o contexto organizacional dos serviços para usuários de álcool e drogas é planejado e executado tanto nos setores públicos como privados. Também é relativamente recente a produção científica de possíveis indicadores organizacionais que são essenciais para a prestação de cuidados a dependentes químicos em tratamento.

Diversos fatores são reconhecidamente relevantes na organização e planejamento dos serviços destinados aos usuários de substâncias, os quais apresentam íntima relação com a melhora da qualidade do acesso e a efetividade dos diferentes programas desenhados para atender esse público. Entre os princípios gerais desses cuidados citam-se: serviços próximos à residência dos pacientes; intervenções estruturadas tanto para os sintomas como para as incapacidades ou deficiências; tratamento específico para o diagnóstico e para as necessidades dos pacientes; plano terapêutico personalizado e avaliado constantemente; um olhar sistêmico para as diversas áreas da vida do dependente de modo a favorecer os fatores de proteção e diminuir os fatores de risco; serviços que refletem as prioridades de seus usuários; serviços com coordenação e gerenciamento de casos, favorecendo a aproximação da equipe com o dependente químico e os ajudando a resgatar a cidadania; e mais serviços com capacidade de mobilidade do que serviços com atuações estáticas. Serviços que favorecem a diversidade física, cognitiva, étnica etc.

Este capítulo pode ser concluído com as seguintes premissas:

1. O recurso humano (com profissional motivado e capacitado) é o grande diferencial de qualquer serviço de dependência química que se deseje organizar.
2. O dependente químico necessita de uma ampla rede de cuidados, considerando-se a complexidade de cada caso, incluindo a desintoxicação clínica e a internação psiquiátrica.
3. A combinação de terapêuticas de reconhecida evidência científica deve nortear as estratégias.
4. A reavaliação periódica do serviço é essencial para pautar os erros e acertos do programa (DIEHL, CORDEIRO & LARANJEIRA, 2019).

Referências

ABEAD. O que a "nova política sobre álcool e drogas" (Pnad) no Brasil nos informa? Disponível em: www.abead.com.br/opiniaoabeadpnad. Acesso em: maio 2021.

AMARANTE, P. Novos sujeitos, novos direitos: O debate em torno da Reforma Psiquiátrica. [New Subjects; New Rights: The Debate About the Psychiatric in Brazil]. Cad. Saúde Públ., Rio de Janeiro, 11 (3): 491-494, jul./sep., 1995.

ANDERSON, D.J.; MCGOVERN, J.P.; DUPONT, R.L. The origins of the Minnesota model of addiction treatment – a first person account. Journal of Addictive Diseases, v. 18, n. 1, p. 107-114, 1999.

BALBINOT, A.D. et al. Hospitalization due to drug use did not change after a decade of the Psychiatric Reform. Revista de Saúde Pública, v. 50, p. 26, 2016.

BRASIL. Lei n. 13.819, 26 de abril de 2019. Institui a Política Nacional de Prevenção da Automutilação e do Suicídio, a ser implementada pela União, em cooperação com os Estados, o Distrito Federal e os Municípios: e altera a Lei n. 9.656, de 3 de junho de 1998.

BRASIL. Lei n. 10.216 de 6 de abril de 2001: dispõe sobre a proteção e os direitos das pessoas portadoras de transtornos mentais e redireciona o modelo assistencial em saúde mental. Brasília; 2001 [acesso em 2010 jun 19]. Disponível em: http://www.planalto.gov.br/ccivil_03/leis/LEIS_2001/L10216.htm

CORDEIRO, D.C.; DIEHL, A. Os grupos de mútua ajuda para dependentes químicos e seus familiares. IN: Diehl Alessandra, Cordeiro DC, Laranjeira R. Dependência Química: Prevenção, Tratamento e Políticas Públicas. 2. ed., Porto Alegre: Editora Artmed/Grupo A, 2019. p. 307-316.

COOK, C. The Minnesota model in the management of drug and alcohol dependency: Miracle, method or myth? Part I. The Philosophy and the Programme. British journal of addiction, v. 83, n. 6, p. 625-634, 1988.

DE CARVALHO GUADANHIN, G. Política criminal de drogas: a viabilidade da redução de danos como uma alternativa ao proibicionismo no ordenamento jurídico brasileiro. Revista brasileira de ciências criminais, n. 127, p. 263-294, 2017. Disponível em: http://www.mpsp.mp.br/portal/page/portal/documentacao_e_divulgacao/doc_biblioteca/bibli_servicos_produtos/bibli_boletim/bibli_bol_2006/RBCCrim_n.127.09.PDF. Acesso em: mar. 2021.

DE JESUS MARI, J. Um balanço da reforma psiquiátrica brasileira. A Review of Brazilian Psychiatric Reform. Ciência & Saúde Coletiva, v. 16, n. 12, p. 4590-4602, 2011.

DELGADO, P. Lei n. 10.216, de 6 de abril de 2001. Paulo Delgado, s.d. Disponível em: https://paulodelgado.com.br/leis-e-projetos/leis/. Acesso em: set. 2018.

DIEHL, A.; ELBERDER, M.F.; LARANJEIRA, R. Moradias assistidas para dependência química. In: DIEHL, A.; CORDEIRO, D.C.; LARANJEIRA, R. Dependência química: prevenção, tratamento e políticas públicas. Porto Alegre: Editora Artmed, 2011.

DIEHL, A.; CORDEIRO, D.C.; LARANJEIRA, R. Dependência química: prevenção, tratamento e políticas públicas. 2. ed., Porto Alegre: Editora Artmed/Grupo A, 2019.

DE OLIVEIRA, E.M.; SANTOS, N.T.V. A rede de assistência aos usuários de álcool e outras drogas – em busca da integralidade. Outras Palavras, p. 71, 2010. Disponível em: https://www.crprs.org.br/conteudo/publicacoes/arquivo48.pdf#page=72. Acesso em: maio 2021.

EDWARD, G.; CROSS, M. Alcohol dependence: provisional description of a clinical syndrome. British Medical Journal, 1, 1976.

EDWARDS, G. O tratamento do alcoolismo. São Paulo: Martins Fontes, 1987.

ESCH, R.Q. Você e o alcoolismo. Rio de Janeiro: Qualitymark, 1991.

FEDERAL HIV/AIDS PREVENTION AND CONTROL OFFICE. Report on progress towards implementation of the UN Declaration of Commitment on HIV/Aids. Addis Ababa: Federal Democratic Republic of Ethiopia, 2010. Disponível em: https://www.unaids.org/sites/default/files/country/documents/ethiopia_2010_country_progress_report_en.pdf. Acesso em: mar. 2021.

FISK, D.; SELLS, D.; ROWE, M. Sober housing and motivational interviewing: the treatment access project. The Journal of Primary Prevention, v. 28, n. 3-4, p. 281-293, 2007. Disponível em: https://link.springer.com/content/pdf/10.1007/s10935-007-0096-6.pdf. Acesso em: maio 2021.

FRACASSO L. Comunidades terapêuticas. In: DIEHL, A.; CORFEIRO, D.C.; LARANJEIRA, R. Dependência Química: Prevenção, Tratamento e Políticas Públicas. 2. ed. Porto Alegre: Editora Artmed/Grupo A, 2018. Capítulo Disponível com complementar on-line do site da obra.

FRACASSO, L. Comunidade terapêuticas: histórico e regulamentações. In: BRASIL. Ministério da Justiça e Segurança Pública. Secretaria Nacional de Políticas Sobre Drogas. Padrões de uso de drogas. Aberta: Portal de Formação a Distância. Florianópolis: SEAD, 2017.

GARCIA, F.D. (Org.) Manual de abordagem de dependências químicas. Belo Horizonte: Utopika Editorial, 2014. Disponível em: https://crr.medicina.ufmg.br/project/assets/ckfinder/files/MANUAL%20DE%20ABORDAGEM%20-%20FINAL%2027-02-2014.pdf. Acesso em: mar. 2021.

GALLASSI, A.D. et al. Characteristics of clients using a community-based drug treatment service ('CAPS-AD') in Brazil: an exploratory study. International Journal of Drug Policy, v. 31, p. 99-103, 2016. Disponível em: https://pubmed.ncbi.nlm.nih.gov/26935220/. Acesso em: mar. 2021.

GARCIA, M.L.T.; OLIVEIRA, E.F.A. An analysis of the federal funding for mental health care in Brazil. Social work in health care, v. 56, n. 3, p. 169-188, 2017. Disponível em: https://www.tandfonline.com/doi/abs/10.1080/00981389.2016.1265628. Acesso em: mar. 2021.

GIGLIOTTI, A. et al. Paradigms of public policies for licit and illicit drugs in Brazil. Substance Abuse, v. 35, n. 3, p. 292-297, 2014. Disponível em: https://www.tandfonline.com/action/showCitFormats?doi=10.1080%2F08897077.2014.917351. Acesso em: mar. 2021.

GIGLIOTTI, A.; BESSA, M.A. Síndrome de Dependência do Álcool: critérios diagnósticos. Rev. Bras. Psiquiatr., São Paulo, v. 26, supl. 1, p. 11-13, may 2004. Disponível em: ttp://www.scielo.br/scielo.php?script=sci_arttext&pid=S1516-44462004000500004&lng=en&nrm=iso. Acesso em: out. 2020.

GRAHAM, A.V. et al. Miracle village: A recovery community for addicted women and their children in public housing. Journal of Substance Abuse Treatment, v. 14, n. 3, p. 275-284, 1997.

HIRDES, A. A reforma psiquiátrica no Brasil: uma (re)visão. Ciência & Saúde Coletiva, Rio de Janeiro, v. 14, n. 1, p. 297-305, Feb. 2009. Disponível em: http://www.scielo.br/scielo.php?script=sci_arttext&pid=S1413-81232009000100036&lng=en&nrm=iso. Acesso em: maio 2021. https://doi.org/10.1590/S1413-81232009000100036.

INGLEZ-DIAS, A. et al. Harm reduction policies in Brazil: Contributions of a North American program. Ciência & Saúde Coletiva, v. 19, n. 1, p. 147, 2014. Disponível em: https://www.proquest.com/openview/c15f1f277c2139aadc9dd681a1e383af/1?pq-origsite=gscholar&cbl=2034998. Acesso em: maio 2021.

INSTITUTO PADRE HAROLDO. Disponível em: https://recuperardasdependencias.blogs.sapo.pt/algumas-curiosidades-sobre-o-modelo-62604. Acesso em: maio 2021.

KYRILLOS NETO, F.; MOREIRA, J.O.; DUNKER, C.I.L. DSMs and the Brazilian psychiatric reform. Frontiers in psychology, v. 6, p. 401, 2015. Disponível em: https://www.frontiersin.org/articles/10.3389/fpsyg.2015.00401/full. Acesso em: maio 2021.

LEON, G.D. A comunidade terapêutica. São Paulo: Loyola; 2003.

LIMA, J.M.B. Alcoologia – O alcoolismo na perspectiva de saúde pública. Rio de Janeiro: MedBook, 2008.

LIMA, M.A.M.; JUSTO, L.P.; FORMIGONI, M.O.S. Troca de seringas na cidade de São Paulo: uma estratégia de redução de danos para usuários de drogas injetáveis. J. bras. Psiquiatr., p. 286-292, 2005. Disponível em: https://pesquisa.bvsalud.org/portal/resource/pt/lil-438322. Acesso em: maio 2021.

LIMA NETO, J.L.A. Metamodelo explicativo das relações sistêmicas entre os indivíduos em grupos de ajuda-mútua: o processo de recuperação do uso de drogas em Narcóticos Anônimos. 2017. Disponível em: https://bityli.com/Nbxh5. Acesso em: maio 2021.

MACHADO, D.B. et al. Impact of the new mental health services on rates of suicide and hospitalisations by attempted suicide, psychiatric problems, and alcohol problems in Brazil. Administration and Policy in Mental Health and Mental Health Services Research, v. 45, n. 3, p. 381-391, 2018. Disponível em: https://link.springer.com/article/10.1007/s10488-017-0830-1. Acesso em: maio 2021.

MARLATT, G.A.; GORDON, J.R. Prevenção da recaída. Porto Alegre: Arte Médicas, 1993.

MASUR, J. Conjecturas sobre o uso milenar de bebidas alcoólicas. Ci Cult, v. 30, n. 5, p. 531-4, 1978. Bertolote JM. Alcoolismo hoje. 3a ed. Porto Alegre: Artes Médicas; 1997.

MASUR, J.; CARLINI, E.A. Drogas subsídios para uma discussão. 4. ed. São Paulo: Brasiliense, 1993.

MERICLE, A.A. et al. Distribution and neighborhood correlates of sober living house locations in Los Angeles. American Journal of Community Psychology, v. 58, n. 1-2, p. 89-99, 2016. Disponível em: https://onlinelibrary.wiley.com/doi/abs/10.1002/ajcp.12084. Acesso em: maio 2021.

PANNELLA WINN, L.; PAQUETTE, K. Bringing recovery housing to scale in Ohio: Lessons learned. Journal of dual diagnosis, v. 12, n. 2, p. 163-174, 2016. Disponível em: https://www.tandfonline.com/doi/abs/10.1080/15504263.2016.1173971. Acesso em: maio 2021.

PERRONE, P.A.K. A comunidade terapêutica para recuperação da dependência do álcool e outras drogas no Brasil: mão ou contramão da reforma psiquiátrica? Ciência & Saúde Coletiva, v. 19, p. 569-580, 2014. Disponível em: https://www.scielosp.org/article/csc/2014.v19n2/569-580/. Acesso em: maio 2021.

RAMOS, S. P.; CAMPANA, A. A. M.; WOITOWITZ, A. B. Comunicação breve sobre um programa de tratamento para dependentes químicos hospitalizados. Arq Clin Pinel 1978; 4 (1-3): 92, v. 8, 1978.

RAMOS, S.P.; BERTOLOTE, J.M. Alcoolismo hoje. Porto Alegre: Artes Médicas, 1990.

RANGEL, E.C. et al. O processo decisório de ratificação da Convenção-Quadro para o Controle do Tabaco da Organização Mundial da Saúde no Brasil. Cadernos de Saúde Pública, v. 33, p. e00126115, 2017. Disponível em: https://www.scielosp.org/article/csp/2017.v33suppl3/e00126115/. Acesso em: maio 2021.

RAW, M.; MCNEILL, A.; MURRAY, R. Case studies of tobacco dependence treatment in Brazil, England, India, South Africa and Uruguay. Addiction, v. 105, n. 10, p. 1721-1728, 2010. Disponível em: https://onlinelibrary.wiley.com/doi/abs/10.1111/j.1360-0443.2010.03043.x. Acesso em: maio 2021.

RIBEIRO, M. et al. The Brazilian 'Cracolândia' open drug scene and the challenge of implementing a comprehensive and effective drug policy. Addiction, v. 111, n. 4, p. 571-573, 2016.

SOUZA, M.L. et al. Comunidades terapêuticas: inovação e perspectivas. Florianópolis: Editora Insular, 2017.

STONE K. The Global State of Harm Reduction 2014. London: Harm Reduction International, 2016.

TONIGAN, J.S.; CONNORS, G.J.; MILLER, W.R. Participation and involvement in Alcoholics Anonymous. Psychology of Addictive Behaviors 10(2):625), 2003.

VAILLANT, G.E. Alcoholics Anonymous: cult or cure? Australian and New Zealand Journal of Psychiatry, 39(6), 431-436, 2005.

VAILLANT, G.E. A história natural do alcoolismo revisada. Porto Alegre: Editora Artes Médicas, 1999.

WAGNER, R. Coronavírus: busca a Alcoólicos Anônimos aumenta durante a pandemia. Metropóles. Jun. 2020. Disponível em: https://www.metropoles.com/saude/coronavirus-busca-a-alcoolicos-anonimos-aumenta-durante-a-pandemia. Acesso em: mar. 2021.

Capítulo 18

Síndrome Alcoólica Fetal (SAF) – Uma Doença Subestimada no Brasil – Novas Perspectivas diante da Pandemia de Covid-19

José Mauro Braz de Lima

■ Introdução

Ao abordarmos a síndrome alcoólica fetal (SAF), doença congênita causada pelo consumo de bebidas alcoólicas durante a gravidez, podemos dizer que estamos diante de promissores avanços no âmbito da saúde pública, o que representa importante progresso na visibilidade e reconhecimento dessa doença no Brasil. O grave problema mundial que foi a pandemia da Covid-19, que paralisou o mundo inteiro, de certa maneira contribuiu para chamar a atenção para essa inusitada doença que acomete milhares de crianças em muitos países, incluindo o Brasil.

Em face das mudanças decorrentes das estratégias de enfrentamento da pandemia, houve forte migração para o atendimento médico virtual via internet (Telemedicina), e os atendimentos aos pacientes passaram a ser feitos por meio de consultas *on-line*. De modo semelhante, isso também aconteceu com o atendimento da SAF, isto é, passamos a atender pacientes e familiares por meio de aplicativos, como Zoom ou Google Meet, novo procedimento que propiciou significativo aumento da demanda espontânea proveniente das diversas regiões do Brasil.

Embora seja um problema pouco conhecido e subestimado no país, a SAF representa relevante questão médico-social, comprometendo o estado de milhares de crianças que nascem com quadro clínico variado de atraso do desenvolvimento cerebral e malformações congênitas. A SAF pode manifestar-se clinicamente de diversas maneiras, dependendo do grau de comprometimento fetal, sendo influenciada efetivamente pela quantidade e a frequência de consumo da bebida alcoólica. O álcool ingerido chega à corrente sanguínea materna e em poucos minutos alcança o feto ou embrião dentro do útero através do cordão umbilical. Portanto, o teor alcoólico no sangue fetal é equivalente ao teor encontrado no sangue materno.

Em países que contam com sistemas de saúde mais desenvolvidos, como França, Alemanha, Reino Unido e Canadá, entre outros, a SAF é reconhecida como importante questão médico-social e de políticas públicas que suscita a atenção e os cuidados do sistema de saúde, das autoridades e da sociedade em geral. No Brasil, entretanto, não há qualquer programa efetivo voltado para essa prevalente questão de saúde materno-infantil.

Há pelo menos três décadas temos observado um aumento significativo de estudos e pesquisas sobre a SAF nos principais centro médicos do mundo, com foco no diagnóstico, na prevenção e nas consequências no âmbito da saúde, da educação, da justiça e das relações sociocomportamentais. Alguns centros universitários no Brasil têm desenvolvido programas acadêmicos de ensino, pesquisa, extensão e assistência e apresentado importantes relatos, artigos e livros publicados, inclusive teses de mestrado e doutorado de grande relevância. Contudo, é de certo modo curioso o "desconhecimento" que persiste no meio médico, até mesmo acadêmico, em relação a essa condição reconhecida como uma das principais causas de atraso de desenvolvimento neurológico e cognitivo em crianças e adolescentes.

Se beber não engravide; se engravidar não beba.

O diagnóstico de SAF, que nem sempre é fácil de ser realizado, precisa ser considerado sempre que houver relato ou suspeita de consumo de bebida alcoólica durante a gravidez. Em casos de crianças com atraso no desenvolvimento neurológico e déficits cognitivos congênitos sem outra causa aparente, deve-se investigar a possibilidade de exposição fetal ao álcool. Na verdade, muitas mulheres, por vergonha, constrangimento, culpa ou receio de sofrer preconceito, negam ter usado alguma bebida alcoólica durante a gestação, e num país como o Brasil, em que ocorre a banalização do consumo de álcool sobretudo por jovens, até mesmo jovens grávidas, é mais importante ainda verificar essa condição.

O consumo de álcool deve ser investigado no período de atendimento pré-natal, como estratégia de prevenção. Nesse sentido, nos últimos anos a Organização Mundial da Saúde (OMS/ONU) e a Organização Pan-Americana da Saúde (Opas), preocupadas com a questão da saúde materno-infantil, vêm desenvolvendo campanhas de conscientização e prevenção da SAF, focando principalmente em países da América Latina, em especial o Brasil, e da África, entre outros, onde o consumo de álcool é elevado.

Infelizmente, o Brasil se destaca nesse contexto de modo preocupante por duas condições: primeiro por ser um grande produtor e consumidor de bebidas alcoólicas; em segundo lugar, por contar com grande número de jovens e de mulheres com relato de consumo elevado de álcool. Vale dizer que o país não dispõe de políticas públicas efetivas de informação, conscientização e prevenção relacionadas ao uso abusivo de bebida alcoólica, seja de maneira geral, seja entre grupos específicos, como os de adolescentes e mulheres. Acrescente-se que somos uma sociedade que banaliza o uso de bebidas alcoólicas, sobretudo se considerarmos os segmentos de jovens e mulheres, promovendo o uso abusivo em ambientes favoráveis ao consumo, como praias, campos de futebol, festas de carnaval, churrascos com amigos, *happy hours*, festas, eventos etc. Portanto, a inclusão desse tema se reveste de grande interesse e relevância para a divulgação do assunto, considerando que a literatura médica brasileira carece de maiores referências e dados sobre o impacto e a repercussão da SAF.

■ Manifestações clínicas peculiares da SAF

A ação do álcool sobre o organismo fetal que está em pleno processo de crescimento, multiplicação e diferenciação celular vai comprometer seriamente todo o desenvolvimento da criança, sendo fator determinante de diversas consequências clínicas observadas na SAF. Não se sabe ao certo a quantidade ingerida que pode provocar as manifestações clínicas. Estudos indicam que o álcool é importante causa de malformações orgânicas, atraso no desenvolvimento neurológico e dismorfias faciais peculiares na SAF.

As crianças portadoras da síndrome nascem, em geral, com baixo peso e baixa estatura (o chamado PIG – pequeno para a idade gestacional), bem como com microcefalia e as dismorfias faciais citadas, sendo frequentes os nascimentos prematuros. Convém considerar que, ao lado das manifestações secundárias do atraso do desenvolvimento neurológico, essas crianças apresentam deficiências neurocognitivas e comportamentais que são causa de grandes dificuldades de aprendizado, no rendimento escolar e de adaptação em casa e na escola.

Por outro lado, existem as chamadas formas incompletas ou leves, que dependem do maior ou menor comprometimento orgânico e que podem variar segundo a quantidade e a frequência de consumo de bebidas alcoólicas e a idade da gestação. Em geral, as formas leves apresentam poucas manifestações clínicas, de difícil identificação ou diagnóstico, e podem passar despercebidas. Em muitos casos, a SAF pode manifestar-se apenas por meio de distúrbios cognitivos leves, que poderão ser evidenciados na idade escolar em situações de maior complexidade, sendo confundida com transtornos do déficit de atenção/hiperatividade (TDA/H).

Quanto à avaliação diagnóstica, o exame realizado por meio de neuroimagem é um dos melhores recursos para identificação das alterações estruturais no cérebro. Nas formas mais leves, as alterações não são observadas nesses exames, sendo os testes neurocognitivos ferramentas muito úteis na avaliação das funções mentais e comportamentais. A partir da avaliação funcional dos pacientes, é possível elaborar uma estratégia de tratamento multidisciplinar, envolvendo outros profissionais que trabalham na assistência integrada desses pacientes.

■ Consumo de risco de bebida alcoólica

No Brasil, cabe observar o preocupante cenário de risco, por se tratar de um dos maiores produtores mundiais de bebidas alcoólicas na atualidade (terceiro maior produtor mundial de cerveja, atrás apenas da China e dos EUA). Em relação às bebidas destiladas (cachaça, uísque e vodka), o Brasil é o maior produtor mundial, principalmente na forma de cachaça. No que tange ao consumo de vinho, o país não tem grande tradição, embora nas últimas décadas tenha sido observado aumento significativo do consumo de vinho – a produção brasileira ainda não pode ser comparada com a de países como França, Itália, Espanha, Portugal, Argentina e Chile, uma vez que não alcançou a produção de 1 bilhão de litros/ano.

De acordo com levantamentos epidemiológicos relativos ao perfil de consumo da população brasileira (CARLINI, 2006; LARANJEIRAS, 2012), os jovens e as mulheres são os maiores consumidores de bebidas alcoólicas. A cerveja é, de longe, a bebida mais consumida. Não por acaso, a indústria de cerveja cresceu muito nas últimas duas décadas, apoiada por inteligente trabalho de *marketing* voltado, principalmente, para os jovens e as mulheres, passando de cerca de 2 a 3 bilhões de litros/ano, em 2002/2003, para 18 bilhões de litros/ano, em 2019 (um crescimento de cerca de 600%). Quem bebeu tanta cerveja assim? A resposta é fácil: foram os jovens e as mulheres da faixa etária de 18 a 39 anos de idade.

Sob a perspectiva epidemiológica, constata-se que o crescimento da população foi de cerca de 25% no período de 2002 a 2019 – de 160 milhões para 210 milhões de habitantes (IBGE, 2019). Outro aspecto importante é que a cerveja é considerada bebida "leve" (teor alcoólico de 5%), o que ajudou a transmitir a ideia de que seria possível beber mais sem grandes consequências ("Você bebe? Não, só tomo cerveja!").

As matérias publicitárias também ajudaram a reforçar esse imaginário ao mostrar gente jovem, bonita, de corpos sarados e aspecto feliz em ambientes alegres e festivos, basta observar o quanto a indústria cervejeira vem colaborando de maneira oficial no patrocínio dos blocos de rua durante o Carnaval (o Carnaval da "Boa").

Um "equívoco" na Lei 9.294/1996 contribuiu para o aumento significativo do consumo de cerveja nas últimas décadas, ao não restringir a propaganda de cerveja em horário comercial, principalmente na televisão, ao contrário da proibição da publicidade de vinho, cachaça, uísque e vodka[1]. Cabe salientar que essa mesma lei foi importante para a enorme restrição ao uso de cigarro como estratégia de saúde pública na campanha contra o tabagismo, inclusive alçando o Brasil a uma posição de destaque no cenário mundial de combate ao fumo.

Em 2004 foi aprovado o Projeto de Lei 2.085/2004, da deputada Heloneida Studart, que dispõe sobre o aviso do risco do consumo de álcool durante a gravidez nos rótulos de bebidas alcoólicas.

Assim, diante dos relatos e dos dados de estudos da literatura, pode-se ter uma ideia da dimensão do problema relacionado com a SAF em face do cenário de risco encontrado no Brasil. Tratada em alguns países como questão de saúde pública e social, ao contrário do que acontece aqui, a SAF vem sendo alvo de maior interesse não só na área médica, mas também nas áreas da psicologia, da educação e da justiça, devido às amplas repercussões e aos impactos psicossociais e econômicos. De certo modo, fomos levados a avançar para além das habituais fronteiras estabelecidas nos conceitos clássicos do alcoolismo, uma vez que a SAF não se enquadra no paradigma da dependência química pelo fato de o uso de álcool pela grávida não ser necessariamente um distúrbio comportamental relacionado com a dependência do álcool, mas constituir-se, muitas vezes, num consumo eventual.

Aos poucos, a partir dos anos 1990, os avanços na abordagem dos problemas relacionados ao consumo de álcool e outras drogas na perspectiva da saúde pública e áreas afins vêm sendo estabelecidos na prática. Quando tratou do problema das drogas, o ex-Secretário Geral da ONU, Kofi Annan, ao deixar o cargo, sugeriu uma abordagem ampliada, sistêmica e integrada com políticas públicas mais efetivas.

Nesse sentido, expandindo o conceito clínico do alcoolismo, de acordo com recomendação da OMS, a abordagem da SAF foi naturalmente se envolvendo no âmbito da saúde materno-infantil, da saúde da mulher, da ginecologia e obstetrícia, assim como nas áreas da educação e da justiça, como forma de atender as diversas interfaces do problema. Assim, estamos certos de que, apesar das muitas dificuldades enfrentadas no Brasil, a SAF vem sendo cada vez mais reconhecida, diagnosticada, prevenida e tratada como deve, minimizando o sofrimento e promovendo melhor qualidade de vida para pacientes, familiares e demais pessoas envolvidas.

■ Dados epidemiológicos: uma dimensão "subestimada" da SAF

Não há dados formais muito consistentes, provenientes de pesquisas epidemiológicas, que possam dar uma ideia melhor sobre o perfil da SAF no país, em grande parte por se tratar de uma doença "pouco conhecida". Mesmo em outras regiões que contam com melhores sistemas de saúde, os dados às vezes carecem de consistência em razão do "pouco interesse" científico e de certa banalização histórica da cultura do consumo de álcool.

Diante das referências encontradas na literatura e dos dados disponíveis (Ministério da Saúde/DATA-SUS, Programa de Saúde Materno-Infantil, entre outros), utilizando também como parâmetro a literatura internacional, observa-se no Brasil um quadro mais sério do que se poderia imaginar. A incidência média mundial da SAF é estimada em cerca de 2 a 3 casos por 1.000 nascidos vivos (NV)/ano; em alguns países, em virtude do consumo elevado de álcool, a incidência real pode chegar a 10 ou mais casos por 1.000 NV/ano.

É possível estimar que 1% a 1,5% dos NV possam ser portadores de SAF. Alguns países do Leste Europeu e a África do Sul, e mesmo alguns estados americanos, também relatam números preocupantes: 10 a 15 casos de SAF a cada 1.000 NV/ano. Considerando que no Brasil há em média cerca de 3 milhões de mulheres grávidas/ano,

---

[1] Vale considerar a composição das bebidas alcoólicas fermentadas ou destiladas. De acordo com Gay Lussac, bioquímico francês, a classificação das bebidas alcoólicas se faz pelo teor de álcool puro por dose padrão. Nesse sentido, considerando que a cerveja tem 5% de teor alcoólico por dose (300mL), o vinho, 12% (150mL), e a cachaça, 40% (40mL), é possível concluir, por uma simples regra de três, que a quantidade de álcool puro fica em torno de 16 a 18mL por dose padrão em qualquer que seja a bebida.

podemos estimar que 1% a 1,5% dos bebês são eventuais portadores da SAF (ou seja, 30 a 45 mil/ano). Levando em consideração que a expectativa de vida dos portadores de SAF é de mais ou menos 50 anos, contando só com os casos ditos completos (forma clássica), teríamos hoje no país uma população de cerca de 2 milhões de portadores de SAF.

No Brasil nascem cerca de quatro a cinco crianças com SAF por hora, ou mais de 100 por dia (LIMA, 2017)

Quanto aos custos globais, além das inestimáveis perdas médico-sociais, os gastos financeiros são imensuráveis. Estudos americanos (NATIONAL TASK FORCE ON FAS, 2002) estimaram em cerca de 5 milhões de dólares ao longo da vida de cada paciente os gastos com atendimento e tratamento das crianças com SAF. Fazendo uma projeção grosseira e corrigindo os dados para nossa realidade, podemos estimar que no Brasil esses gastos seriam de milhões de reais por pessoa ou de bilhões de reais para o conjunto dos pacientes. Num cenário hipotético em que o consumo de bebida alcoólica durante a gravidez fosse expressivamente reduzido, a incidência da SAF tenderia, hipoteticamente, a zero. Portanto, a implantação de políticas públicas efetivas, com ações estratégicas de prevenção e ênfase na informação e na educação, levaria a uma marcante redução dos custos.

A SAF é uma condição clínica 100% previsível e 100% evitável, basta não beber durante a gravidez (LIMA, 2008)

■ Breve história da SAF no Brasil

A SAF, como ficou claro, é uma doença pouco conhecida. Em alguns países, como Canadá, EUA e França, entre outros, apenas a partir dos anos 1980 aumentaram o interesse e o conhecimento médico a respeito dessa doença. Antes encontravam-se disponíveis algumas observações na literatura, mas sem grande relevância no meio médico/da saúde, e muito menos no ambiente das políticas públicas.

No Brasil, o desconhecimento era ainda maior, apesar de algumas poucas referências no meio acadêmico, como a professora Jandira Masur, no final dos anos 1970, da Universidade Federal de São Paulo. Na Universidade Federal do Rio de Janeiro (UFRJ), a partir dos anos 1990, passamos a desenvolver um programa de ensino, pesquisa e extensão sobre a SAF, onde foram realizados inúmeros trabalhos, como artigos, monografias, teses e livros.

Na literatura médica brasileira não se encontram muitos dados ou relatos publicados sobre a SAF, à exceção de algumas poucas referências em revistas e artigos de relatos de experiência clínica. Na literatura internacional, as referências também não são muito numerosas, embora a partir dos anos 1990 o volume de artigos e relatórios sobre o tema tenha crescido significativamente. Entretanto, duas publicações em revistas médicas tornaram-se marcos na literatura a respeito da SAF: a primeira, em 1968, de Paul Lemoine, pediatra francês que relatou 127 casos de SAF na *Revista Ouest Medicale* (Paris); a segunda, em 1973, de Jones *et al.*, da Universidade de Washington, Seattle, na revista médica *The Lancet*, uma das revistas médicas de maior expressão no mundo, que estudaram as malformações fetais em filhos de mães alcoólatras. Pode-se dizer que foi a partir desse artigo que a SAF ganhou maior projeção mundial nos meios médico e acadêmico.

Em 1985, após examinarmos alguns casos no Instituto de Neurologia da UFRJ, publicamos nosso primeiro artigo: "Álcool e gravidez" (LIMA,1985). Depois desse trabalho, somente em meados dos anos 1990 voltamos a estudar a SAF como relevante causa de malformação cerebral congênita relacionada à exposição fetal ao álcool. Contudo, foi em 1998, no Simpósio Internacional da Associação Brasileira de Alcoolismo e Drogas (Abrad), que passamos a dar maior ênfase ao tema através de projeto acadêmico específico, desenvolvendo em parceria com a Universidade de Lille, por intermédio do Dr. Didier Playoust, chefe do Centro de Alcoologia Clínica de Tourcoing/Universidade de Lille.

A partir dessa época, houve consistente e progressivo desenvolvimento do projeto acadêmico da SAF na UFRJ. Isso favoreceu o incremento de novos acordos de cooperação acadêmico-científica e intercâmbios com outras instituições, como a Universidade de Nancy, a Société Française d'Alcoologie, o Centro de Alcoologia da Universidade do Porto, em Portugal, e mais tarde (2006), por intermédio da Dra. Ann Streissguth, uma das maiores autoridades mundiais em SAF, com a Universidade do Estado de Washington, Seattle, EUA.

Em 2020, com os inúmeros eventos realizados *on-line* por causa da pandemia da Covid-19, o atendimento médico para casos de SAF passou a ser feito de forma digital como um novo padrão de assistência. Em todos os países com boa base de mídia digital e internet, os atendimentos médicos *on-line* intensificaram-se, seguindo o protocolo da telemedicina. Em alguns serviços da rede de assistência, cerca de 70% a 80% dos atendimentos médicos passaram a ser realizados à distância por meio de aplicativos digitais (o "novo normal").

Ao que tudo indica, mesmo com a chegada da vacina para proteger a população contra a Covid-19 e a redução do impacto desse vírus, o cenário não deve retornar ao "antigo normal". Com relação ao atendimento da SAF, ao se comparar a trajetória desde 1998 até 2019, foi enorme a mudança observada a partir do teleatendimento para pacientes e familiares, permitindo a abertura de grande porta de entrada ainda pouco explorada e que promete ser o início de um novo momento para o reconhecimento da SAF como questão de saúde pública no Brasil.

■ A SAF e o inusitado ano da pandemia da Covid-19: avanços e novas perspectivas

Em 2020, ano em que vivemos um dos maiores desafios da saúde pública na história, assistimos ao mundo parar em função da pandemia da Covid-19. Diante das severas medidas de controle, entre elas a indicação de isolamento social e o uso de máscaras em locais públicos, constatou-se um aumento significativo do consumo de bebidas alcoólicas no ambiente doméstico. Perante esse "novo cenário", as pessoas tiveram de adaptar suas atividades para se adequar à recomendação de manter o distanciamento social, o que levou os profissionais da saúde a se deparar com o desafio de prestar assistência, muitas vezes, por meio do atendimento *on-line*.

Para os portadores de SAF, o teleatendimento também foi relevante, seguindo as recomendações do Conselho Federal de Medicina e do Ministério da Saúde. Desse modo, os médicos e os demais profissionais da saúde precisaram adaptar-se ao novo contexto e aos novos paradigmas da assistência médica (o "novo normal"). Os pacientes e seus familiares também tiveram de se adaptar a essa nova modalidade de atendimento à distância, embora, em menor escala, o atendimento presencial continue a ser realizado.

É interessante observar que o primeiro Ambulatório especial de SAF foi criado em 2002, no Hospital Escola São Francisco de Assis (Hesfa), da UFRJ, como parte do programa acadêmico do Centro de Ensino, Pesquisa e Referência em Alcoologia e Adictologia (Cepral/UFRJ). As circunstâncias geradas pela pandemia do coronavírus em 2020 (quase 20 anos depois) levaram à criação do novo e pioneiro Ambulatório Especial da SAF *on-line*.

Vale ressaltar que essa nova modalidade de atendimento virtual promoveu o surgimento de uma demanda, até então reprimida, de pacientes provenientes das mais diversas cidades e municípios do país. Sem dúvida, esse impacto inesperado foi impulsionado pelo fenômeno recente da conexão promovida pelas redes digitais e sociais que vem aos poucos dominando as relações humanas. Depois de mais de 30 anos de atendimento presencial, hospitalar ou em consultório, essa nova perspectiva foi de certo modo surpreendente.

Assim, desde meados do ano 2020, com o auxílio dos recursos tecnológicos, grande número de pacientes passou a ser atendido a partir de aplicativos que facilitam o teleatendimento, possibilitando que pessoas com dificuldades de acesso aos locais de consulta presencial tivessem uma nova oportunidade. Logo após o início das consultas virtuais no novo ambulatório, vimos a demanda crescer de maneira espetacular, tornando necessária a criação de uma agenda de longo prazo.

Desde o início do Projeto Acadêmico da SAF (Hesfa/UFRJ), vínhamos realizando no Rio de Janeiro, todos os anos, eventos que celebravam o Dia Mundial de Atenção e Prevenção da SAF (9 de setembro), conforme recomendação da ONU/OMS. Como em muitos países, esses eventos tinham o objetivo de promover a divulgação de estudos e pesquisas científicas sobre a SAF, além de favorecer a maior conscientização sobre o tema no mundo inteiro. Seguindo essa direção de divulgação e conscientização da SAF, lançamos, em 2020, uma nova carta do Movimento SAF Brasil com o objetivo de reforçar as ações e estratégias para aumentar a SAF em nosso país (Anexo).

Até 2019, promovemos diversos eventos em parceria com instituições nacionais e estrangeiras, reunindo renomados especialistas para tratar dos avanços e desafios da SAF no mundo, ressaltando que no Brasil não dispomos de políticas públicas consistentes. Em 2020, com a ampliação do alcance de divulgação desse tema, surgiu a oportunidade de participarmos de inúmeros eventos *on-line*, como *lives*, *webinar*, videoconferências, consultorias etc. Todo esse movimento, que abrangeu muitos estados brasileiros, se deve em boa parte à demanda reprimida de atendimento, assistência especializada e informações relacionadas com essa doença tão pouco conhecida e subestimada. No Brasil, assim como em outros países da América Latina, boa parte dos profissionais da saúde não conhece efetivamente a SAF a ponto de estabelecer com segurança o diagnóstico adequado e oferecer a devida orientação aos pacientes e a seus familiares.

É importante reconhecer o inestimável trabalho e empenho do grupo da Família SAF Brasil, formado por mães dedicadas e empenhadas, a maioria adotiva, que agregaram um trabalho relevante ao programa e à divulgação do teleatendimento, ampliando a abrangência nacional. Também foram de significativa importância para o sucesso desse trabalho a antiga parceria e o apoio do Rotary Club Botafogo, no Rio de Janeiro.

A ideia é que a partir dessa nova conjuntura se torne possível investir em cursos rápidos para profissionais e interessados envolvidos na atenção, cuidados e eventos técnico-científicos, *lives*, ciclo de palestras e eventuais atividades que abrangem os diversos aspectos da clínica da SAF e seus desdobramentos nos campos da educação, da justiça e das relações sociais.

Esse trabalho encontrou certas dificuldades em sua trajetória, e ainda precisamos vencer algumas barreiras que envolvem o preconceito em relação a alcoolismo e gênero, a falta da devida informação entre os médicos e demais profissionais da saúde, maiores interesse e conhecimento das autoridades públicas, além de maior conscientização da própria sociedade. No que tange à áreas da Educação e da Justiça, a exemplo do que foi mostrado em alguns países, também é necessário o desenvolvimento de mais ações de conscientização para aumentar o reconhecimento da SAF.

Portanto, diante das novas perspectivas surgidas em 2020, não seria ousado apostar que a assistência médica via atendimentos *on-line* se consagre como relevante ferramenta complementar aos cuidados da saúde, especialmente no que diz respeito aos pacientes portadores da SAF. Nesse sentido, o Brasil se vê diante de um novo contexto e desafio. É possível vislumbrarmos um futuro mais promissor, com reais possibilidades de promover um nível significativo de informação, educação, conscientização, atenção e prevenção, visando melhorar a qualidade de vida dos pacientes, dos familiares e de todos os envolvidos com essa "subestimada" doença provocada pelo consumo de bebida alcoólica durante a gravidez.

Quadro 18.1 Alguns trabalhos e atividades desenvolvidos no Programa SAF Brasil

2001 – Criação do pioneiro Ambulatório Integrado de SAF no Brasil (Cepral/Hesfa/UFRJ)

2002-2005 – Programa de Atenção Especial a Crianças e Adolescentes em Conflito com a Lei (Estudo de crianças portadoras de SAF) – Trabalho em parceria com a I Vara da Infância e Juventude do Rio de Janeiro

2004 – Projeto de Lei 2.085/2004 – Deputada Heloneida Studart: dispõe sobre aviso de risco do consumo de álcool durante a gravidez nos rótulos de bebidas alcoólicas

2005 – Programa de extensão em cooperação com o Rotary Club Botafogo/RJ

2006 – Inclusão de disciplina eletiva de Alcoologia e Adictologia do Instituto de Psicologia-UFRJ: monografias sobre SAF

2006 – Projeto de Lei do deputado Iranildo Campos (Rio de Janeiro)/2006 institui o Dia Estadual de Atenção e Prevenção da SAF: dia 15 de setembro; concede a Medalha Tiradentes ao Dr. José Mauro Braz de Lima pelos trabalhos em prol da Atenção e Prevenção da SAF

2007 – Realização do Simpósio Internacional SAF, Avanços e Desafios, com a convidada estrangeira Dra. Ann Streissguth, psiquiatra, chefe do Serviço de Psiquiatria em Distúrbio de Comportamento da Universidade do Estado de Washington/Seattle/EUA

2008 – Lançamento do livro *Álcool e gravidez – Síndrome Alcoólica Fetal (SAF)*, pela Editora MedBook, no Dia Mundial de Prevenção (9 de setembro), no Hospital Escola São Francisco de Assis/UFRJ

2009 – Projeto de Lei 6.641/2009, Câmara Municipal de Petrópolis/RJ, de autoria do vereador Bernardo Rossi: "Projeto SAF Petrópolis." Convidado especial: Dr. Denis Lamblin, presidente da SAF France

2010 – Lançamento do Programa Municipal de Atenção e Prevenção da SAF – Ribeirão Preto/São Paulo, através de Projeto de Lei municipal da vereadora Berenice; participação especial do Prof. Ericson Furtado, coordenador do Serviço de Psiquiatria da USP-Ribeirão Preto (São Paulo)

2013 – Programa de Atenção e de Prevenção da SAF no estado do Piauí, governo do Dr. Wilson Martins; através da Secretaria Estadual de Saúde, sob a coordenação do Dr. Ernani Maia

2015 – Implantação do Programa de Atenção Básica de Saúde da SAF no município de Macaé – Rio de Janeiro (Secretaria Municipal de Saúde)

2016 – Projeto de Lei Municipal – Câmara Municipal de Teresópolis, reconhecendo ações de conscientização, atenção e prevenção da SAF

2017 – Seminário sobre a SAF e lançamento do Projeto de Lei municipal – Câmara Municipal do Rio de Janeiro. Autor da Lei: vereador Reimont

2018 – Dia Mundial de Atenção e de Prevenção da SAF, 9 de setembro – Mesa redonda no Cremerj – presença do convidado de honra, Dr. Denis Lamblin, presidente da SAF France

2019 – Campanha do Dia Mundial de Prevenção da SAF (OMS), dia 9 de setembro, com apoio da Sociedade de Pediatria de São Paulo – participação especial da Dra. Conceição Aparecida Segre e do Dr. Hermann Grinfeld

2020 – Implantação do pioneiro Ambulatório de Teleatendimento Especial da SAF (pacientes e famílias), em parceria com o Grupo de Famílias SAF Brasil e apoio do Rotary Club Botafogo; coordenação do Dr. José Mauro Braz de Lima (Instituto Brain Connect de Neurologia e Neurociência)

2021 – Programa do Ambulatório de Teleatendimento Especial da SAF, em parceria com o Grupo Famílias SAF Brasil e apoio do Rotary Club Botafogo; desenvolvimento de ações e atividades de ensino, pesquisa e atendimento sob a coordenação clínica do Dr. José Mauro Braz de Lima (Instituto Brain Connect de Neurologia e Neurociência)

ANEXO
Carta SAF Brasil 2020 – veiculada em ocasião do Dia Mundial de Prevenção da Síndrome Alcoólica Fetal (SAF)

Carta SAF Brasil –2020

Movimento de Informação, Conscientização, de Atenção e de Prevenção da SAF.

A **Síndrome Alcoólica Fetal (SAF)** constitui-se em um dos mais instigantes e preocupantes problemas de Saúde Pública e da Saúde Materno-Infantil e compromete milhões de crianças em todo o mundo, decorrente do consumo de bebidas alcoólicas durante a gravidez. Citada desde tempos antigos, só em meados do século XX ganhou um pouco de destaque (Lemoine P, 1968; Jones KL, 1973), embora continuasse a não merecer a devida atenção entre os profissionais de saúde e da Sociedade como um todo. Ainda hoje é uma doença congênita pouco conhecida, apesar do grande número de publicações nos últimos 20 anos.

A ONU/OMS vem nas últimas duas décadas dando maior destaque entre os profissionais da saúde e autoridades sanitárias, sobretudo nos países onde o elevado nível de consumo de álcool representa preocupante risco diante das consequências médico-sociais e econômicas. Considerando o **Brasil como um dos maiores produtores mundiais de bebidas alcoólicas** e com um **perfil de grande consumidor**, a SAF representa um grave problema de Saúde Pública. Soma-se a essa preocupação o enorme aumento de consumo de álcool nas últimas duas décadas, atingindo principalmente o público jovem e as mulheres, e em muitos casos jovens grávidas.

Doença congênita resultante da ação tóxico-metabólica do etanol sobre o feto, caracteriza-se por malformações de órgãos vitais e do cérebro, causando, entre outros problemas clínicos, microcefalia, atraso no desenvolvimento neurológico e cognitivo (leve, moderado ou severo), distúrbios de comportamentos, além de diversas questões de ordem médico-social. Segundo dados de estudos da literatura médica, a incidência média mundial fica em torno de **2 a 3 casos por 1.000 nascidos vivos (NV)**, sendo que em países como o Brasil a incidência pode ser estimada em **10 ou mais casos por 1.000 NV**, ou seja, **mais de 1% dos nascidos vivos/ano!**

Assim, estima-se que **surjam cerca de 40 mil portadores de SAF por ano** diagnosticados pela **forma clássica ou completa**, de acordo com dados do Ministério da Saúde (DataSUS – MS, 2015). Podemos estimar que, de certa forma, **nascem no Brasil cerca de 4 crianças com SAF a cada hora**! Segundo relatos médicos na França, nasce 1 a cada hora, enquanto nos EUA estima-se que nasçam cerca de 4 a 5/hora. De acordo com relatos de países, como África do Sul e alguns do Leste Europeu e outros da América Latina, a incidência pode chegar a cerca de 10% (ONU/OMS, OPAS, Ministério da Saúde/DataSUS, CEBRID-SENAD, 2007; Streisssguth, 1998; Lima, 2008).

Diante desta séria e preocupante realidade médico-social e de saúde pública, nós brasileiros temos pela frente não só um grave problema e urgente desafio que atinge diretamente centenas de milhares de pessoas com deficiências motoras, mentais e sociais, com reduzidas oportunidades de uma vida digna, cidadã e plena em direitos. É também um grande desafio no que concerne aos gastos econômicos pertinentes, estimados em bilhões de reais. Soma-se ainda o inestimável comprometimento emocional e médico-social das famílias no cuidar desses pacientes.

Por outro lado, cabe aqui destacar ainda o efetivo peso da chamada "carga de doença" no âmbito das áreas da Saúde, da Educação e do Trabalho (auxílio doença, previdência social, anos de vida útil perdidos etc.). É também relevante, hipoteticamente, refletir sobre o fato de que, sendo a SAF uma doença **"100% previsível e, portanto, 100% evitável"**, se nenhuma grávida consumir álcool durante a gravidez, só por 9 meses, **a ocorrência de SAF tende a "0" (ZERO)!** E, naturalmente, muitos sofrimentos e prejuízos também...

Portanto, diante do impacto e da relevância dessa doença congênita tóxico-metabólica, causada pelo consumo de bebidas alcoólicas durante a gravidez, justificam-se o lançamento e a divulgação desta **Carta**, chamando a atenção para o desenvolvimento de ações e estratégias de efetivas políticas públicas responsáveis que promovam **Informação, Conscientização, Atenção e Prevenção da SAF.**

Esta Carta tem o objetivo de justificar também o pleno engajamento e empenho de profissionais da Saúde, da Educação, da Justiça, e de áreas afins, além do insubstituível papel do Estado (Municípios, Estados e União) e da Sociedade Civil Organizada neste "Movimento" aberto e permanente de enfrentamento da SAF em nosso país.

Enfim, esta Carta, assinada pelos que apoiam e pelos que estão envolvidos, direta ou indiretamente, no enfrentamento desse desafio médico-social, almeja como objetivo principal contribuir com o esforço e o empenho dos pacientes e familiares portadores de SAF na busca de melhor qualidade de vida.

Rio de Janeiro, 9 de setembro de 2020.
Dr. José Mauro Braz de Lima, PhD.
CRM RJ 52.16,748-0.
Contatos com a Coordenação do Movimento SAF Brasil:
jmbl@brainconnect.com.br

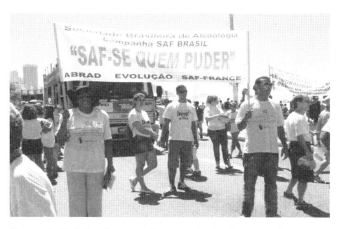
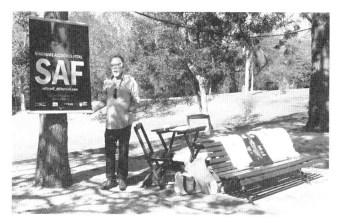

Figura 18.1A Ações de prevenção e conscientização sobre a SAF na Praia de Copacabana, em janeiro de 2011. **B** Dr. José Mauro Braz de Lima durante a Campanha Mundial de Prevenção da SAF, no dia 9 de setembro de 2017, na Quinta da Boa Vista.

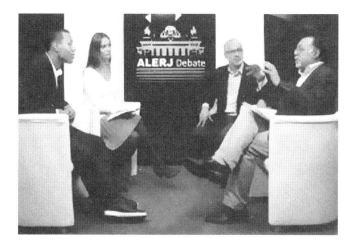
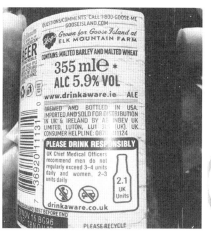

Figura 18.2 Entrevista do Dr. José Mauro Braz de Lima sobre a SAF, na Alerj, em 2010. Aproveitar espaços que permitem alcançar o grande público possibilita divulgar com mais clareza as medidas de prevenção e conscientização sobre a síndrome.

Figura 18.3 Exemplo de rótulo de bebida alcoólica com ícone de alerta para não recomendação de ingestão por grávidas. Nos EUA, desde 1989, uma lei federal obriga que garrafas de bebidas contenham advertências sobre os perigos do álcool durante a gravidez.

Bibliografia

A.N.P.A.A. 59. Comité Departeimental de Prevention. Consommation de Products Psychoatifs chez la Femme Encente: Effects, Consequences, Priseen Charge de La Mere et de l'Enfant. Departement du Nord – EDI CéA. ANPA 59, Lille, Sepetembre, 2005.

JONES, K.L. et al. Pattern of malformation in offspring of chronic alcoholic mothers. Lancet 1973; 7815:1267-71.

LEMOINE, P. et al. Les enfants de parents alcooliques. Anomalies observées – a propos de 127 cas. Rev Quest Medicale 1968; 25:126-71.

LIMA, J.M.B. Álcool e gravidez. Arq Brás Medicina 1985; 59(1):1-2.

LIMA, J.M.B. Alcoologia. Uma visão sistêmica dos problemas relacionados ao uso e abuso de álcool. Rio de Janeiro: Ed. EEAN/UFRJ, 2003.

LIMA, J.M.B. et al. Syndrome Alcoolique Fetal: aspects neuropsychologiques. Rev Alcoologie et Addictologie 2003; 22(4):10.

LIMA, J.M.B. Transtorno do déficit de atenção/hiperatividade e Síndrome Alcoólica Fetal: peculiar associação nosológica – aspectos neurocientíficos. Arq Bras Psiq Neurol Méd Legal 2005; 99(20):26-31.

LIMA, J.M.B. Álcool e gravidez – Síndrome Alcoólica Fetal (SAF), tabaco e outras drogas. Rio de Janeiro: Editora MedBook, 2008.

PLAYOUST, D. Syndrome Alcoolisme Fetal. Rev Alcoologie 1996; 18(3): 285-90.

RIBEIRO, E.M.; GONZALEZ C.H. Síndrome Alcoólique Fetal: revisão. Pediatra (S. Paulo) 1995; 17(10):47-56.

ROOM, R; BABOR, T; REHM, J. Alcohol and public health. The Lancet 2005; 365(9458):519-30.

SEGRE, C.A.M. et al. Efeitos do álcool na gestante, no feto e no recém-nascido. São Paulo: Sociedade de Pediatria de São Paulo (SPSP)/Luce Editora, 2017.

STREIISSGUTH, A.P.; KERNS, K.A.; METEER, C. Cognitive deficits in non retard adults with Fetal Alcohol Syndrome. J Learn Disabil 1997; 30(6):685-93.

STREISSGUTH, A.P. Recent advances on fetal alcohol syndrome and alcohol use in pregnancy. In: AGARWAL, D.P.; SEITZ, H.K. (eds.) Alcohol in health and diseases. New York: Marcel Dekker, Inc, 2001.

SUBTIL, D.; DEHAENE, P.; KAMINSKI, CREPIN, G. Álcool et grosesse. Ed. Tecchiniques – Encycl. Med. Chir. Gynecologie/Obstétrique 1994; 5.048(20):4P.

TITRAN, M.; GRATIAS, L.A. Sa santé – Pour uneprise de conscience des dangers de l'alcool pendant la grossesse. Paris: Ed. Albin Michel, 2005.

WHO (WORLD HEALTH ORGANIZATION). Relatório Especial – "The International Charter on Prevention of Fetal Alcoholic Spectrum Disorders". The Lancet (Londres, Inglaterra), 2014.

Capítulo 19

Álcool e Drogas – Do Desenvolvimento da Medicina e da Psiquiatria no Brasil à Constituição do Modelo de Atenção Psicossocial

PARTE A

O Tratamento da Dependência Química através da Consolidação da Psiquiatria e a Centralidade na Internação como Modalidade Terapêutica

Renato Fernandes Elias

■ Século XIX: as primeiras instituições para doentes mentais no Brasil

A primeira instituição psiquiátrica da América Latina teve sua pedra fundamental lançada em 1841, mas foi inaugurada de fato em 1852, por D. Pedro II: o Hospício Pedro II, também conhecido como Palácio dos Loucos. Localizado na região hoje denominada Praia Vermelha, na cidade do Rio de Janeiro, e criado para ter uma estrutura asilar, a instituição recebeu grande investimento financeiro, mas também muito empenho da sociedade. Nesse modelo, os ditos loucos, alienados, eram internados em instituições com o propósito de serem classificados de acordo com suas patologias, tratados medicamente e mantidos isolados pela compreensão de que não eram capazes de conviver em sociedade[1].

Construído no terreno da Chácara da Capela, cedido por José Ribeiro Monteiro, o Hospício Pedro II tinha estrutura de um palacete, com estátuas em mármore de Carrara, pórtico de granito e o brasão das armas imperiais no teto. Reconhecidamente francófilo, D. Pedro II aprovou a construção do hospício baseada num hospital erguido nos arredores de Paris e criado pelos padres de São João de Deus. A beleza da construção colocou a edificação entre os quatro principais exemplares de arquitetura imperial no Rio de Janeiro[2].

Posteriormente, entre 1852 e 1886, foram criadas instituições psiquiátricas nos estados de São Paulo, Pernambuco, Pará, Bahia, Rio Grande do Sul e Ceará[3]. Minas Gerais foi o último dos grandes estados brasileiros a construir um hospital desse tipo[4]. Somente em 1900 foi proposta a criação da Assistência aos Alienados nesse estado, com 25 leitos no hospício dedicados à internação. Em 1903, tiveram início as atividades do Hospital Colônia de Barbacena[5].

■ EUA – os pioneiros no tratamento sistematizado da dependência química

A segunda metade do século XIX parecia ser mesmo a época de ouro da psiquiatria[6]. Concomitantemente ao surgimento das instituições psiquiátricas no Brasil, no período entre 1850 e 1900 foram criados, nos EUA, vários institutos privados para tratamento de dependência química, lares abrigados e asilos para ébrios[7].

No mesmo ano de inauguração do Hospício Pedro II, o jovem americano Joseph Edward Turner, de 30 anos, nascido em Bath, no estado do Maine, enviava uma petição para o estado de Nova York, solicitando autorização para a abertura de uma instituição para o tratamento de alcoolistas. Turner teve sua solicitação recusada, mas em 1854 conseguiu garantir a aprovação para a criação da primeira instalação para tratamento do alcolismo nos EUA, na cidade de Binghamton, Nova York. A autorização para a criação do que viria a ser a primeira instituição para tratamento do alcoolismo nos EUA foi concedida com base na chamada "reforma dos ébrios, pobres e destituídos" (*The Reformation of the Poor and Destitute Inebriate*).

Da mesma maneira que o hospício inaugurado por D. Pedro II fora construído, Turner ergueu sua instituição como um palacete, em terreno de 250 acres doado pela cidade de Binghamton, também com verbas adquiridas por meio de doações. A inauguração aconteceu em 1857[7].

As semelhanças entre as instituições idealizadas por Turner e Dom Pedro II não iam muito além das listadas acima. Ao contrário da instalação de Turner, que tinha por objetivo o tratamento de alcoolistas, não foram encontrados registros de uma ala ou tratamento específico para dependentes de álcool no Hospício Pedro II.

Juntamente com essas instituições, havia a tentativa de profissionalização do tratameto do alcoolismo e o surgimento de uma gama de remédios caseiros com a mesma finalidade[8]. O ápice do movimento de profissionalização foi a fundação da Associação Americana para a Cura da Ebriedade, em 1870, que lançou a primeira edição do *Journal of Inebriety*, em 1876, o qual existiu até 1914, teve 35 volumes publicados e deixou registradas em suas páginas a ascensão e a queda das primeiras tentativas de organizar o tratamento da adicção nos EUA. Sob a direção editorial do Dr. T. D. Crothers, o *Journal of Inebriety* publicou artigos e análises focados principalmente no tratamento médico do álcool e da dependência de opiáceos dentro de uma crescente rede internacional de lares para embriaguez e asilos. Esse periódico mostra o esforço da medicina daquele país para desenvolver técnicas de tratamento, padronizar conceitos e levar legitimidade ao novo ramo da medicina que estava nascendo, o do tratamento das adicções.

Uma grande controvérsia dessa época no tratamento do alcoolismo consistia na utilização de profissionais adictos já recuperados no atendimento direto a pacientes alcoólatras ou na administração das instituições dedicadas a esse fim. A prática de recorrer a pessoas recuperadas baseava-se no conceito de "curandeiro ferido", que se apoiava na ideia de que pessoas que haviam passado e superado o mesmo tipo de problema poderiam desempenhar um importante papel na ajuda a outros indivíduos com as mesmas dificuldades e desafios. Esse entendimento era controverso, por conta da frequente recaída de alguns profissionais que ficavam na linha de frente do tratamento[7]. A prática pode ter tido origem na religião vigente na época, segundo a qual "pecadores redimidos" serviram como evangelizadores[7]. Talvez o exemplo mais conhecido de um "curandeiro ferido" seja o do apóstolo Paulo de Tarso.

Nos EUA, alguns desses "curandeiros feridos" foram Sansão Occom, Handsome Lake e The Prophet, que fizeram parte do Movimento de Temperança[7]. Os Movimentos de Temperança surgiram em alguns países da Europa e nos EUA, no final do século XVII, eram ligados à Igreja Protestante[9] e consideravam o autocontrole, a racionalidade, a moderação dos prazeres e o domínio da vontade sobre os instintos necessários para a liberdade e autonomia dos indivíduos[10]. Isso fazia o alcoolismo ser considerado um problema moral, já que o alcoólatra não tinha controle de seu consumo de álcool[7].

As tentativas de organizar um tratamento do alcoolismo levaram alguns profissionais da época – como John Gough, John Hawkins, Francis Reynolds e Francis Murphy – a criar atividades profissionais que combinavam atividades motivacionais, consultas individuais para os pacientes e seus familiares e organização dos alcoólatras em grupos nos quais a abstinência era estimulada. Dentre as franquias criadas nos EUA no final do século XIX e início do século XX, destacam-se os Institutos Gatlin, Neal, Oppenheimer, Hagey Cure, Bartlet Cure e os Institutos Keeley, que utilizavam profissionais recuperados do vício[7,8] muito antes de Nelson Bradley e Daniel Anderson, respectivamente médico e psicólogo do Manicômio Estadual em Willmar, Minnesota, admitirem em sua instituição membros dos Alcoólicos Anônimos (AA) para auxiliar o tratamento dos pacientes[11].

Esse tipo de abordagem multiprofissional ia de encontro ao tratamento dos usuários de drogas no período entre o final do século XIX e a primeira metade do século XX, quando predominava, nos EUA, o modelo biomédico, ligado diretamente à assistência psiquiátrica. Nesse caso, os indivíduos que apresentassem problemas com álcool ou outras drogas eram encaminhados para instituições psiquiátricas, nas quais, boa parte das vezes, eram empregados os mesmos tratamentos oferecidos aos outros pacientes não adictos[7].

No final do século XIX, o Movimento de Temperança perdeu força e deu lugar ao Movimento Proibicionista, que atingiu o ápice nos EUA com a Lei Seca, vigente de 1920 a 1933[9]. Durante esse período, o consumo de álcool e o número de alcoólatras no país diminuíram

> [...] significativamente, apesar das atividades criminosas paralelas, personificadas pela figura de Al Capone. Nessa época, os hospitais e instituições que se dedicavam ao tratamento de alcoolismo quase desapareceram. O final da Lei Seca, juntamente com os problemas provocados pela Segunda Guerra Mundial, contribuiu para uma epidemia de alcoolismo, sem que houvesse qualquer previsão para tratamento institucional, a não ser o encaminhamento para manicômios.

Ao final da Segunda Grande Guerra, em 1945, o sistema de saúde mental estava sobrecarregado, sem pessoal e verba. Oito em cada dez pacientes do manicômio estadual em Willmar, Minnesota, tinham o diagnóstico de alcoolismo. Os já citados Dr. Nelson Bradley, superintendente de Willmar, e o jovem psicólogo de sua equipe, Dr. Daniel Anderson, diante da falta de pessoal e de uma metodologia eficaz, tomaram uma medida inédita para diminuir essa população. Como feito no passado, aproveitando a tendência da religião protestante – predominante nos EUA daquela época – de utilizar "pecadores recuperados" para pregar para os seguidores, Bradley e Anderson convidaram leigos, membros de Alcoólicos Anônimos, alcoólatras em recuperação, para tentar administrar essa população. Os resultados foram tão expressivos que alguns desses leigos foram contratados como os primeiros conselheiros ou consultores em alcoolismo. Nascia, assim, talvez o mais difundido modelo de tratamento das dependências, o modelo Minnesota[11].

■ Desenvolvimento do tratamento da dependência química e da psiquiatria no Brasil

No Brasil, o tratamento do alcoolismo e da dependência química tomou outro rumo. Fortemente influenciada pelas correntes francesa e alemã, a psiquiatria brasileira adotou a psicoterapia como tratamento principal para tratar de adictos (na Europa, a psicoterapia, a psicanálise e a hipnose eram utilizadas no tratamento do alcoolismo)[11], apesar de Freud nunca ter analisado um alcoólatra[9]. Existem ainda teorias e investigações que alegam que Freud, juntamente com Breuer, podem ter deixado de diagnosticar uma suposta dependência química de opioides numa de suas mais famosas pacientes, Bertha Pappenheim, mais conhecida como Anna O[12].

A psicanálise deu seus primeiros passos no Brasil no início do século XX, ganhando mais consistência nas décadas de 1920 e 1930, por intermédio da influência argentina. Pioneiros na América Latina na área da psicanálise, os argentinos se beneficiaram do fato de a obra de Sigmund Freud ter sido traduzida diretamente do idioma alemão para o espanhol, o que não aconteceu no caso do português. Já a psiquiatria praticamente não existia no país nas primeiras duas décadas do século XX, sendo necessário buscar conhecimento a esse respeito no exterior, como fez o famoso psiquiatra Juliano Moreira, pioneiro na psiquiatria assistencial no Brasil, que foi estudar na Alemanha[13].

Em agosto de 1938, por meio do Decreto-Lei 591, o Instituto de Psicopatologia e Assistência a Psicopatas foi incorporado à Universidade do Brasil e passou a constituir o que hoje é o Instituto de Psiquiatria da Universidade Federal do Rio de Janeiro[14]. A criação do Instituto de Psiquiatria da Universidade do Brasil acarretou uma diferenciação da psicanálise. No dia 31 de dezembro do ano anterior havia sido criada a Fundação Espírita Américo Bairral, instituição filantrópica que se tornou, na época, o maior complexo de saúde mental da América Latina, hoje conhecida como Clínica Bairral[14].

Apesar da inauguração dessas e de outras instituições psiquiátricas na primeira metade do século XX, a psiquiatria passou a ter maior expressão apenas nas décadas de 1950 e 1960, sendo o professor Leme Lopes, com seu conhecimento de psicopatologia e exame psiquiátrico, considerado um dos grandes na área.

Assim como nos séculos XVII e XVIII nos EUA, até a década de 1960 havia uma visão moralista sobre dependência química no Brasil. Os pacientes não recebiam qualquer interesse por boa parte dos psicanalistas e psiquiatras, que os consideravam pessoas fracas, com problemas morais. Isso passou a mudar lentamente na década de 1970[13].

Em 1974, o ministro da Saúde Almeida Machado revelou numa entrevista a intenção de modificar o modelo de tratamento das doenças mentais no Brasil, migrando do modelo de internação (asilar), predominante até então, para a desinstitucionalização, com tratamento fora das instituições psiquiátricas, reintegração à sociedade e adoção de serviços especiais para os pacientes egressos das instituições – mas sem detalhar o que seriam esses "serviços especiais"[15].

Preocupava o ministro a concentração dos recursos do Ministério da Saúde para o tratamento das doenças mentais: 97,2% desses recursos eram destinados ao então estado da Guanabara, onde se encontrava o maior número de leitos psiquiátricos no Brasil. À época, havia 4.067 hospitais gerais e apenas 281 psiquiátricos, mas os estados do Acre, do Amazonas, do Amapá e de Roraima não tinham instituições desse tipo, refletindo grande desigualdade de leitos e recursos profissionais e financeiros[15].

Isso talvez explique a escassez de fontes bibliográficas sobre o assunto fora do eixo Rio-São Paulo, o que dificulta bastante a obtenção de dados que possam caracterizar de forma fiel a situação no Brasil como um todo. A maior parte das pesquisas produzidas e publicadas no eixo Rio-São Paulo concentra sua atenção, preferencialmente, na constituição do saber psiquiátrico na Região Sudeste[14].

A evolução do conhecimento acerca das doenças mentais possibilitou o estudo de alguns fenômenos localizados para que fossem traçadas estratégias de tratamento. Um exemplo foi observado na cidade de Volta Redonda, sede da Companhia Siderúrgica Nacional (CSN), onde o elevado número de doenças mentais registrado no ano de 1972 foi atribuído ao tipo de trabalho executado na CSN sem a devida programação social. Nesse ano, dos pacientes psiquiátricos atendidos na Santa Casa de Misericórdia de Volta Redonda, 25% eram pessoas com problemas relacionados ao uso de álcool e outras drogas; 30% apresentavam psicoses; 25% tinham síndromes epileptiformes (quadro dissociativos e conversivos), e 20% foram diagnosticadas com outras doenças[16].

O psiquiatra Oswald Moraes Andrade, um dos pioneiros na defesa de que o dependente químico é um doente e não um fraco[14], em entrevista ao *Jornal do Brasil* em 1978, reconheceu a impossibilidade de cura do alcoolismo e a necessidade de tratamento tanto médico como medicamentoso e psicoterapêutico. Ele destacou os princípios básicos do alcoolismo, ou seja, por se tratar de uma doença, o alcoólatra apresenta uma necessidade incontrolável de beber, o que não corresponde a um problema moral[17]. Diferentemente do que era pregado até a década de 1960, ele abordou a necessidade de divulgação do alcoolismo como uma doença, e não como uma falha de caráter, e indicou, com aprovação, a participação nos grupos de AA[17].

Na década de 1970, não havia centros de tratamento para dependência química, apenas tratamento ambulatorial e os grupos de AA (que, segundo Oswald Moraes Andrade, faziam uma verdadeira psicoterapia em grupo)[17]. Também quase não existiam especialistas na área[18]. Diante dessa realidade, o psiquiatra não considerava produtiva a internação de pacientes alcoólatras em hospitais psiquiátricos, pois eles iriam se comparar aos demais internos e, ao não se identificarem, tenderiam a encarar a internação como punição ou injustiça, o que acabaria levando ao consumo de bebida alcoólica após a alta[17].

Na América Latina, o tratamento da dependência química, assim como a psicanálise, teve início, e de maneira mais organizada, na Argentina. O pioneiro na área foi o psiquiatra Eduardo Kalina, que também teve importante papel no início do tratamento da dependência química no Brasil[19].

Kalina começou a trabalhar com adolescentes em 1961 e logo percebeu o grande índice de abuso de substâncias nessa população. Além de barbitúricos, os adolescentes faziam uso de maconha, LSD e medicações, como o cloridrato de triexifenidil (Artane®), um antiparkinsoniano. Essa combinação levava os usuários a apresentarem quadros psicóticos, lesões neurológicas e alterações cognitivas. O médico, então, formou uma equipe de estudos da adolescência. Foi preciso começar do zero e criar uma teoria para o tratamento, já que não havia outros especialistas na Argentina[19].

Em 1965, Kalina desenvolveu um modelo próprio para tratamento, com base no modelo norte-americano (medicamentoso). Seu desejo era criar um serviço de psiquiatria em cada hospital geral do país. Acreditando na necessidade de internação para a eficácia do tratamento, buscou a ajuda de Raul Matera, um neurocirurgião que fora ministro da Saúde de Juan Domingo Perón e era dono do Centro de Investigaciones Psiquiátricas de Buenos Aires, inaugurado em 1968[19].

Kalina, então, conseguiu promover a internação de três adolescentes e deu início ao tratamento. Foi a penosas custas que descobriu toda a dificuldade de tratar de dependentes químicos, principalmente adolescentes. Um dos três internos conseguiu fugir da clínica, mas logo foi resgatado pela família e levado de volta ao centro. Lá, os demais pacientes o receberam como um verdadeiro herói. Outras revoltas e desvios de regras ocorreram, o que obrigou os médicos a reverem procedimentos e fazerem alguns ajustes[19].

Em 1971, a partir dessas experiências, uma equipe de tratamento ambulatorial foi organizada no Hospital General de Agudos Dr. Ignacio Pirovano, dando início ao primeiro serviço ambulatorial para adolescentes com problemas com drogas na Argentina[19].

Kalina viajou para os EUA e o México em busca de novos conhecimentos e aperfeiçoamento. Percebeu o óbvio: com a real situação econômica da Argentina, seria impossível organizar um sistema de saúde e planejamentos terapêuticos como o modelo norte-americano. No entanto, aprendeu novas formas de organizar linhas e programas de trabalho por meio dos quais os pacientes cumpriam programas de tratamento muito bem organizados e que não possibilitavam que permanecessem muito tempo ociosos[19].

Sua equipe, a essa altura, era multidisciplinar e promovia reuniões de segunda a sábado, refletindo e discutindo os acontecimentos terapêuticos da semana. Aperfeiçoavam e escreviam mudanças no modelo de trabalho. O tratamento passou a incluir terapia familiar, grupos de confrontação e grupos de reflexão. Funcionários foram treinados para a clínica a fim de que aprendessem a lidar com os dependentes químicos e não se deixassem levar pelas provocações e subornos que porventura ocorressem[19]. O dependente químico era um tipo de paciente que poucos queriam tratar.

A equipe passou, então, a receber pacientes do Peru, Brasil e Paraguai, tornando, aos poucos, Kalina ainda mais conhecido. No Congresso Psicanalítico Latino-Americano realizado no Rio de Janeiro em 1964, o psiquiatra foi convidado pelo psicanalista Fábio Leite Lobo, então diretor de ensino da Associação Psicanalítica do Rio de Janeiro, para organizar um curso para os psicanalistas em formação poderem conhecer e compreender melhor a dependência do álcool e de outras drogas, um tema quase completamente negado pela psicanálise. O curso teve início em 1969 e duraria 1 ano, com aulas ministradas uma vez por mês, aos sábados. A iniciativa foi um sucesso, o que levou Leite Lobo a criar outra turma, dessa vez aos domingos, exclusivamente para psicólogos e psiquiatras[19].

Assim como em 1964, durante o Congresso de Psiquiatria da Argentina, em 1969 Kalina foi convidado por médicos brasileiros para ir a Porto Alegre, Rio Grande do Sul. A partir daí, ele passou a dar aulas na cidade, onde criou um grupo de estudos para disseminar seus conhecimentos[20]. Foi professor de Eduardo Mascarenhas da Silva, Carlos Castelar Pinto, Wilson de Lira Chebab, Mário Biscaia e Luiz Alberto Freitas, todos nomes muito conhecidos na área da dependência química[19].

■ Panorama do tratamento da dependência química no Brasil – hegemonia do modelo biomédico e centralidade da internação como modelo preferencial de tratamento

Décadas de 1960/1970

No Brasil, as décadas de 1960 e 1970 transcorreram praticamente sem o aparecimento de especialistas em dependência química, mas, nos anos 1980, começaram a surgir algumas clínicas voltadas para esse tipo de tratamento e alguns especialistas. A maioria dos profissionais foi treinada no Rio Grande do Sul, onde cursos de tratamento foram implantados, alguns como fruto dos cursos de Eduardo Kalina. Tanto a abordagem como a forma de treinamento variavam bastante, com alguns médicos trabalhando sozinhos ou com equipes multidisciplinares rudimentares e outros utilizando auxiliares de psiquiatria[18].

Nas duas décadas, a venda e os tipos de drogas consumidas eram diferentes do que se observa hoje em dia. O tráfico pesadamente armado era raro. Armas longas praticamente não existiam. As drogas mais usadas eram maconha, LSD, barbitúricos e anfetaminas. Os usuários de cocaína não representavam um número significativo de atendimentos. Houve algum consumo de heroína no Rio de Janeiro, principalmente na Zona Sul, em bairros como Ipanema e Leblon. Houve no Rio um pico de consumo de metaqualona, conhecida como Mandrix®, que causava torpor, sonolência, desequilíbrio e perturbações da atenção[18].

Do mesmo modo, a estrutura disponível para tratamento diferia da atual. O atendimento público para dependência química praticamente não existia. A internação se dava em ambiente particular e basicamente para desintoxicação. Após a alta, os pacientes costumavam ser acompanhados pelos auxiliares psiquiátricos em casa. A família era atendida ainda de maneira pouco estruturada, mas nomes como Moises Groisman, com especialização na Itália na área de terapia familiar sistêmica, eram referências no atendimento familiar[18].

As poucas clínicas existentes desenvolviam métodos diferentes. Algumas eram voltadas para tratamentos meramente psiquiátricos, outras tinham viés psicanalítico, como a Villa Pinheiros, ou a Vila Serena, que aceitava apenas pacientes voluntários e motivados. Apesar de facilitar o tratamento e melhorar seu índice de sucesso, não atendia plenamente os anseios dos médicos, que necessitavam de locais para internação involuntária. As internações eram feitas basicamente em clínicas psiquiátricas, que poderiam até mesmo prejudicar o tratamento pós-internação[19].

Décadas de 1980/1990

Na segunda metade da década de 1980 surgiram novas clínicas com tratamento bem estruturado e que aceitavam pacientes involuntários, suprindo uma deficiência até então existente. No Rio de Janeiro, podem ser citados a Clínica Jorge Jaber, o Núcleo Integrado de Psiquiatria, a Casa de Saúde Saint Roman e o DQ Centro, e em São Paulo a Clínica Greenwood. Algumas continuam funcionando e outras duraram pouco tempo.

No Rio de Janeiro, na década de 1980, a assistência psiquiátrica era privatizada. Não havia consolidada uma política de saúde pública para a saúde mental. Predominava o sistema "privatista", em que o tratamento da DQ se baseava na internação em instituições psiquiátricas privadas e nas poucas clínicas especializadas existentes[20].

Em 1986 foi criado o primeiro serviço universitário para tratamento de toxicodependência do Rio de Janeiro, o Núcleo de Estudos e Pesquisas em Atenção ao Uso de Drogas (Nepad), da Universidade Estadual do Rio de Janeiro (Uerj), que seguia a linha psicanalítica para tratamento. O segundo serviço universitário com esse objetivo foi criado pelo Instituto de Psiquiatria da UFRJ (Ipub). No ano de 1995 foi criado o ambulatório de saúde do trabalhador voltado para o alcoolismo, com o objetivo não apenas de promover a abstinência, mas de buscar a recuperação da capacidade produtiva do paciente. Entre os trabalhadores da UFRJ, o alcoolismo era a segunda causa de afastamento do trabalho[20].

Além dos serviços universitários, alguns médicos ligados ao setor privado vinham buscando aperfeiçoamento no país. Esses profissionais, tanto do serviço público como do privado, acabaram reunindo-se na Associação Brasileira de Estudos do Álcool e outras Drogas (Abead), de certo modo uniformizando e disseminando o conhecimento pelo Brasil[20].

Foi somente na década de 1990, paralelamente ao desenvolvimento da neurociência, que o número de clínicas especializadas aumentou significativamente no país, não somente no eixo Rio-São Paulo. A partir dessa época, os psiquiatras passaram a contar com novas medicações para o tratamento das comorbidades, melhorando o prognóstico dos pacientes dependentes químicos, embora sem dispor de medicações específicas para o tratamento. Como medicações específicas, podem ser consideradas a naltrexona, para o alcoolismo e a dependência de opioides, o dissulfiram, para o alcoolismo, e a vareniclina, para a dependência de nicotina.

Década de 1990 e anos 2000 – Da ausência de uma polícia pública aos primórdios da Reforma Psiquiátrica

O ano de 1987 costuma ser identificado como o de início efetivo do movimento social pelos direitos dos pacientes psiquiátricos no país, tendo como marco a inauguração do primeiro Centro de Atenção Psicossocial (Caps), em São Paulo. A Reforma Psiquiátrica é contemporânea à criação do Sistema Único de Saúde (SUS), pois em 1989, 1 ano após a criação do SUS, o deputado Paulo Delgado (PT/MG) deu entrada, no Congresso Nacional, do Projeto de Lei que propunha a regulamentação dos direitos da pessoa com transtornos mentais e a extinção progressiva dos manicômios no país[19,20].

A direção do Ipub já debatia ardentemente a Reforma Psiquiátrica. É nesse clima de reforma recém-aprovada que teve início o ambulatório de atendimento a alcoolismo no Ipub, em 1992. Como era comum, os médicos que trabalhavam nesse serviço, como a psiquiatra Magda Vaismann e o neurologista José Mauro Braz de Lima, buscavam intercâmbio com outros profissionais e instituições no Brasil e no exterior, como, por exemplo, no hospital Mãe de Deus, em Porto Alegre, com Sérgio de Paula Ramos, na Universidade de Lille, na França, onde havia um centro de Alcoologia, e em Portugal, na Universidade do Porto[18].

Essa fase marca o início da Reforma Psiquiátrica nos campos legislativo e normativo. Entretanto, a implantação do novo sistema de atendimento à saúde mental é lenta. Apenas a partir de 1992 ocorre a expansão dos Caps. As novas normatizações do Ministério da Saúde, em 1992, embora regulamentassem os novos serviços de atenção diária, não instituíam uma linha específica de financiamento para os Caps e os Núcleos de Atenção Psicossocial (Naps). Do mesmo modo, as normas para fiscalização e classificação dos hospitais psiquiátricos não previam mecanismos sistemáticos para a redução de leitos. Ao final desse período, o país teria em funcionamento 208 Caps, mas cerca de 93% dos recursos do Ministério da Saúde para a saúde mental ainda seriam destinados aos hospitais psiquiátricos[19,20].

Somente em 2001, a Lei Paulo Delgado foi sancionada no país, 12 anos após sua tramitação no Congresso Nacional. A lei foi aprovada com modificações importantes no texto. A agora Lei Federal 10.216 redirecionou a assistência em saúde mental, privilegiando o oferecimento de tratamento em serviços de base comunitária, dispondo sobre a proteção e os direitos das pessoas com transtornos mentais, mas não instituiu mecanismos claros para a progressiva extinção dos manicômios. Mesmo assim, a aprovação da lei promoveu novo impulso e novo ritmo no processo de Reforma Psiquiátrica no Brasil[19,20].

Atualmente, os profissionais voltados para o tratamento da saúde mental contam com as seguintes leis em vigor no Brasil:

- **Lei 13.840, de 5 de junho de 2019,** que tem por objetivos "tratar do Sistema Nacional de Políticas Públicas sobre Drogas, definir as condições de atenção aos usuários ou dependentes de drogas e tratar do financiamento das políticas sobre drogas e dá outras providências".
- **Lei n. 10.216, de 6 de abril de 2001,** que "dispõe sobre a proteção e os direitos das pessoas portadoras de transtornos mentais e redireciona o modelo assistencial em saúde mental".

Referências

1. BULFINCH, T. O livro de ouro da mitologia. Rio de janeiro: Ediouro, 2006.
2. CENTRO CULTURAL DO MINISTÉRIO DA SAÚDE. Hospício de Pedro II, da construção à desconstrução. Disponível em: http://www.ccms.saude.gov.br/hospicio/hospicio.php. Acesso em: out. 2020.
3. ODA, A.M.G.R; DALGALARRONDO, P. História das primeiras instituições para alienados no Brasil. Hist Cienc Saúde, Manguinhos, Rio de Janeiro, dez 2005; 12(3):983-1010.
4. RESENDE, H. Política de saúde mental no Brasil: Uma visão histórica. In: TUNDIS, S; COSTA, N.R. (org.) Cidadania e loucura: Políticas de saúde mental no Brasil. Petrópolis: Vozes Editora, 2000: 15-74.
5. MAGRO FILHO, J.B. A tradição da loucura: Minas Gerais – 1870-1964. Belo Horizonte: COOPMED/Editora UFMG, 1992.
6. PRATTA, E.M.M.; SANTOS, M.. O processo saúde-doença e a dependência química: interfaces e evolução. Psicologia: Teoria e Pesquisa abr-jun 2009; 25(2):203-11.
7. SENTA RYPINS, B.A. Joseph Turner and the First Inebriate Asylum. Quarterly Journal of Studies on Alcohol 1949; 10(1):127-34. Published Online: April 23, 2020. Disponível em: https://doi.org/10.15288/qjsa.1949.10.127. Acesso em: out. 2020.
8. WHITE, W.L. The role of recovering physicians in 19th century addiction medicine: An organizational case study. Journal of Addictive Diseases 2000; 19(2):1-10.
9. A HISTÓRIA do consumo de drogas e do tratamento dos usuários destas substâncias. Disponível em: https://www.maxwell.vrac.puc-rio.br/7684/7684_4.PDF. Acesso em: maio 2021.
10. LEVINE, H.G. The discovery of addiction. Changing conceptions of habitual drunkenness in America. Journal of Studies on Alcohol 1978; 39(1):143-74.
11. BURNS, J.E. O Modelo Minnesota no Brasil: o tratamento de dependência química no Brasil. 2. ed., São Paulo: Edições Loyola, 2002.

12. UNIAD. Revisitando Anna O.: uma chance de se aprender sobre dependência química mais de um século depois. [2013?] Disponível em: https://www.uniad.org.br/wp-content/uploads/2013/12/DQ-mais-de--um-seculo-depois.pdf. Acesso em: maio 2021.
13. CHALUB, M. Depoimento [data da entrevista]. Entrevistador: Luiz Guilherme da Rocha Pinto. Rio de Janeiro. 1 arquivo mp4 (18 min.) Entrevista concedida para o livro Dependência química: uma história a ser tratada.
14. Saúde mental, 1974 [falta referência, não encontrei a matéria].
15. BAIRRAL oferece programas específicos de tratamento psiquiátrico. CREMESP, ed. 334, 2016. Disponível em: https://www.cremesp.org.br/?siteAcao=Jornal&id=2143#:~:text=Criada%20em%201937%2C%20a%20Funda%C3%A7%C3%A3o,in%C3%ADcio%20dram%C3%A1tico%2C%20relatam%20seus%20diretores. Acesso em: maio 2021.
16. DE ALVARENGA LIMA, A.; HOLANDA, A.F. História da psiquiatria no Brasil: uma revisão da produção historiográfica (2004-2009). Estudos e Pesquisas em Psicologia 2010; 10(2):572-95.
17. JORNAL SUL FLUMINENSE, 21/01/1973 [não encontrei a matéria]
18. OSVALDO MORAIS ANDRADE – JB 1978 [não encontrei a matéria]
19. ROBALINHO, R. Depoimento [data]. Entrevistador: XXXXX. Rio de Janeiro. 1 arquivo mp4 (55 min). Entrevista concedida para o livro Dependência química: uma história a ser tratada. [confirmar data e entrevistador]
20. KALINA, E. Depoimento [data]. Entrevistador: Luiz Guilherme da Rocha Pinto. Rio de Janeiro. 1 arquivo mp4 (55 min). Entrevista concedida para o livro Dependência química: uma história a ser tratada.[confirmar data]
21. EM 11 anos o SUS perde quase 40% de seus leitos de internação em psiquiatria. Portal CFM, 2017. Disponível em: https://portal.cfm.org.br/?option=com_content&view=article&id=26791%3A-2017-03-20-15-30-48&catid=3. Acesso em: maio, 2021.

PARTE B

O Redirecionamento do Tratamento em Álcool e Drogas a partir da Reforma Psiquiátrica

Daiana Amaral de Lima

■ Breve contextualização

O processo de Reforma Psiquiátrica brasileira se insere no bojo de profundas transformações a partir de experiências internacionais e nacionais que representaram mudanças, ao longo dos séculos, na forma de conceber e tratar a loucura, suscitando o questionamento de sua base de conhecimento e de suas práticas e instituições.

Segundo Amarante (2007), esse percurso se inicia com o nascimento da psiquiatria e da instituição psiquiátrica até chegar à configuração do modelo atual, um processo que não está acabado, visto que se encontra em constante construção e reformulação. O autor (1998) empreende uma análise criteriosa dessa trajetória, remontando aos antecedentes da Reforma, desde o período da Idade Média até o século XX.

Durante a Idade Média, o hospício cumpria uma função essencialmente de abrigo, como espaço de filantropia e assistência social destinado a uma população heterogênea que abrangia não somente os denominados loucos, mas os marginalizados da sociedade de maneira geral – pobres, ladrões, leprosos, prostitutas; a loucura era associada à noção de desrazão, não havendo uma diferenciação entre eles.

Com o advento da modernidade, sobretudo a partir da segunda metade do século XVIII, há um deslocamento da loucura, e o imperativo da tutela e controle social do hospital cede lugar ao caráter terapêutico através da instituição da doença mental como objeto do saber e prática da psiquiatria. Surgem os hospitais gerais como instituições de tratamento médico dos alienados. A partir da contemporaneidade, tem-se a apropriação da loucura pela medicina e a constituição da psiquiatria enquanto saber com base no modelo biomédico e na hospitalização.

O período pós-guerra encerra contradições a partir da nova configuração mundial, acentuando críticas que suscitam experiências voltadas para transformar a psiquiatria. Amarante (2007) as distribui do seguinte modo: comunidade terapêutica e psicoterapia institucional, que propõem uma adequação da instituição asilar; psiquiatria de setor e psiquiatria preventiva, que vão um pouco além das reformas anteriores e propõem o desmonte gradual do modelo hospitalar por meio de sua modernização em direção à saúde mental de comunidade; antipsiquiatria e psiquiatria democrática, que representam uma ruptura com as reformas anteriores mediante o questionamento do modelo médico-psiquiátrico e de suas instituições tradicionalmente baseadas na vigilância, no controle e na repressão.

Para fins de periodização da Reforma Psiquiátrica brasileira, Amarante (1995, p. 88) analisa esse processo a partir da definição de trajetórias. Assim, o período de meados do século XIX – constituição da medicina mental no Brasil – até a Segunda Guerra Mundial corresponderia à "trajetória higienista", marcada pelo projeto de "medicalização social" em que a psiquiatria é utilizada como instrumento técnico e científico de poder, operando "como um dispositivo de controle político e social".

Após a Segunda Guerra ocorre o delineamento da "trajetória da saúde mental" mediante o surgimento das experiências mencionadas anteriormente – comunidade terapêutica, psicoterapia institucional, psicoterapia de setor e psiquiatria preventiva –, que influenciaram mudanças no Brasil e possibilitaram a construção do objeto "saúde mental" e o questionamento da psiquiatria clássica.

■ O processo de Reforma Psiquiátrica brasileira

O movimento da Reforma Psiquiátrica no Brasil constitui um processo histórico, calcado na crítica ao saber e às práticas psiquiátricas tradicionais, que assume sua forma mais concreta no contexto de redemocratização do país, no final da década de 1970. O contexto de fim do milagre econômico e de crise do modelo de financiamento da previdência social e o crescimento da insatisfação e demanda por maiores liberdade e participação popular propiciam as bases para o surgimento e a reorganização de movimentos sociais, partidos políticos, sindicatos, entre outros atores sociais. No âmbito da saúde, em 1976 são constituídos o Centro Brasileiro de Estudos de Saúde (Cebes) e o Movimento de Renovação Médica (Reme), que formam as bases políticas das reformas Sanitária e Psiquiátrica, a partir da premência de discussão e reorganização da política de saúde na direção de sua democratização e das práticas dos profissionais da saúde.

Há também o surgimento do Movimento de Trabalhadores em Saúde Mental (MTSM) a partir do que ficou conhecido como a crise da Divisão Nacional de Saúde Mental (Dinsam), deflagrada depois de denúncias sobre irregularidades numa de suas unidades hospitalares no Rio de Janeiro. O movimento que inicialmente pautava suas reivindicações na luta pela regularização dos direitos trabalhistas acaba trazendo à tona as situações de negligência e violações ocorridas nos hospitais, ganhando destaque a crítica ao modelo de atenção psiquiátrica e a necessidade de reformulação de seus saberes e práticas, assumindo visibilidade em nível nacional:

> Inicialmente, os grupos formadores de opiniões e as discussões dos encontros denunciam e criticam a assistência tradicionalmente deficiente dispensada à população, propondo o cumprimento das alternativas baseadas em reformulações preventivas, extra-hospitalares e multidisciplinares. Ao lado das críticas à administração/gestão dos serviços surgem o lema da luta antimanicomial e as denúncias de favorecimento ao setor privado (pelos convênios com o setor público e pelo caráter medicamentoso e lucrativo com que se trata da questão da saúde e da psiquiatria) (AMARANTE, 1995, p. 58).

Se anteriormente o movimento tinha um caráter não institucionalizado, a partir do início da década 1980 os quadros dos movimentos das reformas Sanitária e Psiquiátrica passam a integrar a máquina estatal, visando à criação de condições para a democratização institucional por meio da participação da sociedade civil no gerenciamento e reformulação das políticas públicas de saúde. Um marco dessa trajetória foi o processo de cogestão visando à integração dos Ministérios da Previdência Social e Assistência Social (MPAS) e da Saúde (MS) para reformulação da política de saúde.

Nesse sentido, em 1981 foi criado o Conselho Consultivo de Administração de Saúde Previdenciária (Conasp) para análise e reorientação da prestação da assistência à saúde na previdência social e definição da alocação de recursos financeiros, sendo identificadas várias distorções no modelo de saúde que apontavam a inadequação dos serviços à realidade e sua consequente insuficiência, a desintegração da rede e o esquema de custeio indutor de desvios de recursos (BAPTISTA, 2007).

A partir do levantamento do diagnóstico foram estabelecidas propostas para reorientação da política de saúde que tinham como princípios básicos a unificação, regionalização e hierarquização da política de saúde; o planejamento da cobertura assistencial; a hierarquia de prioridades assistenciais entre os postos de assistência médica do Inamps e o conjunto dos consultórios e laboratórios privados e credenciados; previsibilidade orçamentária e planejamento da cobertura assistencial. "Estas propostas avançaram na discussão sobre o funcionamento do setor previdenciário e sua articulação com a saúde e criaram condições para a discussão sobre a democratização e universalização do direito à saúde" (BAPTISTA, 2007, pp. 48-49).

A Conasp apresenta também um Programa de Reorientação da Assistência Psiquiátrica na Previdência Social (1982), o qual tem como principais princípios: a predominância da utilização de recursos e métodos extra-hospitalares; a valorização das equipes multiprofissionais e da diversificação de recursos e técnicas; a universalização da assistência; a regionalização e a hierarquização dos serviços; o foco na promoção de saúde mental e prevenção e a vinculação aos serviços básicos de saúde de cada área com a priorização das relações na comunidade, restringindo-se as internações (JORGE, 1997).

Também são realizados nesse período os encontros de coordenadores de saúde mental, que têm início na Região Sudeste e se estendem para outras regiões do

Brasil, e as Conferências Nacionais de Saúde Mental (CNSM), como um produto da 8ª Conferência Nacional de Saúde, que inaugura uma nova concepção de saúde como um direito de todos e dever do Estado.

No final da década de 1980, o movimento de Reforma Psiquiátrica se distancia do movimento sanitarista, que buscava as reformas e a instituição do direito à saúde por dentro do aparelho de Estado, e assume, a partir da I CNSM (1987), um caráter de ruptura, com ênfase na "desinstitucionalização"/"desconstrução" que implica uma nova forma de conceber a loucura e lidar com as pessoas em sofrimento psíquico por meio do rompimento com padrões e instituições vigentes, predominando a influência da tradição basagliana – experiência de reforma psiquiátrica italiana iniciada nos primeiros anos da década de 1960 e que teve como protagonista o psiquiatra Franco Basaglia. Depois que assumiu o cargo de diretor do hospital psiquiátrico de Gorizia, Basaglia promoveu, com outros atores, um conjunto de mudanças que consubstanciaram a ideia e a defesa de superação dos manicômios, implicando não somente a desconstrução de seu espaço físico, mas também do arcabouço teórico, prático e do ordenamento legal e jurídico que o conforma.

Ainda nesse período, destacam-se, no Brasil, a realização do II Congresso Nacional dos Trabalhadores de Saúde Mental, em Bauru, com a construção do lema "por uma sociedade sem manicômios", a criação do primeiro Centro de Atenção Psicossocial (Caps) em Santos e o crescimento do protagonismo dos sujeitos em sofrimento psíquico e de suas famílias na política de saúde mental, a partir do surgimento de associações de usuários e familiares (AMARANTE, 1995).

Tem-se a configuração de um contexto favorável para o avanço da Reforma Psiquiátrica em meio ao processo de democratização do país. No plano jurídico, há a consolidação da saúde como direito de todos e dever do Estado, expressa na Constituição Federal de 1988. Outro marco importante foi o Projeto de Lei 3.657, apresentado na Câmara dos Deputados em setembro de 1989, de autoria do deputado Paulo Delgado, o qual dispõe sobre a extinção dos manicômios e sua substituição por outros recursos assistenciais, regulamentando a internação psiquiátrica.

A partir da década de 1990 ocorre uma série de eventos que influenciam a política de saúde mental no Brasil, sobretudo a partir de um esforço de normatização. Borges e Baptista (2008) analisam a organização do modelo assistencial em saúde mental no período de 1990 a 2004 e a construção da política, destacando suas fases a partir da edição de portarias ministeriais promovidas pela Coordenação Nacional de Saúde Mental que se desdobraram nas principais linhas de atuação: qualificação/desospitalização; avaliação/desospitalização; autorização de internação hospitalar (AIH); Caps e sistema de informações ambulatoriais (SAI); programa *De volta para casa*[1] e serviço residencial terapêutico[2] (SRT).

Destaca-se no ano de 2001 a aprovação da Lei 10.216, que dispõe sobre os direitos das pessoas portadoras de transtornos mentais e redireciona o modelo assistencial em saúde mental com ênfase para a atenção de base comunitária, estabelecendo a internação como último recurso, quando os meios extra-hospitalares forem esgotados, e regulamentando as internações involuntárias, além de ratificar a política de saúde mental como responsabilidade do Estado, preconizando a participação da sociedade e da família.

Assim, sobretudo a partir do ano 2000, consolida-se a política de saúde mental mediante o aumento gradual de recursos financeiros destinados a essa área, o fechamento de leitos em hospitais psiquiátricos, o aumento dos gastos com serviços substitutivos, a ampliação das modalidades de Caps e a expansão de seu quantitativo e dos SRT.

Em 2011 foi instituída a Rede de Atenção Psicossocial (Raps), que constitui o modelo de atenção em saúde mental no âmbito do Sistema Único de Saúde (SUS) e que é voltada para pessoas em sofrimento psíquico e/ou com necessidades decorrentes do uso de álcool e outras drogas, contando com uma variedade de equipamentos e serviços. Seus componentes estão distribuídos da seguinte maneira: a atenção básica compreende a unidade básica de saúde, o núcleo de apoio à saúde da família, o consultório na rua e os centros de convivência e cultura; a atenção psicossocial engloba os Caps em suas diferentes modalidades (Caps I, II e III, Caps-ad e AD III, Caps-i); no âmbito da atenção em urgência e emergência conta-se com o Serviço de Atendimento Móvel de Urgência (Samu), a sala de estabilização, a Unidade de Pronto Atendimento 24 horas (UPA) e as portas hospitalares de atenção à urgência/prontos-socorros; a atenção residencial de caráter transitório abrange a unidade de acolhimento e o serviço de atenção em regime domiciliar; a atenção hospitalar abarca o serviço hospitalar de referência para atenção às pessoas com sofrimento ou transtorno mental e com necessidades decorrentes do uso de *crack*, álcool e outras drogas; e no âmbito da reabilitação psicossocial, iniciativas de geração de trabalho e renda e empreendimentos solidários e cooperativas sociais.

---

[1] O programa *De volta para casa* consiste num auxílio de reabilitação psicossocial voltado para pessoas com transtornos mentais que tenham permanecido em instituições de internação de longa permanência e foi regulamentado pela Lei 10.708/2003.

[2] Os SRT são residências situadas no espaço urbano que visam atender às necessidades de moradia de pessoas portadoras de transtornos mentais graves, que contam com suporte de equipe multiprofissional.

■ A questão do álcool e das drogas na atualidade e suas contradições

Assim como a loucura, a questão do uso de álcool e outras drogas foi concebida e tratada de diversas formas ao longo da história. Segundo Reis (2013), na Idade Antiga há registros do uso de álcool como remédio ou mesmo como veneno, a depender do modo de uso e dosagem, mantendo-se sua utilização para fins medicinais na Idade Média e no Renascimento, sendo também empregado de modo ritualístico. No século XIX inicia-se um processo de crítica à utilização do álcool com finalidade terapêutica que contribui para a construção de uma cultura de temperança.

Reis (2013) aponta que essa cultura se espraiou pela América do Norte, veiculada pela moral protestante, e também teve influência no Brasil, que na metade do século XIX já se preocupava com o uso descontrolado de aguardente entre os escravos. A autora marca a consolidação do alcoolismo como doença relacionada ao desenvolvimento da medicina e ao surgimento do movimento de higiene mental na década de 1920. Assinala ainda que a apropriação do alcoolismo pela psiquiatria reforça a noção de doença por meio da patologização do uso do álcool.

A questão álcool e drogas passa a ser considerada uma ameaça ao ordenamento social e ao projeto de modernização da sociedade brasileira. O uso desmedido dessas substâncias acaba por ferir a nova ética do trabalho. Nesse contexto, o esforço de enquadrá-la como doença serve ao propósito de disciplinamento da classe trabalhadora, sobretudo a partir da Revolução de 1930, quando o avanço do processo de industrialização passou a exigir um modelo ideal de trabalhador.

Vargas e Campos (2019), ao analisarem a trajetória das políticas de saúde mental e álcool e drogas no século XX a partir do exame dos documentos normativos produzidos no período, evidenciam a prevalência do tratamento penal da questão do álcool e outras drogas visando ao controle da entrada de substâncias psicoativas, sua comercialização e uso no país, havendo uma criminalização do uso e a condenação moral. Para exemplificar, pode-se citar o Decreto 4.294, de 6 de julho de 1921, que estabelece as penalidades para os contraventores pela venda de cocaína, ópio, morfina e seus derivados, cria um estabelecimento para internação dos intoxicados pelo álcool ou outras substâncias psicoativas e estabelece as formas de processo e julgamento e a abertura de créditos necessários.

Surge no plano legal a possibilidade de tratamento da questão, porém por meio do regime de internação, que nessa acepção cumpre uma função penal/repressiva. Ainda em 1921 há a aprovação do regulamento do manicômio judiciário e em 1923 é fundada, no Rio de Janeiro, a Liga Brasileira de Higiene Mental, que tinha como objetivo principal promover valores, hábitos e comportamentos considerados saudáveis a partir da elaboração de projetos educativos e de prevenção das degenerações mentais, com cunho eugenista.

A partir do final da década de 1970, e sobretudo na década de 1980, houve uma ampliação do movimento da Reforma Psiquiátrica sem o acompanhamento no campo de álcool e drogas. Conforme salienta Cavalcante,

> [...] os usuários de álcool e outras drogas assistidos pela saúde mental, embora transitassem pelos hospitais psiquiátricos, inclusive com prevalência do alcoolismo sobre as internações motivadas por crises psicóticas, não se tornaram sujeitos do processo de desinstitucionalização promovido pelo Ministério da Saúde (2013, pp. 192-193).

No âmbito normativo, em 1980 foi instituído o Sistema Nacional de Prevenção, Fiscalização e Repressão de Entorpecentes, o qual normatizou o Conselho Federal de Entorpecentes (Cofen) por meio do Decreto 85.110. Em 1998, o Cofen foi transformado no Conselho Nacional Antidrogas (Conad), e houve a criação, no mesmo ano, da Secretaria Nacional Antidrogas (Senad). As legislações corroboravam o modelo de "combate às drogas" com foco na repressão ao tráfico. Assim, no século XX, a temática álcool e drogas fica circunscrita às questões de ordem moral, segurança pública e saúde.

Cavalcante (2013) aponta que o recrudescimento da violência urbana no final da década de 1990 propiciou uma pressão da sociedade sobre o poder público para que apresentasse respostas ao problema, favorecendo o surgimento de novos programas e serviços voltados para a assistência aos usuários de álcool e outras drogas, sobretudo nos campos da saúde, justiça e assistência social. Até então, as ações assistenciais se concentravam na sociedade civil, principalmente promovidas pelos grupos de mútua ajuda (AA e NA) e das internações em comunidades terapêuticas. Segundo a autora, "somente na década de 2000 houve um novo posicionamento da saúde mental sobre as estratégias assistenciais para esse público" (p. 193).

Assim, em 2002 foi instituída a Política Nacional de Drogas (Pnad) por meio do Decreto 4.345/2002, ainda com ênfase na redução da oferta e da demanda de drogas e alinhada aos compromissos internacionais ancorados no ideário de combate às drogas, mas apresentando o deslocamento do foco para os usuários e a preocupação com o respeito aos direitos humanos e às liberdades fundamentais, estabelecendo como diretriz a estratégia de redução de danos sociais e à saúde. A partir da Portaria 1.059, de 4 de julho de 2005, foi formalizada a política de redução de danos, criando-se as bases para a ampliação de ações e serviços baseados nessa estratégia.

Em 2006 foi instituído o Sistema Nacional de Políticas Públicas sobre Drogas (Sisnad), a partir da Lei 11.343, que prescreve medidas para a prevenção do uso indevido, atenção e reinserção social de usuários de drogas e estabelece normas para a repressão da produção não autorizada e do tráfico ilícito de drogas. Destaca-se a diferenciação entre o traficante e o usuário, o que implica tratá-los de maneiras distintas. Aos usuários são propostas sanções de caráter educativo, prestação de serviços à comunidade e advertência em detrimento da privação de liberdade pelo encarceramento. Apresenta ainda, como princípio, o compartilhamento da responsabilidade entre Estado e sociedade civil.

Em 2008, a promulgação da Lei 11.754 estabeleceu uma mudança de nomenclatura, e o Conselho Nacional Antidrogas foi renomeado Conselho Nacional de Políticas sobre Drogas (Conad), assim como a Secretaria Nacional Antidrogas passou a se chamar Secretaria Nacional de Políticas sobre Drogas (Senad). Conforme já mencionado, no final de 2011 foi instituída, por meio da Portaria 3.088, a Raps – para pessoas com sofrimento ou transtorno mental e com necessidades decorrentes do uso de *crack*, álcool e outras drogas – no âmbito do SUS, trazendo um ponto de contradição ao incluir as comunidades terapêuticas na Raps, uma vez que essas instituições são essencialmente baseadas no isolamento e na restrição do convívio social e comunitário e têm a abstinência como objetivo e principal estratégia de abordagem.

Recentemente, reacendeu-se o debate em torno da organização do modelo assistencial em saúde mental a partir da aprovação, pela Comissão Intergestores Tripartite (CIT), da Resolução 32, de 14 de dezembro de 2017, publicada no *Diário Oficial da União* em 22 de dezembro do mesmo ano, que trata do estabelecimento de diretrizes para fortalecimento da Raps, incidindo em mudanças na Política Nacional de Saúde Mental. Dentre algumas medidas, o documento prevê a manutenção e ampliação da oferta de leitos hospitalares qualificados para a atenção a pessoas com transtornos mentais e/ou com necessidades decorrentes do uso de *crack*, álcool e outras drogas, o reajuste do valor de diárias para internação em hospitais especializados e o fortalecimento da parceria e do apoio intersetorial entre Ministério da Saúde, Ministério da Justiça, Ministério do Desenvolvimento Social e Ministério do Trabalho em relação às comunidades terapêuticas.

Ainda no plano nacional, em 1º de março de 2018 assistiu-se à aprovação, pelo Conad, da Resolução 01/2017, apresentada pelo então ministro do Desenvolvimento Social, Osmar Terra, que define as diretrizes para realinhamento e fortalecimento da Pnad, implicando mudanças na direção da referida política no que concerne a enfrentamento, tratamento e prevenção ao uso de drogas por meio da adoção da orientação central, que "deve considerar aspectos legais, culturais e científicos, em especial a posição majoritariamente contrária da população brasileira quanto a iniciativas de legalização das drogas" (Resolução Conad 01/2017), da ênfase no modelo de tratamento pautado na "promoção da abstinência" em detrimento das estratégias de redução de danos e do fortalecimento das comunidades terapêuticas.

A nova orientação da Pnad coaduna-se com o endurecimento da política de enfrentamento da violência no Brasil com ênfase na guerra às drogas, consubstanciada pelo governo federal por meio do Decreto Legislativo 10/2018, que aprova o Decreto 9.288, de 16 de fevereiro de 2018, o qual "decreta intervenção federal no Estado do Rio de Janeiro com o objetivo de pôr termo ao grave comprometimento da ordem pública" até 31 de dezembro de 2018. De acordo com o decreto supracitado, a intervenção federal limita-se à área de segurança pública, o cargo de interventor é de natureza militar, o interventor está subordinado ao presidente da República e tem por atribuição o controle de todos os órgãos estaduais de segurança pública previstos no artigo 144 da Constituição Federal de 1988 (polícia civil, polícia militar e corpo de bombeiros militar). Estabelece ainda que poderão ser requisitados, durante o período da intervenção, os bens, serviços e servidores afetos às áreas da Secretaria de Estado de Segurança do estado do Rio de Janeiro, da Secretaria de Administração Penitenciária do estado do Rio de Janeiro e do Corpo de Bombeiros Militar do estado do Rio de Janeiro para emprego nas ações de segurança pública determinadas pelo interventor (Art. 4º, Decreto 9.288/2018).

A despeito do imbricamento histórico entre as questões de saúde pública, especificamente de álcool e drogas, e de segurança pública, cabe ressaltar a tendência à "policialização das políticas sociais" consubstanciadas nas legislações, mas também nas ações e políticas de Estado. Como exemplos podem ser mencionadas outras experiências relativamente recentes, como a criação da Força Nacional de Segurança Pública e sua utilização em cooperação às forças policiais do estado do Rio de Janeiro para operações nas favelas da capital, visando à repressão ao tráfico de drogas e ao controle dos grupos criminosos organizados.

Outra medida que mobilizou debates e críticas por diversos atores sociais foi a Resolução 20, de 27 de maio de 2011, da Secretaria Municipal de Assistência Social (SMAS), da prefeitura da cidade do Rio de Janeiro. Essa resolução trata dos procedimentos do serviço especializado em abordagem social, no âmbito das ações da proteção social especial de média complexidade da SMAS, com vistas à regulamentação da ação de recolhimento e internação compulsória de crianças e adolescentes em situação de rua, usuários de *crack* e outras drogas. A medida representa um retrocesso quanto aos direitos afirmados no Estatuto da Criança e do Adolescente e na política de saúde mental/álcool e drogas.

A proposta de expandir essa ação para os adultos usuários de *crack* em situação de rua acirrou ainda mais a polêmica em torno da medida que pode ser considerada "uma reedição da política higienista no tratamento da questão do *crack*" na ocasião voltada para a preparação para sediar os megaeventos (Copa do Mundo de 2014 e Olimpíadas de 2016). Mediante a defesa da promoção da manutenção da ordem pública e da saúde, operou-se o deslocamento da questão do uso prejudicial de drogas da esfera da saúde pública para a tutela assistencial como estratégia de controle social (LIMA, 2013).

No tocante às recentes alterações no campo da saúde mental no país, em 2019 foi editada a Nova Pnad, por meio do Decreto 9.761, de 11 de abril de 2019, que revogou o Decreto 4.345/2002. Destacam-se nessa versão o desaparecimento da prática de "redução de danos" e a ênfase na promoção da abstinência, desconsiderando-se a complementariedade dessas práticas, as singularidades do sujeito e os diversos fatores que influenciam o tratamento dos usuários de álcool e drogas. Observam-se ainda o realce às comunidades terapêuticas como espaço de tratamento e a previsão de investimento financeiro, pouco sendo mencionado sobre os serviços substitutivos e extra-hospitalares. Nessa direção, foi sancionada a Lei 13.840, de 5 de junho de 2019, que alterou diversas normativas anteriores e trata das diretrizes do Sisnad. Tal projeto consolida o endurecimento da política nacional antidrogas, prevê a internação involuntária para usuários de álcool e outras drogas e fortalece as comunidades terapêuticas.

Pode-se inferir que, embora a questão álcool e drogas tenha sido reconhecida como questão de saúde pública e especificamente de saúde mental, esse campo é marcado por tensionamentos e contradições que vão na contramão do paradigma da Reforma Psiquiátrica. Se por um lado há na atualidade uma relativa aceitação à convivência com pessoas com transtornos mentais no meio social e comunitário, o desenvolvimento dos documentos e legislações que balizaram a construção da política pública de atenção às pessoas com problemas decorrentes do uso prejudicial de álcool e drogas aponta, ao longo da história, para a tendência de um viés moralizante e repressivo no tratamento desses sujeitos, havendo uma defesa da hospitalização como forma prioritária de tratamento em detrimento da estratégia de redução de danos.

A configuração do modelo assistencial em saúde mental e álcool e outras drogas representa um processo social complexo que está em constante construção/desconstrução. Pode-se dizer que está em curso a contrarreforma do movimento da luta antimanicomial por meio do desmonte da rede assistencial substitutiva e da precarização das formas de contratação e condições de trabalho, bem como pelo incentivo ao retorno do manicômio por meio da tentativa de reatualização do modelo hospitalocêntrico sob nova roupagem, com grande expressão para o investimento nas comunidades terapêuticas, basicamente de viés religioso e pautadas na laborterapia e alvos de várias denúncias de violações de direitos.

Não obstante, torna-se fundamental ratificar os avanços do processo em curso da Reforma Psiquiátrica brasileira, que ressignificou o olhar sobre a loucura, visando conferir um novo lugar social para as pessoas portadoras de transtornos mentais e com necessidades decorrentes do uso de álcool e outras drogas, permitindo o acolhimento da diferença e da diversidade. O rompimento com o paradigma da psiquiatria clássica, centrado nos aspectos orgânicos do sofrimento, possibilitou a valorização de outros saberes e a participação mais efetiva de outros profissionais na assistência em saúde mental, consolidando o modelo de atenção psicossocial que concebe a saúde-doença como resultante também dos processos econômicos, sociais, políticos e culturais.

Há um deslocamento do foco da doença para o sujeito em sofrimento, exigindo uma abordagem interdisciplinar e intersetorial e a configuração de novos dispositivos e formas de atenção e cuidado no território, visando ao acolhimento e à escuta, à construção dos vínculos e à autonomia a partir da ampliação da rede de serviços e das relações sociais e afetivas, respeitando-se suas singularidades e buscando a proteção e a defesa de seus direitos.

■ Considerações finais

Há inegáveis avanços nas políticas públicas voltadas para a saúde mental e o uso de drogas, bem como no aprimoramento dos medicamentos à disposição do profissional médico, que possibilitam menos hospitalizações e por menos tempo; mas ainda há problemas sérios que precisam ser urgentemente corrigidos. Entre 2005 e 2016, apesar do crescimento de 12% da população e do número maior de problemas decorrentes do aumento do consumo de drogas e de outros transtornos psiquiátricos, o Brasil perdeu 38,7% dos leitos de internação psiquiátricos para atendimento de pacientes no âmbito da rede pública – em 2005 eram 40.942; em 2016, apenas 25.097. No mesmo período, o total de serviços de psiquiatria caiu de 228 para 143, ou seja, uma queda de 37%[21].

Certamente, o número de leitos é ainda menor na atualidade. Como exposto previamente, há uma deficiência de leitos e instituições especializadas para o tratamento de dependentes químicos e pessoas com transtornos mentais, porém as políticas governamentais implantadas até 2019 desestimulavam a existência desses serviços[21].

O Ministério da Saúde baseia sua justificativa no cumprimento da Lei 10.216/01, que estabelece novos parâmetros para o segmento, privilegiando a atenção em serviços substitutivos e em meio aberto, segundo a qual os pacientes contariam com cuidados durante o dia e retornariam para casa à noite. Contudo, o modelo desconsiderou as necessidades daqueles que precisam de acompanhamento intenso como parte de seu tratamento, sem a devida ampliação da rede de atendimento[21].

Em 2015 foi editada a Portaria 1.631, que define a necessidade mínima de um leito para cada 23 mil habitantes, o que corresponde a 0,04 leito para cada grupo de 1.000 habitantes. Contudo, os cortes têm sido tão severos que muitos estados ficaram abaixo desse limite. Após os ajustes mais recentes, no Espírito Santo e em Roraima, por exemplo, essa proporção ficou em 0,03. No Pará e em Rondônia, está em 0,02. No Tocantins, a razão é de 0,01 leito por 1.000 habitantes. A Portaria 1.631/2015 substituiu a Portaria 1.001/02, a qual estabelecia o número de 0,45 leito psiquiátrico por 1.000 habitantes.

A portaria de 2015 estabelece um percentual onze vezes menor do que aquele definido em 2002. Na Inglaterra e no Canadá, que têm modelos públicos parecidos com o SUS, essa proporção é de 0,58 e 1,90 leito de internação psiquiátrico por 1.000 habitantes, respectivamente. Nos EUA e na Alemanha, os dados mostram que essas razões são de 0,95 e 0,76. Na América Latina, o Uruguai possui um indicador igual a 0,54 leito por 1.000 habitantes, enquanto na Argentina esse índice é de 0,68[21].

A volta ao modelo asilar, com grandes hospícios onde os pacientes praticamente moravam ou eram abandonados pelo resto de suas vidas e sofriam diversas formas de abuso e violação de direitos, longe da sociedade e da família, é inadmissível nos dias de hoje. Entretanto, faz-se urgente uma reflexão sobre o modelo atual, o qual se mostra inegavelmente insuficiente em diversos pontos, e sobre o desmonte da política pública de saúde em curso, causando prejuízo e sofrimento aos familiares e pacientes.

Referências

AMARANTE, P. (Coord.) Loucos pela vida: a trajetória da reforma psiquiátrica no Brasil. 2. ed. Rio de Janeiro: Editora Fiocruz, 1995.

AMARANTE 2007

AMARANTE, P. Saúde mental e atenção psicossocial. 2. ed. Rio de Janeiro: Editora Fiocruz, 2010.

BAPTISTA, T.W.F. História das políticas de saúde no Brasil: a trajetória do direito à saúde. In: MATTA, G.C.; PONTES, Q.L.M. (Org.) Políticas de Saúde: a organização e a operacionalização do Sistema Único de Saúde. 1. ed. Rio de Janeiro: EPSJV/FIOCRUZ, 2007, v. 3, p. 29-60.

BAPTISTA, T.W. F.; BORGES, C.F. O modelo assistencial em saúde mental no Brasil: a trajetória da construção política de 1990 a 2004. Cadernos de Saúde Pública, Rio de Janeiro, fev 2008; 24(2):456-68.

BRASIL. Decreto 4.294, de 21 de julho de 1921. Estabelece penalidades para os contraventores na venda de cocaina, opio, morphina e seus derivados; crêa um estabelecimento especial para internação dos intoxicados pelo álcool ou substâncias venenosas; estabelece as fórmas de processo e julgamento e manda abrir os creditos necessários. Disponível em: https://www2.camara.leg.br/legin/fed/decret/1920-1929/decreto-4294-6-julho-1921-569300-republicacao-92584-pl.html. Acesso em: 21 de jan. 2021.

BRASIL. Lei 10.216, de 06 de abril de 2001. Dispõe sobre a proteção e os direitos das pessoas portadoras de transtornos mentais e redireciona o modelo assistencial em saúde mental. Disponível em: http://www.planalto.gov.br/ccivil_03/leis/leis_2001/l10216.htm. Acesso em: 05 de jan. 2021.

BRASIL. Portaria 3.088, de 23 de dezembro de 2011. Institui a Rede de Atenção Psicossocial para pessoas com sofrimento ou transtorno mental e com necessidades decorrentes do uso de crack, álcool e outras drogas, no âmbito do Sistema Único de Saúde. Disponível em: http://bvs-ms.saude.gov.br/bvs/saudelegis/gm/2011/prt3088_23_12_2011_rep.html. Acesso em: 10 de jan. 2021.

BRASIL. Resolução 32, de 14 de dezembro de 2017. Estabelece as Diretrizes para o Fortalecimento da Rede de Atenção Psicossocial (RAPS). Diário Oficial da União, Poder Executivo, Brasília, DF, 22 dez. 2017, nº 245, Seção 1, pág. 239. Disponível em: http://www.lex.com.br/legis_27593248_RESOLUCAO_N_32_DE_14_DE_DEZEMBRO_DE_2017.aspx. Acesso em: 21 de jan. 2021.

BRASIL. Resolução CONAD 01/2017, de 19 de dezembro de 2017. Define as diretrizes para o realinhamento e fortalecimento da PNAD – Política Nacional sobre Drogas. Disponível em: http://www.justica.gov.br/news/proposta-para-politicas-sobre-drogas-do-ministro-osmar-terra-tem-pedido-de-vista-coletivo/proposta-osmar-terra.pdf. Acesso em: 21 de jan. 2021.

BRASIL. Decreto 9.288, de 16 de fevereiro de 2018. Decreta intervenção federal no Estado do Rio de Janeiro com o objetivo de pôr termo ao grave comprometimento da ordem pública. Disponível em: https://www2.camara.leg.br/legin/fed/decret/2018/decreto-9288-16-fevereiro-2018-786175-publicacaooriginal-154875-pe.html. Acesso em: 21 de jan. 2021.

BRASIL. Decreto 9761, de 11 de abril de 2019. Aprova a Política Nacional sobre Drogas. Disponível em: http://www.planalto.gov.br/ccivil_03/_ato2019-2022/2019/decreto/D9761.htm. Acesso em: 30 de jan. 2021.

JORGE, M.A.S. Engenho dentro de casa: sobre a construção de um serviço de atenção diária em saúde. Dissertação de Mestrado, Fundação Oswaldo Cruz, Escola Nacional de Saúde Pública, 1997, Cap. 2. Disponível em: https://portalteses.icict.fiocruz.br/transf.php?script=thes_chap&id=00006303&lng=pt. Acesso em: 05 jan. 2021.

LIMA, R.C.C. O serviço social na assistência aos usuários de álcool e outras drogas: um mapeamento exploratório no Rio de Janeiro. In:

NICACIO, E.M.; BISNETO, J.A. (org.) A prática do assistente social na saúde mental. Rio de Janeiro: Editora UFRJ, 2013.

LIMA, D.A. O processo de reordenação da cidade do Rio de Janeiro e a "pacificação" dos espaços e das pessoas. Dissertação de mestrado em serviço social, UFRJ. Rio de Janeiro, 2013.

PRATTA, E.M.M.; SANTOS, M. O processo saúde-doença e a dependência química: interfaces e evolução. Psicologia: Teoria e Pesquisa, abr-jun 2009; 25(2):203-11.

REIS, T.R. Alcoolismo: uma "doença inventada"? Apropriação do alcoolismo pela medicina e psiquiatria. In: NICACIO, E.M.; BISNETO, J.A. (org.) A prática do assistente social na saúde mental. Rio de Janeiro: Editora UFRJ, 2013.

Resolução SMAS 20, de 27 de maio de 2011. Cria e regulamenta o protocolo do serviço especializado em abordagem social, no âmbito das ações da proteção social especial de média complexidade da Secretaria Municipal de Assistência Social, assim como institui os instrumentos a serem utilizados no processo de trabalho. Disponível em: http://smaonline.rio.rj.gov.br/legis_consulta/37082Res%20SMAS%2020_2011.pdf. Acesso em: 27 nov. 2011.

VARGAS, A.F.M.; CAMPOS, M.M. A trajetória das políticas de saúde mental e de álcool e outras drogas no século XX. Ciência & Saúde Coletiva, Rio de Janeiro, mar. 2009; 24(3):1041-50. Disponível em: https://www.scielo.br/pdf/csc/v24n3/1413-8123-csc-24-03-1041.pdf. Acesso em: 20 jan. 2021.

Capítulo 20

Tratamento Ambulatorial – Uma História de Conquista e Perseverança em Nome da Autonomia do Indivíduo

Selene Franco Barreto • Luiz Guilherme da Rocha Pinto

No tratamento ambulatorial para dependentes químicos, o profissional precisa acompanhar o ritmo do indivíduo, suas necessidades específicas e subjetividade, mesmo quando o tratamento for em grupo. É como lidar com a pessoa idosa: nós temos que acompanhar seu ritmo de caminhada e suas necessidades específicas dentro do processo de envelhecimento.
(Selene Franco Barreto)

■ Introdução

Este capítulo é dedicado à abordagem do tratamento ambulatorial e do hospital-dia em sua perspectiva histórica, o que nos remete, inevitavelmente, a uma lembrança boa e nostálgica, com um sabor agridoce. Porque o início dessa história marca um tempo em que o idealismo moveu muitos profissionais na busca por novos conhecimentos que pudessem ser empreendidos numa área de tratamento da saúde mental absolutamente nova e carente de dispositivos e técnicas que atendessem a uma demanda em notório crescimento. E de onde vem o agridoce? Ao mesmo tempo que a busca era estimulante, ela também podia ser muito frustrante diante da constatação de que alguns resultados nem sempre eram positivos, mas contribuíram para avançarmos na eficácia dos tratamentos.

Cabe explicar melhor o que significa tratamento ambulatorial no caso das adicções: é aquele em que o paciente vai ao local em que irá receber assistência e lá permanece algum tempo, geralmente algumas horas, e depois retorna para sua vida de trabalho, para a família, o convívio social, enfim, para suas atividades rotineiras. Trata-se de uma opção de tratamento que parte de uma visão mais humanizada e que, apesar de ter como objetivo final a abstinência, visa também ao processo de mudanças comportamentais do paciente dependente químico. A meta é proporcionar ao indivíduo o direito à cidadania com uma abordagem baseada no respeito, buscando auxiliá-lo no autoconhecimento e na preservação de sua individualidade e qualidade de vida.

As abordagens e os procedimentos técnicos nessa área vêm sofrendo transformações, acompanhando o processo científico e tecnológico e as mudanças sociais e políticas das últimas décadas. Essa mudança de perspectiva ganhou destaque no Brasil a partir da Reforma Psiquiátrica, que promoveu um avanço significativo em relação ao debate sobre doença mental e possibilitou mudanças de alguns paradigmas.

A partir do final da década de 1970, uma série de discussões e eventos passou a ocorrer de maneira mais sistematizada, reunindo os profissionais que compunham a rede de atenção aos pacientes com transtornos mentais e indivíduos com problemas decorrentes do uso abusivo de álcool e outras drogas. Esse movimento foi aos poucos articulando melhor as relações entre o setor saúde e a sociedade civil, a fim de promover o redirecionamento e as práticas das instituições de saúde com vistas a estimular investimento em serviços extra-hospitalares e multiprofissionais.

Um dos desdobramentos desses movimentos é a I Conferência Nacional de Saúde Mental, que aconteceu entre 25 e 28 de junho de 1987, abrindo caminho para outro evento muito importante: o II Congresso Nacional dos Trabalhadores da Saúde Mental, realizado em dezembro de 1987, em Bauru. Esse congresso inovador provocou uma ruptura no modelo assistencial vigente, dando origem a novas modalidades de atenção como alternativa ao sistema tradicional e impulsionando o surgimento de uma associação de usuários e familiares e outras organizações que tiveram papel fundamental no banimento dos manicômios (MIRANDA, 2004).

A união das diversas instâncias da sociedade ao longo de quase 15 anos de movimento e luta culminou na II Conferência Nacional de Saúde Mental, que ocorreu em dezembro de 1992 em Brasília e que contou com a presença maciça de todos os setores da área da saúde mental e de usuários. O Brasil já vivenciava algumas experiências de cuidados extra-hospitalares nessa área, o que apontava para a possibilidade de reverter o modelo assistencial vigente (HEIDRICH, BERNDT & DIAS, 2015).

Entre 1992 e 1995, a perspectiva da desinstitucionalização começou a se consolidar, sendo criada a Comissão Nacional da Reforma Psiquiátrica, e foram publicadas portarias que possibilitaram a implantação de uma rede de serviços substitutivos. Uma delas é a Portaria 224, que regulamentou os Centros de Atenção Psicossocial (Caps), os Núcleos de Atenção Psicossocial (Naps), os hospitais-dia e o atendimento ambulatorial, entre outras determinações (MIRANDA, 2004):

> [...] Os Caps/Naps são unidades de saúde locais/regionalizadas, que contam com uma população adstrita definida pelo nível local e que oferecem atendimento de cuidados intermediário entre o regime ambulatorial e a internação hospitalar. [...] Podem constituir-se também em porta de entrada da rede de serviços para as ações relativas à saúde mental, considerando sua característica de unidade de saúde local e regionalizada. [...] A instituição do hospital-dia na assistência em saúde mental representa um recurso intermediário entre a internação e o ambulatório, que desenvolve programas de atenção e cuidados intensivos por equipe multiprofissional, visando substituir a internação integral (PORTARIA 224/1992).

Cabe ressaltar que todas essas conquistas foram possíveis com o reforço da Constituição de 1988, que criou o Sistema Único de Saúde (SUS) e consagrou os cinco princípios fundamentais do cidadão: universalidade, integralidade, equidade, descentralização e participação popular.

Desde o momento em que os movimentos para a reestruturação da atenção psiquiátrica no Brasil ganharam força, o número de hospitais psiquiátricos foi reduzindo gradativamente – note-se que a dependência química sempre esteve inserida no âmbito da doença mental, mas não foi contemplada de maneira satisfatória do ponto de vista dos dependentes, uma vez que o foco da Reforma Psiquiátrica era a desinstitucionalização da loucura, mas tardou a perceber a necessidade de estratégias psicossociais voltadas para o usuário de álcool e outras drogas.

Outras portarias foram criadas até que, em 2001, foi sancionada a Lei 10.216, a Lei Paulo Delgado, que deu novo direcionamento e impulso com uma política de saúde mental do governo federal alinhada às diretrizes da Reforma Psiquiátrica, conferindo aos Caps um valor estratégico no modelo de assistência. É nesse momento que a rede de atenção diária começa a se expandir e é desenhada a política para a questão do álcool e outras drogas. No entanto, o Centro de Atenção Psicossocial para Álcool e Outras Drogas (Caps-ad) só é estabelecido em 19 de fevereiro de 2002, por meio da Portaria 336 do Ministério da Saúde.

Uma política menos centrada no controle e na repressão do usuário de álcool e outras drogas tornou-se oficial por meio da Política do Ministério da Saúde para a Atenção Integral a Usuários de Álcool e outras Drogas, publicada em 2003 e pela qual o Estado "assume de modo integral e articulado o desafio de prevenir, tratar e reabilitar os usuários de álcool e outras drogas como um problema de saúde pública" (BRASIL, 2003, p. 9).

Um dos primeiros trabalhos sobre o atendimento de pacientes psiquiátricos em hospital-dia (HD) foi publicado em 1937, em Dzhagarova, na extinta União Soviética, a partir da experiência do hospital psiquiátrico de Moscou (SALZANO & CORDAS, apud CRAFT, 1959). Embora não existam muitos detalhes sobre a metodologia e os resultados obtidos, o autor relatou ter oferecido tratamento a 1.225 pacientes com diferentes diagnósticos (psicose, transtornos de personalidade, neuroses de ansiedade, entre outros), durante 4 anos de atendimento. No entanto, o que parece ser a primeira tentativa de traçar um modelo para funcionamento de um hospital-dia tem registro em 1946, em Montreal, no Canadá, com o atendimento nesse tipo de serviço de pacientes com depressão, hipomania e esquizofrenia (SALZANO & CORDAS, apud CAMERON, 1947).

Em seguida, esse modelo foi adotado em muitos países como parte do atendimento em hospitais, anexo à enfermaria psiquiátrica ou mesmo em intervenção separadamente, havendo programas psicoterapêuticos variados e reabilitação (DICK et al., 1985). Financeiramente, tanto o paciente como as instituições são favorecidos, uma vez que o modelo dispensa a necessidade de uma equipe de atendimento disponível 24 horas, o que acarreta aumento das despesas com recursos e manutenção (KAYE et al., 1996).

No Brasil, um dos primeiros estudos avaliativos sobre internações em HD foi realizado entre 1997 e 1998 no HD da Faculdade de Medicina de Botucatu/Unesp. Foram atendidos pacientes com diagnósticos de transtornos afetivos (44,1% da amostra), quadros psicóticos (23,5%), transtornos ansiosos (17,6%), quadros orgânicos (11,8%) e dependência de álcool e drogas (2,9%). Constatou-se a melhora clínica de quase 80% dos participantes da pesquisa. A ausência de internações psiquiátricas prévias e o poder aquisitivo familiar foram indicadores de melhores resultados, possivelmente porque esses pacientes tinham mais acesso a psicofármacos mais caros e a serviços de saúde, bem como melhores condições de vida (LIMA & BOTEGA, 2001).

■ Tratamento ambulatorial e sua evolução

A dependência de álcool e drogas é uma doença crônica, reconhecida pela Organização Mundial da Saúde (OMS), que exige acompanhamento prolongado e tem como alvo do tratamento a abstinência, não a "cura" (SADOCK, 2007). Considerando essa necessidade, os profissionais da saúde trabalham no sentido de buscar, dentro do melhor contexto possível, o tratamento mais indicado para auxiliar quem está à procura de mudanças e recuperação.

Mas qual paciente pode ser submetido ao ambulatório? Essa é uma questão importante. A resposta mais adequada seria: aquele paciente que tem alguma percepção de sua condição e reconhece que precisa de ajuda, e que pode contar com uma rede de apoio, por menor que seja. Sobretudo, no entanto, deve ter um grau de adicção que não indique contundentemente a necessidade de internação. Sim, porque muitas vezes há casos de intoxicação grave para os quais não há alternativa senão a hospitalização. Além disso, há situações em que o sujeito e a família escolhem determinado tratamento que nem sempre é a melhor opção.

A experiência num hospital-dia e com o tratamento ambulatorial deve promover a autonomia do paciente, a partir do uso de técnicas e metodologias específicas que proporcionem as ferramentas para o controle dos sintomas patológicos. Desse modo é possível garantir o retorno do dependente a locais onde, provavelmente, estão os gatilhos que o predispõem à patologia: sua casa, o ambiente em que se estabelecem seus relacionamentos familiares, amistosos e amorosos, assim como seu local de trabalho e sua vida social. É a partir do conhecimento desses gatilhos que a equipe multiprofissional pode fortalecer o indivíduo e ajudá-lo a manter a abstinência e a mudança de comportamento. Logo, um dos objetivos do HD é possibilitar a melhor transição do regime de internação ou semi-internação para o lar, evitando a hospitalização completa e aumentando o grau de satisfação dos pacientes e de seus familiares (HORVITZ-LENNON et al., 2001).

O atendimento ambulatorial deve ser dinâmico e motivador, o que favorece uma mudança no estilo de vida. A abordagem comportamental deve incluir consultas terapêuticas individuais e de grupo, aconselhamentos individuais e grupos operacionais, além de terapia de família e a construção de um plano terapêutico que atenda às necessidades biopsicossociais e individuais do paciente, tudo isso a partir de contratos terapêuticos baseados em normas que atendam às expectativas do dependente e da clínica (PASSOS, 1996). São vários os desafios para o profissional que trabalha com essa modalidade, mas três deles têm grande importância:

- Perceber os pontos-gatilhos para uma possível recaída e abandono do tratamento e assim intervir para desarmar o processo.
- Intervir e favorecer a motivação para o paciente voltar no dia seguinte.
- Ajudar nas necessidades individuais nas diversas áreas de sua vida.

Além dos benefícios biopsicossociais para o paciente, o tratamento ambulatorial e o HD são alternativas para a redução de custo, quando comparados às internações. Nos EUA, por exemplo, as empresas de saúde particulares, responsáveis pelo tratamento de grande parcela da população local, dificultam internações psiquiátricas em função do alto custo desse tipo de serviço. Assim, há um controle rígido quanto à indicação de internação, ao número de dias previstos de permanência no hospital, ao tratamento, à evolução do paciente e ao encorajamento para a busca de alternativas em vez da internação nos casos de transtornos psiquiátricos (KAYE et al., 1996).

A consolidação desse modelo não foi baseada apenas nas questões financeiras, mas fundamentada, também, em pesquisas com pacientes selecionados aleatoriamente, tanto em HD como em enfermarias, e que obtiveram, em ambos os tratamentos, resultados igualmente eficazes (HERZ et al., 1971; HIRSCH et al., 1979; HORVITZ-LENNON et al., 2001). Percebeu-se que tanto os pacientes como os familiares preferiram o tratamento no HD em vez da internação convencional, com desfecho positivo (DICK et al., 1985[a]; HORVITZ-LENNON et al., 2001).

Na rotina terapêutica do tratamento ambulatorial e/ou HD há o contato direto com a equipe profissional, que atende tanto individualmente como em grupo. Nessas modalidades, são promovidos o apoio mútuo, a identificação, a autoconfiança e a autoeficácia diante da doença, buscando reforçar a autoestima e melhorar as relações interpessoais do paciente, estimular a resiliência na rotina do ir e vir e possibilitar que o indivíduo identifique gatilhos/riscos de recaída. Assim, com o entendimento do que possa representar risco de abandono do tratamento, torna-se mais fácil promover os fatores de proteção e agir de maneira preventiva. Pode ser desafiador um paciente que tem dificuldade em se relacionar com outras pessoas, o qual deve concordar em realizar as dinâmicas propostas (PIRAN & KAPLAN, 1990). Nesse universo, a equipe de atendimento precisa ser especializada ou adequadamente treinada no processo grupal e nas intervenções individuais com supervisão constante.

No histórico de quase quatro décadas de tratamento ambulatorial, nota-se que, em boa medida, muitas instituições confiavam no conceito de homogeneidade da nosologia, cabendo destacar os equívocos cometidos por conta dessa visão, quando profissionais partiam do princípio de que os adictos eram mais ou menos iguais e que bastava força de vontade para o tratamento acontecer. Essa crença ajudou a construir outro conceito: o da homogeneidade de propósito no que tange à abstinência. Algumas instituições privilegiavam apenas o tratamento em grupo, considerado, principalmente na década de 1980, o principal tipo de terapia para o alcoolismo.

O que mudou ao longo das últimas décadas? Em relação à homogeneidade da nosologia, pode-se dizer que ainda é um conceito da maior importância para as instituições que oferecem o tratamento ambulatorial. No entanto, muito foi aprendido no trabalho com grupos de pacientes, em que é possível observar um estatuto psicopatológico paradoxal; na verdade, uma unidade dentro da diversidade (GURFINKEL, 2001), ou seja, ao mesmo tempo que se reconhece uma unidade em termos de um sistema de crenças e de respostas e comportamentos parecidos, também é visível a diversidade de grupos clínicos de adictos, de acordo com a organização psicopatológica de fundo (a partir de um olhar técnico mais aprofundado, é possível identificar se o sujeito tem uma organização neurótica, psicótica ou perversa). Caso o referencial seja o CID-10 ou o DSM-5, ou seja, a classificação psiquiátrica, possivelmente iremos deparar com as chamadas comorbidades (a ocorrência de uma patologia qualquer num indivíduo já portador de outra doença, com a potencialização recíproca entre elas, é conhecida como comorbidade) (RATTO & CORDEIRO, 2010).

Um dos melhores aprendizados na área se deu a partir das pesquisas de DiClemente, Miller e Prochaska, que investigaram as motivações dos pacientes que buscavam tratamento e constataram que cerca de dois terços deles apresentavam-se ambivalentes em relação ao comprometimento de fato com a recuperação. Os pesquisadores citados criaram então uma técnica chamada entrevista motivacional, por meio da qual é possível ajudar os pacientes a partir de onde estão, de fato, suas motivações em vez de considerar onde o profissional gostaria que estivessem.

Na prática clínica, o Modelo Motivacional de Prochaska e DiClemente é utilizado com o propósito de identificar o estágio de motivação do paciente para iniciar, permanecer e terminar o tratamento. Em todo o processo são realizadas entrevistas motivacionais para auxiliá-lo na execução das mudanças (PROCHASKA & DICLEMENTE, 1982; DICLEMENTE 1999; MILLER & ROLLNICK, 2001). O profissional da saúde é a peça-chave no percurso de quem está em recuperação, e a entrevista motivacional pode contribuir para acelerar ou fazer regredir o processo; portanto, deve-se adotar uma estratégia de acolhimento e escuta que possa fortalecer o vínculo com o paciente e encorajá-lo na busca por mudanças.

Ao longo da década de 1990, a novidade foram os avanços trazidos pela neurociência. Hoje, cerca de 90% do que sabemos sobre o funcionamento cerebral resultam de estudos que surgiram nessa época. Consequentemente, houve uma melhora no campo dos medicamentos, e o psiquiatra ganhou um papel de destaque nas equipes multidisciplinares que integram a estrutura dos HD e dos ambulatórios.

A proximidade da equipe no dia a dia do paciente favorece a identificação precoce de eventuais recaídas ou crises, possibilitando uma intervenção rápida e precisa por meio da aplicação das técnicas de *prevenção de recaída* (MARLART & GORDON, 2005). A prevenção de recaída identifica armadilhas mentais ou situacionais e tem sido um modelo de excelência entre as possibilidades psicossociais no tratamento das dependências químicas e das compulsões (ZANELATTO, 2011). O paciente percebe que o tratamento não é punitivo e que a recaída representa alguma inabilidade para lidar com a vida ou com seus sentimentos, o que também serve de alerta para o profissional perceber a necessidade de um reforço nas mudanças comportamentais e um ajuste no tratamento, atentando para a área da vida do paciente que precisa de maior investimento.

Esse tipo de abordagem terapêutica utiliza técnicas cognitivo-comportamentais para desenvolver a autoeficácia/autocontrole. Conforme a abstinência vai se solidificando, as recaídas vão diminuindo e fortalecendo os ganhos advindos da recuperação. O tratamento é considerado bem-sucedido quando é capaz de manter o paciente no programa (ONKEN, BLAINE & BOREN, 1997; SIMPSON & SELLS, 1982). A avaliação do terapeuta junto à família ou, nos casos em que o paciente foi encaminhado pela empresa, à instituição que o recomendou, deve ser um trabalho em conjunto e constante no processo de tratamento ambulatorial, para que os ajustes no plano terapêutico sejam feitos de acordo com as necessidades reais.

Cabe ressaltar que as recaídas durante o processo de tratamento têm impacto psicológico importante em boa parcela dos pacientes. Os efeitos e as consequências de uma recaída são imprevisíveis, ou seja, sabemos que existe um repertório previsível de prejuízos quando um adicto recai, mas a intensidade, o volume e os danos não podem ser calculados. Por isso, os impactos emocionais e psicológicos variam bastante.

Muitos pacientes também sentem a recaída como um reforço negativo que promove grande insegurança porque faz retornar crenças que deixam a sensação de estar voltando para o "final da fila". Essas questões precisam ser trabalhadas com psicoterapia e aconselhamento. Quando é adotado o tratamento em grupo, uma recaída é capaz de mexer com os demais pacientes e desencadear um efeito dominó, interferindo em toda a dinâmica grupal, mas também favorece uma reflexão individual e de mudanças.

■ Onde começar o tratamento ambulatorial?

Para o começo do tratamento, é de extrema importância uma anamnese inicial com boa avaliação diagnóstica, como mostra o Quadro 20.1, dentro dos critérios da CID-10 (OMS, 1993), buscando um diagnóstico criterioso e que leve em consideração a individualidade do paciente.

É no momento da chegada que ocorre o primeiro acolhimento, quando o profissional deve estabelecer uma relação empática, percebendo o que motivou a pessoa a buscar ajuda, quais são suas defesas e medos, sempre demonstrando a possibilidade de agir por meio de uma escuta ativa.

A avaliação precisa ser feita de acordo com as necessidades biopsicossociais do paciente, a fim de combinar várias áreas em busca do melhor modelo de tratamento – que pode ser a desintoxicação hospitalar, a internação (em centro de recuperação residencial, hospital psiquiátrico ou comunidade terapêutica), HD, ambulatório, médico especializado, grupo de mútua ajuda, integrado, psicoterapia ou redução de danos. Um bom diagnóstico é um passo fundamental para pensarmos num programa terapêutico voltado para as necessidades reais do paciente (CRUZ, 2002).

Os pacientes com quadros mais graves e sintomas sérios da síndrome de abstinência, por exemplo, ou que precisam de acolhimento social mais intenso por conta da compulsão ou em razão do risco de morte, necessitam estar em acompanhamento 24 horas por dia, ou seja, internados. Outro fator a ser pesquisado para não limitar a inclusão de um paciente no tratamento ambulatorial é a distância entre o local onde mora e a clínica, o que impacta os custos diários com transporte (CRAFT, 1959). Considerando tais limitações, recomenda-se, para o sucesso do tratamento, que haja uma unidade emergencial de referência e um local de pernoite para aqueles que não têm família ou que moram em outras cidades (GUDEMAN et al., 1983).

Há diversas abordagens possíveis para o tratamento ambulatorial e/ou HD, entre os quais:

- Modelo cognitivo-comportamental (treinamentos de habilidades, prevenção de recaída e de abandono, entrevistas motivacionais etc.).
- Modelo Minnesotta (abordagens dos 12 passos).
- Psicoterapia e aconselhamento e intervenção de crise.
- Atendimento médico (psiquiátrico, neurológico e clínico).
- Abordagem familiar.

Essas abordagens são divididas em etapas:

- A promoção da abstinência (ajuda a ficar abstinente).
- A abstinência em si (suspensão imediata da droga/álcool).
- O processo de reformulação – mudanças de comportamento e melhoria da qualidade de vida do paciente.

Outros pontos irão fortalecer o tratamento ambulatorial e/ou em HD, mas é importante que os profissionais permaneçam atentos às vulnerabilidades dessa modalidade para ajudar nas intervenções, atenuando os pontos fracos.

Não há evidências sobre o método mais eficaz de tratamento para a clínica de dependência, nem uma terapêutica universal que sirva para todas as pessoas com essa patologia. No entanto, após estudos sobre a eficácia/efetividade de várias formas de tratamento, o National Institute for Drug Abuse (Nida), órgão do governo americano que regula as políticas sobre drogas, no documento chamado *Princípios para o tratamento da adicção: um guia baseado em pesquisas* (1998), estabeleceu princípios que podem servir de base ou guia para avaliação dos serviços de tratamento (RIBEIRO & LARANJEIRA, 2012).

No tratamento para dependentes químicos, a persistência e a motivação do profissional devem sempre levar em conta as necessidades do paciente para que ele possa ter a possibilidade de manter sua vida com certa autonomia, conviver socialmente, sentir-se, de fato, vivo.

■ Tecendo a história – boas práticas: retrospectiva e construção

Na história dos tratamentos da dependência química, os registros são relativamente poucos e recentes, e eles existem em razão da dedicação dos profissionais que se

Quadro 20.1 Avaliação/diagnóstico da dependência

1. Níveis de gravidade (leve, moderada ou grave) da dependência química
2. Complicações: clínicas/neurológicas
3. Comorbidade psiquiátrica
4. Consequências do uso
5. Estágios de prontidão para mudança
6. Estágio de motivação
7. Condição psicossocial
8. Recaídas
9. Internações anteriores
10. Família
11. Contexto social

Quadro 20.2 Princípios para o tratamento da adicção: um guia baseado em pesquisas

1º Não existe "o melhor tratamento", existem práticas mais eficazes que outras

2º O tratamento deve ser de fácil acesso e disponível prontamente

3º O tratamento efetivo abrange todos os aspectos da vida do indivíduo, não apenas a dependência química

4º O tratamento do indivíduo deve ser avaliado continuamente e modificado quando necessário para garantir que o plano esteja adequado às novas necessidades

5º Permanecer no tratamento pelo tempo adequado é um fator essencial para a efetividade dos resultados

6º Aconselhamento (individual ou em grupo) e outras terapias comportamentais são componentes críticos de um tratamento eficaz para a dependência.

7º A medicação é uma parte importante do tratamento para muitos pacientes, especialmente quando combinada com aconselhamento e outras terapias comportamentais

8º Indivíduos dependentes ou abusadores de drogas com comorbidades devem ter as duas condições tratadas de forma integrada

9º A desintoxicação é apenas o primeiro passo do tratamento da dependência; sozinha, ela tem pouco efeito em longo prazo

10º O tratamento não precisa ser voluntário para ser eficaz

11º É possível que haja algum uso de substância durante o tratamento, e isso deve ser monitorado constantemente

12º Os programas de tratamento devem avaliar HIV/Aids, hepatites B e C, tuberculose e outras doenças infectocontagiosas, bem como prover aconselhamento para evitar ou modificar comportamentos de risco

13º A recuperação da dependência química é um longo processo e frequentemente requer vários episódios de tratamento

lançaram em campo e vêm ao longo das últimas décadas contribuindo para a construção de boas práticas e de memórias.

Uma dessas experiências, que hoje pode ser considerada histórica, vem sendo desenvolvida no Rio de Janeiro desde 1985: um centro de recuperação para dependentes químicos que oferece com exclusividade as modalidades de HD e ambulatório, não apenas como uma extensão da internação.

Quando começamos a pensar em criar esse centro, notamos que outros locais destinados à recuperação ofereciam internação, mas boa parte dos pacientes não precisava estar internada – alguns acabavam abandonando o tratamento por estarem longe dos familiares e de suas rotinas, o que influenciava sua recaída após a alta. Nessa época não havia uma literatura técnico-científica extensa que fornecesse dados para corroborar nossa tese. Os congressos e simpósios que reuniam os especialistas da área da saúde e afins costumavam enfatizar a internação e as intervenções individuais como práticas mais recorrentes.

Após identificarmos essa lacuna, e a partir da experiência adquirida com as práticas de intervenção, pensamos (eu – Selene Barreto –, o médico Ricardo Esch e o enfermeiro Roque Pena) em oferecer uma alternativa de tratamento, ou seja, proporcionar um recurso terapêutico que tivesse como foco as necessidades individuais, acompanhando de perto o paciente sem que ele ficasse confinado. Passamos então a disponibilizar a opção de tratamento ambulatorial duas vezes por semana para alguns pacientes, buscando desenvolver o autoconhecimento desse indivíduo, fortalecer seu processo de abstinência, acompanhando as habilidades sociais e praticando os 12 passos (a partir do modelo Minnesota).

Nossa parceria foi bem-sucedida, mas depois de um tempo cada um de nós seguiu seu caminho e prioridades (o saudoso e querido Ricardo Esch é homenageado no Capítulo 8 deste livro –"O passado que celebramos"). A ideia da clínica foi mantida e, desde 2003, conseguimos expandir essa estrutura, que hoje funciona com outro quadro técnico.

Com o tempo e a experiência adquirida, bem como com o avanço da literatura e do conhecimento científico na área, além da troca de informações com outros colegas em congressos e simpósios, aumentamos as referências e esclarecimentos sobre os serviços oferecidos no Brasil e no exterior. Assim, conseguimos adaptar o tratamento ambulatorial e depois o HD com foco nas especificidades individuais, mas também cuidando do processo grupal.

Na terapia de grupo, usamos o Modelo Formal de Intervenção Terapêutica de Grupo (IRG), de Yalon (1985), que trabalha, durante todo o processo de tratamento, com a aceitação, o compromisso, a psicopedagogia, a esperança, a universalidade, a catarse, o altruísmo e a ajuda mútua, a modelagem, a aderência e o aprendizado interpessoal.

Passamos a dar assistência, também, às pessoas que apresentavam quadros leves e moderados de dependência química e chegamos a acompanhar alguns casos mais graves, depois da desintoxicação hospitalar, que seguiram para tratamento em HD. Inicialmente, montamos o tratamento ambulatorial intensivo, que funcionava diariamente no período de 6 horas, sempre ajustando, avaliando, pesquisando a eficácia do método de trabalho de acordo com a prática e acrescentando novos recursos à medida que novas técnicas iam surgindo.

Certamente, a internação tem importância para alguns pacientes com risco de morte ou que possam colocar em perigo a vida de terceiros – a depender das necessidades físicas e sociais, como salientado anteriormente, uma vez que essa modalidade possibilita ao paciente ficar isolado de seu meio social por um tempo. Contudo, o tratamento ambulatorial tem mais chances de sucesso para os pacientes que reconhecem a necessidade de parar o uso (WEISS, 1994) por causa das consequências e da falência social (familiar e profissional), moral e, em alguns casos, física.

No início, oferecer esse tipo de tratamento foi um grande desafio. Direcionamos nosso trabalho a algumas empresas interessadas em ajudar seus funcionários com problemas de dependência. Mais tarde, ampliamos o serviço para pessoas físicas que tinham planos de saúde. Na época ainda não existiam as técnicas motivacionais, os estágios da mudança e outras variações do método cognitivo-comportamental, como a prevenção de recaída, ou as intervenções das quais podemos lançar mão atualmente, como os 13 princípios da Nida, já explicitados anteriormente.

Com o passar do tempo, desenvolvemos vários protocolos e metodologias referentes aos problemas relacionados ao uso nocivo e de dependência do álcool e outras drogas, aperfeiçoando técnicas para ajudar o dependente químico e seus familiares na busca de qualidade de vida sem a necessidade da bengala representada pelo uso do álcool e de outras drogas. Essencialmente, sempre tivemos o entendimento da máxima: "Não tratamos das drogas, e sim das pessoas que têm problemas relacionados ao álcool e outras drogas" (LIMA, 2010).

No início do processo, uma boa avaliação é importante para perceber o estágio de motivação para o tratamento, fator preventivo para evitar o abandono. Então, entra-se num acordo sobre a abstinência e assim é traçado um plano terapêutico individual, a depender do nível da doença.

No primeiro dia de tratamento, acolhemos o paciente e fazemos um contrato terapêutico e o levantamento de suas expectativas. Compreendemos a importância de atuar em conjunto com o médico especializado, com os grupos de mútua ajuda, com a psicoterapia, aconselhamento, e de recorrer ao acompanhamento terapêutico quando necessário, sempre envolvendo os familiares e a empresa em que o paciente trabalha (se for o caso). Constatamos a relevância de oferecer assistência clínica (individual e em grupo), neurológica, psiquiátrica, psicológica e psicossocial, bem como aconselhamento psicoeducacional (informação/prevenção), em integração com a rede de assistência (hospitais) e atendimento familiar, para que o adicto se mantenha no programa e o tratamento obtenha sucesso (ONKEN, BLAINE & BOREN, 1997; SIMPSON & SELLS, 1982).

Algumas ações motivacionais são recorrentes durante o processo de tratamento ambulatorial e/ou em HD para encorajar o retorno do paciente no dia seguinte – por exemplo, combinar algumas tarefas que ele deve executar em casa e apresentar ao terapeuta; envio de cartas motivacionais; manter um grupo ativo e unido por um aplicativo de mensagens de modo que mesmo à noite ou nos fins de semana possa fortalecer a conexão com a proposta do tratamento.

Na organização do serviço psicossocial, são consideradas datas do calendário de festas, como Carnaval, Páscoa, Natal e *Réveillon*, sempre visando prevenir recaídas. Desenvolvemos ações de prevenção buscando fortalecer os fatores de proteção, promovemos saídas aos sábados, com atividades sociais externas, algumas incluindo os familiares: passeios ao ar livre, piqueniques, idas à praia, a restaurantes, ao teatro ou ao cinema, visitação de pontos turísticos, caminhadas etc. A Figura 20.1 ilustra os serviços oferecidos por uma clínica desde a porta de entrada com seus diversos fluxos.

Procuramos assessorar o paciente em todas as áreas de sua vida, facilitando o desenvolvimento e a aquisição de habilidades para que ele aprenda a lidar de maneira responsável com suas emoções, pensamentos e atitudes; afinal, o tratamento tem a duração de 1 ano, o que exigirá superação, persistência e motivação. Para isso, sempre cuidamos com amor e respeito daquele ser humano em busca de tratamento para sua dependência de álcool e outras drogas, assim como do familiar que o acompanha e sofre com a questão.

Nesse processo são essenciais, desde o primeiro contato, o amparo e a escuta com relação às expectativas e às situações que o paciente vai precisar evitar, além do esclarecimento de dúvidas e do estabelecimento do contrato e/ou do acordo terapêutico com regras claras sobre os pontos que possibilitam maior flexibilidade, porém sem facilitar. Isso porque trabalhamos com metas claras e consistentes, desenvolvemos novos paradigmas e ampliamos o repertório do paciente ao estimularmos sua capacidade reflexiva e habilidades sociais, o que proporciona um tratamento mais abrangente e leva a uma maior resolutividade pela abrangência do tratamento.

A porta de entrada do paciente pode ser o HD, o ambulatório intensivo ou a Fase I, de acordo com o nível de gravidade de cada caso. Cada etapa tem um objetivo a ser alcançado.

O cliente recém-chegado ao HD necessita de mais atenção, pois o objetivo dessa primeira fase é a desintoxicação leve e moderada. Ele precisa ser envolvido e ter maior proteção no tratamento e na recuperação, principalmente às sextas-feiras (o chamado "dia D"), porque está em tentativa de abstinência e iniciando um processo de mudança em busca de uma vida melhor. Todos os dias é feito um planejamento para o momento em que ele sai da clínica. Quando entra nas fases seguintes, a pessoa está mais comprometida psicológica e fisicamente com a proposta do tratamento.

O tratamento ambulatorial divide-se em três fases, como mostra a Figura 20.2.

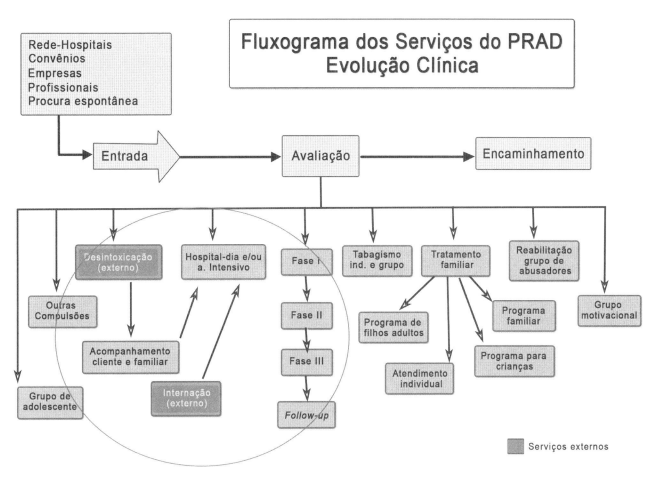

Figura 20.1 Fluxograma PRAD. (Acervo pessoal.)

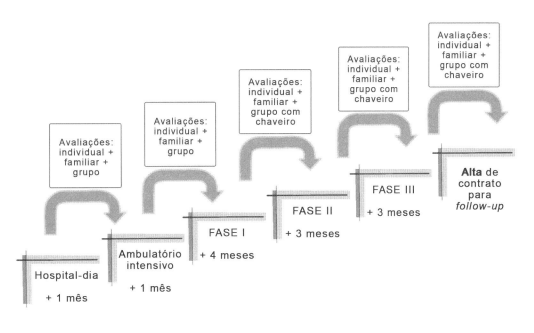

Figura 20.2 Etapas do tratamento na clínica do PRAD. (Fonte: Barreto, s/d.)

Esses são os níveis sequenciais de todo o tratamento. Com o avanço das fases que promovem o "desmame" do paciente, deve-se desenvolver sua autonomia de ser, sentir e fazer sem a "bengala" do álcool e das outras drogas. Avaliações contínuas ao longo de todo o tratamento são fundamentais caso haja a necessidade de revisão do plano terapêutico individual. Também são realizados exames toxicológicos de substâncias psicoativas para fortalecer a abstinência e quebrar os mecanismos de negação, bem como outros exames neuroclínicos, para os ajustes necessários.

Na Fase I são estabelecidos planos de metas em curto prazo. Aqui, é necessária a abstinência total. Nessa modalidade, investe-se na prevenção de recaída e de abandono e são trabalhados do primeiro até o quinto passo. Fala-se do passado e do presente, trazendo ainda o tema da droga e sempre buscando a recuperação (a mudança de comportamento, hábito e atitude) e a autonomia do sentir, busca e foco por outros prazeres e a habilidade em lidar com as adversidades do dia a dia, os desprazeres, os problemas ou a ausência deles.

Na Fase II não é mais necessário falar sobre a droga, só se fala de vida, mudança, atitudes, presente e futuro, sendo realizados planos de curto e médio prazos, além de outros e praticadas as atividades do sexto até o décimo passo.

Finalmente, na Fase III, o cliente está praticamente pronto para começar a administrar sua vida sem drogas, percebendo sua trajetória de aprendizado, desenvolvimento de habilidades e manejo com as ferramentas adquiridas. Há uma assimilação de tudo o que vivenciou ao longo do tratamento para que perceba a solidez com que desenvolveu suas ferramentas, bem como são realizadas as atividades do décimo até o 12º passo.

Os pacientes mais novos interagem com os mais antigos de modo que possam ver como irão se desenvolver e aonde poderão chegar, e os mais adiantados também percebam como chegaram e troquem experiências por meio de histórias pessoais e depoimentos.

De acordo com nosso método, o tratamento todo leva, em média, 1 ano e 3 meses, a depender da subjetividade de cada caso e das necessidades individuais. A última fase, de *follow-up* ou acompanhamento pós-tratamento, consiste em revisões das metas estabelecidas, prevenção de recaída, suporte emocional e atendimento individual, com a frequência de uma vez por mês no primeiro ano e a cada 3 meses no segundo. Durante esses 2 anos, seguimos acompanhando o paciente, que pode utilizar os serviços médicos e psicológicos, sabendo que a clínica estará lá quando ele precisar.

Se hoje a cultura de internação ainda é muito forte, imagine anos atrás. Mas entendemos que o dependente nem sempre precisa ficar isolado para sua recuperação.

Quadro 20.3 Ponderação acerca dos benefícios do tratamento ambulatorial

Pontos fortes	Pontos fracos
Menor custo geral	Maior vulnerabilidade
Menos estigmatizante	Custo do transporte
Preventivo	Tempo gasto em deslocamento
Maior abrangência	Envolvimento da família no processo de tratamento
Maior resolutividade	
Estimula a capacidade reflexiva	Recaída durante o processo de tratamento
Melhora as relações interpessoais	
Revisa crenças do dia a dia	Atividades sociais e culturais
Maior atenção à família/empresa /atividades culturais	Cliente em situação de risco social
Melhor absorção da prevenção de recaída	Disponibilidade da droga
Cria novos paradigmas	
Busca e ampliação do repertório social	
Acompanhamento das metas estipuladas em curto e médio prazo	
Maior número de abstinência após a alta	

Como em todo tipo de abordagem terapêutica, é sempre importante avaliar as vantagens e desvantagens. No tratamento ambulatorial e de HD também há pontos fortes e fracos que precisam ser considerados pela equipe clínica, como ilustra o resumo apresentado no Quadro 20.3.

Então, insistimos e persistimos no modelo de serviço oferecido porque, além de acreditarmos nos resultados, vemos o crescimento pessoal do indivíduo, sua reinserção no sistema familiar, na cultura e na sociedade. A droga aprisiona, e o tratamento precisa ajudar o dependente a buscar sua liberdade de ser, pensar e agir de acordo com seus valores éticos e morais, para reencontrar seu papel de cidadão com qualidade de vida.

De acordo com a OMS e o World Health Organization Quality of Life Group (WHOQOL, 1998), qualidade de vida é "a percepção do indivíduo sobre sua posição na vida, no contexto da cultura e sistema de valores nos quais está inserido e em relação a seus objetivos, expectativas, padrões e preocupações" (WHOQOL GROUP, 1995). Assim, a partir dessa máxima e buscando considerar o indivíduo em sua complexidade e integralidade, a equipe técnica trabalha para obter resultados resolutivos e colaborar na transformação de vidas:

Eu tropeço no possível, e não desisto de fazer a descoberta do que tem dentro da casa do impossível.
(Carlos Drummond de Andrade)

Referências

ADMINISTRACIÓN de Servicios para el Abuso de Sustancias y La Salud Mental (SAMSHA). Programas especializados en el tratamiento del abuso de sustancias. In: Guía de servicios para el abuso de sustancias para provedores de atención primária de lasalud. Rockville: NIH, 1999.

BRASIL. Ministério da Saúde. Secretaria de Atenção à Saúde. DAPE. Coordenação Geral de Saúde Mental. Reforma psiquiátrica e política de saúde mental no Brasil. Documento apresentado à Conferência Regional de Reforma dos Serviços de Saúde Mental: 15 anos depois de Caracas. OPAS. Brasília, novembro de 2005. Disponível em: https://bvsms.saude.gov.br/bvs/publicacoes/Relatorio15_anos_Caracas.pdf. Acesso em: mar. 2021.

BRASIL. Ministério da Saúde. Secretaria Executiva. Secretaria de Atenção à Saúde. Coordenação Nacional DST/Aids. A política do Ministério da Saúde para a atenção integral a usuários de álcool e outras drogas. Brasília: Ministério da Saúde, 2003. Disponível em: http://bvsms.saude.gov.br/bvs/publicacoes/pns_alcool_drogas.pdf. Acesso em: mar. 2021.

CAMERON, D.E. The Day-hospital: Experimental forms of hospitalization for patients. Modern Hospital 1947; 69:60-2.

CASARINO, J.P.; WILNER, M.; MAXEY, J.T. American Association for Partial Hospitalization (AAPH): Standards and guidelines for partial hospitalization. International Journal of Partial Hospitalization 1982; 1:5-21.

CONSELHO FEDERAL DE PSICOLOGIA. Referências técnicas para atuação de psicólogas(os) em políticas públicas de álcool e outras drogas. 2. ed. Brasília: Conselho Federal de Psicologia, 2019.

CRAFT, M. Psychiatric Day Hospitals. American Journal of Psychiatry 1959; 116:251-4.

CROWLEY, J.W. Drunkard's progress – narratives of addiction, despair and recovery. Baltimore: Johns Hopkins University Press, 1999.

DIBELLA, G.A.W.; WEITZ, G.W.; POYNTER-BERG, D.; YURMARK, J.L. Handbook of partial hospitalization. New York: Brunner-Mazel, 1982.

DICK, P.; CAMERON, L.; COHEN, D.; BARLOW, N.; INCE, A. Day and full-time psychiatric treatment: a controlled comparison. British Journal of Psychiatry 1985(a); 147:246-50.

DICK, P.; INCE, A.; BARLOW, N. Day treatment: Suitability and referral procedures. British Journal of Psychiatry 1985(b); 147:250-3.

DICLEMENTE, C.C. Prevention and harm reduction for chemical dependency: A process perspective. Clinical Psychology Review 1999; 19:473-86.

ESCOHOTADO, A. Historia general de las drogas. Madrid: Espasa Calpe, 2008.

FIGLIE, N.B.; BORDIN, S.; LARANJEIRA, R. (org.) Aconselhamento em dependência química. 2. ed. São Paulo: Roca, 2010.

FOX, V.; LOWE, G.D. Day hospital treatment of the alcoholic patient. Quarterly Journal of the Studies of Alcohol 1968; 29:634-41.

GRANT, B.F.; DAWSON, D.A. Alcohol and drug use, abuse and dependence: classification, prevalence, and comorbidity. In: MCCRADY, B.S., EPSTEIN, E.E. Addictions – a comprehensive guidebook. Oxford: Oxford University Press, 1999.

GUDEMAN, J.E.; SHORE, M.F.; DICJEY, B. Day hospitalization and an inn instead of inpatient care for psychiatric patients. The New England Journal of Medicine 1982; 308:749-53.

HERZ, M.I.; ENDICOTT, J.; SPITZER, R.I.; MESNIKOFF, A. Day versus inpatient hospitalization, a controlled study. American Journal of Psychiatry 1971; 127:1371-82.

HIRSCH, S.R.; PLATT, S.; KNIGHTS, A.; WAYMAN, A. Shortening hospital stay for psychiatric care: Effects on patients and their families. British Medical Journal 1979; I:442-6.

HORVITZ-LENNON, M.; NORMAND, S.L.T.; GACCIONE, P.; FRANK, R.G. Partial versus full hospitalization for adults in psychiatric distress: a systematic review of the published literature (1957-1997). American Journal of Psychiatry 2001; 158:676-85.

KAYE, W.H.; KAPLAN, A.S.; ZUCKER, M.L. Treating eating-disorder patients in a managed care environment. The Psychiatric Clinics of North America 1996; 19:793-810.

LIMA, M.C.P.; BOTEGA, N.J. Hospital-dia: para quem e para quê? Revista Brasileira de Psiquiatria 2001; 23:195-9.

MILLER, W.R.; HESTER, R.K. Treatment for alcohol problems: toward an informed eclecticism. In: MILLER, W.R. Handbook of alcoholism treatment approaches – effective alternatives. Boston: Allyn & Bacon, 1995.

ORGANIZAÇÃO PAN-AMERICANA DE SAÚDE (OPAS) & COMISSÃO INTERAMERICANA PARA O CONTROLE DO ABUSO DE DROGAS (CICAD). El tratamiento de los problemas relacionados com la dependencia de las drogas. In: OPAS & CICAD. La dependencia de las drogas y su tratamiento – guia y criterios básicos para el deserollo de programas de avaluación de lacalidad y normas para la atención de la dependencia de drogas. OPAS/CICAD, 2000.

MILLER, W.; ROLLNICK, S. Entrevista motivacional. Preparando as pessoas para a mudança de comportamentos adictivos. Porto Alegre: Artmed, 2001.

MUSUMESCI, B. O consumo de álcool no país. In: ZALUAR, A. (Org.) Drogas e cidadania. São Paulo: Brasiliense, 1994.

ORGANIZAÇÃO MUNDIAL DE SAÚDE. CID-10: Manual da classificação internacional de doenças e problemas relacionados à saúde. São Paulo: Organização Panamericana de Saúde, 1998.

PIRAN, N.; KAPLAN, A.S. A day hospital group treatment program for anorexia nervosa and bulimia nervosa. New York: Brunner/Mazel,1990.

PRINCIPLES of Drug Addiction Treatment: a research-based guide. National Institute on Drug Abuse. Disponível em: https://www.drugabuse.gov/publications/principles-drug-addiction-treatment-research-based-guide--third-edition/principles-effective-treatment. Acesso em: 30 dez. 2021.

PROCHASKA, J.O.; DICLEMENTE, C. Transtheorical therapy: Toward a more integrative model of change. Psycotherapy: Theory, Research and Practice 1982; 20:161-73.

SADOCK, B.J.; SADOCK, V.A. Compêndio de psiquiatria: ciência do comportamento e psiquiatria clínica. 9. ed. Porto Alegre, Artmed, 2007: 419.

SALZANO, F.T.; CORDAS, T.A. Hospital-dia (HD) para transtornos alimentares: revisão da literatura e primeiras impressões do HD do ambulatório de bulimia e transtornos alimentares do IPqHCFMUSP (AMBULIM). Rev Psiquiatr Clín, São Paulo, 2003; 30(3):86-94. Disponível em: http://www.scielo.br/scielo.php?script=sci_arttext&pid=S0101-60832003000300003&lng=en&nrm=iso. Acesso em: 6 mar. 2021.

SIMPSON, D.D.; SELLS, S.B. Effectiveness of treatment for drug abuse: An overview of the DARP research program. Advances in Alcohol and Substance Abuse 1982; 2:7-29.

WEISS, R.D.; MIRIN, S.M.; BARTEL, R.L. Cocaine: second edition. Washington: American Psychiatric Press, 1994.

YALON, I.D. The theory and practice of group psychotherapy. New York: Basic Books, 1985.

YASUI, S., COSTA-ROSA, A. A estratégia atenção psicossocial: desafio na prática dos novos dispositivos de saúde mental. Saúde em Debate 2008; 32(78-80):27-37.

ZANELATTO, N.A. Tratamento ambulatorial. In: DIEHL, A.; CORDEIRO, D.C.; LARANJEIRA, R. Dependência química: prevenção, tratamento e políticas públicas. Porto Alegre: Artmed, 2011.

Capítulo 21

Espiritualidade no Tratamento da Adicção

Pedro Paulo Canedo Cavalcanti

Not-God means first 'You are not God'.
(Alcoholics Anonymous)

Várias décadas se passaram desde que os primeiros membros da irmandade dos Alcoólicos Anônimos (AA), sentindo-se incomodados com o perfil consideravelmente religioso e moralista dos Grupos de Oxford – instituição que serviu de nascedouro para o AA durante a década de 1930, na cidade de Oxford, EUA –, decidiram que a irmandade seguiria seu próprio caminho para consolidar a solução não religiosa que encontraram para a doença que atormentou e atormenta os alcoolistas de todas as épocas: o sofrimento imposto pela dependência do álcool.

Muito já se disse sobre a história dessa "mensagem" de recuperação, sobre sua aplicação e sua comprovada eficiência ao trabalhar com alcoolistas que miram em alcançar uma sólida sobriedade, mas pouco se percebe que esse "fruto natural" de vida e renascimento só se desenvolveu devido ao trabalho voluntário desempenhado por seus abnegados membros, pela forma apaixonada com que esses "irmãos e irmãs de caminhada espiritual" – como eles se autodefinem no AA – se dedicaram a essa tarefa, sempre respeitando a inegociável diretriz que ordena que a oferta do programa de recuperação em AA tem que ser gratuita, de simples absorção e estar continuamente disponível. Exatamente como um experiente membro de AA compartilhou numa convenção realizada no estádio do Maracanãzinho, na cidade do Rio de Janeiro, em 1997, quando o AA nacional celebrou seu meio século de existência, reunindo aproximadamente 15 mil pessoas. O orador anônimo – como todos os demais oradores do AA – encerrou sua palestra de forma muito direta e prática, bem ao estilo AA de trabalhar, diante de uma atenta e eufórica plateia composta de muitos outros alcoolistas em recuperação, seus familiares e um bom número de profissionais que atuam no tratamento de adictos ou dependentes químicos (que inclui os alcoolistas):

> [...] nosso remédio entra pelo ouvido e sai pela boca, ele vive na palavra e esta tem que se manter sempre simples, disponível para qualquer um que a deseje escutar, sempre farta de fé e esperança. Temos apenas que oferecer nosso tempo, nossos ouvidos e nossa fala. Sempre, somente à maneira de AA, usando do relato direto de como estamos superando diariamente a vontade de beber que sempre nos acomete e acometerá. Não temos condições ou interesse em oferecer apoio psicológico, orientação religiosa ou apoio financeiro e social. Somos o AA, lembrem-se sempre, vemos a doença do alcoolismo como uma doença espiritual. E é neste campo que temos, e temos muito, o que falar e com o que contribuir. Nosso programa é espiritualista, e por ser tão importante para quem o dá como para quem o recebe, foi que o Deus de minha compreensão nos deu amorosamente este programa. Temos que nos manter unidos e salvando nossas vidas assim. Nada mais temos que fazer, além disso. Mais 24 horas de sobriedade a todos (ANÔNIMO, 1997).

Sabemos que mesmo recebendo a denominação de *terapia através da palavra*[1], o foco para garantir a recuperação da doença do alcoolismo para os membros do AA sempre se manteve e tem de se manter essencialmente no âmbito espiritualista, uma filosofia espiritualista prática, baseada na boa vontade e na ação diária individual e coletiva.

Mas, o que é a espiritualidade afinal? Por que o homem recorre às forças sobrenaturais para melhorar sua saúde e até para "não morrer", no sentido de que a doença é fatal, na concepção dos alcoolistas do AA? Por que especificamente nesse contexto e no contexto de algumas religiões e de outras irmandades que tratam de outros comportamentos adictivos sem o objeto droga a espiritualidade é tão importante? Existem outras patologias não adictas que recorram à espiritualidade como meio de se recuperar?

Muitas questões surgem e certamente não há – nunca haverá – uma única e inquestionável resposta. É importante ter em mente que, ao chegarmos a esse misterioso limiar entre a vida real e a espiritualidade, esbarraremos na necessidade de encarar nossos próprios limites cognitivos, pois não foi dada a nosso complexo e potente aparato perceptivo a capacidade de racionalmente abranger o que está além do mensurável, até mesmo nossa capacidade de pensar e imaginar é limitada, e nem tudo é possível comprovar.

Há alguns séculos, o filósofo alemão que dá início à filosofia moderna, o criador do *Idealismo Crítico*, Emannuel Kant, dedicou-se, entre outros trabalhos, a desenvolver uma conciliação sintética entre os contraditórios pensadores idealistas e empiristas que o antecederam, mas, mesmo com todo esforço, uma área obscura e inalcançável à mente humana se manteve incognoscível ("a coisa em si" – *noumenos*, em latim). Para ele, só conhecemos os fenômenos e nunca o que realmente existe diante de nós.

Com o passar dos anos, nosso *Zeitgeist* (espírito de época) foi se alimentando primordialmente dos princípios racionalistas e, mesmo apresentando certa oscilação conceitual, os "pré-conceitos" que tipificam uma mente ocidental já estão sedimentados e arraigados sobre, principalmente, premissas racionais cartesianas, e exatamente por sabermos que o caminho da espiritualidade sempre esteve, está e estará entre os mais procurados e percorridos para quem tenta alcançar a recuperação da doença da adicção é que este trabalho se apresenta.

Podemos começar percebendo a existência de um irônico e trágico antagonismo no fato de termos como objeto de nosso estudo a busca do entendimento de como a espiritualidade participa no tratamento da adicção às drogas e constatarmos que foram as drogas o meio mais utilizado pela humanidade para tentar alcançar uma aproximação de Deus. Buscamos Deus para remover de nós a obsessão e a compulsão do uso daquilo que mais usamos para encontrá-lo: as drogas.

Um breve olhar para o passado, por meio de pesquisas e estudos, nos mostra que desde tempos pré-históricos – portanto há mais de 8.000 anos – o uso de drogas teve e tem ocupado considerável significado e importante função transcendental tanto no âmbito individual como sob o aspecto grupal para a raça humana.

No nível individual, essa prática também foi e é utilizada para proporcionar estimulação, liberação de estados emocionais adversos e para conter ou eliminar estados físicos indesejáveis. Essas mesmas substâncias normalmente ocupam o centro da atenção humana em suas comemorações, rituais festivos e experiências espiritualistas e religiosas. Não se pode esquecer da vital e muito importante presença dessas substâncias no atendimento de demandas medicinais. As drogas caminham conosco, estão em nossas casas, nos melhores e nos piores momentos.

Nos últimos anos ocorreram grandes avanços em praticamente todos os campos científicos. Dentre eles, um dos que mais se destacaram foi o da neurologia. Uma crescente ampliação no conhecimento de dados relevantes sobre o sistema de recompensa cerebral (SRC) e de várias outras áreas cerebrais renovou a motivação e o ânimo de muitos profissionais, promovendo considerável ampliação na precisão de diagnósticos e na fabricação de medicamentos mais específicos, menos agressivos e mais eficientes.

Paralelamente, a necessidade de encontrar outros caminhos que possam dar suporte ao tratamento e à recuperação da adicção fez com que algumas terapias complementares passassem a ser cada vez mais reconhecidas pelos profissionais da área. É o caso do *Mindfulness*, fruto direto da crescente e recente associação entre a milenar psicologia oriental (budista) e a psicologia ocidental (cognitivista). *Mindfulness*, ou *sati* (de acordo com o idioma pali[1*]) significa *estar atento (awareness)*. É o oposto de funcionar no piloto automático. É prestar atenção ao que é proeminente no instante presente[2].

Neste ponto, percebe-se que a proposta espiritualista típica do Oriente avança lado a lado com o desenvolvimento tecnológico mais característico do mundo ocidental e, mesmo que as práticas orientais percam relativas características, elas possibilitam a obtenção de excelentes resultados no trato com pacientes afetados por vários distúrbios.

Recentemente, inclusive, algumas universidades incluíram nas grades curriculares dos cursos de medicina e psicologia, entre outros, o estudo de uma nova disciplina, nomeada Espiritualidade, buscando assim ampliar o olhar sobre o homem e validar sua condição de um organismo composto por corpo, mente e também pelo espírito.

Em meados da década de 1870, o filósofo ateu alemão Nietzsche já apontava para aquilo que ele considerava o erro histórico que sustenta a filosofia e a ciência ocidental: a negação da existência do homem como potência única, responsável por seus atos com causas e consequências. Ele nega a ideia de um ser humano como resultado da soma entre corpo, mente e espírito[3].

Para o pensador, a humanidade insiste num "erro autointerpretativo" desde que os influentes filósofos gregos Platão e Sócrates, em meados do século IV a.C., colocaram

---

*Antiga língua indiana, derivada do sânscrito clássico.

o homem diante da pretensa existência de uma "verdade absoluta" e de um "mundo ideal fora daqui" a serem alcançados; com isso, possibilitaram o desenvolvimento de um "finalismo" para a existência dos seres humanos e do universo. Esse fictício e inalcançável mundo, segundo Nietzsche, acabou por afastar o homem de sua maior dádiva: seu aparato existencial sensível que se alicerça sobre seu aspecto psicofisiológico.

Nietzsche, ao defender que o homem seja visto como um conjunto energético pulsante, único, resultado de contínuo confronto de energias antagônicas de conservação e de criação, sustenta que a saúde (*Der Willezur Macht* – Vontade de potência)[4] é exata e simplesmente existir de forma plena no aqui e agora. Para ele, não existe a possibilidade de o homem encontrar a saúde plena sem ao menos aceitar a si mesmo como realmente é, um ser em transformação contínua dentro de seu devir (do latim *devenire*), ou seja, o homem é um "tornar-se" contínuo e nunca um "concluir-se". Será que existe algo mais espiritualizado do que isso: viver de forma plena dentro de suas próprias leis, focado no momento presente e aceitando tudo que o destino apresentar?

Há uma necessidade clara – de certa maneira curiosa – de se buscar "por que" e "como" a espiritualidade se faz tão importante no tratamento da doença da adicção. O que podemos concluir de imediato é que para o senso comum não é necessário explicar o que é saúde; sua simples presença se faz notável e inquestionável. Mas quando se trata da doença, há um desconforto, as pessoas questionam por que foram acometidas pela enfermidade, muitas perguntas surgem, além do temor e do apavoramento diante da inevitável finitude.

Alguns acreditam que estão sendo punidos, acabam se penitenciando, alimentam uma crença na ação divina que justifique seu sofrimento e o desejo de encontrar uma forma de se recuperar. Não é rara a argumentação de que a doença esteja relacionada a alguma questão religiosa. Para essas pessoas, o Todo-Poderoso é quem tem o poder de conceder a doença ou a saúde, portanto só a Ele caberá outorgar o tão desejado processo de recuperação que levará à cura. É, portanto, extremamente comum à natureza humana recorrer às orações e ao brado de fé em busca da recuperação ou de saúde.

Na impossibilidade de chegar a esse distante Deus, o homem se investe de humildade e aceita a intermediação de outro ser humano, que seria mais dotado de recursos espirituais ou religiosos para acessar o universo divino e encomendar uma recuperação. Cabe ao necessitado contratante apenas acreditar, orar, suplicar e pedir saúde e perdão. Nesse cenário, é possível perceber por que buscar sua recuperação é, antes de tudo, buscar a Deus diretamente ou através de raros intermediários escolhidos (um sacerdote, um sábio, um mago, um guru, um grupo espiritualista ou religioso etc.) e dotados dos meios de interferência junto à divindade suprema. Não por acaso, Stefan Zweig, em 1930, comenta: "toda medicina na terra começa enquanto teologia, culto, rito e magia"[5].

Na irmandade de AA, há uma condição que se impõe logo na "porta de entrada", mesmo que não esteja situada dentro da literatura formal e/ou no interior empírico do programa. Esta, que é uma simples afirmação espiritual, ecoa quase de modo uníssono entre todos os seus membros: *Você não é Deus*. Não que essa máxima ocupe a posição de ser o coração do AA, que certamente é muito bem ocupado pela clássica e básica sugestão: *Evite o primeiro gole*. Cabendo à tríade orientação/sugestão/imposição (imposição porque muitas vezes ocorre considerável pressão psicológica sobre o ingressante na intenção de que ele alcance imediatamente a abstinência contínua) – que estão presentes em todas as reuniões de AA – garantir que essas duas crenças sejam muito bem difundidas.

A tomada de consciência dos limites humanos para um membro do AA requer uma interiorização nivelada à de verdade quase suprema, uma crença que beira o dogmatismo, mas que claramente se assenta sobre os pilares de uma óbvia verdade: Você não é Deus = *Not-God*. Nesse ponto, uma primeira correção cognitivo-espiritualista ocorre: homens no lugar de homens; Deus no lugar de Deus.

A simples constatação exposta nessa frase, que em princípio parece óbvia para muita gente, faz toda diferença para um adicto com um ego desajustado e grave distorção perceptiva da realidade. Alimentado pelo desejo e a necessidade de se recuperar, dedicar-se para ocupar essa nova posição na hierarquia da existência pode determinar o quanto ele é capaz de se inserir e de se manter dentro do contexto do programa dos AA. Essa humildade inicial é parte crucial do valioso legado de vida, superação e liberdade que os alcoólicos em recuperação do AA devem ter como verdade consciente e premissa a ser respeitada e reafirmada rotineiramente. Nos AA, a atmosfera abarca o divino e o reverencia, sendo em princípio o divino simplesmente aquele poder que pode remover a potente e destrutiva obsessão alcoólica da mente de um adicto. Trechos da literatura dessa irmandade esclarecem isso de maneira contundente:

> Sob a chicotada do alcoolismo, somos impelidos ao AA, e ali descobrimos a fatalidade de nossa situação. Nessa hora, e somente nessa hora, é que nos tornamos tão receptivos a sermos convencidos e tão dispostos a escutar como os que se encontram à beira da morte. Prontificamo-nos a fazer qualquer coisa que nos livre da obsessão impiedosa[6].

O termo *Not-God*, apresentado como citação no início deste texto, já revela simbolicamente que será necessária a ajuda de algum poder superior situado num ponto externo ao ego do adicto que deseja se recuperar. Para os membros do AA, isso faz esse adicto evitar encontrar sérias dificuldades na construção futura de sua sobriedade. Essa simples sugestão – um convite direto à humildade espiritual e interpessoal – abre ao adicto a possibilidade de começar a se aliviar do tormento alcoólico mediante a aceitação do programa de AA.

Não é possível entender de forma concreta e a partir de premissas racionais o que a irmandade oferece. Mais do que representar um estímulo à saída para outro mundo – não se trata do mundo idealizado por Platão muitos séculos atrás e que ainda impera na cultura ocidental, reforçado pelo Cristianismo, mas que certamente não existe ou ao menos não é possível garantir que existe –, é um chamado para adentrar o caminho de criação de uma nova posição psíquica. A ideia é ir além das bases dogmáticas que, sob o excessivo foco nos aspectos científicos, excluíram automaticamente outras possibilidades que não só o mero aspecto racional e comprobatório do homem. Esse outro caminho – que tem como premissa a construção de uma sólida base espiritual – servirá ao adicto que inicia sua busca de recuperação como um meio de poder descansar sua mente de obsessivos e torturantes pensamentos para, a partir de um novo marco zero mental, recomeçar – ou melhor, transformar-se pela força espiritual proposta pelo programa de 12 passos do AA. Não é mágica; é um amplo e gradativo trabalho de modificação cognitiva, comportamental e emocional.

Dentro das irmandades anônimas que seguiram o modelo de recuperação do AA, uma simples e potente oração é enaltecida em todas as reuniões: a *Oração da Serenidade*. Esse "mantra ocidental" é um regulador que deve ser interiorizado pelos adictos que buscam se recuperar e que para isso necessitam de um mínimo de estabilidade emocional. Com seu poder de ajustamento mental, emocional e comportamental, a oração possibilita que os adictos aceitem os momentos de exposta impotência diante de situações incontornáveis. Além disso, permite que eles se fortaleçam naquelas ocasiões em que uma ou mais ações corajosas são necessárias como meios para realizar transformações importantes em si mesmo e no mundo.

No entanto, o melhor resultado de sua recitação é o alcance do bom senso. Afinal, mesmo com todos os seus limites e a misteriosa profundidade, com seu enredo místico e prática pluralista, mergulhado em seu universo subjetivo e em sua incômoda moldura moralista/religiosa, os 12 passos, cada um deles e a soma incontável de seu conjunto, acabam por possuir alma única: a da obviedade. O mundo – queiram adictos ou não adictos – se desenvolve como deve se desenvolver.

A aderência dessa oração ao espírito da irmandade é esclarecida no livro *Alcoólicos Anônimos atinge a maioridade*. Lá, Bill W., um dos fundadores do AA, descreve como a oração chegou até eles. Segundo ele, o pequeno texto que compõe a oração teria aparecido em 1941 no jornal *New York Herald Tribune*, e, 1 ano depois, a primeira secretária do AA norte-americano, a não adicta Ruth Hock, apresentou-lhes um pequeno obituário no jornal que finalizava com as seguintes palavras: "Deus, concede-nos a serenidade para aceitar as coisas que não podemos mudar, a coragem para mudar as coisas que podemos e a sabedoria para reconhecer a diferença."

"Nunca tínhamos visto tanta substância em tão poucas palavras", descreveu Bill W. Uma das pessoas presentes naquele dia no escritório do AA sugeriu que essas palavras fossem impressas nos pequenos cartões de visita que seriam incluídos na correspondência emitida pelo escritório. Todos aceitaram e, então, a *Oração da Serenidade* começou a fazer parte integrante da vida dos AA.

Com os anos, ela passou a ser proferida em voz alta no início e no término das reuniões e silenciosamente nos corações dos membros do AA, sendo esse certamente mais um ingrediente espiritual dentro da filosofia de recuperação da irmandade.

No entanto, a origem precisa dessa bela oração não é conhecida até hoje, mesmo já havendo uma formal reclamação de autoria feita pelo teólogo protestante norte-americano Reinhold Niebuhr, que numa entrevista teria dito que a escreveu como nota final de um sermão quando participava da Union Theological Seminary, instituição que tinha como proposta uma forma de vivência do Cristianismo que fosse prática.

Bill W., ainda por essa época, relata que "ninguém pode dizer com segurança quem foi o primeiro a escrever a *Oração da Serenidade*. Alguns dizem que veio dos antigos gregos; outros, que saiu da pena de algum poeta inglês anônimo, e há os que digam que foi escrita por um oficial da marinha americana". Essa mesma oração também foi utilizada durante a Segunda Guerra Mundial em cartões distribuídos aos soldados dos EUA e do Canadá.

Sua origem também foi atribuída – tudo indica que erroneamente – a antigos textos sânscritos e a distintos filósofos, como Aristóteles, Santo Agostinho, Tomás de Aquino, Espinosa, e até mesmo ao filósofo romano Boécio, autor de *Os consolos da filosofia*. Dizem também que poderia ser do escritor romano Cícero pelo simples fato de em seu texto "Os seis erros do ser humano" ele ter escrito a seguinte frase: "A tendência a se preocupar com coisas que não podem ser mudadas ou corrigidas."

Um pouco mais tarde, em 1964, o jornal do AA, *Grapevine*, recebeu o recorte de um artigo publicado no *Herald Tribune* de Paris, cujo correspondente informava ter visto em Koblenz, Alemanha, numa época bem anterior ao surgimento do AA, uma placa gravada com as seguintes palavras: "Deus, concede-me o desprendimento para aceitar as coisas que não posso alterar; a coragem para alterar as coisas que posso alterar; e a sabedoria para distinguir uma coisa da outra."

O certo é que ela é uma pedra angular dentro do programa espiritual de recuperação utilizado pelas irmandades anônimas, sendo extremamente útil para fortalecer a recuperação de milhares de adictos ao redor do mundo. Afinal, seja qual for sua origem, antiga ou moderna, ela parece ter surgido de uma percepção humana fundamental e de uma sabedoria nascida no sofrimento. E, por uma misteriosa coincidência, o Escritório de Serviços Gerais do AA (ESG) é ladeado por um trecho na rua de número 120 em Manhattan – entre as ruas Riverside e Broadway – chamado Reinhold Niebuhr Place.

Extremamente importante também para a aproximação com a realidade espiritual é a abordagem realizada pelo renomado psiquiatra e psicólogo suíço Carl Jung em sua famosa carta destinada a Bill W., em 1961.

> [...] Veja você que *alcohol* em latim significa "espírito"; no entanto, usamos a mesma palavra tanto para designar a mais alta experiência religiosa como para designar o mais depravador dos venenos. A receita então é *spiritus* contra *spiritum*[7].

Em outras palavras, como sobreposição à dependência alcoólica passada, Jung propõe a necessidade de uma quase "conversão religiosa". Se ousarmos nos aproximar do fecundo campo da filosofia, podemos perceber que já em meados do século XVIII um estudioso das escrituras sagradas, o filósofo holandês panteísta Espinosa, propõe, em sua *Teoria dos afetos*, ser necessário passar pela experiência de conhecer um afeto maior para que seja possível se desprender de algum outro incômodo afeto. Há situações em que este último afeto pode ter sido bom, mas acabou por se transformar em algo prejudicial. Espinosa acredita que seria possível o homem modificar – em expansão ou retração – a força existencial que o embala (*Conatus*, esforço em latim)[8] simplesmente através da correção de valores e conceitos situados em seu próprio intelecto, não sendo necessário para isso recorrer a nenhuma crença transcendente.

Em Espinosa já se percebe uma raiz filosófica racional que antecipa, sob alguns aspectos, a terapia cognitivo comportamental (TCC), de Aaron Beck. Percebe-se também um prenúncio da abordagem centrada na pessoa (ACP), de Carl Rogers, pois está presente a crença na existência do poder autoatualizante em todo ser humano que suporta a ACP.

No AA, enfatiza-se que validar a presença e a participação de algum poder superior no processo de recuperação é algo muito importante. Isso já é apresentado de forma clara no primeiro parágrafo do primeiro passo do AA, no qual se inaugura a importância de alcançar esse nível de vivência através dos princípios espirituais da humildade e da fé, pois é exatamente através desses princípios que se pode alcançar importante e poderosa conversão exposta por Jung:

> É verdadeiramente difícil admitir que, com um copo na mão, temos convertido nossas mentes numa tal obsessão pelo beber destrutivo, que somente um ato da Providência pode removê-la[6].

Nesse ponto, já se deixando envolver pela estrutura que norteia o sucesso quase secular da irmandade de AA, o adicto começa a encontrar uma sensação de fluência através das demais fases dentro do desenvolvimento de seu tratamento. Podemos ver que esse adicto estará simplesmente realizando uma clara transferência inconsciente evidenciada pela necessária migração que se dá dentro da constituição de sua economia pulsional, quando ele passará da vital importância que dava ao objeto-droga para a adesão crescente à cultura e ao discurso da instituição AA.

Esse adicto começa a entender que todos os seres humanos estão submetidos aos limites da natureza, todos estão sujeitos à contínua sucessão de ciclos que entrelaçam enfraquecimentos e fortalecimentos pessoais, físicos e espirituais. Caso ele esteja atento às outras lições que o programa oferece, já perceberá que qualquer tipo de moralismo externo não mais importa, ele é um adicto e pouco ou quase nada podia fazer para evitar ou controlar seus excessos quando sob o domínio exercido por sua dependência. O reencontro com sua humanidade é a primeira evidência do nascimento de alguma sabedoria baseada em autoconhecimento realístico no período pós-droga. Essa conscientização de seus próprios limites acaba por ampliar sua autoaceitação, pois a certeza de que ser humano é ser natural, frágil e mortal eleva suas potências sadias e fortalece suas relações com o poder superior e com os "irmãos espirituais de caminhada".

Ainda estremecido por se deparar com algo infinitamente maior que ele – sua doença –, o adicto busca entender a necessidade de desenvolver a crença num poder superior – nasce o primeiro de muitos "porquês" dessa nova jornada. Surge também, como meio até mesmo de apoio ao desenvolvimento intelectual relativo a toda essa nova etapa, o desejo de se iniciar ou de se aprimorar na experiência prática de conviver com esse poder superior – o primeiro de muitos "como".

Ciente de que esse adicto já deve ter sido encurralado por sua doença e suas mais duras características: incurabilidade e portentosa e complexa trama de arriscadas possibilidades de ressurgimento, percebe-se que essa sua "segunda personalidade" – a adictiva – realmente fez dele sua morada, lado a lado com várias outras características suas. Ele deve ter consciência de que essa existência é detentora de alguma misteriosa autonomia não localizável organicamente que pode determinar a qualquer momento a sentença mais temida: uma recaída por se deparar com a impossibilidade de ver totalmente superada sua doença.

A necessidade da ação protetora advinda com a fé o aproximará de uma aceitação mais profunda de sua condição de um vulnerável doente que necessita ser amparado por outro organismo plenamente sadio: o grupo, uma relação psicoterapêutica, um conjunto de princípios a seguir etc. Chega, então, o momento de içar as velas e navegar por outras rotas, ou seja, suas crenças, padrões e escolhas precisam ser modificados, ou então é provável que tenha de enfrentar o alto risco de naufragar no vitimismo autopiedoso, e o preço a pagar com recaídas crônicas poderá ser bem alto.

Uma das frases mais conhecidas e repetidas por um dos fundadores do AA e que faz parte da literatura básica de seu programa é: *"First of all we had to quit playing God"* (Antes de tudo, tivemos de parar de brincar de Deus)[9]. Admitir a existência de um poder superior é importante também para que o adicto não se perca ou empaque nesse ponto do programa, ou até mesmo que, como tantos outros, ele regrida em seu tratamento. Esse processo é lento, mas o próprio adicto percebe e entende que está passando por algo essencialmente importante e silencioso, uma interiorização de que agora ele ocupa a condição vitalícia de ser um alcoólico em recuperação.

Com um mínimo de boa vontade e pensamento lógico, o adicto toma consciência de seu primeiro passo, afinal ele fracassou diante da mera absorção do álcool. A substância líquida quimicamente definida por hidroxila (C_2H_5OH), quando ingerida, transforma-se na proprietária única do sistema de recompensa cerebral do adicto, tendo, portanto, o poder de gerar o estímulo descontrolado que o induz ao consumo repetitivo e desenfreado do álcool. É exatamente isso que também ocorre com adictos de outras substâncias psicoativas (SPA) e com os adictos que estejam passando por tratamento e, portanto, sem acesso às "drogas".

Ao olharmos para a história dos AA, percebemos que essa irmandade surgiu num momento em que a cultura norte-americana atravessava uma de suas maiores crises; quando o consumo de álcool estava fortemente associado a questões morais retrógradas, ficando claro, portanto, que somente por ter encontrado uma proposta essencialmente pragmática, nitidamente eficiente e de fácil popularização mundial ela conseguiu se tornar o que representa hoje.

Sua proposta foi rapidamente adaptada e transformada no método Minnesota, utilizado em clínicas públicas e particulares. Inquestionavelmente, esse método tem seus pontos negativos: a ausência de conscientização a respeito de comorbidades existentes junto à adicção; o dogmático isolamento que se impõe em relação aos avanços científicos; a escolha pela não autoavaliação objetiva do método praticado pelas irmandades que pudesse trazer melhorias no que elas oferecem; o aspecto excessivamente padronizado do programa disponibilizado; a existência de conotação moralista, religiosa e dogmática; a alta taxa de desistência; a ausência de estudos e pesquisas baseados em dados estatísticos etc. Entretanto, sua funcionalidade vai além do que poderíamos classificar como "milagre". Nessa mesma linha é possível citar a irmandade de narcóticos anônimos (NA) e várias outras.

A pioneira irmandade de AA conseguiu se estabelecer também devido à crescente interface com os profissionais que atuavam com seu método já na década de 1940 e pelo evidente e crescente número de indivíduos que alcançavam a sobriedade através do AA nos EUA e no mundo. Isso deu grande visibilidade pública a essa irmandade e ao trabalho desenvolvido nas clínicas que "indiretamente" divulgavam o trabalho da instituição. Passou também a ser comum a referência à irmandade em grandes veículos de comunicação de massa devido à exposição pública de figuras influentes da cultura norte-americana e mundial (estrelas de cinema, músicos famosos e políticos) que superaram seus problemas com o álcool por meio do método proposto pelo AA, também adotado nas clínicas onde essas celebridades se internavam. Dados colhidos junto ao AA em seus primeiros anos apontam para um crescimento lento, mas consolidado, entre os anos de 1935 (100 membros) e 1942 (800 membros).

Ao seguir uma linha espiritualista – porém não religiosa – mais voltada para "o sentido horizontal do termo espiritual", o AA apostou na transformação dos saberes (de origens diferentes, tanto científicos, acadêmicos, como leigos) em prol do objetivo de proporcionar ajuda sempre dentro de um clima de humildade, comunhão e compartilhamento. Em virtude dessa interface cada vez maior, os saberes médico e psicológico foram aos poucos interiorizando termos comuns no AA (impotência, primeiro passo, poder superior, mais 24 horas etc.) e, apesar de ainda relativamente confusa e mantendo sua base investigativa, positivista e solicitante de evidências comprobatórias, a "ciência" manteve a curiosidade e o interesse em conviver em regime de colaboração recíproca com a irmandade de AA. O programa claramente funcionava e continua funcionando.

Paralelamente, uma visão mais ampla do homem se desenvolveu durante todo o século XX. Uma fala do psicólogo defensor da psicologia arquetípica pós-junguiana, o norte-americano James Hillman, pode nos ajudar a compreender melhor a presença do contexto holístico e espiritualista na medicina e na psicologia:

> Um novo sentimento de perdoar-se e aceitar-se começa a se espalhar e circular. É como se o coração estivesse aumentando sua influência. Aspectos sombrios da personalidade continuam com seu peso negativo, mas agora dentro de um contexto de uma "estória" mais ampla, o mito de si mesmo, e o começo de um sentimento de que eu sou como eu devo ser. Meu mito transforma-se em minha verdade; minha vida torna-se simbólica e alegórica. Perdoar-se, aceitar-se, amar-se e mais, perceber-se como pecador, mas sem culpa; agradecido por seus pecados e não pelos pecados dos outros, amando seu destino até o ponto de sempre estar desejando ser como é e manter esse relacionamento consigo mesmo[10].

Uma das formas de avaliar o método espiritualista do AA é a partir da compreensão de que o ser humano pode ser entendido e tratado de um modo holístico por ser ele um ser influenciado de maneira biopsicossocioespiritual. A ênfase no aspecto socioespiritual, que até hoje permanece esquecido em nossa sociedade individualista e materialista, fez grande diferença nesse caso. Como reproduz Stuart Gitlow: "Você não precisa ser religioso para ser espiritual"[11].

Na verdade, o entendimento que brota é que a adicção, para ser tratada, requer dois tipos de conhecimentos como base: o científico e o experiencial, podendo haver, com isso, dois tipos de escolhas disponíveis: uma é a dinâmica integradora (participar de grupos sadios) e a outra é a autodestrutiva (isolamento e autoengano). Nesse ponto, percebe-se que há uma mescla de psicologia social, de um princípio básico da física quântica ("teoria de campo", do psicólogo polonês Kurt Lewin: "Para entender um sistema, temos que mudá-lo"), com todo o empirismo comum necessário para a vivência da integração holística (*espaço vital*). Para Lewin, a influência do campo psicológico sobre o comportamento individual e grupal é tal que ele chega a determiná-lo assim: "Se não existem mudanças no campo, não haverá mudanças no comportamento"[12].

No enunciado do segundo passo do AA – "Viemos a acreditar que um Poder Superior a nós mesmos poderia devolver-nos à sanidade" –, o adicto é apresentado de maneira formal ao trabalho que terá de empreender no desenvolvimento de sua crença. Normalmente, ao iniciar sua trajetória de recuperação, o adicto tem um conceito equivocado e uma visão alienada e disfuncional a respeito de si mesmo, de seu comportamento, de seus sentimentos, do mundo e das pessoas ao redor. Assim, é necessário criar um ponto de apoio, uma espécie de *ego auxiliar*, segundo o médico e psicólogo romeno Jacob Levy Moreno[11], algo que possibilite ao adicto desenvolver motivação e recursos internos que permitam que ele se liberte do padrão de uso recorrente e descontrolado, conseguindo desenvolver com esse apoio a força necessária e os meios adequados para viver a vida como ela é, ou seja, sem recuo ao uso de drogas.

Hoje existe no Brasil uma incontável quantidade de grupos de AA espalhados por muitas de nossas cidades. Já se passaram muitas décadas desde que a irmandade dos AA chegou ao Brasil, em 1945, através de um membro (Bob Valentine, um amigo de Bill W., um dos fundadores do AA) que, em viagem por nosso país, conheceu na cidade do Rio de Janeiro, então a capital nacional, uma pessoa também americana (não se sabe se homem ou mulher), que atendia pelo nome de Lynn Goodale. Após a conversa de ambos, Lynn acabou por encontrar os meios para desenvolver sua sobriedade.

De volta aos EUA, Bob Valentine seguiu até o escritório de AA e passou o endereço de Lynn como um possível contato no Brasil que poderia ajudar na abertura de grupos em nosso país. Esse escritório, na época chamado Fundação do Alcoólico, escreveu uma carta em que solicitava a confirmação do contato brasileiro, expôs sua felicidade por poder estabelecer um ponto de contato na cidade do Rio de Janeiro e esclareceu que divulgar o AA em todos os países do mundo seria uma das metas dessa irmandade.

Ao receber a correspondência, Lynn respondeu afirmativamente sobre a possibilidade de se colocar como contato para o AA no Rio de Janeiro, mas informou que sua estadia no Brasil duraria pouco tempo. Solicitou materiais de recuperação (memorandos, boletins etc.) e disse desejar ser um ponto de desenvolvimento do AA no Brasil, por acreditar que assim se manteria sóbrio – estava 4 meses abstinente do uso de álcool. Essa carta, datada de agosto de 1945, assinada por Margareth Burger, então secretária da Fundação do Alcoólico nos EUA, ainda existe, mas não chegou a alterar os acontecimentos para o desenvolvimento do AA no Brasil, pois a troca de correspondências se encerrou com Lynn Goodale saindo de cena.

No ano seguinte (1946), a Fundação do Alcoólico recebeu outra correspondência vinda do Brasil, dizendo que Herbert L. Daugherty, um publicitário norte-americano sóbrio desde 1945, quando conheceu o AA em Chicago, passaria a morar no Rio de Janeiro com sua esposa pelo período de 3 anos. Ele procurou saber se existiriam outros membros do AA na cidade do Rio de Janeiro. A resposta da Fundação informou os nomes de Don Newton e Douglas Calders. Preocupado em manter sua sobriedade e decidido a começar um Grupo de AA no Rio, Herb (como era conhecido) decidiu escrever à Fundação, meses depois do último contato, dizendo não ter encontrado as pessoas indicadas. Nessa carta, datada de 2 de junho de 1947, Herb também informava que ele e sua esposa já haviam se adaptado bem ao Brasil e solicitava mais nomes e endereços de outros membros de AA que estariam morando no Rio de Janeiro.

A Fundação enviou então o contato de Douglas C. A troca de cartas entre a Fundação do Alcoólico e Herb continuou por alguns meses, até que Herb assumiu a posição de contato formal do AA no Brasil e, mais especificamente em julho de 1947, recebeu o endereço de outro AA residente no Rio de Janeiro e alguns panfletos em espanhol. Em outubro, a Fundação expressou em correspondência sua felicidade por enfim ter sido estabelecido um grupo de AA no Brasil: o "AA Rio Nucleus" ou Grupo AA do Rio de Janeiro, que durante um bom tempo foi frequentado apenas por americanos que moravam na cidade, tinha o idioma inglês como língua utilizada, e as reuniões ocorriam no apartamento de Herb. Existem dados relativos a esse grupo datados de 29 de agosto de 1950 informando que o primeiro brasileiro que conseguiu manter-se sóbrio no AA chamava-se Antônio P., o qual teria falecido em meados de 1951, quando tentava recuperar-se de um acidente de trabalho e já estava sóbrio havia mais de 1 ano.

Aos poucos, os AA e as demais irmandades de 12 Passos foram – e ainda estão – alicerçando suas raízes em nossa cultura. A diversidade de crenças (e também a ausência delas) que compõem as consciências coletivas dessas irmandades comprova que para ter uma experiência espiritual basta estarmos vivos, não protegidos na eternidade dos deuses, mas simplesmente como o que somos: infinitos enquanto seres saudáveis.

Referências

1. CAMPOS, E. Nosso remédio é a palavra: uma etnografia sobre o modelo terapêutico de Alcoólicos Anônimos. Rio de Janeiro: Ed. Fiocruz, 2010.
2. GERMER, C.K. et al. Mindfulness e psicoterapia. 2. ed. Porto Alegre: Artmed, 2016.
3. NIETZSCHE, F. Vontade de potência. Petrópolis: Ed.Vozes de Bolso, 2017.
4. BARRENECHEA, M. Nietzsche e o corpo. 2. ed. Rio de Janeiro: 7Letras, 2017.
5. ZWEIG, S. A cura pelo espírito: em perfis de Franz Mesmer, Mary Baker Eddy e Sigmund Freud. Rio de Janeiro: Zahar, 2017.
6. OS DOZE passos e as doze tradições: um cofundador de Alcoólicos Anônimos conta como os membros se recuperam e como a irmandade funciona. 11. ed. São Paulo: Editora JUNAAB, 2005.
7. BURNS, J. O caminho dos doze passos: tratamento de dependência de álcool e outras drogas. São Paulo: Ed. Loyola, 1995.
8. DELEUZE, G. Espinosa: filosofia prática. São Paulo: Ed. Escuta, 2002.
9. KURTZ, E. Not-God: a history of Alcoholics Anonymus. Minnesota: Hazelden Publishing, 1979.
10. HILLMAN, J. Insearch: Psychology and religion. Nova York: Spring Publications, 1994.
11. GITLOW, S. Transtornos relacionados ao uso de substâncias. Porto Alegre: Artmed, 2008.
12. LEWIN, K. Problemas de dinâmica de grupo. 2. ed. São Paulo: Ed. Cultrix, 1973.
13. STEPHENSON, C. (Ed.) Jung and Moreno: Essays on the theatre of human nature. Inglaterra: Ed. Routledge, 2013.

Sites consultados

Alcoólicos Anônimos Brasil. Disponível em: http://www.aabr.com.br/ver.php?id=50&secao=2. Acesso em: nov. 2019.

Alcoólicos Anônimos Online. Disponível em: http://www.aaonline.com.br/ver.php?id=200&secao=2. Acesso em: nov. 2019.

Capítulo 22

Aconselhamento Terapêutico

Luiz Guilherme da Rocha Pinto • Pedro Paulo Canedo Cavalcanti

Se você falar com um homem numa linguagem que ele compreende, isso entra na cabeça dele. Se você falar com ele em sua própria linguagem, você atinge seu coração.
(Nelson Mandela)

■ Um olhar filosófico, histórico, cultural e psicoterapêutico

A palavra psicologia deriva do grego *psyché* – que significa alma – e *logos* – razão, conhecimento. Podemos dizer que a alma humana vem sendo investigada desde os tempos dos filósofos Sócrates, Platão e Aristóteles (CARNEVALLI, 2011). Mas é com o filósofo e médico Empédocles – em seu tratado *Sobre a medicina*, 400 a.C. – que surge a ideia da "cura pela palavra" (FORGHIERI, 2007), ou seja, a recomendação do uso da conversa com os pacientes como método de tratamento. Esse momento marca o surgimento do aconselhamento psicológico, embora ainda de maneira não institucional. Empédocles entendia que "a cura pela fala, retórica ou terapia de compromisso narrativo" poderia ajudar todos os enfermos, pois não havia distinção entre doenças mentais e físicas. Estabelecer uma conversa, escutar e até mesmo debater faziam parte do escopo do aconselhamento, segundo sua visão.

É interessante pensar que até mesmo no texto do *Gênesis* – escrito por volta do século V a.C. – há o registro de um diálogo de Deus com o primeiro homem. Um Deus que acolhe, escuta e aconselha diariamente sua criação amada no jardim do Éden.

Em meados do século XVII, o filósofo Espinosa – precursor do Iluminismo – exalta os benefícios de encontrarmos alguém para dividir nossas dores e elevarmos nossa potência de alegria, ato definido dentro de sua teoria dos afetos como "os bons encontros".

No entanto, é mais para o final do século XIX que, por ação dos acadêmicos, surgiu a separação institucional entre a Psicologia e a Filosofia, prevalecendo a importância dos comportamentos observáveis como base das investigações científicas na busca do conhecimento e domínio da consciência. É criado, então, em 1879, o primeiro Laboratório de Psicologia Experimental em Leipzig, na Alemanha, comandado por Wundt (1832-1920), que se dedicava à busca por reconhecimento científico como validação e universalidade investigativa.

Como a espécie humana utiliza o mesmo arcabouço linguístico-ontológico, é natural pensar que o ato de aconselhar se parece mais com a atualização vivencial desse aparato do que propriamente com a prática de um ofício. Muito mais forma do que conteúdo. A técnica – aconselhamento ou "profissão de *feedback*" – ocupou com o passar dos anos, e ocupa cada vez mais, seu lugar de destaque em todas as áreas das relações humanas.

Ao mergulhar na genealogia do aconselhamento como uma estrutura já existente – como ensina o filósofo Nietzsche – encontraremos suas raízes históricas, a fonte de seus conceitos, as sementes de suas técnicas, as ramificações de seus tipos e métodos. Com isso, talvez possamos jogar mais luz investigativa sobre como se configurou em nosso país a profissão de conselheiro em dependência química, abordar como se constrói sua base técnica, teórica e prática, listar quais influências contribuíram para o surgimento e a elevação dos postos de trabalho desses profissionais e oferecer melhores condições de treinamento e atuação para quem se dedica a essa área de atuação.

A intenção deste capítulo é abordar o aconselhamento no processo de tratamento da doença da adicção, e mais especificamente falar da atuação de conselheiros terapêuticos em centenas de clínicas, "consultórios" e grupos constituídos para recuperação. Com base em dados irrefutáveis, nossa ideia é elevar a qualificação desses profissionais e, por conseguinte, possibilitar que mais adictos se recuperem.

Formalmente, a prática do aconselhamento surgiu no início do século XX, nos EUA, com a ação de alguns líderes de movimentos da Reforma Social que tinham como objetivo reduzir desigualdades e injustiças derivadas da crescente industrialização. Pouco mais tarde apareceram organizações de caridade e associações filantrópicas:

> O aconselhamento originou-se com Frank Parsons, em 1909, com o objetivo de promover ajuda a jovens em processo de escolha da carreira e em face da emergência de novas profissões e ocupações devido à Revolução Industrial. O foco do aconselhamento era, portanto, conhecer as principais inclinações desses jovens para que eles pudessem ser encaminhados para ocupações consideradas adequadas a esses perfis profissionais (PATTERSON & EISENBERG, 1988), tanto no cenário escolar como no organizacional, em uma clara referência à teoria de traço e fator. Para essa teoria, muito empregada no contexto da orientação escolar e profissional à época, os indivíduos poderiam ser diferenciados entre si em termos de habilidades físicas, aptidões e interesses, de modo que essas características estariam mais diretamente relacionadas a determinadas profissões e ocupações (SCORSOLINI-COMIN, 2014, p. 3).

Também por essa época nasceu a Sociedade de Higiene Mental de Connecticut, criada por Clifford Beers, um médico que por 3 anos fora interno num hospício por conta de um "esgotamento nervoso". Em 1909, com a inauguração da Comissão Nacional para a Higiene Mental, foram estabelecidos os primeiros programas de aconselhamento junto a serviços psiquiátricos. O desejo de Beers era fomentar um movimento de higiene mental.

Décadas mais tarde, mais precisamente em 11 de dezembro de 1940, o jovem psicólogo Carl Rogers fez uma palestra na Universidade de Ohio e revolucionou a psicologia clínica, indo além da centralização das propostas de tratamento psicoterapêuticos dominantes na época – a realização de testes de inteligência, o estudo e o uso das técnicas comportamentalistas ou a mais pura psicanálise.

Com Rogers tem início a nova formatação que serviu como base para o estabelecimento do aconselhamento psicológico para além de mero aconselhamento vocacional nas áreas educacional e profissional. Sua proposta teórica chamava-se psicoterapia não diretiva e partia de conceitos que tinham como essência o impulso individual ao desenvolvimento, ao crescimento e para a saúde: enfatizava mais os aspectos emocionais que os intelectuais; direcionava a atenção para o presente em detrimento do passado do indivíduo; apontava como maior foco o indivíduo e não seu problema; e definia a relação terapêutica como uma experiência de crescimento.

Segundo Rogers (1985), a relação terapêutica é o principal agente de mudança no processo terapêutico. O ato inicial da comunicação entre cliente e terapeuta está condensado de calor humano genuíno, o que gera o transbordamento do entendimento empático e a troca respeitosa que dá ao terapeuta/conselheiro a capacidade psicológica para perceber o que sente a outra pessoa. Com isso se amplia muito a possibilidade do entendimento dos sentimentos e emoções do cliente. Esse deslocamento do terapeuta seria suficiente para produzir mudanças no sujeito de ordem (re)construtiva de sua personalidade, tornando o aconselhamento uma ferramenta para auxiliar muito além dos processos de tomada de decisão, alívio de tensões e esclarecimentos de dúvidas.

Nessa época, Rogers usava mais o termo conselheiro do que psicoterapeuta e afirmava que quem mais conduzia a sessão era o cliente. Essa afirmação sofreu severas críticas, principalmente na França. Em verdade, essa terminologia foi abandonada por Rogers na década de 1950 – o que ele realmente desejava era causar um esvaziamento na figura de autoridade que o profissional terapeuta ocupava.

É com essa torção no eixo central da psicologia – a recolocação da "pessoa no centro do dispositivo terapêutico" – que se inicia uma das grandes correntes do aconselhamento: a abordagem centrada na pessoa (ACP), proposta e desenvolvida por Rogers em sua obra *Counseling and psycotherapy*, publicada em 1942 e com a qual ele conseguiu influenciar toda a estrutura teórica e prática do aconselhamento terapêutico também na Europa, mais precisamente na França, onde o aconselhamento já existia desde 1928 sob a forma do conselho de orientação profissional. Sob a influência da ACP, um novo método surgiu no início da década de 1950, o *case work*, dentro do trabalho social, método baseado nos principais conceitos de Rogers: direito do cliente de ser considerado e tratado como uma pessoa, a necessidade de ser respeitado, de não ser julgado e de estabelecer ele próprio suas escolhas.

Em 1961, a Associação Francesa dos Centros de Consulta Conjugal, orientada pelo psiquiatra e psicanalista Jean Lemaire, criou o aconselhamento a casais (conselho conjugal), corrente que reúne conceitos retirados da psicossociologia de grupos e de teóricos, como Moreno, Rogers e Lewin, e da própria psicanálise.

Com a amplitude dos resutados e estudos sobre o aconselhamento, em 1987 a própria Organização Mundial da Saúde (OMS) concluiu que o aconselhamento é uma prática desejável e um método de ajuda, apoio e prevenção muito apropriado em âmbito mundial, possibilitando o enfrentamento das inomináveis ameaças individuais, comunitárias e coletivas produzidas por epidemias e tantas outras doenças infecciosas. Hoje, a prática do aconselhamento, em diversos campos, oferece eficácia na atuação rápida de problemas urgentes.

Percebe-se que os impactos causados pelas teorias de Rogers alcançam uma dimensão que ainda não é possível mensurar. Segundo o psicólogo Abraham Maslow, Carl Rogers foi uma das personalidades essenciais para o reconhecimento dos psicólogos dentro do universo clínico terapêutico, antes completamente dominado pela psiquiatria médica e pela psicanálise. Contudo, mesmo que sua postura como terapeuta sempre estivesse apoiada em sólidas pesquisas e observações clínicas, não é possível tipificar o aconselhamento e sua distinção da psicoterapia de maneira precisa:

> Genericamente, trata-se de uma experiência que visa a ajudar as pessoas a planejar, tomar decisões, lidar com a rotina de pressões e crescer, com a finalidade de adquirir uma autoconfiança positiva. Pode ser considerada uma relação de ajuda que envolve alguém que busca auxílio, alguém disposto a ajudar e apto para essa tarefa, em uma situação que possibilite esse dar e receber apoio. Outra definição clássica é de uma relação face a face de duas pessoas, na qual uma delas é ajudada a resolver dificuldades de ordem educacional, profissional, vital e a utilizar melhor os seus recursos pessoais [...] método de assistência psicológica destinado a restaurar no indivíduo suas condições de crescimento e de atualização, habilitando-o a perceber, sem distorções, a realidade que o cerca e a agir, nessa realidade, de forma a alcançar ampla satisfação pessoal e social (SCORSOLINI-COMIN, 2014, p. 4).

A "terceira força" entre as técnicas psicoterapêuticas, representada pela psicologia humanista, surgiu formalmente pelas mãos de Maslow durante a década de 1950 e tem em Rogers um de seus teóricos fundamentais e mais importantes.

E quem foi esse norte-americano? Carl Ransom Rogers nasceu no dia 8 de janeiro de 1902, dentro de uma família protestante, num subúrbio de Chicago, e faleceu no dia 4 de fevereiro de 1987. Amante precoce da literatura, foi educado em berço bastante religioso, o que o levou a se manter por muitos anos em missões eucarísticas. Desde muito cedo, descobriu-se um apreciador da agricultura e dos métodos científicos, brincando de catalogar as espécies de plantas que encontrava na fazenda onde morava com os pais e os irmãos (FLÔR, s/d). Já adulto, essas experiências iriam guiá-lo na escolha do que estudar: graduou-se em Ciências Físicas e Biológicas, reafirmando seu interesse pelos métodos científicos. Aos 20 anos, começou a se afastar do Cristianismo e, em 1926, contrariando a expectativa da família, largou o Seminário Teológico Unido para estudar psicologia no Teachers College da Columbia University. Mais tarde, obteve os títulos de mestre, em 1928, e de doutor, em 1931.

Rogers iniciou sua experiência clínica com crianças e adolescentes com problemas educacionais e psicológicos no Institute for Child Guidance. Após concluir o doutorado, tornou-se diretor da Society for the Prevention of Cruelty to Children, sediada em Nova York. Pouco tempo depois, entre 1935 e 1940, passou a integrar a equipe do Rochester Center, onde se dedicou a uma série de pesquisas originais e publicou – com base em sua experiência com o trabalho sobre o desenvolvimento infantil e juvenil de crianças problemáticas – uma proposta de reinterpretação da prática terapêutica e do poder de desenvolvimento das pessoas: *The Clinical Treatment of the Problem Child* (1939).

Sua participação em experiências behavioristas e psicanalistas no Institute for Child Guidance o motivou a pensar na possibilidade de haver outro caminho para atingir os objetivos que buscava no tratamento. Não concordava com o dogmatismo do pensamento especulativo freudiano, tampouco com o excesso de mecanicismo medidor e estatístico do behaviorismo. Então, passou a se sentir atraído pelas ideias do psicanalista austríaco Otto Rank, que na época já havia, alguns anos antes, se separado da linha ortodoxa de Freud. Rank desenvolveu suas análises e diagnósticos unicamente a partir do paciente, buscando garantir o estabelecimento de uma recepção próxima das diversas manifestações e confissões do paciente. Acreditava que as dificuldades poderiam ser resolvidas com base na premissa de que a existência de uma base identitária viabilizaria a reestruturação da vida do paciente.

Em 1945, Rogers organizou um centro de acompanhamento para a Universidade de Chicago, local onde lecionaria até 1957, e se dedicou a organizar estudos que pudessem confirmar a eficácia de seus métodos. Em 1947, com um currículo muito respeitado, foi eleito presidente da American Psychological Association (APA). Depois disso, escreveu novos livros que ajudariam a divulgar suas ideias por todo o mundo.

Na década de 1950, a noção de "não direção" foi substituída pela de "centramento no cliente", expondo um papel mais ativo para o terapeuta e reforçando a posição do cliente como foco principal. Nessa época, Carl lançou o livro *Psicoterapia centrada no cliente*. Aqui, a psicoterapia pode ser entendida como "um grupo de duas pessoas", segundo o teórico Wood (1983). Roger invertia a lógica então tradicional segundo a qual primeiro se chegaria a um diagnóstico para então iniciar o tratamento; ele priorizava os recursos do próprio paciente que, com a intermediação do psicoterapeuta, buscava seu potencial de desenvolvimento.

O pensamento de Rogers evoluiu até chegar à classificação hoje a mais adotada, segundo Hart e Tomlison (1970):

1. **Fase não diretiva (1940-1950):** nasce sua teoria da psicoterapia não diretiva ou aconselhamento não diretivo. Nessa fase, também denominada fase do insight, Rogers identifica nas crianças um potencial natural e positivo para o desenvolvimento. Com isso ele propõe o conceito de tendência atualizante. O termo conselheiro é mais utilizado do que psicólogo.
2. **Fase reflexiva (1950-1960):** também denominada fase da congruência, quando surge a terapia do cliente, que atribui ao psicoterapeuta a postura facilitadora, criando um ambiente sem ameaças. A noção de "não direção" é substituída pelo de "centramento no cliente". Nesse momento, o terapeuta assume uma postura mais ativa e precisa reunir três condições essenciais para que ocorra o crescimento do cliente: empatia, aceitação positiva incondicional e congruência. Com a empatia, o profissional busca perceber e compreender o mundo do cliente na perspectiva do próprio paciente. A aceitação positiva incondicional representa o respeito pleno e incondicional à individualidade do cliente. A congruência ou autenticidade é o grau de correspondência entre o que o terapeuta experiencia e o que comunica ao cliente.
3. **Fase experiencial (1957-1970):** influenciado consideravelmente pelo colega Eugene Gendlin, Rogers passa a priorizar a experiência vivida pelo cliente, pelo profissional terapeuta e a que ocorre entre ambos. Com essa mudança há um deslocamento do positivismo lógico para uma orientação existencialista. O terapeuta passa a focar na relação estabelecida entre os dois envolvidos na experiência, passando, portanto, a existir um foco "bicentrado". Ocorre um diálogo íntimo e intersubjetivo entre ambos. É dada especial importância à experiência que ocorre entre os envolvidos, mais do que ao diálogo que se desenvolve.
4. **Fase coletiva ou inter-humana (1970-1987):** nos últimos anos de vida, Rogers amplia seu objeto de análise para questões mais amplas, como atividades de grupos e a relação humana coletiva. É quando ele abandona definitivamente o atendimento individual no consultório e assume a definição de "abordagem" em seu trabalho no lugar de "psicoterapia". É nessa etapa que surge a expressão *abordagem centrada na pessoa*.
5. **Fase pós-rogeriana ou neorrogeriana:** mais de 20 anos se passaram desde a morte de Rogers, e sua proposta de uma ACP vem se ampliando e se desenvolvendo em várias linhas de trabalho: linha baseada na versão clássica, linha experiencial, linha experiencial processual, linha existencial-fenomenológica, linha transcendental, linha expressiva, linha analítica, linha comportamental operacional, linha do currículo centrado na pessoa etc.

Os últimos anos de vida de Carl Rogers foram marcados pelo interesse na espiritualidade humana e na integração do indivíduo com o universo, com um esforço pela busca da paz mundial. Isso lhe rendeu uma indicação ao Prêmio Nobel da Paz em 1987, mesmo ano de sua morte.

■ Conceituação de orientação, aconselhamento e psicoterapia

É difícil definir as diferenças entre a orientação, o ato de aconselhar e a prática da psicoterapia. Esses campos se mesclam e se complementam de forma muito dinâmica dentro do processo de ajuda. Sob o ponto de vista psicológico, a orientação tem como significado possibilitar o conhecimento e promover a capacidade de analisar caminhos ou direções para a conduta, tendo como base as referências pessoais e sociais. O ato de aconselhar também é o processo de indicar ou prescrever caminhos, direções e procedimentos ou de criar condições para que a pessoa faça por si própria a avaliação das possibilidades e elabore suas opções. O processo de aconselhamento está inserido na psicoterapia quando inclui em seu rol o tratamento de perturbações da personalidade e de condutas por intermédio de métodos e técnicas psicológicas.

No nível empírico, a interface entre esses conceitos aumenta. O intercruzamento, que já não é óbvio teoricamente, fica ainda maior, pois todas essas técnicas acabam por ter seus reflexos manifestados dentro dos hábitos diários, dos costumes rotineiros e nos processos educacionais ou psicológicos formais e intencionais.

A imprecisão na distinção entre o aconselhamento psicológico e a psicoterapia ajuda, de certo modo, para que a abordagem de Rogers, o ACP, seja pragmatizada em seus princípios gerais também por profissionais que não são psicólogos por formação, algo muito comum em grupos operativos e processos de aconselhamento.

Didaticamente, aconselhamento e psicoterapia podem ser distinguidos da seguinte maneira:

> As diferenças encontradas referem-se a: (a) tempo da intervenção, sendo o aconselhamento mais breve; (b) complexidade do caso e intensidade do atendimento, sendo a psicoterapia mais profunda; (c) demanda apresentada, sendo o aconselhamento mais voltado para situações contextuais e situacionais; (d) intervenções em aconselhamento focam a ação, mais do que a reflexão, e são mais centradas na prevenção do que no tratamento; (e) o aconselhamento é mais focado na resolução de problemas. As semelhanças referem-se ao escopo do processo de ajuda, às atitudes do psicólogo e à necessidade de desenvolvimento de recursos terapêuticos para estabelecimento de uma relação que possa ser considerada efetiva e atingir os objetivos delineados (SCORSOLINI-COMIN, 2014, p. 1).

Muitas vezes é bem mais eficaz disponibilizar uma orientação que facilite o alcance de informações e viabilize a decisão da pessoa por si só do que aconselhar ou monitorar a conduta dessa pessoa; por sua vez, em situações emergenciais que acarretem aumento da ansiedade, um conselho pode ser mais útil que um tratamento psicoterapêutico ou um processo de controle de conduta; existem também os casos em que conselhos e orientações não bastam para que a conduta seja alterada, sendo necessário recorrer à terapia, que é um processo com mais variáveis, mais complexo e que exige mais tempo.

Alguns teóricos estudaram e criaram conceitos sobre essas áreas. Williamson (1939), pioneiro do movimento acadêmico de orientação, via sob certos aspectos que o aconselhamento estava claramente ligado à educação, considerando que

> a parte da moderna Educação referida como aconselhamento é a que se refere a processos individualizados e personalizados, destinados a ajudar o indivíduo a aprender matérias escolares, traços de cidadania, valores e hábitos pessoais e sociais e todos os outros hábitos, habilidades, atitudes e crenças que irão constituir um ser humano normal e ajustado (WILLIAMSOM, 1939).

Rogers (1942; 1951), em suas obras, não se ocupa com o estabelecimento de conceitos e definições; porém, dela se deduz que o aconselhamento é um método de assistência terapêutica que visa restaurar no indivíduo suas condições de crescimento e de atualização, fortalecendo as habilidades para perceber, sem distorções, o mundo real que o cerca e a agir, dentro desse contexto, de modo a alcançar a máxima satisfação pessoal e social. Sua teoria e prática clínicas servem para ajudar o indivíduo a se defrontar com problemas emocionais, pouco importando se se trata de doenças ou perturbações não patológicas. A permissividade no aconselhamento consiste numa relação na qual o terapeuta oferece ao indivíduo a chance de, ao se compreender, tornar possível a tomada de decisões dentro de novas perspectivas, permitindo ao cliente alcançar os recursos para se dirigir através da liberação e reorganização de seu campo perceptual.

Robinson (1950), se apropriando de técnicas de comunicação e originariamente de seu contemporâneo Rogers, entende o aconselhamento como a atuação que "cobre todos os tipos de situações de duas pessoas, na qual uma delas, sendo o cliente, é ajudada a ajustar-se mais eficazmente a si própria e a seu meio". Ele utiliza como técnica principal a comunicação com entrevistas meticulosamente conduzidas e comprovadas momento a momento, que facilitam a tomada de decisões e atuam terapeuticamente.

Podemos citar Pepinsky e Pepinsky (1954), que buscam definir os efeitos da relação ocorrida no processo de aconselhamento como resultantes da interação de dois indivíduos, um conselheiro e um cliente que, de forma profissional, usam essa interação como uma ponte facilitadora e mantenedora de alterações no comportamento do cliente.

Segundo Patterson (1959), por sua vez, são várias as áreas (educacionais, conjugais, vocacionais, psicológicas etc.) de atuação do aconselhamento, mas todas agem na base do ajustamento pessoal ou terapêutico. Ele ressalta que o aconselhamento não deve ser visto como útil apenas para pessoas normais, incluindo também pessoas com algum tipo de desajuste, anormalidade ou excepcionalidade, propondo que a manipulação de características adaptativas do indivíduo é o campo de ação efetiva do aconselhamento.

Dentro do comportamentalismo, encontramos Bijou (1966), que vê como "o objetivo final do aconselhamento ajudar o cliente a lidar mais eficazmente com seu meio e a substituir o comportamento mal ajustado pelo ajustado":

> Parece claro, do ponto de vista da análise experimental do comportamento, que uma das mais eficientes formas de produzir as alterações desejáveis é pela modificação direta das circunstâncias que as suportam, e um dos meios mais efetivos de manter essas alterações é organizar um meio que continue a suportá-las (BIJOU, 1966, pp. 99-107).

Com a aplicação das leis de aprendizagem, é possível alterar comportamentos a ponto de se chegar aos mais desejáveis.

Krumboltz (1966) enquadra as metas do aconselhamento de forma bem próxima à de seus contemporâneos. Encontramos dentro de seus conceitos as seguintes afirmativas: orientadores e psicólogos se dedicam a ajudar as pessoas a resolverem mais adequadamente certos tipos de problemas. Alguns desses problemas se relacionam com importantes decisões escolares, profissionais e psicológicas. Outros problemas se relacionam com dificuldades pessoais, sociais e emocionais, e o conselheiro acrescenta outros pontos: "Como se conceituam os problemas? Como colocar alvos? Quais técnicas serão úteis para atingir esses alvos? Como avaliarei meu próprio trabalho?"

Pela grande familiaridade e apego habitual a elas, os novos procedimentos (método comportamental) podem prescindir de uma grandiosa mudança, passível de ser construída somente pelo aconselhamento.

As décadas de 1950 e 1960 trazem controvérsias na avaliação do aconselhamento psicológico. Super (1955) relata que "essa nova expressão resultou do consenso geral de um grande número de psicólogos reunidos no Congresso Anual da American Psychological Association, em 1951, na Northwestern University". No Counseling Psychology, os antigos conceitos e métodos, originários da orientação profissional modelada por Parsons e seus seguidores, foram modificados, preponderando a ideia de um trabalho mais sensível à "unidade da personalidade, mais sensível às pessoas do que aos problemas, pois que a adaptação a um aspecto da vida está em relação com todos os outros":

> O novo movimento encerra dados teóricos e técnicos da psicoterapia, inclui orientação profissional e ocupa-se, sobretudo, do indivíduo como pessoa, procurando ajudá-lo a adaptar-se com sucesso aos vários aspectos da vida. Os conselheiros ou orientadores, nesse novo ponto de vista, ocupam-se de pessoas normais podendo cuidar, ainda, daquelas que apresentam deficiências e são mal ajustadas, porém, de uma maneira diferente daquela que caracteriza a Psicologia Clínica (SUPER, 1995).

Stefflre e Grant (1976) trazem algumas considerações sobre o aconselhamento psicológico que representam bem a dimensão hoje dominante:

1) a definição de aconselhamento depende dos diferentes pontos de vista das autoridades no assunto. Essas diferenças têm origem em diferentes pontos de vista filosóficos;
2) não se pode fazer uma distinção muito clara e precisa entre aconselhamento e psicoterapia;
3) o aconselhamento é uma forma deliberada de intervenção na vida dos clientes (STERFFLRE & GRANT, 1976).

Esses mesmos autores (1976) classificam o aconselhamento em quatro diferentes posições ou "sistemas" com base em quatro diferentes teorias:

- **Teoria do traço-fator:** em que a mudança do comportamento "depende do conhecimento que o cliente tenha de informações".
- **Teoria centrada no cliente:** em que o comportamento é modificado pela "reestruturação do campo fenomenológico".
- **Teoria comportamental:** em que, após um diagnóstico da situação, determinam-se os comportamentos a serem extintos ou reforçados.
- **Teoria psicanalítica:** em que "claramente há uma redução de ansiedade na crença de que daí resulte um comportamento mais flexível e discriminador".

Rollo May (1977) propõe que o campo do aconselhamento está entre os problemas da personalidade que necessitam de um terapeuta, os problemas de imaturidade ou de carência de instrução para os quais há necessidade de um educador.

Um olhar mais aprofundado sobre alguns textos a respeito do aconselhamento mesclado com nossa experiência nos apresentaria às seguintes considerações:

1. A orientação, o aconselhamento psicológico e a psicoterapia não são meros procedimentos técnicos ou operacionais. Estão embasados em visões filosóficas existentes no terapeuta ou conselheiro, bem como nos clientes, criando uma considerável diferença da psicologia e demais áreas das ciências humanas, havendo até mesmo uma proposta clássica de liberdade e não diretividade por parte do psicólogo ou do conselheiro, uma consciente postura filosófico-social; e, ainda, na atuação de um conselheiro, o ideal de um comportamento específico permeado por um papel social idealizado.
2. A base e a posição conceitual do orientador, conselheiro ou terapeuta permeiam, em geral, essas três premissas:
   a) o homem é um produto predominantemente social; possui impulsos naturais, bons ou maus, que precisam ser canalizados para um tipo de sociedade na qual nos localizamos e que nos assegura a sobrevivência e o bem-estar;
   b) o homem é suficientemente capaz de decidir por si mesmo e escolher as ações mais adequadas para si próprio e para os outros, desde que sejam criadas condições facilitadoras para avaliação auto e heterorreferente e para as opções individuais;
   c) a autodeterminação é uma utopia; o homem é o produto de múltiplas variáveis; temos de atuar nos agentes que o controlam e nos comportamentos, tal como ocorrem na vida quotidiana.

Mesmo sendo notória a impossibilidade de distinção das práticas pedagógica, psicológica e do aconselhamento e sendo verdade que a grande maioria dos autores não se ocupa muito com essa diversificação teórica, podemos citar alguns teóricos e suas linhas demarcatórias.

Perry (1960) distingue o aconselhamento da psicoterapia com base nos diferentes papéis e funções sociais visados pelo primeiro e acentuando o foco na dinâmica da personalidade que fundamenta a psicoterapia.

Há quem os diferencie com base em duas atuações distintas: no aconselhamento os procedimentos estão focalizados no plano intelectual, cognitivo, consciente, enquanto na psicoterapia o foco está mais relacionado com fatores afetivos e inconscientes.

Rogers (1942 e 1955) emprega os dois termos sem nenhuma necessidade de salientar diferenças. Segundo ele, não há distinção "na série de contatos individuais que visam assistir a pessoa na alteração de atitudes ou do comportamento".

Wolberg (1977) afirma que a psicoterapia trata de problemas de natureza emocional tendo como participante uma pessoa especialmente preparada e treinada, havendo uma estrutura específica para que ocorra uma relação profissional com o cliente e tendo como objetivo a remoção ou a modificação dos sintomas ou padrões inadequados de comportamento, além de proporcionar o crescimento e o desenvolvimento da personalidade. Afirma que o relacionamento entre o aconselhamento e a psicoterapia sempre será intenso.

Com tudo o que abordamos, podemos constatar que a psicoterapia e o aconselhamento são mais bem definidos do ponto de vista de um processo sequencial ininterrupto do que como uma dicotomia perceptível.

Em 1968, Jordan apresentou um levantamento sobre as funções do conselheiro psicológico. É possível concluir que existem conselheiros atuando em diferentes setores da vida social (consultórios, centros universitários, escolas, hospitais, centros de reabilitação, serviços de orientação profissional, departamentos de pessoal, serviços de colocação e de treinamento, religiões etc.), mas especialistas expõem que o conselheiro normalmente trabalha com pessoas normais, convalescentes ou recuperadas e encaminham casos mais complexos a especialistas. O desempenho do conselheiro vai variar de acordo com sua formação e das expectativas de trabalho que se têm em relação a ele.

■ Outra definição de aconselhamento

Na Inglaterra, o termo aconselhamento (*counseling*) é utilizado para definir a reunião de práticas muito diversas: ajudar, orientar, amparar, informar e tratar.

Catherine Tourette-Turgis afirma que "o princípio de coerência do aconselhamento reside fundamentalmente no fato de que muitas situações da vida são, elas mesmas, causas de sofrimentos psicológicos e sociais, necessitando de uma conceitualização e que dispositivos de apoio sejam colocados à disposição das pessoas que as vivem". Para ela, "o aconselhamento é uma forma de psicologia situacionista", isto é, a situação é causa do sintoma e não o inverso (TOURETTE-TURGIS, 1996).

Existem pontos comuns no desenvolvimento do aconselhamento que podem ser resumidos pela importância dada:

- aos métodos usados na relação de ajuda;
- à crença no potencial de um indivíduo ou de um grupo;
- à crença na transformação em curto espaço de tempo;
- ao estabelecimento de uma relação em que a autoridade seja substituída pela empatia, onde a realidade prevaleça sobre o passado longínquo e haja um ambiente facilitador de mudança e de evolução pessoal (grupo, trabalho nas comunidades etc.).

■ O aconselhamento em dependência química

O aconselhamento em dependência química surgiu em meados do século XX, nos EUA, num importante momento dentro do contexto da saúde mental. Esse foi um ponto de inflexão na história, como costuma salientar a estimada Dra. Maria Lourdes da Silva, uma valorosa colaboradora deste livro.

Não por acaso, a saúde mental parecia empreender de modo mais pragmático, no sentido de mostrar mais efetividade na recuperação e na cura de enfermidades mentais. Já haviam avançado os estudos de Kurt Schneider acerca de uma classificação da maior importância para a identificação e o diagnóstico da esquizofrenia. As teorias e técnicas psicoterapêuticas começavam a se estabelecer, cada uma dentro de seus contextos, ainda que muitas tenham nascido da psicanálise e seus fundadores tenham começado com ele, ou seja, foram alunos do Freud.

Além disso, a psicofarmacologia também dava seus passos iniciais com o aparecimento da clorpromazina, que trouxe alguma luz para os pacientes até então tratados sem a menor perspectiva e obrigados a ficar em isolamento, recebendo eletroconvulsoterapia. Isso sem falar nas atrozes psicocirurgias, como retratado pelo personagem de Jack Nicholson no filme *Um estranho no ninho*, imortalizado na história do Oscar por ter levado, na mesma noite, as principais categorias da premiação: melhores filme, diretor, ator, atriz e roteiro adaptado. Antes, apenas *Aconteceu naquela noite* (1934) havia obtido o mesmo resultado, e depois *O silêncio dos inocentes* (1991) repetiu a façanha. Também parece que não por acaso dois desses filmes são sobre saúde mental.

Em 1937, tinha início nos EUA a irmandade dos Alcoólicos Anônimos (AA), abrindo uma porta das mais eficazes para a recuperação de alcoolistas que, assim como os portadores de outras psicopatologias, tinham destino certo e penoso: os manicômios. Exatamente no meio do século, ainda nos EUA, no estado de Minnesota, numa clínica chamada Hazlden – instituição que se consagrou no tratamento de dependentes químicos –, profissionais com preparo formal, entre médicos, psicólogos, assistentes sociais e enfermeiros, decidiram inovar e levaram membros da irmandade AA para integrar sua equipe multidisciplinar. Esses indivíduos já haviam chegado a um estágio seguro de sobriedade, que significava, naquele caso, abstinência de alguns anos, além de terem passado por sólida reformulação de hábitos. Eles foram treinados para atuar junto aos pacientes de forma absolutamente empática, o que começou a promover um ambiente motivacional dentro da instituição.

Como muitas metodologias surgiam nos EUA, houve a preocupação de estruturar não só o método recém-nascido, mas também as atribuições do conselheiro. Para tanto, foram elaboradas *The Twelve Core for Functions of a Conselor* (KULEWICZ, 1990) – as 12 funções centrais do conselheiro em dependência química, descritas a seguir:

ANEXO

The Twelve Core for Functions of a Conselor (KULEWICZ, 1990)

I. **TRIAGEM:** o processo em que o cliente é considerado adequado e qualificado para a admissão para um programa específico.

Critérios globais:

1. Avaliar os sinais e sintomas psicológicos, sociais, fisiológicos do abuso de álcool e outras drogas.
2. Determinar a conveniência para a admissão e o encaminhamento do cliente.
3. Determinar a qualificação para admissão e encaminhamento do cliente.
4. Identificar quaisquer condições coexistentes (médica, psiquiátrica, física etc.) que exijam avaliação adicional de outro profissional ou serviço.
5. Aderir às leis, regulamentos e políticas de agências governamentais aplicáveis que regem os serviços de abuso de álcool e outras drogas.

Esclarecimento:

Essa tarefa requer que o conselheiro avalie uma variedade de fatores antes de decidir se admite ou não um cliente em potencial para tratamento. É obrigatório que o conselheiro use um critério apropriado de diagnóstico para determinar se o uso de álcool e drogas do candidato constitui abuso. Todos os conselheiros devem estar aptos para descrever o critério que usam e demonstrar sua competência, apresentando exemplos específicos sobre como o uso de álcool e outras drogas se torna disfuncional para um cliente específico. A determinação da adequação de um cliente em particular para um programa requer o julgamento e a habilidade do conselheiro e é influenciada pelo ambiente e modalidade (i.e., hospitalar, ambulatorial, residencial, farmacoterapia, desintoxicação ou clínica-dia).

Fatores importantes incluem a natureza do abuso da substância, a condição física do cliente, seu funcionamento psicológico, suporte externo/recursos, esforços anteriores de tratamento, motivação e a filosofia do programa. O critério de elegibilidade é geralmente determinado pelo foco, população visada e necessidades financeiras do conselheiro do programa ou órgão. Muitos dos critérios são facilmente confirmados. Eles podem incluir a idade do cliente, gênero, lugar de residência, estado legal, condição de veterano, nível de renda e o motivo do encaminhamento. Alusão para seguir as regras do órgão é um regulamento mínimo aceitável. Se um cliente é considerado inaceitável ou inapropriado para esse programa, o conselheiro deve ser capaz de sugerir uma alternativa.

II. **ADMISSÃO:** os procedimentos administrativos e avaliações iniciais para admissão no programa.

Critérios globais:

6. Completar o requerimento de documentos para admissão no programa.
7. Completar o requerimento de documentos para qualificação no programa e adequabilidade.
8. Obter consentimentos assinados apropriadamente quando solicitar informação de, ou prover informação para fontes externas, para proteger os direitos e confidencialidade do cliente.

Esclarecimento:

A admissão geralmente se torna uma extensão da triagem quando a decisão para formalmente admitir é documentada. Muito do processo de triagem inclui completar vários formulários. Tipicamente, o cliente e o conselheiro preenchem uma ficha de entrada ou admissão, documentam a avaliação inicial, completam comunicados de informação apropriados, coletam dados financeiros, assinam um consentimento de tratamento e indicam o conselheiro principal.

III. **ORIENTAÇÃO:** descrevendo para o cliente o que se segue. Genericamente, a natureza e os objetivos do programa, as regras que regem a condução do cliente e infrações que podem levá-lo a uma ação disciplinar ou desligamento do programa; num programa não residencial, as horas de duração dos serviços disponíveis; custos de tratamento para serem cobertos pelo cliente, caso existam, e direitos do cliente.

Critérios globais:

9. Fornecer um resumo para o cliente para descrever as metas e objetivos do cuidado com o cliente.
10. Fornecer um resumo para o cliente, descrevendo as regras do programa e obrigações e direitos do cliente.
11. Fornecer um resumo para o cliente das atividades do programa.

Esclarecimento:

A orientação pode ser fornecida anteriormente, durante e/ou depois da triagem e entrada. Ela pode ser levada num contexto individual, grupal ou familiar. Partes da orientação podem incluir outros funcionários para aspectos específicos do tratamento, como a medicação.

IV. AVALIAÇÃO: os procedimentos em que um conselheiro/programa identifica e pondera os pontos fortes, fraquezas, problemas e necessidades do indivíduo para o desenvolvimento de um plano de tratamento.

Critérios globais:

12. Coletar histórias relevantes do cliente, incluindo, mas não se limitando ao abuso de álcool e outras drogas, usando técnica de entrevista apropriada.
13. Identificar métodos e procedimentos para obter informação corroborativa de significantes fontes secundárias referentes ao abuso de álcool e drogas do cliente e história psicossocial.
14. Identificar ferramentas de avaliação apropriadas.
15. Explicar para o cliente a razão do uso de técnicas de avaliação para uma compreensão facilitada.
16. Conceber uma avaliação diagnóstica do abuso da substância do cliente e quaisquer condições coexistentes com base no resultado de todas as avaliações, a fim de fornecer uma abordagem integrada de plano de tratamento fundamentada nos pontos fortes, fraquezas, problemas e necessidades identificadas do cliente.

Esclarecimento:

Embora a avaliação seja um processo contínuo, geralmente é enfatizada desde o início do tratamento. Ela geralmente resulta de uma combinação de entrevistas focadas, testes e/ou avaliações gravadas. O conselheiro avalia as áreas majoritárias da vida (i.e., desenvolvimento de saúde física profissional, adaptação social, envolvimento legal e funcionamento psicossocial) e avalia em que extensão o uso do álcool e outras drogas interveio no funcionamento de cada uma dessas áreas. Os resultados dessa análise devem sugerir o foco do tratamento.

V. PLANO DE TRATAMENTO: o processo em que o conselheiro e o cliente identificam e classificam os problemas que precisam de solução; estabelecem metas imediatas e de longo prazo; e decidem inaugurar um processo de tratamento e os recursos a serem utilizados.

Critérios globais:

17. Explicar as conclusões das avaliações para o cliente de maneira compreensível.
18. Identificar e classificar problemas baseados nas necessidades individuais do cliente escritos no plano de tratamento.
19. Formular um acordo de metas imediatas e de longo prazo usando termos comportamentais do plano de tratamento escrito.
20. Identificar os métodos de tratamento e recursos a serem utilizados apropriadamente pelo cliente individual.

Esclarecimento:

O contrato de tratamento é baseado na avaliação e é produto de negociação entre o cliente e o conselheiro, para que tenham a certeza de que o plano é personalizado para as necessidades individuais. A linguagem de um problema, a meta e as declarações de estratégia devem ser específicas, inteligíveis ao cliente e expressas em condições comportamentais. A declaração concisa do problema necessita ser identificada de forma prévia pelo cliente. As declarações de metas referem-se especificamente a identificar o problema e podem incluir um ou uma série de objetivos entendidos como soluções destinadas a resolver ou aliviar o problema. As metas devem ser expressas em termos de comportamento, a fim de que o conselheiro e o cliente possam determinar o progresso do tratamento. O plano ou estratégia é uma atividade específica que liga o problema à meta. Planejar o tratamento é um processo dinâmico, e o contrato deve ser regularmente revisado e modificado apropriadamente.

VI. ACONSELHAMENTO (individual, grupal e outros significados): a utilização de habilidades especiais para assistir a indivíduos, famílias ou grupos na realização dos objetivos através da exploração do problema e suas ramificações, análises de atitudes e sentimentos; consideração de soluções; e tomada de decisões.

Critérios globais:

21. Selecionar uma(s) teoria(s) de aconselhamento para aplicar.

22. Aplicar técnica(s) de assistência ao cliente, grupo e/ou família na exploração dos problemas e suas ramificações.
23. Aplicar técnicas de assistência ao cliente, e/ou família para examinar se o comportamento, atitudes e/ou sentimentos do cliente estão de acordo com os parâmetros do tratamento.
24. Individualizar o aconselhamento de acordo com as diferenças culturais, de gênero e estilo de vida.
25. Interagir com o cliente de uma maneira terapêutica apropriada.
26. Desencadear soluções e decisões do cliente.
27. Implementar o plano de tratamento.

Esclarecimento:

O aconselhamento é basicamente uma relação por meio da qual o terapeuta auxilia os clientes a mobilizarem seus recursos de modo que possam resolver seus problemas e/ou modificar suas atitudes e valores. O conselheiro deve reter suficiente conhecimento para abordar diferentes técnicas de terapia. Esses métodos podem incluir terapia da Realidade, Entrevistas Motivacionais, Terapia Familiar Estratégica, Terapia Centrada na Pessoa, entre outros. Ademais, o conselheiro deve estar apto a explicar a razão de cada método específico que utiliza com determinado cliente. Por exemplo, uma abordagem comportamental pode ser recomendada para clientes que são mais resistentes e manipuladores ou que têm dificuldade em antever as consequências e regular impulsos, enquanto uma abordagem cognitiva pode ser mais adequada para clientes que sejam depressivos, porém perspicazes e articulados. Ademais, o terapeuta deve ser capaz de esclarecer a abordagem por ele escolhida nesse contexto, seja individual, grupal ou familiar. Por fim, o terapeuta deve ser capaz de elucidar por que tal abordagem ou contexto varia durante o tratamento.

VII. GERENCIAMENTO DE CASO: atividades que reúnem serviços, agências, recursos ou pessoas dentro de uma estrutura planejada de ação para o alcance das metas estabelecidas. Pode envolver atividades conjuntas ou contatos colaterais.

Critérios globais:
28. Coordenar os serviços para o tratamento do cliente.
29. Esclarecer de forma racional o gerenciamento das atividades de tratamento e cuidado.

Esclarecimento:

O gerenciamento de caso é a coordenação de vários planos de serviço. As decisões acerca desse gerenciamento devem ser explicitadas ao cliente. Muitos dependentes de álcool e outras drogas tendem a manifestar disfunções em várias áreas quando entram em tratamento. Por exemplo, um dependente de heroína pode ter hepatite, pouca experiência profissional e ainda ficha criminal. Nesse caso, o terapeuta deve monitorar seu tratamento médico, escrever uma referência a algum programa de reabilitação vocacional e cooperar com os agentes do sistema judiciário. O cliente deve também receber outros tratamentos, como terapia familiar e farmacoterapia, dentro da mesma instituição. Essas atividades devem ser integradas ao plano de tratamento, e a manutenção com os profissionais adequados é de suma importância.

VIII. INTERVENÇÃO EM CRISES: esses serviços são emergenciais para quando um dependente de álcool ou outras drogas tem uma crise física ou emocional aguda.

Critérios globais:
30. Reconhecer elementos que levaram o cliente à crise.
31. Implementar um plano de ação imediato para a crise.
32. Aprimorar o tratamento como um todo, utilizando os casos críticos.

Esclarecimento:

Uma crise é decisiva, um episódio crucial no curso do tratamento que pode ameaçar ou até mesmo destruir todo o esforço da reabilitação. Essas crises muitas vezes envolvem diretamente o uso de álcool e outros entorpecentes (como uma *overdose* ou recaída) ou podem ser indiretamente ligadas a eles. Neste último caso, seriam sinais suicidas, um episódio psicótico ou pressões externas para rescindir o tratamento. Se as crises não estiverem descritas especificamente no caso escrito, recorra a algo e descreva uma experiência passada com um cliente. Descreva o cenário completo antes, durante e depois da crise. É imperativo que o conselheiro esteja apto a identificar as crises quando elas vêm à tona, tentar amenizar e resolver o problema iminente, usando eventos negativos para aumentar os esforços de tratamento, se possível.

IX. **INSTRUÇÃO DO CLIENTE: fornecer informação aos indivíduos e grupos interessados sobre o abuso de álcool e outras drogas e dos serviços e recursos disponíveis.**

Critérios globais:

33. Apresentar informação relevante sobre o uso/abuso de álcool e outras drogas para o cliente através de processos formais e/ou informais.
34. Apresentar informação sobre serviços e recursos disponíveis sobre álcool e outras drogas.

Esclarecimento:

A instrução do cliente é promovida de diversos modos. Em certos programas hospitalares e residenciais, por exemplo, uma sequência de aulas formais pode ser conduzida usando um formato didático com materiais para leitura e filmes. Por outro lado, um conselheiro ambulatorial pode fornecer informação para o cliente individual ou informalmente. Além das informações sobre álcool e outras drogas, a instrução do cliente pode incluir uma descrição dos grupos de autoajuda e outros recursos que estão disponíveis para os clientes e suas famílias. O proponente deve ser competente em fornecer exemplos específicos do tipo de instrução oferecida ao cliente e a relevância para o caso.

X. **ENCAMINHAMENTO: identificar as necessidades do cliente que não podem ser satisfeitas pelo conselheiro ou pela instituição e auxiliar o cliente na utilização de outros sistemas de apoio e recursos comunitários à disposição.**

Critérios globais:

35. Identificar necessidades e problemas que a instituição e/ou o conselheiro não podem atender.
36. Explicar a razão do encaminhamento para o cliente.
37. Combinar as necessidades e/ou problemas do cliente com meios adequados.
38. Acatar a aplicação das leis, regulamentos e procedimentos de políticas dos órgãos governamentais para com a proteção da confidencialidade do cliente.
39. Auxiliar o cliente na utilização dos sistemas de apoio e dos recursos comunitários à disposição.

Esclarecimento:

Para que seja competente em sua função, o conselheiro deve estar familiarizado com os recursos das comunidades, tanto de álcool e outras drogas quanto dos demais, e deve estar ciente das limitações de cada serviço e se essas limitações podem impactar negativamente o cliente. Além disso, o conselheiro deve ser capaz de demonstrar um conhecimento prático sobre processos de encaminhamento, incluindo requerimentos de confiabilidade e resultantes da indicação. O encaminhamento está, obviamente, intimamente relacionado ao acompanhamento de perto do caso quando está incluído no processo inicial e contínuo do plano de tratamento. Isso também inclui, contudo, cuidado após alta, planejando encaminhamentos que levem em conta a continuação do tratamento.

XI. **MANUTENÇÃO DE RELATÓRIOS E REGISTROS: mapeamento dos resultados de avaliações e planos de tratamento, escrever relatórios, notas de progresso, resumos de alta e outros dados relacionados ao cliente.**

Critérios globais:

40. Preparar relatórios e registros importantes, integrando informações para facilitar a continuidade do tratamento.
41. Mapear informações pertinentes em curso referente ao cliente.
42. Utilizar informações relevantes de documentos escritos da assistência ao cliente.

Esclarecimento:

A função de manutenção de relatórios e registros é importante. Ela beneficia o conselheiro por documentar o progresso do cliente na realização de suas metas. Isso facilita uma comunicação adequada entre o grupo de trabalho. Isso ajuda o conselheiro/supervisor a fornecer um retorno oportuno. Isso é valoroso para o programa, que pode prover serviços para o cliente mais tarde. Pode reforçar a confiabilidade do programa para sua homologação ou recursos de financiamento. Em último caso, se executado corretamente, fortalece a experiência de tratamento do cliente como um todo. O candidato deve ter uma ação pessoal em relação à função da manutenção dos relatórios e registros.

XII. CONSULTAS COM OUTROS PROFISSIONAIS NO TOCANTE AO CLIENTE EM TRATAMENTO E ATENDIMENTO: relacionar-se com uma equipe de profissionais interna ou externa para assegurar a compreensão e a qualidade do atendimento ao cliente.

Critérios globais:

43. Reconhecer questões que estão além da base do conhecimento e/ou habilidade do conselheiro.
44. Consultar com fontes apropriadas para garantir provisão efetiva dos tratamentos e serviços.
45. Cumprir as leis, regulamentos e normas dos órgãos governamentais que regem a divulgação dos dados de identificação do cliente.
46. Esclarecer as razões para a consulta ao cliente, se oportuno.

Esclarecimento:

Consultas são reuniões para discussão, tomada de decisões e planejamento. A forma mais comum de consulta é a regular, com pessoal interno, onde o caso do cliente é analisado com outros membros da equipe de tratamento. As consultas também podem ser conduzidas em sessões individuais com o supervisor, outros conselheiros, psicólogos, clínicos, acompanhantes e outros prestadores de serviço ligados ao caso.

Uma das diferenças importantes do aconselhamento em dependência química empregado nos EUA e no Brasil parece residir nos pressupostos apontados anteriormente, uma vez que nos EUA o aconselhamento é reconhecido como profissão e seus parâmetros estão delineados com direitos e deveres no regimento dessa profissão.

No Brasil, o aconselhamento em dependência química pode estar mais bem definido na história, coincidindo com a chegada do método Minnesota, em 1977, quando o psiquiatra Sérgio de Paula Ramos trouxe o método dos EUA para a cidade de Porto Alegre, no Rio Grande do Sul, mais especificamente para o Hospital Pinel, onde ele montou uma unidade para tratamento da dependência química. Anos depois, em 1982, John Burns montou, no Rio de Janeiro, a Vila Serena, e mais uma vez o conselheiro passava a integrar a equipe multidisciplinar com outros profissionais com preparo formal, fossem eles médicos, psicólogos, assistentes sociais ou enfermeiros.

A Vila Serena sempre se caracterizou pelo aconselhamento, chamando todos os membros de sua equipe de conselheiros, independentemente de terem preparo formal ou não. Durante um congresso realizado há alguns anos no Rio de Janeiro, John Burns afirmou que a atmosfera da instituição que havia criado teria como principais ingredientes o acolhimento, a energia e a compaixão.

Por que o aconselhamento se mantém como uma abordagem importante em muitos casos de dependência química? Justamente pelo fato de a comunicação entre o cliente e o terapeuta estar condensada de calor humano genuíno, o que faz transbordar o entendimento empático e a troca respeitosa que dá ao terapeuta/conselheiro a capacidade psicológica de sentir o que a outra pessoa sente. O conselheiro adicto parece exercer uma função empática de grande valor sobre o cliente, sobretudo nas situações de crise, valendo-se dos princípios básicos de respeito, empatia e genuinidade.

Outro viés do aconselhamento em dependência química é que essa abordagem, genuinamente chamada de terceira força, além de todo aspecto humanista, acrescentou recursos cognitivos comportamentais, oferecendo ao cliente uma espécie de trilho para sua conhecida confusão mental.

Ao longo do tempo, observou-se a dificuldade de profissionais com preparo formal em tratar de dependentes químicos. Até hoje muitos profissionais preferem trabalhar com clientes com outras psicopatologias, ainda que mais graves. Há aí um paradoxo importante e que deve ser ressaltado. Ao mesmo tempo que profissionais com preparo formal não querem tratar de clientes com dependência química, muitos desses clientes também nutriam certo preconceito em relação aos conselheiros, os quais, por sua vez, também manifestam certa rejeição aos profissionais com preparo formal.

Como salientado previamente, muitas vezes é difícil demarcar as funções de cada profissional no caso específico do conselheiro e do psicólogo. Com o tempo, a demanda de tratamento dos clientes dependentes químicos cresceu muito, bem como surgiram novos medicamentos, novas abordagens, com mais informações circulando e melhores práticas de tratamento, o que aumentou o interesse de outros profissionais para ingressar nesse campo.

O Rio de Janeiro foi um dos lugares onde os profissionais com preparo formal mais resistiram ao interesse pela área da dependência química. Numa entrevista concedida para este livro, o Dr. Raul Caetano, psiquiatra brasileiro há muitos anos radicado nos EUA, disse que o predomínio maciço da psicanálise nos anos 1960 a 1980 de certo modo inibiu que alguns profissionais empreendessem pesquisas, sobretudo epidemiológicas, e se mostrassem mais abertos a novas abordagens psicoterapêuticas. Com isso, muitos profissionais passaram a atuar como conselheiros, mesmo sem preparo formal, mas com grande qualidade, e ocuparam funções que seriam naturalmente desempenhadas sobretudo por psicólogos (até porque seria mais difícil que a função de um médico fosse ocupada por outro profissional). Isso também vem mudando na medida em que, desde 1999, há no Brasil a oferta de cursos de pós-graduação em dependência química que ajudam a qualificar profissionais com preparo formal e excelência de conhecimento.

Profissionais de alguns estados brasileiros se propõem a organizar e a oferecer cursos de especialização em aconselhamento. Muitos desses cursos são de grande excelência técnica, com chancelas dignas de nota, os quais são procurados por psicólogos, médicos, assistentes sociais, enfermeiros e também por adictos em recuperação e familiares de adictos que estejam ou não em recuperação – neste caso, contudo, quem está em recuperação é o familiar. Em boa parte, teremos pessoas sem preparo formal.

Um dado importante, e já destacado, é haver nesse tipo de psicopatologia, além da conhecida falta de limites, as pronunciadas ausências de direção. Cabe observar em muitos centros de recuperação e comunidades terapêuticas o encantamento de alguns pacientes com os terapeutas, principalmente com os conselheiros, como se vislumbrassem ali uma saída, uma direção perdida ou que nunca existiu.

A regulamentação da profissão ajudaria a demarcar com clareza os papéis de todos os envolvidos. Como dizia Fritz Perls (terapeuta da Gestalt), a respeito de Barry Stevens, autora do magistral livro *Não apresse o rio, ele corre sozinho*: "[...] e há os terapeutas natos, como Barry Stevens."

Referências

CARNEVALLI, M.A. História do pensamento filosófico. Porto Alegre: Editora Sol, 2011.

ESPINOSA, B. Pensamentos metafísicos. Tratado da correção do intelecto. Buenos Aires: Editora Emecé, 1945.

FLOR, M. Quem foi Carl Rogers? Detalhes que a história não conta. Espaço Viver Psicologia. Disponível em: https://www.espacoviverpsicologia.com/single-post/quem-foi-carl-rogers. Acesso em: maio 2021.

FONSECA, A. Trabalhando o legado de Rogers: sobre os fundamentos fenomenológicos existenciais. Maceió: Pedang, 1998.

GOODWIN, C.J. História da psicologia moderna. São Paulo: Editora Cultrix, 2010.

KULEWICZ, S.F. The Twelve Core Functions of a Counselor. 4. ed., Pennsylvania: Counselor Publications, 1996.

LAERCIO, D. Vidas, opiniones y sentencias de lós filósofos más ilustres. Tomo II, Buenos Aires: Editora Emecé, 1945.

MAY, R. A arte do aconselhamento psicológico. Petrópolis: Editora Vozes, 1982.

MOREIRA, V. Revisitando as fases da abordagem centrada na pessoa. Estud Psicol, Campinas, dez. 2010; 27(4):537-44. Disponível em: http://www.scielo.br/scielo.php?script=sci_arttext&pid=S0103-166X2010000400011&lng=en&nrm=iso. Acesso em: maio 2021.

NIETZSCHE, F. A genealogia da moral. Editora Novo, n/d.

ROGERS, C.R. Psicoterapia y relaciones humanas. Tomo I, Editora Alfaguara, 2010.

ROGERS, C.R. O tratamento clínico da criança problema. Rio de Janeiro: Editora Martins Fontes, 1978.

SCORSOLINI-COMIN, F. Aconselhamento psicológico – Aplicações em gestão de carreiras. São Paulo: Editora Atlas, 2015.

SOMMERS-FLANAGAN. Teorias de aconselhamento e de psicoterapia. Editora NTC, s/d.

SUPER, D.E. Transition from vocational guidance to counseling psychology. Journal of Counseling Psychology, 1995.

WOOD, J.K. Abordagem centrada na pessoa. Editora Edufes, 1995.

Capítulo 23

Terapia Familiar

Luiz Guilherme da Rocha Pinto • Marcia Prisco • Ludmilla Furtado

■ O início

O campo da terapia familiar se desenvolveu a partir da contribuição de muitas áreas de conhecimento. Portanto, pode-se dizer que ela não tem propriamente um autor, mas que começou a ser desenhada mais ou menos na década de 1950. Parece ter acontecido uma conexão interessante entre diversos autores e profissionais clínicos – a maior parte deles atuantes nos EUA – que militavam com outras abordagens, mas que compartilhavam a importância do papel da família e da necessidade de levá-la em consideração em suas perspectivas terapêuticas.

A hipótese principal da recém-nascida teoria considerava o comportamento de uma pessoa muito mais a manifestação das questões familiares do que uma perturbação psicológica específica daquele sujeito, ou seja, o indivíduo "com problemas" seria na verdade uma espécie de porta-voz das questões desestruturantes ou disfuncionais familiares, que precisavam ser percebidas, identificadas e elaboradas. Vejamos o que René Thom, matemático francês que desenvolveu a Teoria da Catástrofe, diz sobre o tema:

> [...] quando de uma crise, a função está frequentemente perturbada, enquanto a estrutura permanece intacta. Quanto à catástrofe, há uma descontinuidade observável, uma rachadura que compromete a estrutura [...] (THOM, 1989).

Interessante observar que a teoria familiar sistêmica foi construída de um modo diferente, bastante particular. Seus principais pilares não vieram, como em outras abordagens, de teorias da personalidade, do inconsciente, da cognição ou de estudos do comportamento. As bases dessa abordagem são oriundas da física, da engenharia e da biologia:

É o caso da teoria sistêmica do biólogo austríaco Karl Ludwig von Bertalanffy, que parte do princípio de que qualquer organismo é um sistema, o que implica a existência de uma ordem dinâmica entre vários componentes e processos em mútua interação. Quando aplicada à estrutura familiar, vê-se que ela apresenta princípios identificados com as propriedades presentes no sistema, dentre as quais se destacam as de auto-organização, autorrenovação e autotranscendência (BRUSCAGIN, 2010).

O período após a Segunda Guerra Mundial conferiu aos EUA um clima favorável para o desenvolvimento de diversas áreas e muitas transformações. Na área da saúde, houve investimento em pesquisas para diversos tipos de tratamento, entre eles o de saúde mental. Muitas pessoas voltaram do confronto com o que era denominado neurose de guerra, atualmente chamado estresse pós-traumático.

Com recursos e esforços de pesquisa, os sobreviventes começaram a receber tratamentos psicológicos e psiquiátricos baseados no conhecimento e nos medicamentos disponíveis na época. É então que a terapia familiar sistêmica começa a ser desenvolvida, uma vez que o sujeito retornava da guerra e quase sempre voltava a conviver com a família. Era necessária uma reintegração, pois muitas vezes aquele núcleo já havia se preparado para funcionar sem a presença daquela pessoa, que precisava conquistar – ou reconquistar – seu espaço.

A abordagem familiar passou a se tornar necessária e, sobretudo, efetiva, trazendo mais rapidez e consistência aos tratamentos. Além da situação marcante do pós-guerra, alguns pacientes conseguiam, por meio do tratamento individual psicoterapêutico, uma melhora efetiva. Em muitos casos observava-se que as famílias (quem diria!) sabotavam o tratamento; e o que foi possível descobrir a partir daí é que em algumas situações a família não suportava a melhora daquele parente em tratamento.

Na prática da terapia familiar utiliza-se o que atualmente é a referência mundial mais aplicada: a divisão da vida familiar em vários ciclos. Então, o primeiro ciclo seria quando os jovens solteiros decidem sair de casa; depois, segue com a união de duas famílias no casamento; o terceiro ciclo inicia-se com a formação do novo casal; na sequência viriam a chegada dos filhos, a infância dos filhos, a entrada na adolescência, a maturidade dos filhos, que seguem em frente; por fim, o núcleo parental chegando ao estágio tardio da vida.

Em razão das diferenças culturais, aquilo que se aplica ao Brasil não funciona da mesma maneira, por exemplo, nos EUA. Por conta disso, depois de uma pesquisa realizada com algumas famílias de classe média em São Paulo, a professora e pesquisadora Ceneide Cerveny, da Pontifícia Universidade Católica de São Paulo (PUC/SP) e do Núcleo de Família e Comunidade (Nufac/SP), propôs outra visão para nossa realidade, em quatro fases: a de aquisição, a adolescente, a fase madura e a última – cada uma delas intermediada por etapas de transição, incluindo aí famílias que fogem à regra.

Vários são os autores e profissionais considerados pioneiros da terapia familiar – entre eles: Nathan Ackerman, Don Jackson, Paul Watzlawick, James Framo, Gregory Bateson, Jay Haley, John Weakland, Virginia Satir, Murray Bowen, Carl Whitaker, Gianfranco Cecchin, Peggy Papp, Salvador Minuchin, Ivan Boszormunyi-Nagy, Albert Scheflen, Maurizio Andolfi, Betty Carter e Monica McGoldrick.

■ Terapia familiar no Brasil

As bases da terapia familiar foram fincadas em solo brasileiro na década de 1970 e permanecem bem vivas até os dias de hoje, contando com muitos adeptos. A intenção aqui não é abordar exatamente "A" história, mas seguramente uma possível história (ou estória, em alusão à professora Daniela Romão-Dias, da PUC-Rio).

Vamos começar com uma referência a três psicólogas que fizeram parte desse pioneirismo, ao introduzirem a terapia de família no país: Anna Maria Hoette, Gladis Brun e Lúcia Ripper – as três profissionais se uniram, depois de concluírem suas formações em instituições no exterior, e fundaram o Centro de Famílias e Casais (Cefac). Gladis fez sua formação na Argentina, enquanto Anna Maria e Lúcia foram para os EUA. Segundo Gladis, as três psicólogas tinham em comum o desejo de "sair do pensamento do um para pensar o um num meio específico que se repetia, em que se repetiam as comunicações" – além disso, apesar de Anna e Lúcia serem mais da abordagem sistêmica pura, Gladis tinha a psicanálise, digamos, *under her skin* e começava a empreender também a partir do psicodrama, mas as três se complementavam muito bem.

Os debates no início dos anos 1980 giravam em torno do divórcio, que ainda estava "aprendendo a andar" no Brasil (BRUN, 1978) – a lei do divórcio foi sancionada no cabalístico ano de 1977, em meio a muitas discussões sobre a homossexualidade. Além disso, a própria abordagem de terapia de família buscava o que podemos chamar de assentamento, pois ainda era vista com certo preconceito por determinados profissionais da área da psicanálise, que reinava poderosa dentre as abordagens psicoterapêuticas. A terapia familiar, pela ótica de muitos psicanalistas, era superficial e muito "manualizada", quase que executora de métodos.

Gladis, ao ser entrevistada para este livro, se emocionou ao falar do construtivismo e do construcionismo – porque nunca abandonou a psicanálise e porque durante um tempo se angustiou ao ter de ir "prá lá e prá cá", sentindo-se como se não tivesse consistência teórica em sua abordagem. Até que surgiu o discurso do construcionismo, que defendia não existir verdade, não existir caminho do correto, mas situações circunstanciais, construídas, colocando a verdade entre aspas. Então ela percebeu que vinha fazendo diferentes construções: "Como uma coreografia, em que você pode acentuar iluminações." Continuava a ser marcada pela psicanálise, com o uso do divã etc., mas também atuando como terapeuta de família e formadora de terapeutas de família, primeiro no Cefac, depois no Instituto de Terapia de Família (ITF).

O monopólio da psicanálise foi sendo atravessado por outras abordagens, até mesmo da própria psicanálise, e, a partir dessas outras abordagens, foram surgindo novas versões, mas o que parece prevalecer é que o bom clínico será sempre o bom clínico, como diz William Miller, da Universidade do Novo México, uma das referências no campo da *entrevista motivacional*: parece que o estilo do terapeuta tem grande influência no curso do tratamento. Nesse sentido, Gladis sinaliza que todo terapeuta que aprendeu a perguntar, que se enquadrou no conceito de *curiosidade genuína* criado por Gianfranco Cecchin[1], parece ter uma boa disponibilidade para conhecer de fato aquela família. Ela diz:

> [...] Quando eu recebo um paciente ou uma família, a melhor metáfora é: que país é este? Eu estou entrando em que país? Qual idioma é falado aqui? Tenho visto

---

[1] Gianfranco Cecchin (1932-2004) foi um psicoterapeuta italiano que integrou o que ficou conhecido como Escola de Milão: um grupo de psiquiatras e psicanalistas, entre eles Mara Selvini Palazzoli, Giuliana Prata e Luigi Boscolo, que desenvolveu a teoria sistêmica, a qual busca ressaltar mais o conjunto em vez das partes. O grupo propôs conceitos que inovaram e apresentaram recursos e ações que pudessem envolver os membros da família.

para quanto tempo? Quais são as regras? Como são os protocolos? Como são as hierarquias? Qual a moeda usada neste país? Quais são suas leis, sua constituição, suas regras? [...]

Como salientado previamente, a terapia familiar sistêmica se estabeleceu no Brasil e permanece sólida, formando pessoas, promovendo pesquisas no campo acadêmico, e aos poucos se tornou uma alternativa sólida de abordagem psicoterapêutica. Em 1982 aconteceu o primeiro Encontro Nacional de Terapia Familiar, em São Paulo, sob a coordenação de Mathilde Neder e Cléa Palanick Pilnick. Em 1993 foi criada, também em São Paulo, a Associação Paulista de Terapia Familiar (APTF), e em 1994 surgiu a Associação Brasileira de Terapia Familiar (Abratef).

Não se pode deixar de ressaltar a importância de Moisés Groisman, que vem formando profissionais em seu conhecido Núcleo de Pesquisas Moisés Groisman há muitas décadas, além de atender famílias e casais.

■ Terapia familiar em dependência química

> [...] Oprimido pelo peso das lealdades transgeracionais, aterrorizado pelas missões impossíveis que lhe são confiadas, atormentado pela grandeza de suas exigências pulsionais, o drogado pactua com sua droga [...]
> (Sylvie Angel e Pierre Angel, 1989)

O trecho usado como epígrafe, de Sylvie e Pierre Angel, além de uma conceituação brilhante, parece um poema e demonstra com clareza que o tratamento das famílias de adictos deveria ser uma prioridade por ser um dos principais fatores etiológicos. No entanto, como ressaltado, os percursos da oferta de tratamento para as adicções não parecem ter sido lineares, ou seja, como muitas vezes ocorre, uma doença é identificada e os empreendimentos de tratamento vão acontecendo progressivamente.

Obedecendo à mesma linha dos tratamentos individuais, poucos foram os psicólogos e psicanalistas que se interessaram por tratar das famílias de adictos. Quem deu conta dessa demanda de tratamento, num primeiro momento, foram os grupos anônimos de mútua ajuda: o Al-anon (dirigido a amigos e familiares de dependentes químicos), o Nar-anon (familiares de dependentes de outras drogas) e ainda o Alateen e o Narateen (o primeiro voltado para as famílias de adolescentes dependentes de álcool e o segundo para dependentes de outras substâncias). Esses grupos foram formados por pessoas que, a exemplo dos grupos de voluntários voltados a dar suporte a pessoas com problemas de compulsão dos mais variados tipos, como droga, álcool, sexo e fumo, entre outros, criaram pequenos núcleos para acolher e orientar as famílias dos dependentes.

Cabe também observar que nos diversos tratamentos que começaram a surgir no Brasil, em fins dos anos 1970 e início dos 1980, tivemos profissionais que foram se adaptando à função de tratar de familiares dos dependentes, ou seja, muitos conselheiros, fossem esses alcoólicos ou adictos em fase de recuperação, como muitos familiares, também em fase de recuperação, passaram a se voltar para o cuidado com as famílias, como é o caso de um dos organizadores deste livro, Luiz Guilherme, que trabalhou em duas equipes do Centro de Recuperação para Dependentes Químicos (Credeq) – uma das maiores iniciativas de política pública que já existiram no Brasil. Enquanto uma equipe tratava apenas dos pacientes internados, algo em torno de 30 dependentes, a outra atendia os familiares dos internos. Os familiares eram recebidos aos sábados e chegavam a 60 ou 70 pessoas. A equipe que atendia as famílias contava com 10 conselheiros, a maioria sem preparo formal. O programa familiar acabava contando com quase 100 pessoas, incluindo os internos, e era uma dinâmica muito efetiva, com a participação de todos.

Vale destacar, também, o trabalho desenvolvido pela psicanalista Miriam Schenker, uma das precursoras na busca por formação na área de terapia de família, quando, ao fazer doutorado, conheceu a terapia sistêmica e partiu à procura de uma formação, num primeiro momento, nos EUA, com Jay Haley e Salvador Minuchin, dois autores e profissionais pioneiros na área da terapia de família. Ao voltar para o Brasil, Miriam retomou sua formação com outras precursoras, já mencionadas anteriormente: Lúcia Ripper, Ana Maria Hoette e Gladis Brun. Ainda investindo em sua formação, Miriam voltou novamente ao exterior, dessa vez à Itália, para estudar com Maurizio Andolfi, com quem desenvolveu seus estudos por cerca de 10 anos consecutivos.

Em 1986, quando foi criado o Núcleo de Estudos e Pesquisa em Atenção ao Uso de Drogas (Nepad), da Universidade do Estado do Rio de Janeiro (Uerj), Miriam Schenker se tornou referência em terapia de família para adictos e uma das únicas pessoas com conhecimento especializado e formal sobre o tema, sem ter outros profissionais com quem pudesse trocar a respeito do assunto. Até então, o olhar do tratamento era muito voltado para o paciente, numa abordagem individual, fosse ela psiquiátrica, fosse psicoterapêutica. Esse horizonte se ampliou a partir do trabalho de Miriam, que praticamente inaugurou uma visão sistêmica familiar. Ela destaca a resiliência das famílias, mesmo as que experimentam situações mais desfavoráveis, como um fator importante e favorável nessa relação entre terapeutas, família e dependentes.

Em sua entrevista, Miriam Schenker chamou atenção também para a vulnerabilidade social progressiva como um dos fatores etiológicos importantes nos casos de adicção. Os adictos em situação de vulnerabilidade social buscam alívio, esquecimento e sociabilização a partir do uso das substâncias.

Entre a década de 1980, quando o Nepad foi criado, e o início dos anos 1990, havia uma grande carência na literatura específica sobre o tratamento das adicções e consequentemente uma abordagem que envolvesse as famílias. Em outras palavras, o que havia de mais científico e qualificado nessa área precisava ser importado, geralmente dos EUA, da Argentina e da Europa. Em três décadas isso mudou bastante, e hoje é possível encontrar publicações de muito boa qualidade em português, de profissionais que estão se qualificando academicamente.

Uma dessas publicações é o livro escrito por Roberta Payá, *Intervenções familiares para abuso e dependência de álcool e outras drogas*. Nessa obra, a autora afirma que "toda prática que desenvolve alguma ação para um membro da família pode ser compreendida como terapia familiar". Isso corrobora o que dissemos anteriormente sobre o Credeq, que desenvolvia um programa familiar com uma abordagem que aproveitava a motivação dos familiares dos pacientes, os quais iam duas vezes por semana ao Centro: uma para visitar o parente internado e a outra para participar do programa, numa tentativa de interpelar e acolher, para em seguida informar e depois conscientizar, de modo que que as principais questões familiares pudessem ser de fato elaboradas com a continuidade do tratamento, estando o familiar adicto em recuperação ou não. Vale ressaltar que, nos centros de recuperação, a sequência descrita, em casos de pleno êxito com a família, chega até a conscientização, pois a última etapa, a de elaboração, é um trabalho focado na família nuclear para que as questões específicas dessa família possam ser de fato elaboradas.

Muitos autores ressaltam as características dos profissionais que decidem trabalhar com dependentes químicos e com as famílias desses pacientes. Algumas dessas características são elencadas num artigo de dois especialistas no tema, Flávio Pechansky e Lester Luborsky (2005), que propõem uma reflexão importante: "[...] por que alguns terapeutas têm disposição de tratar pacientes com problemas decorrentes do uso de álcool e drogas, se estes são tidos como pouco responsivos ao tratamento? Por que tratá-los, se o seu tratamento é tido como pouco gratificante para os profissionais que investem em seu atendimento?"

As características sugeridas por Pechansky e Luborsky são:

- Não fazer nada que interfira na tendência do paciente de estabelecer uma ligação com o terapeuta.
- Ouvir com uma atitude de compreensão e simpatia.
- Evitar modificar as defesas nas quais o paciente se baseia para obter suporte e poder funcionar.
- Ter uma posição esperançosa com relação ao paciente atingir objetivos.
- Atentar para o estágio em que a aliança se encontra.
- É fundamental perguntar detalhadamente sobre tudo o que não entender. Dependentes químicos e famílias são sempre muito solícitos em prestar informações quando compreendem o real envolvimento do terapeuta em seu tratamento.
- Não é adequado adotar uma postura passiva e expectante, a qual não tem qualquer vantagem sobre uma atitude de indagação mais direta.

O profissional também precisa ter em mente que as famílias que enfrentam problemas de abuso e dependência apresentam características semelhantes. No entanto, suas particularidades devem ser consideradas para um bom desfecho da intervenção. Essa ideia nos remete ao conceito de Décio Gurfinkel, que chama a atenção para o fato de num recorte grande de adictos, como em Narcóticos Anônimos, por exemplo, haver necessariamente uma unidade dentro de uma diversidade, e é então que podemos retomar o conceito de curiosidade genuína, defendido por Gianfrancesco Cecchin, porque ele garante que a família possa ser ouvida, compreendida e mais orientada com o discurso que vai se construindo a partir da escuta. Trata-se de uma abordagem construtivista, que acolhe e permite a criação de possibilidades para o atendimento de diversos membros da família.

De acordo com Cecchin:

> [...] como terapeuta construtivista, sugiro a todos serem terapeutas irreverentes:
>
> – o terapeuta irreverente tende a ter muitos líderes, porém não presta obediência a nenhum modelo único ou teoria em particular (adotar uma posição irreverente é ser ligeiramente subversivo em relação a qualquer verdade concretizada);
>
> – eu acredito, de alguma forma, que o terapeuta irreverente ilustra a sensibilidade pós-moderna, quando reconhece que o contexto relacional propicia os limites terapêuticos e também suas possibilidades;
>
> – o terapeuta assume a responsabilidade sobre seus atos e opiniões, a irreverência permite ao terapeuta atrever-se a usar suas tendências e preconceitos. Assim, ele pode entrar neste novo relacionamento com o propósito de redescobrir ou de reconstruir seu lugar na relação terapêutica, o que vai tornar a conversação terapêutica (CECCHIN, 1991).

No construtivismo, a base consiste em se produzir, junto com a família, o entendimento de padrões relacionais repetitivos, que muitas vezes são alimentados ou causam o sintoma familiar. Em outros termos, constrói-se com a família outro olhar sobre cada um dos membros e acima de tudo sobre as relações do sistema como um todo, pois angústias e sentimentos que pareciam inexistentes são colocados e se tornam perceptíveis para os demais. Desse modo são desconstruídas famílias-padrões e versões fixas, nunca antes questionadas, de uns sobre os outros, abrindo-se uma grande porta a partir da qual cada membro refaz seus olhares.

A força da pergunta elaborada pelo terapeuta é de expansão e desconstrução de paradigmas anteriores. É interessante porque para alguns isso cria certo paradoxo, pois a família que está chegando muitas vezes está completamente perdida, precisando de direção, de bússola, de certo comando. Em muitos desses atendimentos, num primeiro encontro, a família sai do consultório diretamente para uma internação, que pode ser voluntária ou involuntária. Em todo esse processo, uma curiosidade genuína será sempre bem-vinda.

Na publicação da Roberta Payá, citada previamente, há menção a algumas características dos sistemas familiares dos usuários de drogas, as quais foram resumidas por Stanton e Todd:

- Alta frequência de drogas e dependência multigeracional.
- Expressão rudimentar e direta do conflito familiar com parcerias entre os membros de modo explícito.
- Mães com práticas simbióticas quando os filhos são crianças, estendendo-se muitas vezes por toda a vida.
- Coincidência de mortes prematuras não esperadas dentro da família.
- Tentativas dos membros de se diferenciarem entre si, como uma pseudoindividuação, mas de modo frágil, em virtude das regras e dos limites que deveriam ordenar o funcionamento e, no entanto, estão distorcidos (PAYA *apud* STANTON & TODD, 2017).

■ Crianças e adolescentes em famílias de adictos

Quando pensamos em crianças e adolescentes convivendo próximos do alcoolismo e da adicção, nos deparamos com várias possibilidades que merecem ser mencionadas. Em primeiro lugar, essa situação costuma ser vivenciada dentro de uma comunidade, desde um condomínio de luxo até uma comunidade carente. Miriam Schenker chama a atenção para o alto risco de exposição de crianças e adolescentes que convivem em comunidades com pronunciadas vulnerabilidades sociais. Em locais com razoáveis recursos, a convivência da criança e do adolescente com situações envolvendo alcoolismo e adicção vai remeter às resiliências das famílias e das próprias crianças e adolescentes.

Há ainda a possibilidade, bem conhecida por aqueles que trabalham com essas desafiantes psicopatologias, de crianças e adolescentes convivendo com alcoolismo e adicção dentro da própria família, quando os riscos são muito importantes no sentido de como eles irão sofrer o impacto dessa proximidade. Mais uma vez, podemos dizer que o que vai contar é a resiliência da família e a do próprio adolescente, além da possibilidade de algum tipo de tratamento que possa contemplar essa família. Nunca é demais ressaltar que, para a saúde mental, resiliência é a capacidade do sujeito e da família de flexibilização, de adaptabilidade e de resolver dificuldades.

Quando uma família é contemplada com algum tipo de tratamento, independentemente de o alcoolista ou adicto estar envolvido nesse processo, de estar ou não em recuperação, a abordagem a essa criança ou adolescente precisa ser muito cuidadosa. Doutor Luiz Guilherme viu isso de perto em duas instituições em que trabalhei: no já citado Credeq, onde estive entre 1989 e 1991, e depois no DQ Centro, de 1991 a 1993. Em ambos os lugares, as crianças e adolescentes eram acolhidos e abordados por conselheiras em dependência química, jovens que tinham em comum o fato de terem algum familiar adicto ou alcoolista que já havia experimentado tratamentos parecidos. Esse acolhimento era realizado com competência, cuidado e respeito. Em 1991, por exemplo, tivemos o caso de um paciente de 39 anos, que tinha três filhas com idades variando entre 8 e 13 anos. Durante o tempo de sua internação, que durou cerca de 10 semanas, as meninas eram recebidas aos sábados para um trabalho de acolhimento, informação e conscientização compatível com a idade delas.

Há circunstâncias em que as crianças e adolescentes convivem com a chamada situação ativa de um familiar, ou seja, vivenciam durante ceta época a pessoa beber ou usar algum tipo de substância psicoativa de maneira compulsiva, mas em seguida acompanham a recuperação desse indivíduo. Nem sempre esse período representa uma boa experiência, pois o resgate e a reocupação do espaço dessa pessoa na família podem não ser simples. Imagine, por exemplo, um pai que esteve ausente por conta do alcoolismo ou da adicção e que, ao iniciar sua recuperação, começa a tentar colocar limites para um filho adolescente que não o reconhece suficientemente nesse lugar, ou seja, na função paterna.

Ainda sob esse aspecto, precisamos considerar as chances de recaída do familiar em recuperação e como a criança ou adolescente sofrerá com o impacto. O episódio pode ser único, e o adolescente ou a criança pode ser preservado disso, mas os episódios também podem ser frequentes, e as crianças serem vítimas de abuso de ordem emocional (mais frequente), física ou até mesmo sexual. Elas podem presenciar internações habituais, sejam voluntárias ou involuntárias. Dentro do quadro de abusos, não raro acontecem episódios de roubo de dinheiro ou objetos das crianças e dos adolescentes por parte do alcoolista ou adicto – tivemos um caso emblemático em que um paciente levou um aparelho de videogame para trocá-lo por droga; quando a criança se deu conta, perguntou para a mãe e então constataram que o aparelho havia sido levado.

Em outra situação, sem muitas referências na literatura, a criança já nasce num ambiente em que seu familiar alcoolista ou adicto está vivendo o processo de recuperação. Os profissionais ainda não entraram em consenso quanto a isso, havendo até mesmo discussões acaloradas sobre o assunto. A polêmica costuma ser: deve-se falar com a criança a respeito da dependência de seu familiar? Já ouvi muitas opiniões e gostaria de destacar a de Sérgio de Paula Ramos, várias vezes citado neste livro, que argumenta que todos têm o direito de saber a respeito de sua genética. O importante é entender o momento ideal para contar.

A seguir, para tratar de forma mais humanizada sobre o assunto, será descrito um caso atendido e registrado pela psicóloga Márcia Prisco, Gestalt-terapeuta especializada em adicções, com preparo formal em terapia de família e psicoterapia infantil.

O caso Bebete – Marcia Prisco

Primeiro gostaria de falar um pouco sobre meu interesse por atendimentos com crianças. Sou psicóloga, pós-graduada em Gestalt-terapia, família e crianças. Durante o curso na faculdade de psicologia, comecei a trabalhar/estagiar num centro de recuperação para dependentes químicos.

Por que fui levada para essa área? Na época eu não sabia, achei que era "apenas" uma oportunidade, mas foi lá que descobri, aos 20 e poucos anos, que meu pai é um alcoólatra! Uau!

Depois de alguns anos, de algumas pós-graduações e de atendimentos familiares, comecei a perceber o quanto as crianças muitas vezes são poupadas de explicações, clareza e entendimento de situações que por vezes os pais/responsáveis pensam que elas serão incapazes de entender, mas eles esquecem que as crianças vivem e fazem parte daquele sistema e que todos os ruídos, cochichos e expressões são percebidos por elas.

Passei a refletir que se eu tivesse me dado conta desde criança de que meu pai era um doente alcoólico talvez meu sentimento e entendimento em relação a ele fossem mais claros e infinitamente menos confusos, e o quanto isso teria repercutido em minha vida adulta e em meus relacionamentos.

Foi assim que um dia a mãe de Bebete me procurou e marcamos um atendimento. Bebete estava com 7 anos. Pais separados, de fato, desde que Bebete tinha 1 ano e 6 meses. Mas o afastamento já existia desde os 5 meses da filha. O pai, um dependente químico de muitos anos, com algumas internações e muitas recaídas. Tanto o pai como a mãe estavam casados com outras pessoas naquele momento. Nenhum dos dois teve filhos nesses novos matrimônios.

A expectativa da mãe ao procurar terapia para a filha era dar suporte para que a menina soubesse da doença do pai, porque até então ela "não sabia". O tempo todo a mãe demonstrou preocupação com a filha, por ela estar exposta a passar por alguma situação desagradável em consequência do uso de drogas do pai. As recaídas dele haviam começado ainda na gravidez, portanto isso já fazia parte do mundinho da Bebete.

A vida daquela criança se inicia com pais separados e já com aquele "clima" das recaídas, conversas "escondidas", cenas esquisitas e segredos. Em conversa com o pai, ele diz que está de acordo com a terapia, mas a expectativa é sobre como vai ser dito para a filha que ele é um dependente químico.

Bebete é uma criança bem esperta, participativa, comunicativa e se apresenta confiante. Penso que ela percebe muitas coisas, sabe e sente muitas coisas também, e o que ela precisa é aprender a se expressar de maneira saudável. O espaço terapêutico para a criança autoriza que ela se expresse. Viver num ambiente em que se finge que não há nada de diferente acontecendo ou dizer que não existe um problema é enlouquecedor. Bebete precisava saber a verdade gradativamente.

Ela tem um vínculo forte com o pai e preserva a imagem dele. Propus uma atividade na qual eu lhe apresentava alguns animais e ela deveria escolher um para representar a figura do pai. Bebete escolheu o leão. Quando perguntei o motivo de sua escolha, ela disse que era porque seu pai era forte.

Quando está na casa do pai, ela costuma brincar com jogos eletrônicos e conta: "Ele gosta que eu jogue, porque assim ele pode sair de casa; mas eu não ligo, cada um faz o que quer." Com essa frase foi possível perceber que de algum modo ela estava tentando proteger a figura paterna e o quanto talvez ela já se preocupasse com ele, mesmo sem "saber" de sua condição de dependente químico. Essa preocupação com o pai se confirmou mais à frente no tratamento.

Com a mãe ela também tem uma relação bem forte e morre de medo de ter um irmãozinho. Fica muito aborrecida quando pensa nessa possibilidade. Os pais estavam de acordo com a terapia, e entendi que para Bebete era necessário abrir um espaço para que ela se expressasse e entendesse a realidade que a cercava, desmistificando os medos e as fantasias que ela poderia ter ou vir a criar em relação a fatos como a doença do pai ou a possibilidade de ganhar um irmão (mistura entre ganhar e perder).

Ao longo do tratamento, trabalhamos muito a habilidade dela de diferenciar o EU-TU e o TU-ISSO, o que é dela e o que é do outro ou da coisa. Dar a Bebete a legitimidade de saber que o pai pode ter um problema, mas é o pai que ela tem, ajudá-la a compreender isso é livrá-la de qualquer possibilidade de se sentir responsável por proteger a imagem do pai.

Nesse tempo em que Bebete iniciou a terapia, o pai continuava a ter algumas recaídas e com isso deixou de estar presente em vários compromissos com a filha. No meu ponto de vista, a menina estava "pronta" para receber a notícia e saber a verdade. A essa altura, o pai já estava há meses sem vê-la, e entre uma recaída e outra precisou ser internado.

Bebete apresentava traços de ansiedade e insegurança; de alguma maneira ela se culpava pelo sumiço do pai e introjetava uma rejeição e baixa autoestima. Ela precisava saber a verdade. A mãe, então, chamou-a para uma conversa e falou sobre o alcoolismo do pai; disse que ele estava no hospital, se tratando, e explicou que o alcoolismo é uma doença. Bebete falou: "Agora eu entendo um monte de coisa", e aparentemente ficou bem.

Foram muitos altos e baixos durante o tempo de terapia, mas foi muito importante ela ter tido aquele espaço para expressar sua raiva, seus medos e preocupações. Acredito no êxito do tratamento por dar a ela o poder de separar o que é dela e o que é do outro, se colocar no lugar de uma criança e não de uma adulta responsável pelo pai, e também porque alcançamos o objetivo inicial, que era contar a verdade para a menina. Ela esteve em tratamento por aproximadamente 2 anos.

■ Formatos e abordagens familiares em casos de adicção

Ao longo deste capítulo, passamos por alguns tipos de abordagens e formatos que podem ser adotados no tratamento de dependentes e seus familiares. Agora vamos especificar melhor cada um deles, considerando o contexto histórico.

Intervenção tradicional

Até a década de 1980 havia pouca literatura em português sobre o tema adicção e dependência química. Uma das únicas universidades no Brasil a ter uma disciplina que abordava o alcoolismo e adicções era a PUC, no Rio de Janeiro, com a professora Eliana Freire (o Capítulo 8 traz um depoimento que ilustra bem o contexto e as condições que a fizeram trabalhar com o tema). Eliana era então uma das detentoras do melhor material bibliográfico sobre adicções, mas tudo em inglês. A partir dela, outros profissionais passaram a ter o primeiro contato com o assunto e a conhecer as publicações disponíveis no exterior. Um desses livros trata exatamente da intervenção tradicional. Ele narra a história de uma família que busca orientação para o tratamento de um parente acometido por alcoolismo ou adicção. O detalhe importante dessa situação é que a pessoa não quer se tratar.

Então, a abordagem consiste em, por intermédio da família, mobilizar o adicto para o tratamento. O profissional reúne essas pessoas e avalia, ao fazer a anamnese, se a intervenção está indicada ou não para aquele caso. Em caso afirmativo, acontecem alguns encontros para ensaiar o "dia D". O objetivo do "dia D" é que o profissional e a família convençam o adicto a aderir ao tratamento. Essa abordagem é muito interessante e chegou a ser tema de um curso ministrado por uma das autoras deste livro, Selene Franco Barreto, com outros profissionais, no qual o passo a passo era exaustivamente ensinado e, sobretudo, ensaiado.

Num dos exemplos de grande êxito dessa abordagem, conduzido pela equipe de Selene, a família de uma mulher alcoolista pediu ajuda, e os profissionais, adotando uma estratégia brilhante, sugeriram que a família filmasse a mulher durante a festa de aniversário da filha, evento no qual todos tinham certeza de que ela estaria alcoolizada. O vídeo foi usado no "dia D", e isso foi decisivo para convencer a mulher a aceitar que precisava se cuidar. Um fato importante a ressaltar é que a intervenção, dentro desse contexto, termina no momento em que começa o tratamento.

Intervenção com internação involuntária

A intervenção com internação involuntária pode acontecer nos mesmos moldes da tradicional, mas aqui a família é orientada pelos profissionais a intervir sem dar chances de negativa ao adicto. Cabe ressaltar que essa possibilidade deve ser sempre a última a ser considerada, em virtude da contundência da conduta. Luiz Guilherme, um dos especialistas nesse tipo de intervenção, sinaliza que, além de ser muito bem orientada, é preciso avaliar se a família consegue bancar emocionalmente tal conduta; e, como acontece idealmente em qualquer tratamento, o passo a passo deve ser paciente e exaustivamente explicado. Quando bem conduzida, a internação involuntária pode ser efetiva, mobilizando a motivação do paciente que não queria se tratar. Um dado histórico importante é que nos anos 1980 e no início dos anos 1990 a conduta de internação involuntária não era tão utilizada como agora, mas é importante frisar que esse tipo de intervenção deve ser cuidadosamente conduzido.

Programa familiar de internações e tratamentos ambulatoriais

O programa familiar, já mencionado neste capítulo, costuma ser adotado nos centros de recuperação, que podem oferecer serviços de internação ou apenas ambulatório. A ideia é dar assistência aos familiares de pessoas que estejam internadas ou em atendimento ambulatorial, embora existam clínicas que oferecem um programa de assistência à família mesmo que o adicto não tenha aderido ao tratamento. Durante o programa, que geralmente tem de 3 a 4 horas de duração, acontecem normalmente duas atividades com um intervalo no meio. Na primeira, é realizada uma palestra informativa sobre alcoolismo, adicção e também sobre os processos familiares comumente presentes nesses casos. Em alguns formatos, o programa consta de cinco a dez encontros.

Grupos multifamiliares

Nesses grupos, como indica o nome, estão presentes famílias de diferentes pacientes sob a coordenação de um terapeuta. O objetivo principal é que elas troquem experiências e encontrem uma identificação que costuma trazer alívio, força, esperança e, sobretudo, competência para uma mudança mais consistente. Aqui, competência precisa ser entendida como algo que se tornou possível, ou seja, a família se capacitou no sentido de lidar com uma situação muito difícil para a qual seguramente não estava preparada.

Terapia familiar sistêmica e terapia de casal

Esse é o formato mais formal de capacitação para profissionais que queiram trabalhar no atendimento a famílias com muitos membros ou casais que buscam a terapia para entender alguma questão. Há casos de alcoolismo ou adicção em que o terapeuta de família ou de casal pode ser o primeiro profissional a receber o pedido de ajuda ou o que vai diagnosticar o problema a partir dos primeiros atendimentos. Além dessa possibilidade, o trabalho com o núcleo familiar ou com o casal deve ser bastante estimulado quando o paciente está de fato em reabilitação, para que esse processo possa ajudar a família a sedimentar a recuperação.

■ Família e política de assistência social: breve relato

Sobre a política com famílias

Embora as políticas públicas no Brasil tenham sido alvo de ideais e movimentos caritativos, elas foram pautadas por segmentos, como os direitos da mulher, os direitos da criança e do adolescente e os direitos do idoso. As famílias, de modo especial, foram amparadas por assistencialismo, principalmente de cunho religioso e com forte viés moralizante, e apenas mais recentemente foram selecionadas como alvo de políticas públicas.

Hoje, a família tem lugar garantido no discurso das políticas públicas como um direito. Um dos objetivos do Plano Nacional de Assistência Social (PNAS) é "assegurar que as ações no âmbito da assistência social tenham centralidade na família e que garantam a convivência familiar e comunitária".

Entende-se família como "um sistema vivo, em constante transformação, um organismo complexo que se altera com o passar do tempo, para assegurar a continuidade e o crescimento de seus membros" (ANDOLFI, 1984).

As famílias recebem pouco apoio dos serviços públicos, seja porque eles não existem ou são muito deficientes, seja porque essas famílias não sabem como acessá-los ou mesmo perderam a confiança neles.

Muitas vezes, essas famílias têm muitos filhos, e essas gerações convivem com valores muito diversos, desde avós referenciadas numa cultura de origem rural, adultos inseridos em culturas variadas e jovens atuando como representantes de uma cultura urbana de periferia.

O agrupamento dessas famílias se dá em torno das mulheres – muitas delas jovens que já são mães e, por conta da mobilidade das relações, é difícil contar com a presença paterna. São elas basicamente que procuram e frequentam os grupos. O acesso aos pais e aos homens carece de estratégias específicas, nos casos em que são encontrados e encaminhados a algum serviço ofertado pelo Estado.

O ciclo vital dessas famílias é diferenciado, e a percepção de pertencimento de cada indivíduo não segue o modelo da família urbana nuclear burguesa. São várias gerações convivendo no mesmo espaço: os avós, por exemplo, cumprem um papel especial no suporte afetivo e financeiro (muitas vezes, a aposentadoria é a única renda fixa familiar). As meninas já são mães desde muito jovens, os meninos morrem muito cedo, e vários pais se afastam desse núcleo, tornando-se totalmente ausentes. Com isso, a necessidade de buscar a manutenção econômica, somada à evasão escolar e à maternidade/paternidade precoce, o tempo de adolescência encurta bastante, diferentemente do que acontece nas famílias brasileiras com maior poder aquisitivo.

O preconceito social forma uma verdadeira teia em relação à questão do gênero, teia na qual o preconceito racial também está entrelaçado. Essas famílias enfrentam preconceitos de todas as partes, inclusive dos prestadores de serviços e encarregados de fazer valer seus direitos. Muitas delas desconhecem suas potencialidades e não se apropriam de suas competências, mesmo das que são utilizadas cotidianamente para sua sobrevivência – e isso muitas vezes ainda faz alguns prestadores de serviço oferecerem um serviço assistencialista.

Psicologia e famílias pobres

Compartilhamos o ponto de vista de Parker (2007) quando diz que, historicamente, a psicologia se constituiu num poderoso instrumento da ideologia burguesa a serviço da sociedade capitalista, sobretudo no Brasil, onde esse profissional se voltou majoritariamente para a caracterização de um liberal focado no indivíduo isolado de seu contexto social. No entanto, "a entrada em campos como o da política social força-lhe a reaprender a fazer e pensar Psicologia" (YAMAMOTO & PAIVA, 2010, p. 155).

Bock (2003) aponta três aspectos do caráter ideológico da psicologia que acompanham as práticas profissionais, favorecendo o sentido acima exposto. Primeiro, a naturalização do fenômeno psicológico, resultando em uma concepção de universalidade do fenômeno psíquico, o que distancia a psicologia da realidade social. Destaca também que "os psicólogos não têm concebido suas intervenções como trabalho" (BOCK, 2003, p. 21), descolando dessa maneira a prática profissional dos interesses sociais e das disputas políticas da sociedade. Por fim, ressalta que a psicologia tem concebido as pessoas como responsáveis por seu desenvolvimento, descartando o papel da sociedade e compreendendo o fenômeno psicológico a partir do próprio homem.

Tais aspectos se tornam indispensáveis numa análise crítica da inserção do psicólogo na área da assistência social. Partir de princípios como os predominantes historicamente na psicologia redunda numa prática conservadora e superficial diante da realidade da população atendida pelas políticas públicas de assistência social.

A prática profissional do psicólogo no âmbito da PNAS configura desafios para além de uma atuação técnica (abordagens e metodologias psicológicas), pois essa inserção no campo de atuação é contraditória e muitas vezes tensa na articulação entre os profissionais, sua prática profissional e a instituição pública. Não se resolvem as questões sociais e a falta de acesso da população ao atendimento psicológico disponibilizando o profissional sem uma formação adequada ou infraestrutura de trabalho.

Pontuamos, assim, a importância do olhar crítico dos profissionais da psicologia que atuam na área da assistência social e da articulação necessária entre a prática e a produção de conhecimento acumulada pela psicologia nos últimos anos, especialmente no contexto latino-americano com realidade social semelhante.

A psicologia é uma construção humana condicionada histórica e culturalmente (MARTINEZ-MITJÁNS, 2003), e os psicólogos ocupam lugar central quando se pretende abordar essa questão do compromisso social. Os conhecimentos são produzidos por sujeitos concretos imbuídos de suas experiências, visão de mundo e interesses que se expressam em práticas diversificadas.

Quando Yamamoto (2007, p. 34) aponta que "atuar com compromisso significa não somente superar o elitismo, mas dirigir a ação para rumos diferentes daqueles que têm consagrado a Psicologia", é preciso retomar o projeto da profissão com crítica consistente de diferentes elementos presentes na formação e no exercício profissional nos diferentes setores sociais onde a profissão se faz presente. Para uma atuação comprometida socialmente, não basta deslocar práticas e modelos teóricos de outros contextos de atuação do psicólogo para espaços comunitários ou mesmo restringir a abrangência de sua atuação.

Concordamos que é insuficiente e ineficaz uma intervenção que não busque a contextualização das vivências dos diversos espaços sociais e das pessoas e comunidades que constituem o tecido social com o qual o profissional trabalha. Martin-Baró (1997) aponta que o psicólogo deve despojar-se de pressupostos teóricos adaptacionistas e que para isso é necessária a elaboração de novas visões conceituais e novos métodos de diagnóstico e de intervenção – a construção de uma outra psicologia.

À psicologia social comunitária e aos psicólogos da área cabe a explicitação de "um compromisso político e adoção de práticas psicossociais voltadas para intervenções coletivas com propostas de construção de atores coletivos" (FREITAS, 2005, p. 52). Ao psicólogo cabe, então, assumir sua função social e política, uma vez que a intervenção profissional "é sempre posicionada e deve ser objeto de reflexão constante, a fim de que esse posicionamento fique claro" (GONÇALVES, 2003, p. 278).

Para Martin-Baró (1997, p. 7), "o trabalho profissional do psicólogo deve ser definido em função das circunstâncias concretas da população a que deve atender". O psicólogo brasileiro e latino-americano, se assume um compromisso com a maioria da população, deve ter como horizonte a perspectiva das massas populares, voltando sua prática para a melhoria das condições de vida da população e assumindo um compromisso de transformação da realidade social.

Essas contribuições denotam que é preciso mudar a prática e a formação dos profissionais de psicologia para sua inserção e atuação nos espaços comunitários e dos serviços públicos. As tensões e conflitos diários presentes no exercício cotidiano do trabalho nesse campo tornam o profissional da psicologia ou um mero repetidor de práticas que não resultam na efetiva mudança ou em alguém que, por buscar saídas na psicologia conservadora e hegemônica, acaba desistindo de fazer avançar a profissão como ferramenta de mudança social.

A inserção do psicólogo no campo da assistência social requer a construção não somente de novas metodologias, mas de uma reflexão crítica acerca da própria atuação profissional num cenário de profundas desigualdades sociais, acerca da constituição da sociedade no sistema capitalista, das políticas que prometem mudanças impossíveis de acontecer.

Política de assistência social, psicologia e drogas

Na dependência química, muitas vezes as famílias encontram dificuldades para manter essa conexão, o que pode acontecer em função das situações estressantes que surgem ao longo da convivência e da falta de conexão entre seus membros. Pesquisas na área de dependência química têm revelado a importância da família como fator de proteção e prevenção de recaída (CARVALHO & ALMEIDA, 2003; DE MICHELI & FORMIGONI, 2001; FLIGLIE et al., 2004).

Nos últimos anos, a adicção e suas consequências na vida do indivíduo e de sua família têm sido consideradas um problema de saúde pública e um fenômeno de grande relevância social e acadêmica, já que seu tratamento implica a articulação de múltiplas abordagens terapêuticas (SILVA, 2001). Entre as modalidades de tratamento adotadas nesses casos, as mais comumente utilizadas são as internações em comunidades terapêuticas (CT) ou clínicas de desintoxicação, os atendimentos nos centros de atenção psicossocial para álcool e outras drogas (Caps-ad) e a participação em grupos de apoio, também chamados grupos de autoajuda.

Modalidades de atenção à saúde que surgiram na década de 1970, na Grã-Bretanha, para o tratamento de pacientes psiquiátricos crônicos e que posteriormente foram adaptadas para a terapêutica de dependentes químicos (RAUPP & MULNITISKY-SAPIRO, 2008), as CT constituem espaços de tratamento de longo prazo para psicodependentes administrados por ex-usuários de drogas previamente internados nessas instituições. Os residentes, como são chamados os pacientes internados nas CT, precisam permanecer um período de 9 meses sem qualquer recaída para obterem a alta e a graduação. A partir daí, podem continuar na instituição, trabalhando como monitores, se assim desejarem (DE LEON, 2003).

Cabe ressaltar o grande apelo atual da mídia em defesa do encaminhamento de usuários de álcool e outras drogas para tratamento em CT, a favor de uma internação compulsória. No entanto, o Conselho Federal de Psicologia vem buscando de modo efetivo fiscalizar essas práticas, pois um modelo de internação reedita uma lógica manicomial e pode ir contra a proposta de atenção psicossocial integral da pessoa. A OMS (2008) sinaliza o retrocesso que uma internação compulsória pode promover e reforça a importância de um trabalho voltado para a prevenção, bem como a redução de danos para aqueles que já se encontram no estágio de uso abusivo de álcool e outras drogas.

Voltando à dinâmica familiar, ela pode ser compreendida, segundo Minuchin e Fishman (1990), considerando a estrutura, os subsistemas e as fronteiras do funcionamento da família. A estrutura familiar pode ser definida como "um conjunto invisível de exigências funcionais que organiza as maneiras pelas quais os membros da família interagem" (MINUCHIN, 1982, p. 57). Ela não é facilmente percebida, sendo expressa por meio dos subsistemas, da hierarquia, dos papéis e das fronteiras, dentre outras dimensões do funcionamento familiar. Já os subsistemas são "agrupamentos familiares baseados em gerações, gêneros e interesses comuns" (NICHOLS & SCHWARTZ, 2007, p. 184). Assim, cada indivíduo pode pertencer a diferentes subsistemas, desenvolvendo papéis diferentes em cada um deles (NICHOLS & SCHWARTZ, 2007); embora alguns subsistemas sejam comuns, as possibilidades de agrupamentos em subsistemas são infinitas.

Landau (2004) destaca a importância da família como rede de apoio social e afetivo, como fator de motivação ao tratamento e à recuperação. Desse modo, a drogadição é concebida como sintoma, como forma de comunicação ou expressão da crise (GUIMARÃES et al., 2009). Osório e Valle (2009) referem o uso de drogas como uma incapacidade de entrar em contato com crises individuais e/ou sociais, numa tentativa de resolução de processos existenciais ante as angústias e características da modernidade.

Famílias que têm dependentes químicos são definidas por Kalina (2001) como "famílias psicotóxicas", já que a busca de substâncias psicoativas para o enfrentamento dos problemas se apresenta como modelo indutor abusivo, representando, não raro, a dupla mensagem parental, já que o discurso se refere à proibição, e o comportamento não verbal é o do uso de substâncias para alívio do sofrimento (tranquilizantes, álcool etc.).

Referências

ANDOLFI, M. A crise do casal. Uma perspectiva sistêmico-relacional. Porto Alegre: Artmed, 2002.

BRUSCAGIN, C. Terapia familiar sistêmica. Revista Mente e Cérebro, 2009; 9:34-63.

CECCHIN, G. Exercícios para manter sua mente sistêmica. Nova Perspectiva Sistêmica, Rio de Janeiro, ano IV, n. 10, 1997.

DE MICHELI, D.; FORMIGONI, M. L. As razões para o primeiro uso de drogas e as circunstâncias familiares preveem os padrões de uso futuro? Jornal Brasileiro de Dependência Química, 2(1), 2001, p. 20-30.

FLIGLIE, N.; FONTES, A.; MORAES, E.; PAYÁ, R. Filhos de dependentes químicos com fatores de risco bio-psicossociais necessitam de um olhar especial? Revista de Psiquiatria Clínica, 31(2), 53-62, 2008. doi: 10.1590/S0101- 60832004000200001

FREITAS, M.F.Q. (In) coerências entre práticas psicossociais em comunidade e projetos de transformação social: aproximações entre as Psicologias Sociais da Libertação e Comunitária. Revista Psico, 1(36), 2005, p. 47-54.

GONÇALVES, M.G.M. A contribuição da Psicologia Sócio-histórica para a elaboração de políticas públicas. In: BOCK, A.M.P (Org.) Psicologia e o compromisso social. São Paulo: Cortez Editora, 2003.

GUIMARÃES, F.L.; COSTA, L.F.; PESSINA, L.M.; SUDBRACK, M.F.O. Famílias, adolescência e drogadição. In: OSÓRIO, L.C.; VALLE, M.E.P. (Orgs.) Manual de terapia familiar. Porto Alegre: Artmed, 2009, p. 350-362.

HUMBERG, L.V. Relacionamentos adictivos: vício e dependência do outro. São Paulo: Editora CLA, 2016.

KALINA, E. Clínica e terapêutica de adicções. Porto Alegre: Artmed, 2001.

LANDAU, J. O poder em números: O método ARISE para mobilizar família e redes para engajar abusadores de substância no tratamento. Pensando Famílias, 7(6), 11-20, 2004.

MARTIN-BARÓ, I. O papel do psicólogo. Estudos de Psicologia, 1, 7-27, jan.-jun. 1997.

MARTÍNEZ, A. Psicologia e compromisso social: desafios para a formação do psicólogo. In: BOCK, A.M. (Org.) Psicologia e compromisso social. São Paulo: Cortez, 2003.

MINUCHIN, S. Famílias: Funcionamento e tratamento. Porto Alegre: Artmed, 1982.

MINUCHIN, S.; FISHMAN, C. Técnicas de terapia familiar. Porto Alegre: Artes Médicas Sul, 1990.

NICHOLS, M.P.; SCHWARTZ, R.C. Terapia familiar – conceitos e métodos. Porto Alegre: Artmed, 2007.

OLIEVENSTEIN, C. et al. A clínica do toxicômano: a falta da falta. São Paulo: Artes Médicas, 1989.

ORGANIZAÇÃO Mundial da Saúde. Principles of drug dependence treatment. United Nations, Office on drugs and crime, 2008. Disponível em: http://www.who.int/substance_abuse/publications/principles_drug_dependence_treatment.pdf. Acesso em: 18 mar. 2021.

OSÓRIO, L.C.; VALLE, M.E.P (Orgs.) Manual de terapia familiar. v. 1. Porto Alegre: Artmed, 2009.

PARKER, I. Revolution in psychology: Alienation to emancipation. London: Pluto Press, 2007.

PAYÁ, R. et al. Intervenções familiares para abuso e dependência de álcool e outras drogas. São Paulo: Editora Roca, 2017.

PECHANSKY, F.; LUBORSKY, L. Abordagem psicodinâmica do paciente dependente químico. Psicoterapia de orientação analítica: fundamentos teóricos e clínicos. 2. ed. Porto Alegre: Artmed, 2005: 778-89.

RAUPP, L.M.; MILNITISKY-SAPIRO, C. A "reeducação" de adolescentes em uma comunidade terapêutica: O tratamento da drogadição em uma instituição religiosa. Psicologia: Teoria e Pesquisa, 24(3), 2008, p. 361-368. doi: 10.1590/S0102-37722008000300013

SILVA, E.A. Abordagens familiares. Jornal Brasileiro de Dependência Química, 2(Supl. 1), 2001, p. 21-24. doi: 10.1590/S0103--56652009000200008.

YAMAMOTO, O. Políticas sociais, "terceiro setor" e "compromisso social": perspectivas e limites do trabalho do psicólogo. Psicologia & Sociedade, 1(19), 2007, p. 30-37.

YAMAMOTO, O.H.; PAIVA, I.L. Formação e prática comunitária do psicólogo no âmbito do "terceiro setor". Estudos de Psicologia, 15(2), 2010, p. 153-160.

Capítulo 24

Uso de Drogas e Risco de Infecção pelo HIV

Marcia Rachid

▪ Introdução

Quando os primeiros casos da síndrome de imunodeficiência adquirida (Aids) foram notificados em 1981, nos EUA, ainda não se sabia que se tratava de uma infecção viral nem como ocorria a disseminação. Em 1983, com a identificação do vírus da imunodeficiência humana (HIV ou VIH), as formas de transmissão tornaram-se evidentes, com destaque para o contato sexual, seguido pela exposição ao sangue nas transfusões, ao injetar drogas, compartilhar objetos (canudos e outros), durante a gestação, no momento do parto e no aleitamento.

O primeiro caso de Aids entre usuários de drogas injetáveis no Brasil foi diagnosticado em 1982. No entanto, programas de redução de danos demoraram a ser implantados, contribuindo para a expansão da epidemia.

Independentemente da via de administração, o consumo de drogas favorece o risco de infecção pelo HIV e de outras infecções sexualmente transmissíveis, como hepatites virais e infecções pelos vírus HTLV-I/II, em razão da redução da capacidade de optar pela atitude preventiva. Entre usuários de drogas são comuns práticas sexuais desprotegidas, maior número de parceiros, situações de violência sexual e troca de sexo pela droga.

▪ Situações específicas

As estratégias para redução de danos se mostraram ineficazes com o surgimento da epidemia de HIV/Aids. Estudos demonstraram a importância de equipes multidisciplinares e integradas, além da participação de alguém do próprio grupo de usuários.

Coinfecções com hepatites B e C são comuns em pacientes com infecção por HIV. Antes que fossem desenvolvidos tratamentos eficazes para esses três vírus, as coinfecções se associavam a quadros graves e evoluções rápidas. A prevalência de infecção pelo vírus da hepatite C (HCV) em usuários de drogas intravenosas que viviam com HIV chegava, em alguns grupos, a 90%, e era acelerada a progressão para a morte.

Quando o *crack* surgiu, pensava-se que substituiria as drogas injetáveis por ter menor custo, ser prático e causar efeito imediato. Houve, aparentemente, um declínio inicial da prevalência da infecção pelo HIV entre os usuários de drogas injetáveis.

Uma pesquisa nacional, realizada no período de novembro de 2011 a junho de 2013, indicou que 5% da população que usa *crack* e similares vivem com HIV, o que corresponde a oito vezes a taxa de prevalência do vírus na população geral.

Outra situação de risco observada nesse grupo foi o compartilhamento de objetos por mais de sete em cada dez pessoas, aumentando o risco de infecções, especialmente de hepatites virais.

O Programa Conjunto das Nações Unidas sobre HIV/Aids (Unaids) alerta que, no mundo inteiro, usuários de drogas "têm sido deixados para trás no acesso ao tratamento" por serem considerados exceções. Em 2016, mais de 11 milhões de indivíduos nos EUA usavam opioides e quase um milhão utilizava heroína, e apenas um em cada dez recebeu tratamento.

O risco de infecção pelo HIV para quem usa drogas injetáveis continua sendo 22 vezes maior do que o observado na população geral.

O total de casos de infecção pelo HIV notificados ao Sistema Nacional de Notificação do Ministério da Saúde (Sinan) entre 2007 e junho de 2019 foi de 300.496, sendo 207.207 (69%) em homens e 93.220 (31%) em mulheres. Dentre esses, 2% eram homens usuários de drogas acima de 13 anos de idade e 1,4% mulheres nessa faixa etária.

■ Drogas injetáveis

O primeiro registro de infecção pelo HIV no país entre usuários de drogas injetáveis ocorreu em 1982, em Santos, no estado de São Paulo. Desde então, essa forma de transmissão da infecção pelo HIV foi particularmente importante nas cidades de Santos, São Vicente, Praia Grande, Cubatão e Guarujá, especialmente nas duas primeiras décadas da epidemia.

Do início da epidemia até fevereiro de 1998, 21% do total dos casos de Aids notificados no país estavam relacionados às drogas injetáveis. No entanto, dados do Ministério da Saúde de 1997 revelavam grande variabilidade de prevalência, chegando a atingir 74% em amostras coletadas nas ruas de Santos. Dados do Ministério da Saúde de agosto de 2000 mostravam que os usuários de drogas injetáveis representavam 19,3% dos casos de Aids do país no acumulado histórico.

Em São Paulo, dos 79.634 casos de Aids notificados até o final de 1999, 21.746 (27,3%) aconteceram em virtude da utilização de drogas injetáveis, e 18,5% das mulheres haviam adquirido a infecção por serem parceiras sexuais de usuários de drogas.

No Brasil, o primeiro Programa de Redução de Danos foi criado em 1989 pela Secretaria Municipal de Saúde de Santos para fazer a troca de seringas e agulhas usadas por outras novas e esterilizadas. O objetivo principal era o controle do avanço das epidemias de HIV/Aids e das hepatites virais. Havia outras ações voltadas para inclusão social, distribuição de preservativos, informação sobre prevenção e orientação para mulheres sobre gestação e aleitamento.

Em 17 de setembro de 1997, a Lei 9.758 autorizou a Secretaria da Saúde do governo do estado de São Paulo a distribuir seringas descartáveis para os usuários. Embora a ação já estivesse sendo praticada, fora interrompida pelo Ministério Público com o argumento de que a distribuição funcionava como estímulo ao uso de drogas.

Dados da Organização Mundial da Saúde de 2019 mostram que aproximadamente 13 milhões de pessoas no mundo usam drogas injetáveis e um milhão e 700 mil vivem com HIV. A prevalência estimada global de hepatite C entre usuários de drogas injetáveis é de 67% e, destes, cerca de 2,2 milhões têm HIV.

Para mudar o quadro, os investimentos precisam ser ampliados, assim como a distribuição de seringas e agulhas, a terapia de substituição de opiáceos, o acesso a preservativos, a testes e a tratamento da infecção pelo HIV, da tuberculose e das hepatites. Os programas deveriam ser humanizados, com menor foco na droga e na criminalização.

■ Aplicativos para encontros sexuais

O surgimento de aplicativos para encontros facilitou o acesso ao sexo, bem como às drogas, para quem tem interesse. Vários deles se baseiam na localização dos participantes em tempo real. As escolhas são feitas pelas fotos, pelas práticas sexuais, pela intenção ou não de usar preservativo (as expressões mais usadas são "na pele" e "cavalgada sem sela") e pelo tipo de droga proposta.

Há, ainda, opções dos chamados aditivos, que são representados por símbolos. É possível selecionar a droga para receber no local marcado (*delivery*) e ter ou não relação sexual com quem a entrega.

O consumo de qualquer dessas drogas é geralmente iniciado por curiosidade ou por pressão dos pares. Contudo, com a repetição a dependência pode ser estabelecida, e nem sempre o fato é reconhecido.

Existe uma epidemia silenciosa da infecção pelo HIV e de outras infecções sexualmente transmissíveis entre os adeptos de aplicativos, de drogas recreativas e de associações de drogas (multidrogas ou polidrogas), principalmente entre homens que fazem sexo com homens e também entre jovens.

Reprimir ou criminalizar não é a solução. É necessário orientar para reduzir danos, distribuir materiais informativos e buscar parcerias com os administradores de aplicativos que aceitem acrescentar informações sobre testes, profilaxias pré e pós-exposição ao HIV (PrEP e PEP) e outras medidas preventivas e de suporte em relação às infecções e às drogas.

Chemsex

O uso de drogas como estimulantes sexuais é prática cada vez mais comum, conhecida como "*chemsex*" (sexo com drogas), "*party ou club drugs*" (drogas para festas) ou pelo termo genérico "*recreational drugs*" (drogas recreativas).

Esse comportamento costuma provocar compulsão e expõe os usuários, em sua maioria jovens, a infecções sexualmente transmissíveis.

Toxicidades aumentam quando as drogas são combinadas, principalmente GHB com MDMA, LSD com quetamina, alguma dessas drogas com cocaína ou com álcool, ou com sildenafila, com a intenção de prorrogar a ereção.

Muitos usuários buscam a menor dose possível que preserve o efeito desejado ("pequenas doses"), acreditando poder assim minimizar os efeitos tóxicos. Alguns associam cocaína ao objetivo de manter-se acordado ("ligados").

Gama-hidroxibutirato, GHB ou G ("Gi")

Uma única dose dessa substância alcança efeito máximo em aproximadamente 20 minutos, persistindo por 1 a 4 horas, conforme a sensibilidade individual. GHB aumenta o desejo sexual e tem seu efeito potencializado por MDMA, havendo, porém, mais eventos adversos. É mínima a diferença entre a dose necessária para obter prazer e a que pode causar vômitos, convulsões ou perda da consciência, entre outros efeitos. O perigo é maior quando uma segunda dose é tomada em menos de 2 horas ou se associada a álcool, antidepressivos, diazepínicos ou quetamina.

O GHB e o flunitrazepam não têm sabor nem odor. Assim, podem ser adicionados a bebidas sem que a vítima perceba, o que permite que ocorram roubos e violências sexuais em razão de seus efeitos anestésicos. Esse tipo de crime é conhecido como "Boa noite, Cinderela".

Ecstasy (methylenedioxymethamphetamine, MDMA, essence, hug, beans, love drug e lover's speed)

MDMA é similar à metanfetamina e ao alucinógeno mescalina. Causa euforia, hipertermia, taquicardia, arritmias cardíacas, visão turva, trismo, sudorese, hiponatremia, hepatite medicamentosa, rabdomiólise, insuficiência renal e, até mesmo, morte, conforme as doses e intervalos. Os efeitos são graves e intensos quando associado à cocaína e/ou anfetaminas.

Popper ou poppers

Popper é uma gíria usada para designar os inalantes da classe dos nitritos de alquila ou de amila. Os primeiros relatos de uso recreativo datam da década de 1970 em bares, discotecas e saunas gays. Provoca relaxamento de músculos e também de esfíncteres, bem como aumenta a frequência cardíaca e o fluxo sanguíneo, produzindo a sensação de calor e excitação. Os efeitos dependem da dose e da sensibilidade individual, piorando com o uso concomitante de bebidas alcoólicas.

LSD (ácido lisérgico)

Os efeitos do LSD são agitação, aceleração do pensamento e alucinações visuais, auditivas e táteis. Quando ocorre a chamada badtrip ou viagem ruim, o quadro evolui com ansiedade, taquicardia, desespero e surto psicótico.

Mefedrona

Cerca de 1 hora após o consumo de mefedrona, há aumento da autoconfiança e do desejo sexual. Como esse efeito causa a falsa impressão de sucesso, a repetição acontece em intervalos progressivamente menores.

Cristal de metanfetamina (Crystal, Crystal Meth ou Tina)

Mais conhecido somente como cristal, aumenta primeiro o desejo sexual e a autoconfiança. Depois sobem a temperatura corporal, os batimentos cardíacos e a pressão arterial. O risco de acidente vascular cerebral, coma, parada cardíaca e morte é proporcional à dose e à sensibilidade individual.

Por causar tolerância progressiva, são usadas doses cada vez maiores para atingir os mesmos efeitos.

Quetamina ou ketamina, K ("Kei"), Ketalar, Special K, Kit Kat

A quetamina aumenta o desejo sexual. Como reduz a sensibilidade à dor, podem ocorrer lesões de mucosas e sangramento durante o ato sexual, facilitando a entrada de agentes infecciosos. Existe o risco de ocorrer uma situação conhecida como K hole (buraco do Kei), em que não é possível falar, se mexer, engolir, respirar ou pedir socorro. A busca inicial pelo prazer costuma levar a doses maiores e em intervalos menores, evoluindo com risco de alterações de memória, surtos psicóticos, insuficiência renal crônica e dano hepático e de outros órgãos.

Referências

BASTOS, F.I. Ruína e reconstrução: AIDS e drogas injetáveis na cena contemporânea. Rio de Janeiro: Relume Dumará, 1996.

BASTOS, F.I; COUTINHO, K. A epidemia pelo HIV/AIDS entre usuários de drogas injetáveis (UDI) no Brasil: Cenários. In: A epidemia de AIDS no Brasil: situação e tendências. Brasília: Ministério da Saúde; 1997: 71-86.

BASTOS, F.I; MESQUITA, F.; MARQUES, L.F. (orgs.) Troca de seringas: ciência, debate e Saúde Pública. Brasília: MS/Coordenação Nacional de DST e Aids, 1998.

BASTOS, F.I.; BERTONI, N. Pesquisa Nacional sobre o uso de crack: quem são os usuários de crack e/ou similares do Brasil? Quantos são nas capitais brasileiras? Rio de Janeiro: ICICT, 2014.

BOURNE, A.; REID, D.; HICKSON, F.; TORRES RUEDA, S.W.P. The Chemsex study: drug use in sexual settings among gay & bisexual men in Lambeth, Southwark &Lewisham. London: Sigma Research, 2014.

BRASIL. Manual de redução de danos. Brasília: Ministério da Saúde/Coordenação Nacional de DST e Aids, 2001b.

BRASIL. Ministério da Saúde. Secretaria de Políticas de Saúde. Coordenação Nacional de DST e Aids. Programa Nacional de Hepatites Virais. Recomendações para Tratamento da Coinfecção entre HIV e Hepatites Virais. 2002.

BRASIL. A contribuição dos estudos multicêntricos frente à epidemia de HIV/AIDS entre usuários de drogas injetáveis no Brasil: 10 anos de pesquisa e redução de danos. Brasília: Ministério da Saúde - Secretaria de Políticas de Saúde – Coordenação de DST e Aids. Série avaliação número 8, maio 2003.

CARVALHO, H.; BUENO, R.; PROJETO BRASIL COLLABORATIVE STUDY GROUP. Infecção pelo HIV e seus determinantes em sete cidades brasileiras – Projeto Brasil. In: MESQUITA, F., SEIBEL, S. (eds.) Consumo de drogas: desafios e perspectivas. São Paulo: HUCITEC, 2000.

CENTERS for Disease Control and Prevention (CDC). Kaposi's sarcoma and Pneumocystis pneumonia among homosexual men – New York City and California. MMWR Morb Mort Wkly Rep1981 Jul 3; 30(25):305-8.

COORDENAÇÃO Nacional de DST e Aids do Ministério da Saúde do Brasil. Boletim Epidemiológico. Ano XIII; nº 1, Brasília, junho de 2000.

DASKALOPOULOU, M.; RODGER, A.; PHILLIPS, A.N. et al. Recreational drug use, polydrug use, and sexual behaviour in HIV-diagnosed men who have sex with men in the UK: results from the cross-sectional ASTRA study. Lancet 2014; 1:e22-31.

DOMANICO, A. Controlando a maluquez – a redução no contexto do uso de cocaína injetável. Dissertação de Mestrado do Programa de Pós-graduação de Psicologia Social da Pontifícia Universidade Católica de São Paulo. São Paulo, 2001.

DOMANICO, A. Craqueiros e cracados: bem-vindo ao mundo dos nóias! – Estudo sobre a implementação de estratégias de redução de danos para usuários de crack nos cinco projetos-piloto do Brasil. Tese apresentada ao Programa de Pós-graduação em Ciências Sociais da Faculdade de Filosofia e Ciências Humanas da Universidade Federal da Bahia como requisito para obtenção do grau de Doutora em Ciências Sociais. 2006.

DONEDA, D.; MARQUES, F.A. política brasileira de redução de danos à saúde pelo uso indevido de drogas: diretrizes e seus desdobramentos nos estados e municípios. In: BASTOS, F.I.; MESQUITA, F. (Orgs.) Troca de seringas: drogas e aids. Brasília: Ministério da Saúde, 1998.

ISRAELSTAM, S.; LAMBERT, S. et al. A new recreational drug craze. Can Psychiatr Assoc J 1978; (23):493-5.

MCFARLANE, M.; BULL, S.S.; RIETMEIJER, C.A. The Internet as a newly emerging risk environment for sexually transmitted diseases. JAMA 2000; 284(4):443-6.

MESQUITA, F. Dar oportunidade de vida ao usuário de drogas ilnjetáveis – Polêmica nacional. In: MESQUITA, F.; BASTOS, F.I. (eds.) Troca de seringas: drogas e aids. Ciência, Debate e Saúde Pública. Brasília: Ministério da Saúde do Brasil, 1998: 101-12.

MESQUITA, F. Aids entre usuários de drogas injetáveis na última década do século XX, na região metropolitana de Santos, Estado de São Paulo – Brasil. Tese de Doutoramento apresentada à Faculdade de Saúde Pública da Universidade de São Paulo. 2001: 82p.

MESQUITA, F.; KRAL, A.; REINGOLD, A. et al. Trends of HIV infectiom among injection drug users in Brazil in the 1990s: The impact of changes in paterns of drug use. JAIDS 2001; (28):298-302.

UNAIDS. Do no harm. Health, human rights and people who use drugs. 2016.

UNITED Nations Office on Drugs and Crime, WHO, UNAIDS. HIV Prevention, treatment, care and support for people who use stimulant drugs. Technical guide. 2019.

WANG, H.; ZHANG, L.; ZHOU, Y. et al. The use of geosocial networking smartphone applications and the risk of sexually transmitted infections among men who have sex with men: A Systematic Review and Meta-Analysis. BMC Public Health 2018; (18):1178.

Seção IV

CONTINUAMOS CONSTRUINDO A HISTÓRIA

Capítulo 25

Trajetória Histórica das Especializações Acadêmicas em Dependência Química no Brasil

Andresa Barbosa da Silva Gouveia • Thales Monteiro Ferro

■ Introdução

O desejo por conhecimento sempre impulsionou a humanidade a transpor limites pela busca genuína da verdade e de caminhos para encontrar respostas aos dilemas impostos pela realidade. Conhecimento – do latim *cognoscere* – é o "ato de conhecer", resultado da experiência e do raciocínio humanos (LOCKE, 1996). Possibilita entender contextos, desenvolver habilidades e potencialidades para intervir no cotidiano de modo consciente. Entre as diferentes formas de conhecimento, o modelo científico destaca-se por seu potencial de desvelar fenômenos e trazer respostas que ainda não haviam sido pensadas.

O percurso das especializações em dependência química no Brasil reflete o interesse de profissionais por essa área do conhecimento num momento histórico em que esse campo ainda era exíguo. Neste capítulo, pretendemos identificar e registrar alguns dos agentes e instituições que estiveram presentes na construção dessa história e os obstáculos enfrentados para a formação de especialistas, além de possibilitar a reflexão sobre os desafios do contexto atual para a formação de novos profissionais interessados pela temática.

■ Percurso histórico das especializações em dependência química no Brasil

Hoje sabemos que o transtorno por uso de álcool e outras drogas é complexo e de causa multifatorial (FERREIRA *et al.*, 2010). O tratamento exige profissionais treinados especificamente para essa finalidade, e o diagnóstico precoce é importante para um resultado bem-sucedido. Nesse sentido, e considerando o aumento do número de casos de adoecimento por uso e abuso de álcool e outras drogas, as especializações podem funcionar como estratégia para potencializar a compreensão acerca do fenômeno e fortalecer a rede de cuidados para quem necessita de tratamento.

Para remontar a história das especializações em dependência química no Brasil, recorremos aos relatos de diversos agentes presentes na gênese de sua formação, entendendo que os depoimentos também são uma maneira de narrar o contexto histórico a partir do olhar daqueles que o experienciaram. Apesar de consultarmos alguns documentos, o principal recurso utilizado foram as entrevistas com os criadores e participantes dessa história. A cada conversa, memórias guardadas há muito tempo foram recuperadas, possibilitando revisitá-las como se fosse a primeira vez, e esse foi o grande prazer deste trabalho.

Quando começaram a surgir as demandas para tratamento do transtorno por uso de álcool e outras drogas, os reflexos do uso abusivo passaram a ser percebidos na vida em sociedade, isso porque "o uso de álcool, maconha e cocaína sinalizava agressões e comportamentos inadequados socialmente" (CREUSA, 2020 [informação verbal]), tornando observável o fenômeno. Aos poucos, novos casos foram surgindo nos consultórios, e os profissionais de espaços públicos e privados perceberam a necessidade de se organizar para receber pessoas que eram acometidas direta e indiretamente pelo transtorno:

> Nessa época (início da década de 70), eu fazia supervisão com o Kalina, e nesse curso começaram a aparecer os primeiros pacientes com problemas de drogas, que era maconha (PINHEIRO, 2020).

> Passei a receber pacientes com demanda de abuso de drogas, crescentemente. Não me sentia capacitada a fazer o tratamento. Apenas encaminhava. Quanto aos familiares, estressados e sofridos, passei a ter um contato terapêutico (CREUSA, 2020).

Iniciativas públicas e privadas surgiram em todo o país na tentativa de compreender e conter o crescente consumo de substâncias psicoativas. A fundação da Sociedade Brasileira de Neurologia, Psiquiatria e Medicina Legal, em 1907 (CERQUEIRA, 2016), a criação da Comissão Nacional de Fiscalização de Entorpecentes, em 1936 (CARVALHO, 2014), e a Conferência Interestadual da Maconha, em 1946 (CARLINI, 2006), foram ações de pesquisadores que se dedicaram a conhecer a questão das drogas (SERVIÇO NACIONAL DE EDUCAÇÃO SANITÁRIA, 1958), reunindo esforços de alguns profissionais e instituições para dar conta do problema.

Contudo, muitos aspectos do transtorno ainda eram desconhecidos. Dessa maneira, ele foi alvo de experimentos que contemplavam os erros e acertos de quem aprende fazendo. Como pudemos perceber na fala dos entrevistados, a perícia em dependência química surgiu na contramão da normalidade – da prática à teoria. Os poucos profissionais que se interessavam pelo assunto precisaram criar uma teoria ainda inexistente. No caminho inverso é que o *modus operandi* foi se estabelecendo, numa época em que não havia um modelo a seguir:

> Tivemos que criar uma teoria que não existia. Fomos da prática à teoria. No caminho inverso. [...] Não existia modelo, não existia Minnesota, não existia nada. [...] Fazíamos e pensávamos. Ninguém tinha perícia. Não tínhamos nenhum maestro (KALINA, 2020 [informação verbal]).

Uma iniciativa pioneira, no final da década de 1960, foi o curso oferecido pela Sociedade Psicanalítica do Rio de Janeiro, do qual o Dr. Eduardo Kalina era um dos professores. Na ocasião, ele já se destacava na Argentina pelo tratamento de adolescentes com problema de dependência de drogas. O convite surgiu após o Congresso Psicanalítico Latino-Americano realizado em 1964, por iniciativa do professor Fábio Leite Lobo, então diretor da instituição. O argumento para o convite foi a urgência de apropriação do tema pelos psicanalistas e o fato de não haver quem os ensinasse. O curso acontecia num fim de semana por mês e teve a duração de 1 ano:

> Surgiu essa oportunidade e eu me inscrevi no curso [...]. O curso não era barato [...]. Se você tivesse pacientes, podia se candidatar à supervisão em grupo, no período da tarde. A turma de que eu participei tinha cem alunos e era feita [sic] no anfiteatro do Colégio Brasileiro de Cirurgiões (PINHEIRO, 2020 [informação verbal]).

No final da década de 1970, o médico brasileiro Sérgio de Paula Ramos trouxe dos EUA o primeiro modelo estruturado para tratamento da dependência química – o método Minnesota, já detalhado em outros capítulos desta obra. Profissionais e instituições passaram a utilizar o modelo para tratar seus pacientes. Apesar de alguns profissionais da saúde considerarem o método "sem fundamentação científica" (PINHEIRO, 2020), ainda hoje reconhecem sua relevância no *approach* de tratamento em rede, além da importância como ponto de partida para a compreensão de um construto que crescia naquele período histórico com tão poucas informações sobre o que se desejava conhecer.

Havia uma necessidade de capacitação na área, mas no Brasil eram escassos os canais de informação sobre dependência química. Durante as entrevistas para este livro, constatamos que um dos poucos espaços que ensinavam sobre o assunto era o curso de inverno oferecido pelo Hospital Mãe de Deus, em Porto Alegre. A primeira turma foi formada em 1985. Entre os profissionais entrevistados que se deslocaram para o Sul a fim de se aprofundarem no tema estavam Luiz Guilherme Rocha Pinto, Magda Vaissman e Cláudio Jerônimo:

> Eu me lembro que eu fui fazer o curso com o Sérgio de Paula Ramos, no Sul, porque não tinha curso no Rio (VAISSMAN, 2020 [informação verbal]).

> O único lugar melhor que tinha curso no Brasil. Essa era a especialização. Hospital Mãe de Deus, em Porto Alegre. [...] eu fiz estágio lá (JERÔNIMO, 2020 [informação verbal]).

Mesmo as graduações em medicina não exploravam essa temática. "A formação era extremamente insuficiente", disse Marcelo Cruz em sua entrevista. O Dr. Luiz Alberto Pinheiro, da segunda turma de psicologia da Universidade Federal do Rio de Janeiro, formado em 1969, relatou que a única disciplina dedicada a tratamento existente na época era Psicoterapia; e as informações que recebiam sobre as drogas abrangiam somente o alcoolismo, mas sem muita profundidade.

Segundo Cláudio Jerônimo, que se formou pela Unesp (Universidade Estadual Paulista Júlio de Mesquita Filho) em 1995, o currículo do curso de medicina só mudou quando ele já estava no terceiro ano, ou seja, em 1992. Foi então que ele passou a ter aulas sobre dependência química, na disciplina de Teoria Psiquiátrica. No entanto, no estágio de psiquiatria, iniciado no quinto período, o contato com a dependência química ainda era pequeno.

A literatura brasileira também era restrita. Como disse a professora Eliana Freire:

> No início da década de 80, a bibliografia da área era toda estrangeira, com raras exceções, como o excelente livro *Alcoolismo hoje*, de Sérgio de Paula Ramos e José Manoel Bertolote. Mais tarde, vieram as publicações em português de Eduardo Kalina (Argentina) e Olievenstein (França) (FREIRE, 2020 [informação verbal]).

Nesse contexto de difícil acesso ao conhecimento, os grupos de estudo tornaram-se uma alternativa para os profissionais da saúde que desejavam entender mais sobre a questão do álcool e do alcoolismo:

> No início da década de 80 eu entrei em uma enfermaria que era só para dependentes (90% álcool). Era como se fosse um hotel para alcoólatra. Ninguém queria cuidar, e eu vi nisso a oportunidade de estudar. Falei com uns amigos, e toda terça nos reuníamos depois do almoço. Assim se formou o Grea (Grupo Interdisciplinar de Estudos de Álcool), que depois se transformou em Álcool e Drogas, mas não mudamos a sigla porque já estava na praça (ANDRADE, 2020 [informação verbal]).

Praticamente na mesma época e com o mesmo objetivo, também foi criado o Grupo Interdisciplinar de Estudos de Álcool e Alcoolismo (Grineaa), que se transformou em Associação Brasileira de Estudos do Álcool e do Alcoolismo (Abeaa) e desde 1989 é conhecido como Associação Brasileira de Estudos de Álcool e outras Drogas (Abead). A Abead destacou-se, segundo Eliana Freire, "organizando congressos com convidados nacionais e internacionais, divulgando trabalhos de revistas especializadas" e contribuindo para a expansão e disseminação do conhecimento:

> Aprendi nos congressos, lendo, fazendo, e ao mesmo tempo na minha própria terapia. Não tive um curso em que eu sentava em uma sala e alguém me trazia o conteúdo (FREIRE, 2020 [informação verbal]).

> Eu me lembro que o primeiro congresso na área de álcool e drogas a que fui foi na Abead, por volta de 1995 (VAISSMAN, 2020 [informação verbal]).

> Meu primeiro congresso da Abead foi em 1999. Estava todo mundo lá, todo mundo [...] Uma série de discussões, eu vi o Marlatt falando aqui no Rio nesse congresso (CRUZ, 2020 [informação verbal]).

Para muitos profissionais, os congressos eram a única opção para o aprendizado. Como comenta Marcelo S. Cruz:

> [...] a insuficiência da formação nas áreas da saúde para trabalhar nessa clínica fazia com que os profissionais não se sentissem capacitados para atender pessoas com problemas com drogas, e isso prejudicava a qualidade da assistência ofertada (CRUZ, 2020 [informação verbal]).

Os congressos caracterizavam-se como espaços para a troca de experiências e informações e como um despertar de conhecimento para muitos profissionais. O professor Luiz Guilherme Pinto lembra que em alguns congressos da Abead eram oferecidos cursos ministrados por expoentes na área da dependência química, como os professores Ronaldo Laranjeira e Sérgio de Paula Ramos e Neliana Buzi Fligie e Mauro Soibelman em 1995 e em 2001, respectivamente. O Núcleo de Estudos e Pesquisas em Atenção ao Uso de Drogas (Nepad), da Universidade do Estado do Rio de Janeiro (Uerj), criado em 1986, também assumiu uma posição de liderança na realização desses eventos e posteriormente na oferta de serviços e na publicação de livros.

Entendendo a ausência de conhecimento na área da dependência química no Brasil, muitos profissionais partiram para o exterior em busca dos programas inovadores oferecidos por algumas universidades. As duas mais cogitadas nos EUA eram a Harvard University e a Johns Hopkins University – esta última com uma preocupação legítima de difundir pelo mundo o conhecimento que produzia, lançando, então, um programa por meio do qual 15 países em desenvolvimento puderam enviar representantes para receber treinamento e, mais tarde, compartilhar com seus pares o conhecimento adquirido. Nesse programa, o Brasil foi representado pelo Dr. Arthur Guerra de Andrade, que reconheceu a importância da oportunidade e declarou que antes da experiência da Hopkins apenas "tateava, era curioso, pesquisava, olhava".

Ao perceberem a deficiência do ensino nessa área e inspirados pelas experiências dos outros países, alguns profissionais retornaram ao Brasil com a certeza de que precisavam oferecer alguma proposta que lhes possibilitasse repartir o conhecimento e alterar o contexto de desinformação sobre o assunto. O crescimento do número de casos de uso de substâncias psicoativas só evidenciava essa necessidade. A urgência de uma especialização em dependência química foi se tornando cada vez mais explícita. "A patologia se intensificava, as drogas se ampliavam", como nos disse Teresa Creusa, e o nível de trabalho exigido por essa clínica demandava profissionais habilitados, mas que estavam carentes de informações.

■ Instituições brasileiras pioneiras em especializações em dependência química no país

É nesse contexto que surgem as primeiras especializações em dependência química no Brasil. Tivemos a oportunidade de entrevistar profissionais que participaram da gênese de algumas dessas especializações no final da década de 1990 e no início do século XXI. As instituições e os profissionais citados foram pioneiros nesse movimento acadêmico, inicialmente no Rio de Janeiro e em São Paulo. Alguns cursos citados existem ainda hoje, formando continuamente profissionais e pesquisadores na área.

No Rio de Janeiro, a Universidade Estácio de Sá foi, em 1998, uma das primeiras a criar uma especialização em dependência química. Somente após longo período de trabalho no Instituto de Psiquiatria da UFRJ (Ipub), incentivada pelo saudoso professor João Ferreira da Silva Filho, então diretor acadêmico da instituição, a se debruçar na temática do alcoolismo, a Dra. Magda Vaissman decidiu apresentar uma proposta para a criação desse curso. Vale ressaltar que durante o tempo em que trabalhou no instituto ela organizou com outros profissionais o primeiro projeto de saúde dos servidores da UFRJ para tratamento e reinserção dos trabalhadores dependentes de álcool e outras drogas.

Diante da visibilidade do programa, na ocasião o reitor da universidade proibiu a venda de álcool dentro do *campus*, dando destaque ao tema alcoolismo e despertando o interesse de outros profissionais pelo assunto. Dessa maneira, o Ipub tornou-se uma incubadora para muitas dissertações de mestrado na área. Portanto, a iniciativa para a criação da pós-graduação na Estácio só aconteceu anos depois, como resultado do amadurecimento profissional e da percepção sobre o interesse das pessoas em se especializarem no assunto. A Dra. Magda pensou, então, que seria uma maneira de viabilizar a transmissão do conhecimento, o que a estimulou a fundar e coordenar o curso durante aproximadamente 5 anos.

No final do século XX, também no Rio de Janeiro, o Instituto Brasileiro de Medicina de Reabilitação (IBMR) inaugurou um curso de especialização, motivado pelo contexto sociopolítico de ampliação do consumo de drogas na cidade e a associação do uso à formação de quadrilhas. Coordenado pela Dra. Adelina Helena Lima Freitas, o currículo da especialização recebeu forte influência da psicanálise, inclusive no direcionamento teórico, a começar pelo nome do curso – *Drogas: tratamento e prevenção*.

O Dr. Luiz Alberto Pinheiro Freitas, marido da saudosa professora Adelina, acompanhou todo o processo de criação dessa pós-graduação e gentilmente nos concedeu uma entrevista, na qual relatou que o IBMR se inspirou no mestrado criado pelo Dr. Kalina no Instituto de Drogadependência da Universidad del Salvador, de Buenos Aires, em conjunto com a Universidade de Deusto, da Espanha, onde ambos tiveram a oportunidade de estudar. Um dos principais desafios percebidos por ele na implantação dessa especialização era conseguir promover nos alunos a consciência de que era preciso uma formação teórica consistente para que eles pudessem justificar sua prática profissional, já que alguns estavam em busca de uma formação mais pragmática. Essa preocupação teórica esteve presente desde o início do curso.

Em 2002, com o incentivo do professor João Ferreira da Silva Filho, foi criada no Rio de Janeiro a especialização *Assistência a usuários de álcool e drogas*, do Instituto de Psiquiatria da UFRJ, que até 2020 ainda era coordenada pelo Dr. Marcelo Santos Cruz, um de nossos entrevistados. Em seus relatos, Santos Cruz declarou que sua preocupação, desde que começou a atender pessoas com problemas com drogas, era com a insuficiência da formação dos profissionais para exercício dessa clínica. Ele mesmo não se sentia capacitado e percebia que outros profissionais também não. Essa percepção resultou em sua tese de doutorado, defendida em 2001, sobre a formação dos profissionais de assistência a usuários de drogas. A preocupação com a assistência e a formação resultou na criação do Programa de Estudos e Assistência ao Uso Indevido de Drogas (Projad), em 1996, e posteriormente na criação da especialização – desde então, seguem formando especialistas nessa área.

Em 2008, a PUC do Rio de Janeiro formou sua primeira turma de pós-graduação em dependência química. Por solicitação da própria instituição, as doutoras Teresa Creusa e Eliana Freire apresentaram um projeto para implantação do curso – construído com a colaboração dos profissionais que elas convidaram para lecionar – e posteriormente tornaram-se coordenadoras.

> A ideia era que nossas disciplinas variassem desde o foco nas patologias até os usos sociais de substâncias, fossem elas legais ou ilegais (FREIRE, 2020 [informação verbal]).

Cabe salientar que em 1985 a PUC-Rio inseriu uma disciplina sobre álcool e drogas no currículo da graduação em psicologia, num momento em que o tema ainda era tabu dentro e fora da universidade. Eliana Freire foi a professora escolhida pelo Dr. Bernard Rangé, diretor do departamento na época, para dar aulas nessa disciplina.

Contudo, embora a iniciativa tenha possibilitado a discussão acadêmica sobre o tema, um dos obstáculos enfrentados na implantação da especialização em dependência química retrata o panorama social de preconceito em relação ao transtorno. A instituição não permitiu que o Serviço de Psicologia Aplicada (SPA) atendesse dependentes químicos, considerando que eles poderiam causar danos ao frequentarem o espaço privado. Dessa maneira, os pacientes eram encaminhados para serviços externos, e os estágios aconteciam fora da universidade. Atualmente, esse obstáculo foi superado, e as pessoas com transtorno por uso de substâncias que desejam tratamento podem ser atendidas dentro do *campus* pelos estagiários da pós-graduação em dependência química.

Em São Paulo, uma das instituições pioneiras na implantação de especialização em dependência química foi a Unidade de Pesquisas em Álcool e Drogas (Uniad). O professor e doutor Ronaldo Laranjeira retornou da Inglaterra em 1994 e, com John Dunn, criou a instituição, contando com o apoio do Departamento de Psiquiatria da Unifesp, que funcionou até 1996 dentro do Complexo Hospitalar São Paulo, com o objetivo de atender funcionários que apresentavam problemas relacionados ao uso de substâncias psicoativas.

Em 1999, ambos – Laranjeira e Dunn – decidiram montar o curso de especialização com base na experiência obtida com os cursos de dependência química realizados na Inglaterra. Segundo Cláudio Jerônimo, aluno da primeira turma e um dos futuros professores, eles recorriam à restrita literatura em português durante a pós-graduação: "A ideia do curso era fixar bastante a teoria da dependência química, baseando-se em evidências" (JERÔNIMO, 2020 [informação verbal]).

Jerônimo afirma que o professor Ronaldo era um visionário que acreditava ser possível mudar as coisas através da educação e desejava instruir formadores para que ainda mais pessoas fossem alcançadas pelo conhecimento. O curso presencial evoluiu para *on-line* poucos anos depois, tornando-se o primeiro curso virtual do Brasil. Na versão *on-line*, Cláudio Jerônimo foi responsável pela organização do conteúdo com a validação do professor Ronaldo. Essa modalidade possibilitou que fosse alcançado um público ainda maior.

Inegavelmente, a falta de acesso ao conhecimento foi um dos maiores desafios enfrentados pelos profissionais que decidiram se debruçar sobre a temática da dependência química. Praticamente todos os entrevistados relataram a falta de literatura traduzida para o português, assim como de cursos de capacitação e especializações na área. Alguns decidiram lançar-se em estudos fora do país para capacitação pessoal, mas também para amadurecer a ideia de trazer para o Brasil conhecimento suficiente para a especialização de outros profissionais. Esses pioneiros enxergavam na educação a possibilidade de modificar a percepção da realidade para que pudessem nela intervir e modificá-la.

■ Desafios para as especializações em dependência química no contexto atual

Em todo esse percurso, as especializações em dependência química superaram diferentes obstáculos. O Dr. Marcelo Cruz nos convidou para um resgate histórico que aponta para a ampliação dos serviços públicos e profissionais capacitados, a mudança da mentalidade das pessoas em relação ao álcool e às outras drogas, o financiamento de pesquisas, a chegada de novas medicações e, principalmente, o crescimento do conhecimento sobre a temática em todas as áreas.

A Dra. Neliana Buzi Figlie (2020 [informação verbal]) também fez referência ao surgimento de novas abordagens psicoterapêuticas como uma grande evolução: "Na minha época, era só a psicanálise; agora temos a terapia cognitivo-comportamental de terceira onda." O professor Luiz Guilherme da Rocha Pinto apontou para os avanços na compreensão dos estágios motivacionais e comorbidades associadas ao distúrbio. A abertura para o diálogo sobre dependência química, o acesso a computadores e à internet e o aprimoramento do ensino ofertado também foram avanços relatados por Cláudio Jerônimo, Luiz Guilherme e Arthur Guerra. Para o futuro, novos desafios se apresentam e é possível tentar vislumbrá-los, mantendo em mente que só é possível lidar com todos eles por meio de atualização e aprendizado constantes.

O Escritório das Nações Unidas sobre Drogas e Crimes (UNODC), em parceria com os países-membros, aborda a questão das drogas de maneira multifacetada, sugerindo que somente a partir de uma ação conjunta das diversas políticas públicas, coordenando as áreas da saúde, educação, assistência social, segurança e economia, será possível pensar em estratégias que consigam solucionar o problema.

No Relatório Mundial sobre Drogas que o UNODC produz anualmente são apresentados dados e análise sobre a produção e a demanda das drogas ilegais no mundo, apontando tendências, propostas e desafios para o problema. No relatório de 2019 foi estimado que "aproximadamente 585 mil pessoas morreram e 42 milhões de anos de vida saudável foram perdidos como resultado do uso de drogas" (UNODC, 2020).

O transtorno por uso de substâncias deve ser entendido como um problema complexo, multifatorial e crônico, e se valer de diferentes disciplinas para sua apreciação significa considerá-lo em sua totalidade. "Ter olhares diferentes para o mesmo fenômeno" (FREIRE, 2020 [informação verbal]) é imprescindível para a prestação de uma assistência de qualidade àqueles que necessitam de tratamento.

Nesse sentido, um dos desafios é que as graduações dos profissionais que podem interagir com a temática em algum momento durante sua atuação profissional contemplem em seu currículo oficial disciplinas que abordem a dependência química. Da mesma maneira, esse currículo precisa ser atualizado frequentemente, acompanhando os achados científicos, apresentando novas tendências e possibilitando que os profissionais elaborem uma análise crítica e façam uma escolha criteriosa a partir do conhecimento obtido, como sugere a Dra. Teresa Creusa.

Quando o tema não é abordado durante as graduações das diferentes áreas do conhecimento que interagem com esse fenômeno, os profissionais encontram maior dificuldade para identificar o problema ou, quando o identificam, levam mais tempo para saber como lidar com o usuário, uma vez que não foram preparados para isso (BOEKEL et al., 2013).

Outro aspecto que merece destaque é que "durante muito tempo, o tratamento do transtorno por uso de substâncias foi médico-hospitalar, com foco prioritário nas internações, pois não havia uma abordagem multidisciplinar" (ANDRADE, 2020 [informação verbal]). Ao concebermos que o transtorno é multifatorial e complexo, concluímos que existem implicações para a elaboração de políticas públicas e serviços de atendimento a esse público que demandam a participação de várias áreas de conhecimento. Considerar a necessidade e a relevância da abordagem multidisciplinar na construção do currículo das especializações em dependência química, proporcionando maior interdisciplinaridade e comunicação entre as áreas, é fundamental para promover uma capacitação mais eficiente dos profissionais que compõem as equipes de trabalho, resultando numa assistência mais qualificada para o público em questão.

Ainda quanto ao currículo das especializações, devemos considerar que muitas são as dificuldades para a elaboração de um diagnóstico e tratamento efetivos da dependência química. As barreiras – cognitivas (que se impõem pelar falta de conhecimento acerca da variedade de sintomas e diagnósticos diferenciais), atitudinais (por uma visão negativa sobre o usuário e o tratamento), de comunicação (resultantes da resistência dos dependentes químicos ao tratamento, tendendo a provocar respostas menos acolhedoras em alguns profissionais) e conceituais (por acreditar que o diagnóstico e o tratamento são ineficazes ou impossíveis) – se interpõem contra a oferta de tratamento para quem dele necessita. Somente a partir de um currículo que disponibilize conhecimento teórico e técnico e provoque, por meio de suas disciplinas, ampla discussão sobre os aspectos e características do transtorno, possibilitando a desconstrução dos estigmas que emolduram o fenômeno, será possível eliminar ou reduzir essas barreiras (CLARK, 1981).

No currículo, além das disciplinas de saúde, a inserção de conteúdos sobre políticas econômicas e de segurança é algo que deve ser considerado diante do novo cenário que se apresenta de descriminalização e legalização de algumas substâncias. Esse cenário traz em seu escopo a construção de novas leis e o surgimento de novas drogas, alterando a dinâmica da oferta e da procura, a associação com o tráfico, o fluxo de mercadorias, a disputas de territórios, facções criminosas etc. Todas essas dimensões fazem parte do problema e devem ser consideradas de grande importância no processo de construção do currículo das pós-graduações em dependência química. Entender tais dinâmicas é mais um objetivo relevante para as especializações que capacitam profissionais na área, independentemente de sua atuação.

O Dr. Cláudio Jerônimo também chama nossa atenção para a necessidade de investimento em treinamento de gestores dos serviços especializados em dependência química. Quanto mais um profissional se especializa, maior a probabilidade de ocupar cargos de gestão. Como ele ressalta: "[...] não adianta colocar pessoas bem-informadas em serviços desorganizados. São talentos subaproveitados" (JERÔNIMO, 2020 [informação verbal]). Ele percebe que, apesar do aumento expressivo da oferta de serviços e da ampliação do acesso, a qualidade desses serviços ainda precisa melhorar significativamente, e isso tem relação direta com a maneira como eles se organizam. Por entender que esse é um desafio para a atualidade, desde 2018 o curso de especialização da Uniad evoluiu para um MBA de dependência química.

Por último, e talvez o maior desafio, resta a superação de um antigo conhecido: o preconceito. Todos os entrevistados relataram como, ao longo de suas trajetórias profissionais, tiveram de lidar com o preconceito, seja advindo do senso comum, seja oriundo de colegas da profissão.

O Dr. Marcelo Cruz relatou que certa vez ouviu de um médico residente a seguinte frase: "Eu não atendo usuário de drogas." Ele ressaltou que o preconceito era passado pelo corpo docente, que não era capacitado e por isso acreditava que o transtorno era um problema de caráter, e os maus-tratos uma forma de punir as pessoas que sofriam dessa disfunção por seu mau comportamento.

Sabemos que, apesar dos avanços na compreensão do transtorno por uso de substâncias, muitos ainda são os estigmas a ele associados e aos que são acometidos por esse distúrbio. As discussões no ambiente acadêmico com o objetivo de mudar atitudes e comportamentos, bem como o contato direto com usuários por meio dos estágios e grupos de mútua ajuda, podem minimizar essa crença (RONZANI et al., 2015). Transpor o preconceito é um desafio diário que deve ser objetivo dos profissionais que trabalham na área, e o conhecimento é uma das maneiras de combatê-lo:

> As especializações também são uma oportunidade de minimizar bastante o preconceito. Apropriar-se dos saberes dá aos profissionais condições de interferir na realidade por meio do seu conhecimento tanto através de sua prática de trabalho quanto nas relações sociais, afetivas e familiares, utilizando seus argumentos e reduzindo o preconceito (CREUSA, 2020 [informação verbal]).

> Além de estudar e divulgar o conhecimento nessa área, eu tinha mais um objetivo: reduzir o preconceito sobre o tema. Desejo muito que outras pessoas possam ser aceitas e ajudadas. Outra paixão! No início sempre batalhei sobre o preconceito; se a disciplina tinha a ver com álcool e drogas, eu fazia questão de me apresentar como alcoólatra. "Isso não dá em poste. Dá em psicólogo, dá em professor", eu dizia (FREIRE, 2020 [informação verbal]).

Cada um desses apontamentos demonstra a necessidade e a relevância das especializações em dependência química. A formação de qualidade possibilita uma prática profissional pautada em evidências científicas em todos os contextos de atuação e promove a ampla disseminação do conhecimento sobre aspectos e características do transtorno, a prevenção e o tratamento, resultando em serviços de assistência qualificados e na redução do estigma contra pessoas que fazem o uso e/ou têm transtornos dele decorrentes.

Penso que os desafios são ter coragem para avaliar os próprios cursos e tentar inovar no que for possível, como nós estamos fazendo com a prevenção na pós-graduação em dependência química da PUC-Rio. (PINTO, 2020 [informação verbal]).

■ Considerações finais

Neste capítulo reunimos depoimentos de profissionais que nas últimas décadas vêm construindo a trajetória histórica das especializações em dependência química no Brasil. Ao longo desse percurso, o conhecimento foi o grande guia, conduzindo os viajantes a lugares inexplorados. Motivados pelo desejo de conhecer a realidade além do que é observável a olho nu, homens e mulheres se debruçaram sobre a temática e fizeram história.

A "sede de saber 'monstra'", relatada por Eliana Freire acerca de si mesma, parece ter sido compartilhada com os demais profissionais entrevistados, levando-os a empreender tempo e recursos dentro e fora do país para desvelar os enigmas do transtorno por uso de substâncias. Ainda hoje o conhecimento parece ser a grande motivação que conduz pessoas na busca pelas especializações. Carla Miguel Pereira e Mariza Lima de Moraes, ex-alunas da pós-graduação em dependência química da PUC-Rio, relataram ter sido impulsionadas a se matricular no curso em virtude do anseio de adquirir mais conhecimento e compreensão sobre o assunto.

Podemos concluir que as especializações em dependência química tiveram importante papel na disseminação do conhecimento relativo a essa área e ainda carregam um grande potencial, desde que sejam criteriosas na elaboração de seus currículos e na escolha dos profissionais que irão divulgar as informações. Vale ressaltar que, apesar dos avanços alcançados pelas especializações ao longo dos anos, os desafios que surgem diariamente não podem ser negligenciados para que não haja retrocessos, lembrando que só a atualização e o aprendizado constantes permitirão a superação dos obstáculos que se apresentam no caminho.

Por fim, registramos aqui nossa imensa gratidão a quem hoje colhe os frutos da dedicação e paixão de cada um desses agentes históricos. Evidentemente, também a todos aqueles que desempenharam papéis igualmente importantes e pioneiros e que não tivemos a oportunidade de entrevistar.

Encerramos com uma frase sempre ouvida em grupos anônimos e que nos mostra o valor de continuarmos a nos dedicar e nos manter no caminho com um olhar para o futuro: "Mais será revelado"; pois, como disse nossa querida Eliana Freire: "o conhecimento é eterno" e inesgotável.

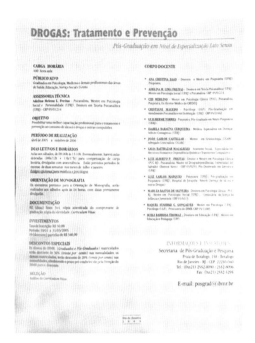

Figura 25.1 Programa da pós-graduação *lato sensu* IBMR, em 2005. (Documento cedido por Luiz Alberto Pinheiro de Freitas.)

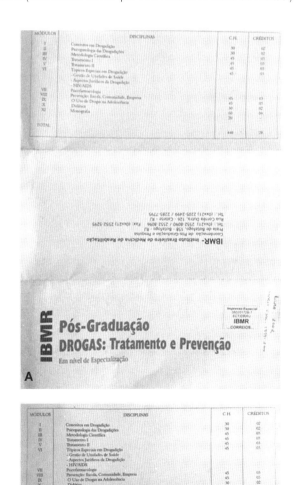

Figura 25.2A e **B** Currículo da pós-graduação *lato sensu* IBMR, em 2005. (Documento cedido por Luiz Alberto Pinheiro de Freitas.)

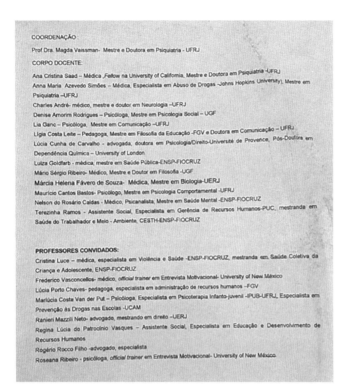

Figura 25.3 Corpo docente da pós-graduação em dependência química da Universidade Estácio de Sá. (Documento cedido pela Dra. Magda Vaissman.)

■ Depoimentos de ex-alunas

Eu me senti honrada com o pedido do professor Luiz Guilherme para escrever este depoimento e participar de alguma forma da história do tratamento e prevenção da dependência química no Brasil.

Concluí a especialização em Prevenção e Tratamento de Abuso de Drogas Psicoativas na PUC-RJ em junho de 2015, após 2 anos e meio de estudos e prática.

Na época, minha motivação primeira foi estar desenvolvendo o programa de prevenção do uso abusivo de substâncias psicoativas na extinta Webjet Linhas Aéreas, seguindo as orientações do Regulamento Brasileiro de Aviação Civil 120.

Como psicóloga, sentia que precisava entender mais a fundo esse assunto para exercer minha função. Como pessoa, abracei a tarefa por ter me relacionado com pessoas, as quais eu amava, e que eram dependentes químicos e destruíram suas vidas.

Nos estudos, fui entendendo o funcionamento psicológico, fisiológico, social e cultural dessa doença.

Consegui realizar um trabalho muito bom de conscientização na referida empresa aérea, e até hoje eu desenvolvo material sobre substâncias psicoativas e ministro aulas a respeito desse tema.

Com o que aprendi, e com o conhecimento de profissionais incríveis, consigo ajudar pessoas de meu convívio e em empresas para as quais presto serviço.

Carla Miguel Pereira
(ex-aluna da PUC-Rio)

Dependência química é um tema que sempre me despertou interesse, tanto no âmbito pessoal (filhos adolescentes), quanto no profissional.

Costumava realizar pesquisas na internet, e um dia me deparei com um *post* numa rede social sobre o curso de pós-graduação em dependência química na PUC-RJ.

Sem hesitar, realizei minha inscrição com o intuito de adquirir conhecimento e absorver a técnica, indispensáveis à capacitação profissional.

No curso, tive a oportunidade de estudar as adicções, os transtornos psíquicos, adquirir novos olhares, compreensões mais amplas, teorias científicas e técnicas atualizadas, bem como colocar em prática esse conhecimento através dos estágios realizados no SPA da universidade e em clínicas de recuperação.

Hoje, passados pouco mais de 2 anos da conclusão do curso, dimensiono essa experiência como sendo muito além da obtenção de técnicas e saberes: trata-se de um novo olhar a respeito do homem em sua plenitude e um (re)encontro com minha essência.

Mariza Lima de Moraes
(ex-aluna da PUC-Rio)

Referências

ANDRADE, A.G. Depoimento [06 out. 2020]. Entrevistador: Andresa Barbosa da Silva Gouveia e Thales Monteiro Ferro. Rio de Janeiro. 1 arquivo mp4 (55 min) Entrevista concedida para o livro Dependência química: uma história a ser tratada.

ARAÚJO, M.R.; MOREIRA, F.G. História das drogas. In: SILVEIRA, D.X.; MOREIRA, F.G. Panorama atual de drogas e dependências. São Paulo: Atheneu, 2006: 9-14.

BRASIL. Ministério da Saúde. Serviço Nacional de Educação Sanitária. Maconha: Coletânea de Trabalhos Brasileiros. Rio de Janeiro: Ministério da Saúde, 1958. Disponível em: http://bvsms.saude.gov.br/bvs/publicacoes/maconha_coletania_trabalhos_brasileiros_2ed.pdf. Acesso em: 15 set. 2020.

CARLINI, E.A. A história da maconha no Brasil. J Bras Psiquiatria [online] 2006; 55(4):314-7. Disponível em: https://www.scielo.br/scielo.php?script=sci_arttext&pid=S0047=20852006000400008-&lng=pt&tlng-pt. Acesso em: 15 set. 2020.

CARNAÚBA, V.; COCOLO, A.C. Drogas: um desafio do século XXI. Revista Enteteses, São Paulo, 6. ed, jun. de 2016.

CARVALHO, J.C. A criação da Comissão Nacional de Fiscalização de Entorpecentes: Institucionalização e internalização do proibicionismo no Brasil. Inter-Legere. Revista do PPGCS/UFRN. Natal, RN, n.15, jul./dez. 2014, p.15-38.

CEBRID (Centro Brasileiro de Informações sobre Drogas Psicotrópicas). UNIFESP – Escola Paulista de Medicina. Cocaína. Disponível em: <https://www2.unifesp.br/dpsicobio/cebrid/quest_drogas/cocaina.htm. Acesso em: 15 set. 2020.

CERQUEIRA, E.C.B. A fundação da primeira sociedade brasileira especializada em medicina mental. Rio de Janeiro: Casa de Oswaldo Cruz/Fiocruz, 2016. Disponível em: http://www.ppghcs.coc.fiocruz.br/images/dissertacoes/dissertacao_ede_cerqueira.pdf. Acesso em: 15 set. 2020.

CLARK, W.D. Alcoholism: blocks to diagnosis and treatment. The American Journal of Medicine 1981; 71(2):275-86.

CRUZ, M.S. [31 ago. 2020]. Entrevistadores: Andresa Barbosa da Silva Gouveia e Thales Monteiro Ferro. Rio de Janeiro. 1 arquivo mp4 (50 min.) Entrevista concedida para o livro Dependência química: uma história a ser tratada.

ESCOHOTADO, A. Historia de las drogas. Madri: Alianza, 1996.

FERREIRA, T.C.D. et al. Percepções e atitudes de professores de escolas públicas e privadas sobre o tema drogas. Interface – Comunicação, Saúde, Educação jul./set.2010; 14(34):551-62.

FREIRE, E. Depoimento [27 ago. 2020]. Entrevistadores: Andresa Barbosa da Silva Gouveia e Thales Monteiro Ferro. Rio de Janeiro. 1 arquivo mp4 (90 min) Entrevista concedida para o livro Dependência química: uma história a ser tratada.

FREITAS, L.A.P. Depoimento [28 ago. 2020]. Entrevistadores: Andresa Barbosa da Silva Gouveia e Thales Monteiro Ferro. Rio de Janeiro. 1 arquivo mp4 (100 min.) Entrevista concedida para o livro Dependência química: uma história a ser tratada.

FIGLIE, N.B. Depoimento [06 out. 2020]. Entrevistadores: Andresa Barbosa da Silva Gouveia e Thales Monteiro Ferro. Rio de Janeiro. 1 arquivo mp4 (40 min.) Entrevista concedida para o livro Dependência química: uma história a ser tratada.

JERÔNIMO, C.S. Depoimento [11 set. 2020]. Entrevistadores: Andresa Barbosa da Silva Gouveia e Thales Monteiro Ferro. Rio de Janeiro. 1 arquivo mp4 (55 min) Entrevista concedida para o livro Dependência química: uma história a ser tratada.

KALINA, E. Depoimento [20 set. 2020]. Entrevistadores: Andresa Barbosa da Silva Gouveia e Thales Monteiro Ferro. Rio de Janeiro. 1 arquivo mp4 (85 min.) Entrevista concedida para o livro Dependência química: uma história a ser tratada.

LARANJEIRA, R.R.; MADRUGA, C.S.; MASSARO, L. Drogas sintéticas: uma nova ameaça à saúde pública. Revista Enteteses, São Paulo, 6. ed., jun. 2016.

LOCKE, J. An essay concerning human understanding. Indianapolis: Hackett Publishing Company, 1996: 33-6.

NATIONAL INSTITUTE OF DRUG ABUSE: NIDA. Info Facts: Crack and Cocaine, April, 2008.

NEGREIROS, T.C.G.M. Depoimento [24 ago. 2020]. Entrevistadores: Andresa Barbosa da Silva Gouveia e Thales Monteiro Ferro. Rio de Janeiro. 1 arquivo mp4 (45 min.) Entrevista concedida para o livro Dependência química: uma história a ser tratada.

NIEL, M. Aspectos históricos sobre o uso de drogas. In: Dependência Química – Prevenção, tratamento e políticas públicas. Porto Alegre: Artmed, 2011: 620-3.

NOTO, A.R. Drogas sintéticas: festas rave estimulam uso entre jovens. Revista Enteteses, São Paulo, 6. ed., jun. 2016.

PERRENOUD, L.O.; RIBEIRO, M. Etiologia dos transtornos relacionados ao uso de substâncias psicoativas. In: Dependência química – Prevenção, tratamento e políticas públicas. Porto Alegre: Artmed, 2011: 43-8.

PINTO, L.G.R. Depoimento [23 ago. 2020]. Entrevistadores: Andresa Barbosa da Silva Gouveia e Thales Monteiro Ferro. Rio de Janeiro. 1 arquivo mp4 (60 min.) Entrevista concedida para o livro Dependência química: uma história a ser tratada.

RONZANI, T.M. et al. Reduzindo o estigma entre usuários de drogas: guia para profissionais e gestores. Juiz de Fora: Editora UFJF, 2015: 24.

UNODC (United Nations Office on Drugs and Crime). World drug report 2020. United Nations Publications, 2020. Disponível em: https://wdr.unodc.org/wdr2020/field/WDR20_Booklet_2.pdf. Acesso em: 25 set. 2020.

UNODC (United Nations Office on Drugs and Crime). World drug report 2019. United Nations Publications, 2019. Disponível em: https://wdr.unodc.org/wdr2019/prelaunch/WDR19_Booklet_1_EXECUTIVE_SUMMARY.pd>. Acesso em: 25 set. 2020.

VAISSMAN, M. Depoimento [22 set. 2020]. Entrevistadores: Andresa Barbosa da Silva Gouveia e Thales Monteiro Ferro. Rio de Janeiro. 1 arquivo mp4 (64 min) Entrevista concedida para o livro Dependência química: uma história a ser tratada.

VAN BOEKEL, L.C.; BROUWERS, E.P.M.; VAN WEEGHEL, J.; GARRETSEN, H.F.L. Stigma among health professionals towards patients with substance use disorders and its consequences for healthcare delivery: systematic review. Drug Alcohol Depend 2013; 131(1-2):23-35.

Capítulo 26

A Covid-19 e a Epidemia da Dependência Química

Nathália Janovik • Alexandre Kieslich da Silva

■ Introdução

Os transtornos por uso de substâncias (TUS), caracterizados por um conjunto de sintomas mentais, físicos e comportamentais, ceifam, direta ou indiretamente, a vida de milhões de pessoas ao redor do mundo. Anualmente, o Escritório das Nações Unidas sobre Drogas e Crime (UNODC) publica o Relatório Mundial sobre Drogas, que reúne os principais dados e análises de tendências sobre a produção, o tráfico e o consumo de drogas ilegais em todo o mundo. De acordo com o Relatório de 2020, 269 milhões de pessoas usaram drogas pelo menos uma vez em 2018, o que corresponde a 5,4% da população global com idades entre 15 e 64 anos – um aumento de 30% em comparação a 2009. Entre as estimadas 269 milhões de pessoas que usaram drogas, cerca de 35,6 milhões sofrem de algum TUS, correspondendo a uma prevalência global de 0,7% entre a população de 15 a 64 anos[1].

A pandemia da Covid-19, a maior catástrofe sanitária de nossos tempos, tem trazido desafios incalculáveis aos cuidados de saúde e às estruturas sociais mais amplas. Reconhecidamente, dentre os indivíduos mais vulneráveis ao desenvolvimento das formas graves da doença estão aqueles que têm TUS, tanto devido a riscos diretos – por acometimento da via aérea, no caso de drogas inaladas, por exemplo – como indiretos[2]. No que se refere a esses últimos, citam-se: (1) a instabilidade habitacional e a consequente situação de rua em que vivem muitos dos pacientes, tornando-os não só potenciais vetores de transmissão da doença, mas também mais suscetíveis a contraí-la; (2) o encarceramento em complexos prisionais ou comunidades terapêuticas, onde a presença de pessoas num espaço reduzido tende a ser maior, o que favoreceria a transmissibilidade; (3) a vulnerabilidade emocional e a associação a outras patologias psiquiátricas, que aumentam as taxas de recaída e pioram o estado de imunidade do indivíduo; e (4) o acesso reduzido a serviços de saúde, dadas as recomendações atuais de distanciamento físico[3,4].

No longo prazo, estima-se que, além do potencial agravamento dos riscos anteriormente apontados, a desaceleração econômica, o aumento do desemprego e a falta de oportunidades tornarão mais provável que as pessoas pobres e desfavorecidas se envolvam em padrões nocivos de uso de álcool e drogas, sofram de transtornos por uso de álcool e drogas e se voltem para atividades ilícitas ligadas ao álcool e às drogas[1].

Neste capítulo, abordaremos brevemente dois dos transtornos aditivos que mais aumentaram suas taxas de incidência e prevalência durante a pandemia da Covid-19 no Brasil e no mundo e discutiremos, de maneira sucinta, os potenciais mecanismos envolvidos na interface entre essas doenças.

■ Álcool e Covid-19

O isolamento social, combinado ao medo e às incertezas do momento, comumente desperta reações emocionais indesejadas e vulnerabilizantes, como tristeza, solidão e ansiedade, que podem ser gatilhos para o aumento e a frequência do consumo de bebidas alcoólicas. O Relatório Mundial sobre Drogas da UNODC de 2020 apresentou a Edição Especial Covid-19, que contemplou informações relevantes a respeito do consumo de substâncias psicoativas durante 3 meses da pandemia. A pesquisa incluiu mais de 40 mil participantes de diversos países, dentre eles o Brasil, onde 600 pessoas responderam ao questionário da UNODC[1].

De acordo com o Relatório, 93,8% da amostra global relataram consumo de álcool nos últimos 12 meses e, desses, 85,4% nos últimos 30 dias. Ainda, 44% da amostra global relataram ter aumentado a frequência do uso de álcool durante a pandemia por Covid. As principais razões levantadas pelo Relatório para o aumento do consumo de álcool foram: (1) maior disponibilidade de tempo para consumo e (2) presença de emoções negativas, como tristeza, irritabilidade e tédio.

Além disso, cerca de um terço dos entrevistados indicou que começou a beber mais cedo do que o normal, um terço das pessoas que aumentaram o uso relatou consequências negativas em sua saúde física e um quinto disse que sua saúde mental e o desempenho no trabalho/estudo e/ou prazer foram impactados negativamente. Por outro lado, 25,5% relataram ter diminuído a frequência do uso de álcool durante a Covid-19, apresentando como motivo principal a menor exposição aos ambientes e às pessoas com as quais costumam beber.

Especificamente sobre o Brasil, o Relatório apontou que 41,1% dos brasileiros entrevistados relataram aumento na frequência do consumo de álcool (medida em número de dias da semana em que ingeriu álcool), 26,3% relataram fazer consumo de álcool em *binge* e 34,4% começaram a beber em horário mais cedo do que costumavam fazer antes do início da pandemia no país.

Ainda em referência aos dados nacionais, a Fundação Oswaldo Cruz, em parceria com a Universidade Federal de Minas Gerais e a Universidade Estadual de Campinas, realizou a ConVid – Pesquisa de Comportamentos da Fundação Oswaldo Cruz – com a finalidade de verificar o impacto da Covid-19 na vida dos brasileiros sob vários aspectos, sendo entrevistadas 45.161 pessoas entre 24 de abril e 24 de maio de 2020[5].

De modo geral, a ConVid mostrou que 40% dos entrevistados sentiram-se tristes ou deprimidos durante a pandemia e 54% narraram sentir-se ansiosos ou nervosos com frequência. Entre os adultos de 18 a 29 anos, os percentuais alcançaram 54% e 70%, respectivamente. A ansiedade foi citada por 60% das mulheres; entre os homens, essa queixa chegou a 43%.

Esses dados gerais sobre saúde mental são importantes, uma vez que se correlacionam com o uso de substâncias psicoativas. Sobre isso, a ConVid apontou que, da totalidade da população entrevistada, 18% relataram aumento no consumo de bebidas alcoólicas durante a pandemia, com taxas similares entre homens e mulheres. O maior aumento (25%) foi registrado entre as pessoas com idades entre 30 e 39 anos, e o menor (11%), entre os idosos. O aumento no consumo de álcool foi associado ao aumento na frequência da sensação de tristeza ou à constatação do diagnóstico de depressão: quanto maior a frequência, tanto maior foi o consumo de bebida alcoólica, alcançando 24% entre as pessoas que se sentiram permanentemente tristes durante a pandemia.

Dado o cenário global, a Organização Mundial da Saúde (OMS) recomendou que os governos limitassem a venda das bebidas durante o período em que vigorarem as medidas de restrição, bem como solicitou que fossem reforçadas as regulações já existentes, como idade mínima para compra e consumo e proibição da publicidade. Paralelamente, um artigo recente, publicado no *Drug and Alcohol Review*[6], a partir de uma parceria entre diversas instituições internacionais da Rússia, África do Sul, Alemanha, Canadá, EUA e Brasil – aqui representado pela Universidade Federal de São Paulo (Unifesp) – sugere que a pandemia de Covid-19 poderá alterar de maneira importante os padrões de consumo de álcool da população, em diferentes partes do mundo. De acordo com o estudo, dois cenários são possíveis: (1) em curto prazo, uma redução no consumo de álcool, dada a diminuição da disponibilidade física do álcool e da condição financeira para compra; (2) em longo prazo, um aumento no consumo de álcool, especialmente dos homens, devido ao sofrimento psíquico resultante da pandemia.

Apesar da escassez de dados científicos mais robustos sobre o uso de álcool e o risco para Covid-19, sabe-se que o consumo de bebidas alcoólicas promove disfunção do sistema imunológico (prejudica o funcionamento e leva à apoptose dos linfócitos T e B) e deficiência vitamínica (especialmente as do complexo B) e representa um risco elevado para o desenvolvimento de pneumonia aspirativa e doenças hepáticas e cardiometabólicas, além de trombose – todas essas condições podem agir, isolada ou sinergicamente, e levar a um pior desfecho de saúde[7]. Reforçam esses dados estudos anteriores que relataram que o consumo de álcool pode facilitar e agravar infecções respiratórias, como a gripe[8,9], o que seria mais um indicativo da possível relação com o agravamento da Covid-19. Ressalta-se o especial cuidado que deve ser tomado em relação à desinformação que envolve efeitos protetores da ingestão de qualquer quantidade de bebida alcoólica contra a Covid-19[10].

■ Tabagismo e Covid-19

O tabagismo é a principal causa de mortes evitáveis em todo o mundo[11]. O uso do tabaco causa mais de 7 milhões de mortes por ano no planeta[12]. Se o padrão de fumar em todo o mundo não mudar, mais de 8 milhões de pessoas morrerão por ano de doenças relacionadas ao uso do tabaco até 2030[13]. Além dos diversos tipos de câncer, o tabaco está relacionado às doenças cardiovasculares isquêmicas (insuficiência vascular periférica, infarto do miocárdio e derrame cerebral) e às doenças respiratórias (bronquite e enfisema)[11]. O tabaco causa inflamação das vias aéreas e compromete os mecanismos de defesa do organismo. Por isso, os fumantes apresentam risco maior de infecções por vírus, bactérias e fungos. Os tabagistas apresentam taxas maiores de bronquites, sinusites, pneumonias e tuberculose[14].

Como a Covid-19 é uma doença muito recente, existem poucas evidências sobre sua relação com o tabagismo. No entanto, uma revisão sistemática de cinco estudos realizados na China e publicados na *Tobacco Induced Diseases* demonstrou que o número de casos graves de Covid-19, com insuficiência respiratória e necessidade de tratamento em terapia intensiva, foi maior entre os fumantes naquele país, principalmente idosos e pessoas com doenças crônicas não infecciosas causadas ou agravadas pelo tabagismo. As chances de um caso de Covid-19 tornar-se mais grave e levar à morte foram maiores entre pessoas com histórico de tabagismo[15], e o tabaco aumenta em cinco vezes as chances de os indivíduos contraírem qualquer síndrome gripal[16].

Um estudo demonstrou que fumantes com Covid-19 têm 3,25 vezes mais chances de desenvolver quadros mais graves da doença do que não fumantes[17].

O tabaco piora a gravidade da infecção por influenza, aumentando a replicação viral, pois causa supressão dos mecanismos antivirais e alterações nos padrões de citocinas em células responsáveis pela imunidade inata da mucosa[18]. Há muitos anos se sabe que o tabagismo acarreta disfunção endotelial e elevação da concentração dos radicais livres e aumenta também a expressão da enzima conversora de angiotensina 2 (Eca-2). De modo semelhante, as infecções microbianas, como a Covid-19, também aumentam a liberação de radicais livres e Eca-2 ao ligar-se ao receptor do Sars-CoV-2. É plausível, portanto, a ideia de que a Covid-19 ocasione danos ao endotélio previamente lesionado do fumante[19].

Tanto tabagistas como pacientes com Covid-19 apresentam níveis elevados de proteína C reativa (PCR) e dímero-D, ambos marcadores usados no diagnóstico de trombose[20]. Níveis elevados de dímero-D (acima de 1μg/L) aumentam em 18 vezes a chance de evolução para óbito por Covid-19[15]. O mecanismo dessas complicações ainda é desconhecido, mas elas denotam a gravidade da relação entre tabagismo e Covid-19. Além disso, os vaporizadores conhecidos como cigarros eletrônicos, muito populares entre a população jovem, podem facilitar a transmissão da Covid-19 devido ao compartilhamento dos bocais[18].

Reconhecidamente, o tabagismo aumenta em face de vários estressores ambientais, como conflitos armados, desastres naturais etc.[21]. Em função das medidas restritivas devido à Covid-19, em todo o mundo, houve um aumento do estresse singular para as pessoas que usam tanto cigarros convencionais como eletrônicos. Em estudo realizado na Itália, 1.825 participantes responderam um questionário *on-line*. A maioria dos fumantes considerou parar de fumar, mas a maioria dos usuários de cigarros eletrônicos não cogitou interromper o uso. No grupo de ex-fumantes, cerca de um terço dos participantes declarou ter pensamentos sobre começar a fumar novamente[22].

Em pesquisa com 6.800 usuários de cigarros convencionais e eletrônicos da Itália, Índia, África do Sul, Reino Unido e EUA, a maioria dos tabagistas relatou o uso de produtos de nicotina como principal mecanismo para combater o estresse e a ansiedade. Os participantes da pesquisa estavam preocupados em adoecer com o vírus, perder o emprego e lidar com o estresse. Muitos deles compraram mais cigarros do que o normal em virtude do medo de que as lojas ficassem sem estoque ou fechassem durante o bloqueio.

O uso de tabaco dentro de casa aumentou na Itália e na Índia entre os fumantes de cigarros convencionais, o que poderia estar relacionado ao aumento da exposição ao fumo passivo de familiares não fumantes. Entre os usuários exclusivos dos cigarros eletrônicos, nenhuma mudança foi observada nas taxas de uso domiciliar durante o bloqueio em comparação com os hábitos pré-Covid-19[23].

É possível que o período de isolamento e as restrições impostas pelo bloqueio durante a pandemia sejam usados por alguns como oportunidade para parar de fumar, mas realisticamente apenas uma minoria de pessoas conseguirá. Para a maioria, o aumento do estresse causado por uma doença potencialmente fatal, a possibilidade de perda do emprego e sentimentos de insegurança, confinamento e tédio podem aumentar o desejo de fumar. Durante o colapso financeiro de 2008, por exemplo, as ações da indústria do tabaco foram uma das poucas a aumentar[16].

No Brasil, os resultados da ConVid, pesquisa já mencionada, também demonstraram aumento do consumo de cigarros na pandemia. Responderam ao questionário, entre os dias 24 de abril e 8 de maio, 45.161 brasileiros com mais de 18 anos. Do total, 12% eram tabagistas. Dentre os tabagistas, 34,3% afirmaram ter passado a consumir mais cigarros por dia durante a pandemia – 22,8% aumentaram em 10, 6,4% em até cinco e 5,1% em 20 ou mais cigarros. Entre as mulheres, o percentual de aumento de cerca de 10 cigarros por dia (29%) foi maior do que entre os homens (17%). Entre os indivíduos com menor escolaridade, 25% aumentaram cerca de 10 cigarros por dia e 9%, mais de 20 cigarros por dia[24].

Em pesquisa com 128 tabagistas, realizada pelo curso de Fisioterapia da Unoeste em parceria com a Medicina Guarujá, 46% dos tabagistas relataram sentir mais vontade de fumar durante o período de quarentena. Desses, 37,5% aumentaram de um a 10 cigarros ao dia e mais de 6% ultrapassaram os 10 cigarros por dia[25].

Alguns países, como África do Sul e Índia, proibiram a venda de produtos derivados do tabaco durante os períodos de distanciamento social[16]. Na África do Sul, houve bloqueio de 21 dias, de 26 de março a 16 de abril de 2020, para conter a disseminação do coronavírus no país[26]. Nesse período foi permitida apenas a comercialização de bens de consumo essenciais. Produtos do tabaco e nicotina foram considerados bens não essenciais e tiveram sua venda proibida[27]. O tabagismo afeta tanto os fumantes como os expostos ao fumo passivo. Durante a proibição determinada pelo *lockdown*, familiares e vizinhos em condomínios que compartilham o mesmo espaço com usuários de tabaco também foram protegidos da exposição ao fumo passivo, uma vez que não se espera que as pessoas saiam de seu prédio para fumar durante o bloqueio[28].

O governo sul-africano recebeu críticas de alguns defensores e acadêmicos pró-tabaco pela proibição das vendas de produtos do tabaco e álcool durante o bloqueio, mas essa medida pode ser considerada heroica e ser vista como uma tentativa dupla de proteger os cidadãos da Covid-19[29]. Segundo os pesquisadores sul-africanos, surgiram também preocupações sobre as implicações na saúde mental quando as pessoas são forçadas a abandonar o uso de substâncias dependógenas. Eles alegam ser compreensível que os usuários de produtos de tabaco e nicotina estejam lidando com o estresse mental em virtude das restrições impostas, associadas à abstinência de tabaco e álcool; contudo, a tentativa foi de proteção e conscientização, além de ser uma boa oportunidade para parar de fumar. Para isso, o recomendado seria a disponibilização de recursos para ajudar os usuários a pararem de fumar ou ajudá-los a lidar com a abstinência[28].

No Brasil, as autoridades também introduziram legislação para proibir temporariamente atividades industriais não essenciais, e a fabricação de cigarros não foi incluída como uma atividade essencial. Apesar disso, a Philip Morris Brasil (PMB) aumentou a produção de cigarros. De acordo com notícia publicada no *The Intercept Brasil*, a PMB anunciou no início de abril de 2020 que retomaria a compra de tabaco dos agricultores para garantir "a preservação financeira dos produtores da região"[30].

Em estudo que analisou as postagens do *Twitter* entre 1º de janeiro e 1º de maio de 2020, foram analisados 33.890 *tweets* relacionados à Covid-19 e ao tabagismo, o que incluía sentimentos, curtidas ou *retweets*. O sentimento dos *tweets* era negativo, atingindo um nadir em meados de março, mas se tornou menos negativo em abril, quando foram lançados relatos sugerindo benefícios do tabaco para prevenção da Covid-19. Foram encontradas 58 mensagens da indústria do tabaco sobre Covid-19. Vinte e duas (37,9 %) mencionaram os esforços das empresas de tabaco para apoiar o desenvolvimento de uma vacina contra a doença. Dois *tweets* incluíram declarações da Food and Drug Administration de que não há evidências de que os vaporizadores aumentam o risco de contrair a Covid-19. A ocorrência de *preprints* sugerindo que o cigarro poderia proteger as pessoas da infecção pelo coronavírus demonstra que a indústria busca, por meio da desinformação e de *fake news*, manter seu mercado em alta[31].

Do mesmo modo, uma regressão logística multinomial realizada em Hong Kong mostrou que a exposição às alegações não comprovadas de que fumar e beber álcool pode proteger contra Covid-19 foi significativamente associada ao aumento do uso de tabaco entre os usuários atuais de tabaco e do uso de álcool entre os bebedores atuais, ajustando para sexo, idade, nível de educação, uso de álcool/tabaco, isolamento em casa, ansiedade e sintomas depressivos e método de pesquisa. O estudo foi realizado em Hong Kong, em abril de 2020, através de telefones fixos e celulares com uma amostragem de 1.501 adultos de 18 anos ou mais (47,5% do sexo masculino) escolhidos aleatoriamente na população[32].

A Política Nacional de Controle do Tabaco no Brasil contribuiu para uma queda significativa no percentual de fumantes adultos. Em 1989, 34,8% da população acima de 18 anos fumavam[33]. Segundo dados da Vigilância de Fatores de Risco e Proteção para Doenças Crônicas por Inquérito Telefônico (Vigitel) 2016, o percentual de fumantes com 18 anos ou mais no Brasil é de 10,2%, representado por 12,7% dos homens e 7,3% das mulheres[34]. Ainda assim, o Brasil é, até o momento, o segundo país com mais mortes relacionadas à Covid-19, contabilizando 618.534 mortes e 22.246.276 casos confirmados até 30 de dezembro de 2021, ficando atrás apenas dos EUA e da Índia em relação ao número de infectados (OMS, 2021). Mesmo com o sucesso da Política Nacional de Controle do Tabaco no Brasil, as autoridades têm se preocupado em função do risco já descrito da relação entre o tabagismo e a Covid-19[35].

■ Considerações finais

Reconhecidamente, os transtornos aditivos e a Covid-19 formam uma dupla em que uma pode aumentar a propagação e os riscos da outra. Por isso, urge a necessidade de abordar os agravos de saúde mental durante a pandemia, de modo a fornecer acesso à informação adequada para essa população particularmente mais vulnerável, com foco na prevenção da Covid-19, bem como na prevenção e tratamento dos sintomas de abstinência e da interrupção do comportamento aditivo em todas as oportunidades possíveis. Além disso, estratégias comportamentais complementares, como maior envolvimento da família no tratamento e o incentivo à atividade física e a trabalhos criativos, podem ser medidas potenciais para ajudar a mitigar os transtornos aditivos. O reforço do teleatendimento, tanto para substituir temporariamente o tratamento em curso como para promover a participação em grupos de ajuda mútua, deve ser igualmente mantido e incentivado.

Referências

1. WORLD Drug Report. United Nations Office on Drugs and Crime (UNODC), 2020.
2. DUBEY, S.; BISWAS, P.; GHOSH, R.; CHATTERJEE, S.; DUBEY, M.J.; CHATTERJEE, S. Psychosocial impact of COVID-19. Diabetes Metab Syndrome, 2020.
3. ORNELL, F.; MOURA, H.F.; SCHERER, J.N.; PECHANSKY, F.; KESSLER, F.; VON DIEMEN, L. The COVID-19 pandemic and its impact on substance use: implications for prevention and treatment. Psychiatr Res 2020; 289:113096.
4. COLUMB, D.; HUSSAIN, R.; O'GARA, C. Addiction Psychiatry and COVID-19 – impact on patients and service provision. Ir J Psychol Med 2020 May 21:1-15.
5. ConVid Pesquisa de Comportamentos. Fundação Oswaldo Cruz, Brasil, 2020. Disponível em: www.convid.fiocruz.br.
6. REHM, J. Alcohol use in times of the COVID 19: implications for monitoring and policy. Drug Alcohol Rev 2020; 39:301-4.
7. TESTINO, G. Are patients with alcohol use disorders at increased risk for covid-19 infection? Alcohol Alcohol. 2020 May 13 agaa037.
8. GODOY, P.; CASTILLA, J.; SOLDEVILA, N. et al. Smoking may increase the risk of influenza hospitalization and reduce influenza vaccine effectiveness in the elderly. Eur J Public Health 2018; 28(1):150-5.
9. SURESHCHANDRA, S.; RAUS, A.; JANKEEL, A. et al. Dose-dependent effects of chronic alcohol drinking on peripheral immune responses. Sci Rep 2019; 9(1):7847.
10. SA TODAY. 2020. Fact check: to minimize coronavirus risk, use alcohol for sanitizing, not for drinking. Available from: https://www.usatoday.com/story/news/factcheck/2020/03/20/fact-check-drinking-alcohol-wont-reduce-coronavirus-risk/2881704001/.
11. U.S. Department of Health and Human Services. The Health Consequences of Smoking: 50 Years of Progress. A Report of the Surgeon General [Internet]. Atlanta, GA: U.S. Department of Health and Human Services, Centers for Disease Control and Prevention, Nati.
12. WORLD Health Organization. WHO Report on the Global Tobacco Epidemic, 2017external icon. Geneva: World Health Organization, 2017.
13. WORLD Health Organization. WHO Report on the Global Tobacco Epidemic, 2011external icon. Geneva: World Health Organization, 2011.
14. SALES, M.P.; ARAUJO, A.; CHATKIN, J. et al. Atualização na abordagem do tabagismo em pacientes com doenças respiratórias. J Bras Pneumol 2019; 45(3):e20180314.
15. VARDAVAS, C.I.; NIKITARA, K. COVID-19 and smoking: A systematic review of the evidence. Tob Induc Dis 2020; 18(March). doi:10.18332/tid/119324.
16. VAN ZYL-SMIT, R.N.; RICHARDS, G.; LEONE, F.T. Tobacco smoking and COVID-19 infection. Lancet Respir Med 2020; 8(7):664-5. doi:10.1016/S2213-2600(20)30239-3.
17. GUAN, W.; NI, Z. HU, Y. et al. Clinical characteristics of coronavirus disease 2019 in China. N Engl J M 2020; 382:1708-20.
18. WHO Framework Convention on Tobacco Control. Increased risk of COVID-19 infection amongst smokers and amongst waterpipe users. https://untobaccocontrol.org/kh/waterpipes/covid-19/.
19. SMOKING upregulates angiotensin-converting enzyme-2 receptor: a potential adhesion site for novel coronavirus SARS-CoV-2 (covid-19). J Clin Med 2020; 9:E841.
20. LEE, A.J.; FOWKES, G.R.; LOWE, G.D.; RUMLEY, A. Determinants of fibrin D-dimer in the Edinburgh Artery Study. Arterioscler Thromb Vasc Biol 1995; 15:1094-7.
21. GARCÍA-ÁLVAREZ, L. "¿Se observarán cambios en el consumo de alcohol y tabaco durante el confinamiento por COVID-19?". Adicciones 2020; 32(2):85-9.
22. CAPONNETTO, P.; IINGUSCIO, L.; SAITTA, C.; MAGLIA, M.; BENFATTO, F.; POLOSA, R. Smoking behavior and psychological dynamics during COVID-19 social distancing and stay-at-home policies: A survey. Health Psychol Res 2020; 8(1):9124. Published 2020 May 27. doi:10.4081/h.
23. YACH, D. Tobacco use patterns in five countries during the COVID-19 lockdown. Nicotine Tob Res 2020; 22(9):1671-72. doi:10.1093/ntr/ntaa097.
24. CovVid: Pesquisa de Comportamentos da FioCruz. Disponível em: https://convid.fiocruz.br/index.php?pag=fumo.
25. https://www.unoeste.br/noticias/2020/6/46-dos-tabagistas-relatam-maior-consumo-na-pandemia.
26. SOUTH AFRICAN GOVERNMENT. Disaster Management Act: Regulations to address, prevent and combat the spread of Coronavirus COVID-19: Amendment. 2020.; Disponível em: https://www.gov.za/documents/disaster-management-act-regulationsaddress-prevent-and-combat-spread-coronaviru.
27. NKONKI, L.; FONN, S. Decisive and strong leadership and intersectoral action from South Africa in response to the COVID-19 virus. S Afr Med J 2020; 110(5):339-40. doi:10.7196/SAMJ.2020.v110i5.14739.
28. EGBE, C.O.; NGOBESE, S.P. COVID-19 lockdown and the tobacco product ban in South Africa. TobInduc Dis 2020; 18:39. Published 2020 May 6. doi:10.18332/tid/120938.
29. SMART, B.T.H.; BROADBENT, A. South Africa's COVID-19 lockdown: cigarettes and outdoor exercise could ease the tension. Disponível em: https://theconversation.com/south-africas-covid-19-lockdown-cigarettes-and-outdoor-exercise-could-ease-thetension-134931.
30. https://tobaccocontrol.bmj.com/content/29/4/363.
31. KAMINSKI, M.; MUTH, A.; BOGDANSKI, P. Smoking, vaping, and tobacco industry during COVID-19 pandemic: Twitter data analysis [published online ahead of print, 2020 Jul 30]. Cyberpsychol Behav Soc Netw 2020;10.1089/cyber.2020.0384. doi:10.1089/cyber.2020.0384.
32. LUK, T.T. et al. Exposure to health misinformation about COVID-19 and increased tobacco and alcohol use: a population-based survey in Hong Kong, 2020: 1-4.
33. INSTITUTO BRASILEIRO DE GEOGRAFIA E ESTATÍSTICA-MPOG e Insituto Nacional de Câncer-MS. (2009, 11 11). Pesquisa Nacional por Amostra de Domicílios-Tabagismo-PETab. 2009.
34. IGLESIAS, R.; SZKLO, A.; SOUZA, M.; ALMEIDA, L. Estimating the size of illicit tobacco consumption in Brazil: findings from the global adult tobacco survey. 2016.
35. WORLD HEALTH ORGANIZATION. WHO Coronavirus (COVID-19) Dashboard. Disponível em: https://covid19.who.int/. Acesso em: 30 dez. 2021.

Apêndice

Filmes que Retratam o Uso Abusivo de Álcool, Tabaco e Outras Drogas

Filme	Ano	Direção	Sinopse
Farrapo humano	1945	Billy Wilder	Em Nova York, Don Birman (Ray Milland) sonha ser escritor, mas não consegue seu objetivo por estar sofrendo de um bloqueio. Assim, completamente dominado pelo álcool, ele passa a ter como única meta obter dinheiro para continuar se embriagando, esquecendo-se que as pessoas que o rodeiam sofrem por vê-lo nesse estado e tudo fazem para afastá-lo da bebida. No entanto, enquanto a namorada, Helen St. James (Jane Wyman), editora de uma revista, quer ajudá-lo, ele bebe cada vez mais.
Anjo embriagado	1948	Akira Kurosawa	No Japão pós-guerra, um jovem gângster é ferido numa luta com rivais e tratado por um médico alcoólatra. O gângster é diagnosticado com tuberculose e convencido pelo médico a fazer o tratamento, o que os torna grandes amigos. O antigo chefe do gângster sai da prisão e reassume a gangue. O jovem gângster perde seu *status* e é excluído do grupo. Um dia, o jovem e seu ex-chefe se enfrentam numa luta que pode levá-los à morte.
Vício maldito	1962	Blake Edwards	Joe Clay (Jack Lemmon) é um jovem publicitário que se apaixona por Kirsten (Lee Remick), uma colega de trabalho. Eles acabam se casando, mas, devido a uma pressão profissional muito forte, ele começa a beber cada vez mais e acaba levando a esposa para o mesmo caminho.
La Luna	1979	Bernardo Bertolucci	A grande estrela de ópera americana Caterina (Jill Clayburgh) viaja com seu filho adolescente em turnê para a Itália logo após ficar viúva. Absorvida em seu trabalho, ela fica chocada quando descobre que seu filho se tornou um jovem solitário e problemático, viciado em heroína. Suas tentativas desesperadas de salvá-lo das drogas transformam-se numa relação incestuosa, mas também criam a possibilidade de apresentá-lo a seu pai biológico.
Eu, Cristiane F., 13 anos, drogada e prostituída	1981	Uli Edel	Na cidade de Berlim, nos anos 1970, a adolescente Christiane (Natja Brunckhorst) é uma jovem comum que mora com a mãe e a irmã caçula. Ela sonha em conhecer a Sound, discoteca mais moderna e badalada do momento. Menor de idade, a moça consegue entrar com a ajuda de uma amiga, conhece Detlev (Thomas Haustein) e começa a se aproximar das drogas; primeiro o álcool, depois maconha, calmantes, LSD e heroína. Imersa no submundo do vício, Christiane passa a se prostituir.
Por volta da meia-noite	1986	Bertrand Tavernier	Na Paris de 1959, um talentoso e veterano saxofonista deve se apresentar no Blue Note, ao lado de outros músicos americanos. Com problemas de alcoolismo, ele é amparado por um fã parisiense. Além de Dexter Gordon, o filme de Bertrand Tavernier contou com a participação de grandes jazzistas: Ron Carter, Wayne Shorter, Freddie Hubbard, Herbie Hancock, entre outros.
Ironweed	1987	Hector Babenco	O esquizofrênico Francis Phelan (Jack Nicholson) e a ex-cantora Helen Archer (Meryl Streep) encontram-se por acaso e acabam desenvolvendo uma relação de afeto. Phelan e Helen são alcoólatras, mas tentam se ajudar mutuamente e encarar os fantasmas do passado.

(Continua)

Filme	Ano	Direção	Sinopse
Barfly, condenados pelo vício	1987	Barbet Schroeder	Henry Chinaski (Mickey Rourke) é um escritor que não leva a vida muito a sério, não se importando com a necessidade de pertencer ao sistema ou a uma sociedade. Ele passa os dias e as noites bebendo, ouvindo rádio, brigando e, quando sobre tempo, escrevendo. Em uma de suas idas ao bar, conhece Wanda (Faye Dunaway). A princípio, a relação deles é instável e tumultuada, mas, após algumas brigas, eles conseguem estabelecer uma conexão verdadeira. Henry recebe a visita de uma agente literária interessada em publicar suas histórias e acaba envolvendo-se com ela. Mas quando a mulher, apaixonada, vai confrontar sua namorada, Wanda acaba ganhando a briga e o casal segue até seu habitual bar para comemorar a felicidade, o dinheiro e o amor.
Drugstore Cowboy	1989	Gus Van Sant	Com base no romance autobiográfico de James Fogle, um ex-usuário de drogas, e passado na década de 1970, o filme conta a história de Bob, um dependente químico, e de sua companheira Diane, que, junto com outro casal de viciados em drogas, percorre os EUA roubando farmácias para sustentar o vício.
O valor da vida	1989	Stéphane Brizé	Também baseado em fatos reais, conta a história de um homem que durante a Grande Depressão vê sua vida desmoronar e se torna dependente do álcool. Ao encontrar um médico que também tem problemas com o alcoolismo, eles se ajudam e surge a ideia de fundar os Alcoólicos Anônimos, instituição que desde essa época se tornou uma grande esperança de mudança de vida e enfrentamento do vício.
Quando um homem ama uma mulher	1994	Luis Mandoki	Alice e Michael formam um casal apaixonado, com duas filhas, no melhor estilo "família americana bem-sucedida". Mas eles são atormentados por um problema do passado que ameaça a felicidade de todos: Alice precisa ser internada numa clínica de reabilitação para tratar de sua dependência do álcool.
Diário de um adolescente	1995	Scott Kalvert	Um jovem com carreira promissora como jogador de basquete se afunda no submundo das drogas. Para manter o vício, passa a roubar e a se prostituir. Com a ajuda de um amigo, ele ganha forças para enfrentar o problema e mudar sua vida.
Despedida em Las Vegas	1996	Mike Figgis	Bem Sanderson é um alcoólatra que, após ser demitido da produção de um filme, decide dirigir até Las Vegas, onde planeja beber até morrer. Ao chegar lá, conhece Sera, uma prostituta por quem se apaixona. Eles passam a viver juntos, ele respeitando a maneira dela ganhar a vida e ela sem interferir na questão dele com o álcool. Mas a condição dele vai se deteriorando até chegar a um processo irreversível.
O informante	1999	Michael Mann	Um ex-executivo da indústria do tabaco dá uma entrevista bombástica ao programa jornalístico "60 Minutos", da rede americana CBS, e diz que os manda-chuvas da empresa em que trabalhou não apenas sabiam da capacidade viciante da nicotina, mas também aplicavam aditivos químicos ao cigarro para acentuar essa característica. Com base nessa história real, *O informante* narra a trajetória do ex-vice-presidente da Brown & Williamson, Jeffrey Wigand, e do produtor Lowell Bergman.
Notícias de uma guerra particular	1999	João Moreira Salles e Kátia Lund	Documentário brasileiro que relata a realidade do cotidiano dos moradores do morro Santa Marta, no Rio de Janeiro, e mostra como se dá a relação dos moradores com os traficantes, numa luta diária com a polícia e a guerra contra o tráfico de drogas.
Bicho de sete cabeças	2000	Lais Bodanzky	Neto é um estudante inserido na cultura urbana de São Paulo que vai parar num hospital psiquiátrico depois que seu pai encontra um cigarro de maconha entre suas coisas. Internado, ele é submetido a constantes abusos no sistema manicomial, retratado como um lugar marcado por corrupção, maus-tratos e negligência médica. Os efeitos dos medicamentos e dos eletrochoques deixam Neto debilitado e desconectado de si mesmo.
28 dias	2000	Betty Leder	Uma escritora bem-sucedida de Nova York adora festas, mas sua vida muda depois que ela e o namorado ficam bêbados, pegam a limusine do casamento de sua irmã e batem com o carro. Ela, então, é obrigada a se internar por 28 dias numa clínica de reabilitação para dependentes de álcool e precisa aprender a viver seguindo as regras do lugar.
Réquiem para um sonho	2000	Darren Aronofsky	Sara é uma viciada em TV que vive tendo problemas com seu filho Harry, um viciado em drogas pesadas. Quando ela recebe um convite para aparecer num programa na televisão, decide emagrecer e passa a tomar pílulas que tiram sua fome e, ao mesmo tempo, vão deixando-a dependente e perturbada mentalmente,

(*Continua*)

Filme	Ano	Direção	Sinopse
Traffic	2000	Steven Soderbergh	Uma série de histórias interligadas dão um panorama sobre o alto escalão do tráfico de drogas, envolvendo um policial mexicano preso numa teia de corrupção, uma dupla de agentes do DEA (departamento antidrogas) infiltrada no perigoso mundo dos negociantes de San Diego, um barão da droga que após ser preso explica como sua mulher tomou seu negócio ilegal e ainda um juiz da Suprema Corte de Justiça de Ohio, conhecido pela sua posição antidrogas, que precisa lidar com sua filha viciada.
Cidade de Deus	2002	Fernando Meirelles e Kátia Lund	Buscapé é um jovem pobre, negro e sensível, que cresce num universo de muita violência. Ele vive na Cidade de Deus, favela carioca conhecida com um dos locais mais violentos da cidade. Amedrontado com a possibilidade de se tornar um bandido, Buscapé acaba sendo salvo de seu destino por causa de seu talento como fotógrafo.
Maria Cheia de Graça	2004	Joshua Marston	Maria é uma menina de 17 anos que vive numa pequena localidade ao norte de Bogotá, na Colômbia. Ela e sua amiga Blanca trabalham numa grande plantação de rosas, retirando espinhos e amarrando as flores, tarefa entediante que obedece a regras rígidas. Decidida a melhorar de vida e tentar a sorte na cidade grande, a jovem aceita a oferta de um conhecido: transportar heroína para Nova York em seu próprio estômago.
Ray Charles	2004	Taylor Hackford	Ray Charles nasce em Albany, uma pequena e pobre cidade do estado da Georgia. Fica cego aos 7 anos, logo após testemunhar a morte acidental de seu irmão mais novo. Inspirado por uma dedicada mãe independente, que insiste que ele deve fazer seu próprio caminho no mundo, Ray encontra seu dom num teclado de piano. Sua fama explode mundialmente quando, de forma pioneira, incorpora o gospel, o country e o jazz, criando um estilo inimitável. Mas sua vida pessoal e profissional é afetada ao se tornar um viciado em heroína.
Meu nome não é Johnny	2008	Mauro Lima	João Guilherme Estrella nasceu numa família de classe média do Rio de Janeiro. Filho de um diretor do extinto Banco Nacional, ele cresceu no Jardim Botânico e frequentou os melhores colégios, tendo amigos entre as famílias mais influentes da cidade. Carismático e popular, João viveu intensamente os anos 80 e 90. Nesse período, conheceu o universo das drogas, mesmo sem jamais pisar numa favela. Logo se tornou o maior vendedor de drogas do Rio de Janeiro, sendo preso em 1995. A partir de então passou a frequentar o cotidiano do sistema carcerário brasileiro.
É proibido fumar	2009	Anna Muylaert	Baby vive sozinha no apartamento que herdou da mãe. Ela dá aulas de violão para alguns alunos e vive em atrito com as irmãs. Quando o músico Max se muda para o apartamento vizinho, Baby vê nele a grande chance de voltar à vida. Para que o romance dê certo, ela está disposta a enfrentar qualquer ameaça, inclusive seu vício compulsivo por fumar.
Um novo caminho	2009	Philippe Godeau	Hervé é dono de uma agência de notícias e vive para o trabalho, afogando suas angústias na bebida de maneira destrutiva. Decidido a mudar de vida, interna-se por conta própria numa clínica para se livrar da dependência do álcool. Lá, ele entra em contato com os dramas pessoais dos outros pacientes e passa a enfrentar seus próprios fantasmas.
Às vezes o amor não é o bastante	2010	John Kent Harrison	A história conta o conturbado relacionamento entre Lois Wilson, cofundadora da Al-Anon, e seu marido, Bill Wilson, idealizador dos Alcoólicos Anônimos. Juntos, os dois promoveram grandes avanços na luta contra o alcoolismo em todo o mundo, mas a dedicação à causa afeta a vida do casal.
Sem limites	2011	Neil Burger	Eddie Morra sofre de bloqueio de escritor. Um dia, ele reencontra na rua seu ex-cunhado, Vernon, que lhe apresenta um remédio revolucionário que permite o uso de 100% da capacidade cerebral. O efeito é imediato em Eddie, pois ele passa a se lembrar de tudo que já leu, ouviu ou viu em sua vida. A partir daí ele consegue aprender outras línguas, fazer cálculos complicados e escrever muito rapidamente, mas para manter esse ritmo precisa tomar o remédio todos os dias. Seu desempenho chama a atenção do empresário Carl Van Loon, que resolve contar com sua ajuda para fechar um dos maiores negócios da história.
Código de honra	2011	Adam Kassen e Mark Kassen	Mike e Paul são advogados e sócios. O primeiro tem uma vida marcada pelo vício em drogas, enquanto o segundo leva uma vida familiar estável. Os dois aceitam o caso de Vicky Rogers, uma enfermeira infectada pelo vírus HIV por conta de uma agulha contaminada. Com a ajuda de um engenheiro, essa mulher havia desenvolvido um novo tipo de agulha, que se retrai em caso de introdução forçada, mas ninguém comprou a patente da invenção. Mike e Chris decidem levar o caso aos tribunais, enfrentando uma das companhias médicas mais poderosas, defendida por um advogado renomado.

(Continua)

Filme	Ano	Direção	Sinopse
O voo	2012	Robert Zemeckis	Whip é um experiente piloto de avião que está separado de sua esposa e filho e tem sérios problemas com bebidas e drogas. Certo dia, ele salva a vida de diversos passageiros quando a aeronave que pilotava apresenta uma pane, mas sua frieza e conhecimento permitiram uma aterrissagem praticamente impossível. Agora, apesar de ser considerado um herói por muitos e contar com o apoio dos amigos, ele se vê diante do jogo de empurra na busca pelos culpados pela queda e as mortes. É quando seus erros e escolhas do passado passam a ser decisivos para definir o que ele irá fazer de seu futuro.
Smashed – De volta à realidade	2012	James Ponsoldt	Kate e Charlie formam um jovem casal apaixonado. Eles compartilham uma paixão pela música, pelos risos e pelo álcool. Com o tempo, Kate desenvolve um comportamento antissocial que compromete seu trabalho como professora. Ela então decide entrar no AA e ficar sóbria, contando com a ajuda da amiga Jenny, do vice-diretor da escola e de seu marido. Mas nem tudo será fácil nessa jornada, pois essa transformação vai trazer à tona os outros problemas de sua vida.
Querido menino	2018	Felix Van Groeningen	David Sheff é um conceituado jornalista e escritor que vive com a segunda esposa e os filhos. Seu filho mais velho, Nic, é viciado em metanfetamina e abala completamente a rotina da família. David tenta entender o que acontece com o filho, que teve uma infância de carinho e suporte, ao mesmo tempo que estuda a droga e sua dependência. Nic, por sua vez, passa por diversos ciclos da vida de um dependente químico, lutando para se recuperar, mas volta e meia se entregando ao vício.
Nasce uma estrela	2018	Bradley Cooper	Jackson Maine é um cantor no auge da fama. Um dia, após deixar uma apresentação, ele para em um bar para beber algo. É quando conhece Ally, uma insegura cantora que ganha a vida trabalhando num restaurante. Jackson se encanta pela mulher e seu talento, decidindo acolhê-la debaixo de suas asas. Ao mesmo tempo que Ally ascende ao estrelato, Jackson vive uma crise pessoal e profissional devido aos problemas com o álcool.
Impuros	2018	René Sampaio	A história se passa no Rio de Janeiro, durante o ano de 1990. Evandro do Dendê (Raphael Logam) é um jovem da favela carioca cujo principal objetivo ao fazer 18 anos é ganhar o próprio dinheiro de forma honesta, mas tudo muda quando seu irmão traficante é morto por policiais.
Era uma vez um sonho	2020	Ron Howard	A família Vance muda-se para Ohio na esperança de viver longe da pobreza, mas quando o membro mais novo da família cresce e se torna um estudante de Direito na Universidade de Yale, ele retorna à cidade natal e se depara com problemas como racismo, alcoolismo, abusos e pobreza.
Clemência – a história de Cyntoia Brown	2020	Daniel H. Birman	Cyntoia Denise Brown fora condenada à prisão perpétua aos 16 anos por ter matado o homem que a comprou e explorou como prostituta. O caso da adolescente chamou a atenção de diversas personalidades, que passaram a pedir clemência para a jovem. A mãe de Brown assumiu ter consumido álcool de maneira abusiva durante a gravidez da menina, e um documentário de 2011 revela evidências de que ela poderia ser vítima de SAF (síndrome alcoólica fetal), que pode causar danos ao cérebro.
O som do silêncio	2020	Darius Marder	Uma virada repentina na vida de Ruben, baterista de uma banda de *heavy metal*, faz com que ele precise encarar uma realidade assustadora: a perda de audição. É então que o personagem conhece uma comunidade de pessoas com deficiência auditiva e entende que talvez não tenha respostas para seu problema físico, mas que precisa aprender a cuidar de sua saúde mental. Ruben tem de lidar com fantasmas do passado, como a dependência de drogas, e aos poucos vai descobrindo seu caminho de autoconhecimento e fortalecimento e enfrentando um mundo moldado pelo capacitismo.
Druk – Mais uma rodada	2021	Thomas Vinterberg	Para animar um amigo em crise, um grupo de professores decide testar a ousada teoria – que seria de um filósofo e psiquiatra norueguês – segundo a qual as pessoas nascem com uma deficiência de 0,5% de álcool no sangue. Embora tudo não tenha passado de uma interpretação equivocada das palavras do filósofo, os quatro professores exploram os efeitos da embriaguez.
Dom	2021	Breno Silveira	Um rapaz da classe média carioca é apresentado à cocaína na adolescência e acaba se tornando o líder de uma gangue criminosa que dominou os tabloides cariocas no início dos anos 2000, chamado Pedro Dom. A produção também acompanha o pai de Pedro, Victor Dantas, que faz parte do serviço de inteligência da polícia. Essa jornada entre pai e filho, vivendo vidas opostas, pode acabar muitas vezes se espelhando e se complementando, enquanto ambos enfrentam situações que confundem os limites entre o certo e o errado.

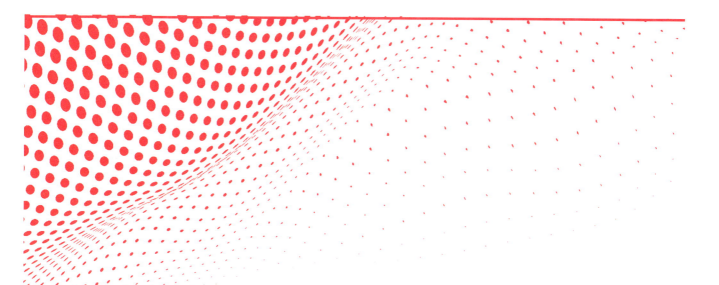

Álbum de Fotos

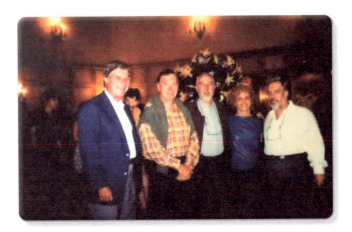

Foto 1 Da esquerda para a direita: George Vaillant, Juan Carlos Negrette, Sérgio de Paula Ramos, Junia Sabino e Ernani Luz (*in memoriam*), durante congresso da Abead.

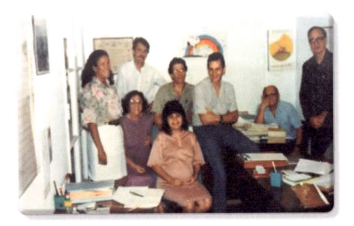

Foto 2 Em pé, da esquerda para a direita: Selene Barreto, Ricardo Esch (de camisa branca), Roque Pena (de óculos) e, a seu lado, o conselheiro Reginaldo Maia Saldanha da Gama e Silva. Sentadas, a assistente social Marluce Freitas Fernandes e a psicóloga Sylvia Cavalcante Pereira Nunes (*in memoriam*). Em pé, no canto direito da foto, o fundador da Vila Serena, John Burns.

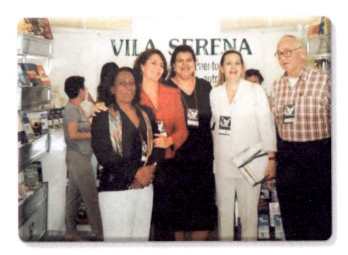

Foto 3 Da esquerda para a direita: Julia Damasceno e Moema Britto Raquelo (diretoras da Vila Serena da Bahia), Gisele de Paula Andrade (diretora da Vila Serena do Rio de Janeiro), Silvia Brasiliano e John Burns.

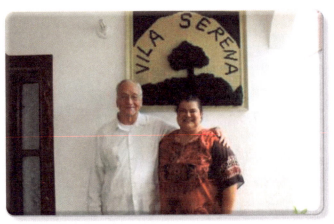

Foto 4 John Burns e Gisele de Paula Andrade.

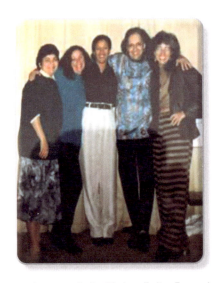

Foto 5 Da esquerda para a direita: Marluce Freitas Fernandes e as psicólogas Eliana Freire, Selene Barreto, Helena Ferreira e Ana Lúcia Fontoura, todas profissionais da Vila Serena.

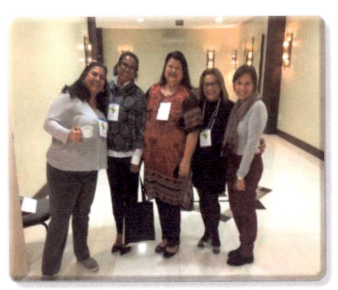

Foto 6 Congresso da Abead. Da esquerda para a direita: Ana Café, Selene Barreto, Gisele de Paula Andrade, Hortência Vieira e Valéria Barbosa.

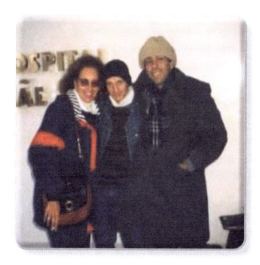

Foto 7 Da esquerda para a direita: Helena Martins Ferreira, José Luiz Jorge e Luiz Guilherme durante o curso de inverno no Hospital Mãe de Deus, em julho de 1992.

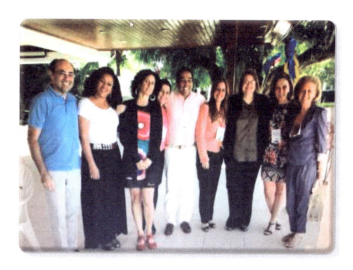

Foto 10 Da esquerda para a direita: Gilberto Lúcio, Selene Barreto, Carla Bicca, Sabrina Presma, Luiz Guilherme, Ana Cristina Melo, Renata Brasil, Ana Cecília Marques e Irani Argimon.

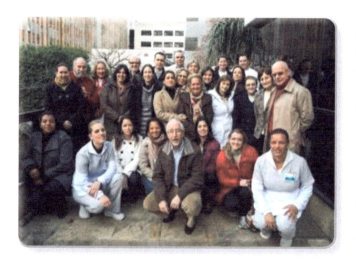

Foto 8 Equipe do Hospital Mãe de Deus.

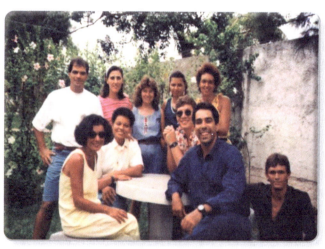

Foto 11 Equipe do Credeq, em 1989. De pé, da esquerda para a direita: Odilon Carvalho Filho, Rosana Amélia Mazuia, Isabel Aparecida Lobo, Regina Célia, Helena Martins Ferreira. Sentados: Eliana Freire, Selma da Cunha, Cid Merlino Fernandes, Luiz Guilherme e Getulio da Kombi.

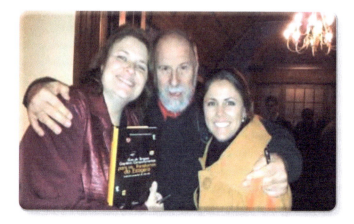

Foto 9 Da esquerda para a direita: Renata Brasil (ex-presidente da Abead), Arnaldo Woitowitz, conselheiro em dependência química da clínica Mãe de Deus, e a psicóloga Priscila Brasco, em 2013, durante o lançamento do *Guia de terapias cognitivo-comportamentais para os transtornos do exagero*, pela editora Sinopsys.

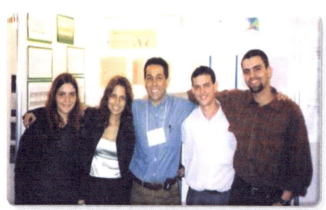

Foto 12 Da esquerda para a direita: Erika Stein, Sábrina Bonfatti, Luiz Guilherme, Mauro Campos da Paz Machado e Pedro Augusto Rodrigues, durante congresso da Abead, em 1999.

302 Álbum de Fotos

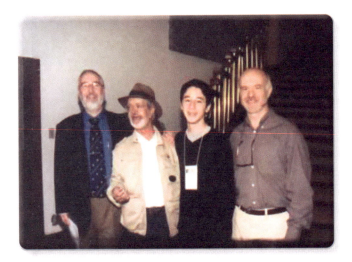

Foto 13 Da esquerda para a direita: Sérgio de Paula Ramos, Antonio Nery Filho, Vitor de Paula Ramos e Ângelo Campana.

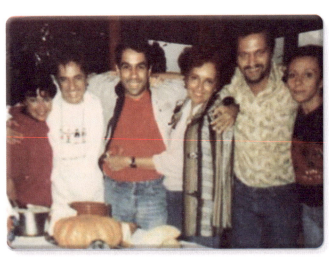

Foto 16 Festa de fim de ano da equipe do Credeq, em 1989. Da esquerda para a direita: Eliana Freire, Alexandre Perez Bado (*in memoriam*), Luiz Guilherme, Helena Martins Ferreira, Claudio José e Ana Maria Bado.

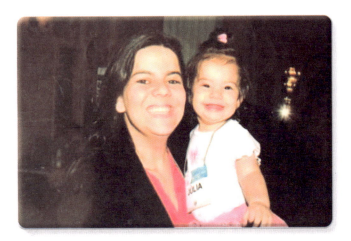

Foto 14 Sabrina e a filha Júlia, no XIX Congresso da Abead, em 2007.

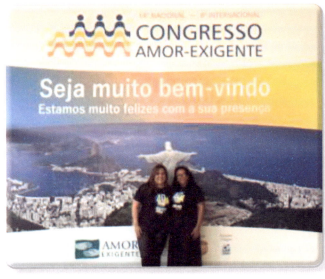

Foto 17 Alessandra Diehl e Selene Barreto.

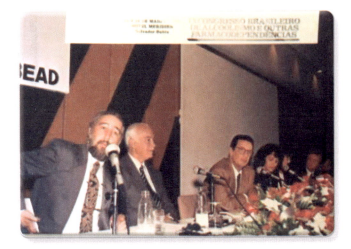

Foto 15 Sérgio de Paula Ramos, Antônio Carlos Magalhães, então governador da Bahia, e Carlos Chiarelli, ministro da Educação, durante o IX Congresso Brasileiro de Alcoolismo e Outras Farmacodependências, em maio de 1991.

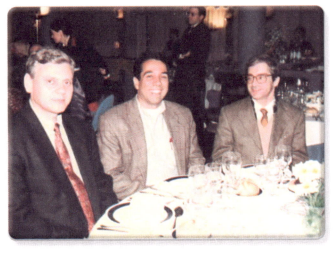

Foto 18 Da esquerda para a direita: Pedro Ferreira, Luiz Guilherme e Luiz Patrício, durante congresso realizado em Madri, em 1997.

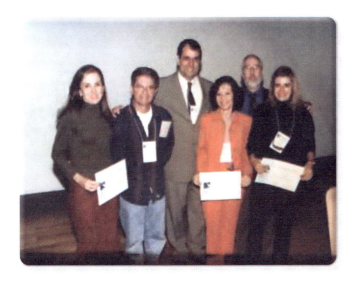

Foto 19 Da esquerda para a direita: Ana Cecília Marques, Raul Caetano, João Carlos Dias, Sérgio de Paula Ramos e Margarida Constâncio.

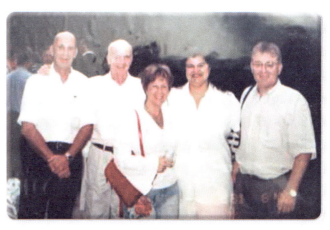

Foto 22 Da esquerda para a direita: Ronaldo Côrtes de Andrade, popularmente Ronaldo Careca (*in memoriam*), Peter Rodenbeck, Maria Luiza Rodenbeck (*in memoriam*), Gisele de Paula Barros Andrade e Américo Aguiar França de Andrade, em agosto de 2002, por ocasião dos 20 anos de aniversário da Vila Serena.

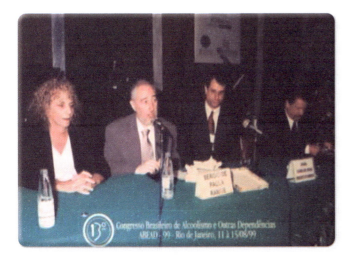

Foto 20 Da esquerda para a direita: Junia Sabino, Sérgio de Paula Ramos, João Carlos Dias e Evaldo Melo.

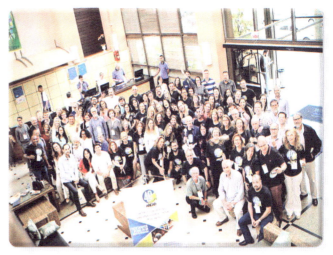

Foto 23 Evento comemorativo dos 40 anos da Abead (2018).

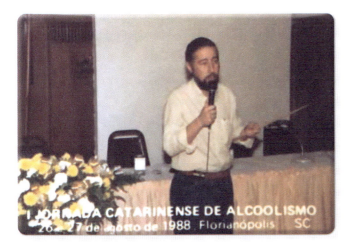

Foto 21 Sérgio de Paula Ramos durante a I Jornada Catarinense de Alcoolismo, em 1983.

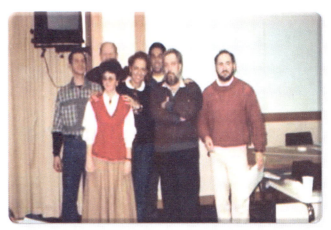

Foto 24 Alunos da turma de 1992 do curso de inverno do Hospital Mãe de Deus, no Rio Grande do Sul. Da esquerda para a direita: José Luiz Jorge, Dirceu Deconto (atrás), Luiz Guilherme. Na frente: Maria Angélica Gambarini, Helena Martins Ferreira, Ernani Luz (*in memoriam*) e Bruno Galperin.

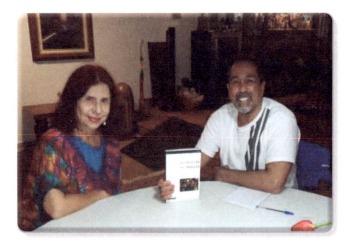

Foto 25 Luiz Guilherme e Magda Vaissman em entrevista concedida para este livro.

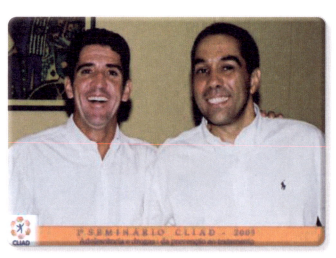

Foto 28 Roberto Martins Ribeiro e Luiz Guilherme durante o seminário Cliad, em 2003.

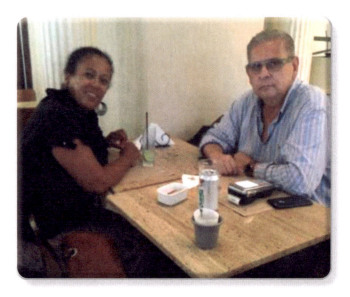

Foto 26 Selene Barreto e Joaquim Melo em entrevista concedida para este livro.

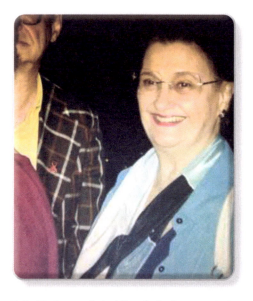

Foto 29 A conselheira Lilian Catão (*in memoriam*).

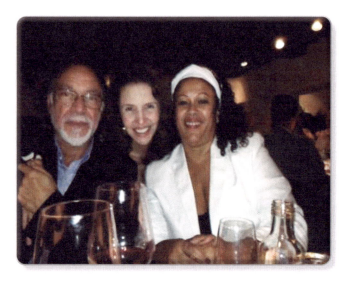

Foto 27 José Mauro Braz de Lima, Analice Gigliotti e Selene Barreto.

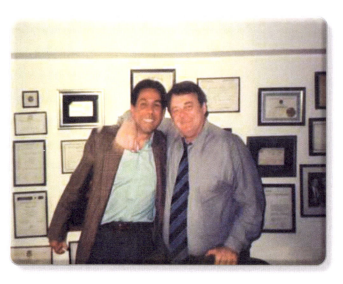

Foto 30 Luiz Guilherme da Rocha Pinto e Eduardo Kalina.

Álbum de Fotos **305**

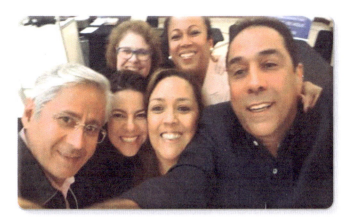

Foto 31 Da esquerda para a direita: Tadeu Lemos, Sabrina Presman, Alessandra Diehl, Luiz Guilherme; atrás: Renata Brasil e Selene Barreto.

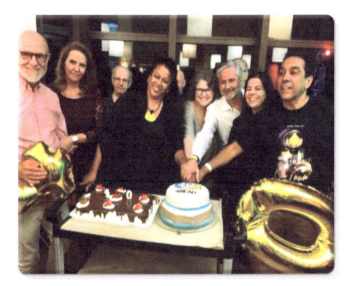

Foto 32 Evento em comemoração aos 40 anos da Abead.

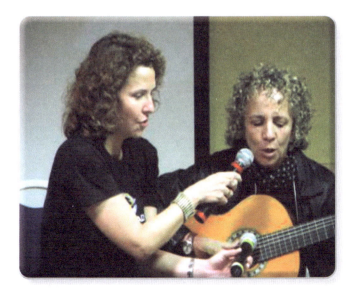

Foto 33 Evento em comemoração aos 30 anos da Abead. Na foto, uma apresentação de Junia Sabino com a presidente da instituição, Analice Gigliotti.

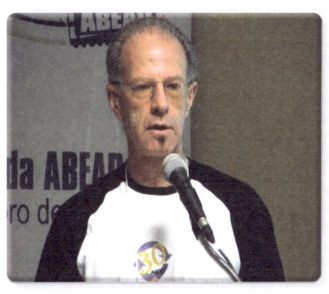

Foto 34 José Manoel Bertolote em palestra no congresso da Abead.

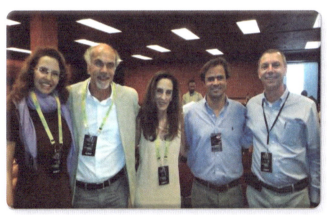

Foto 35 Da esquerda para a direita: Analice Gigliotti, Marcelo Cruz, Ana Cecília Marques, Júnior Braz e o procurador de Justiça Mário Sérgio Sobrinho.

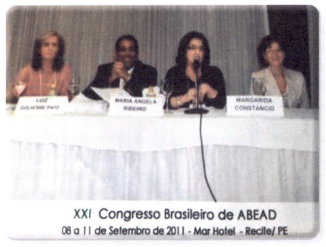

Foto 36 Da esquerda para a direita: Joanna Francisca Elsenbuch, Luiz Guilherme, Maria Angela Ribeiro e Margarida Constâncio.

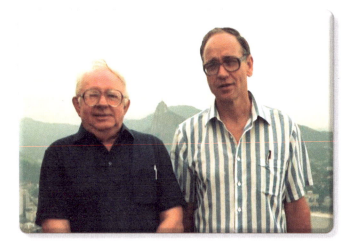

Foto 37 O psicólogo Daniel Anderson, um dos precursores do método Minnesota, ao lado de John Burns.

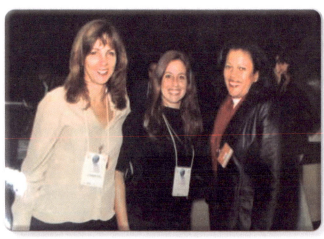

Foto 40 Da esquerda para a direita: Lilian Monteiro, Ana Cristina de Melo e Selene Barreto.

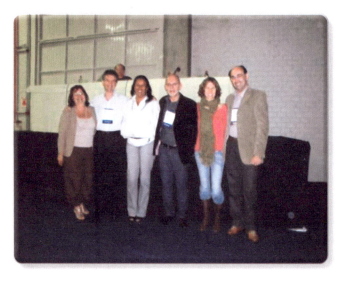

Foto 38 Da esquerda para a direita: Margareth Silva Oliveira, Marcos Zaleski, Selene Barreto, Carlos Salgado, Ilana Pinsky e Gilberto Lúcio da Silva.

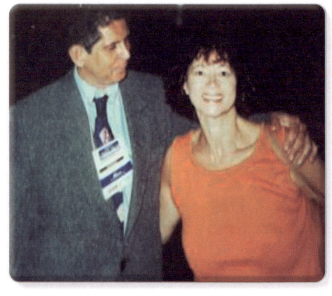

Foto 41 Joaquim Mello e Margarida Constâncio.

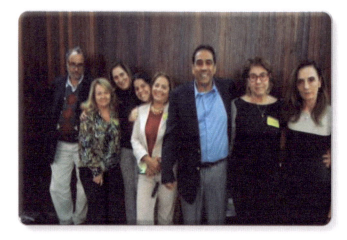

Foto 39 Evento regional da Abead, em Volta Redonda (2015). Da esquerda para a direita: Renato Mussi, Miriani Maia Leal Nogueira, Neusa Jordão, Sabrina Presman, Hortência Vieira, Luiz Guilherme, Sueli Pinto e Ana Cecília Marques.

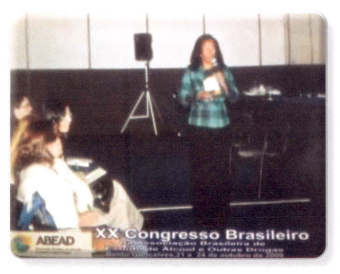

Foto 42 Selene Barreto durante o XX Congresso da Abead.

Álbum de Fotos **307**

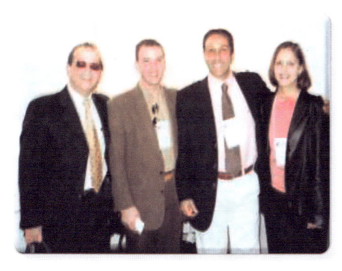

Foto 43 Congresso da Abead em Gramado. Da esquerda para a direita: Mário Biscaia, Cláudio Jerônimo da Silva, Luiz Guilherme da Rocha Pinto e Neliana Buzi Fliglie.

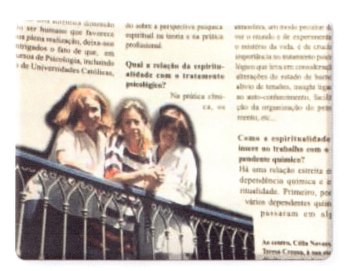

Foto 44 Informativo do Centro Loyola de Fé e Cultura – 2004. Da esquerda para a direita: Eliana Freire, Célia Novaes e Teresa Creuza.

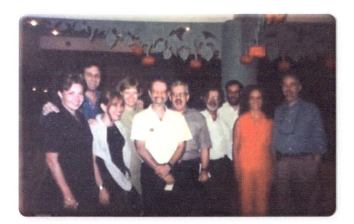

Foto 45 Da esquerda para a direita: não identificada, Paulo Knapp, Fátima Buchele, Paulinia, José Manoel Bertolote, Dagoberto Hungria Requião, Antonio Nery Filho, Aulo Gomes Pereira, June Sabino e Sérgio de Paula Ramos.

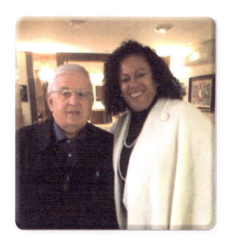

Fotos 46 Dagoberto Hungria Requião e Selene Barreto.

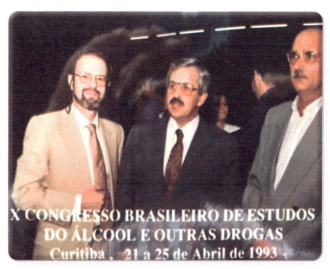

Foto 47 Da esquerda para a direita: José Manoel Bertolote, Dagoberto Hungria Requião e Abelardo Viana Filho.

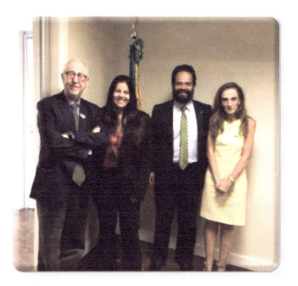

Foto 48 Sérgio de Paulo Ramos, Sabrina Presman, Quirino Cordeiro Filho (secretário nacional de cuidados e prevenção às drogas, do Ministério da Cidadania) e Ana Cecília Marques.

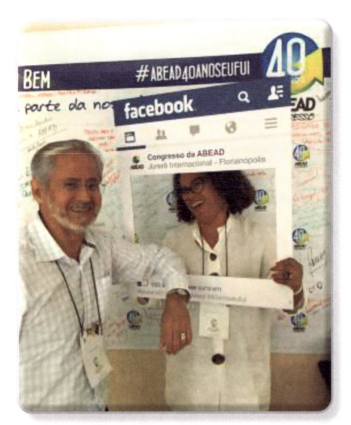

Foto 49 Tadeu Lemos e Selene Barreto.

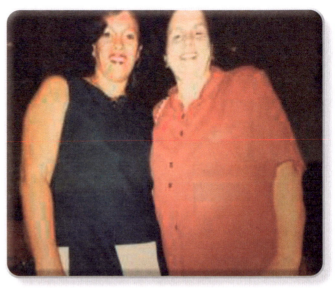

Foto 51 Selene Barreto e Marlúcia Costa Van Der Put.

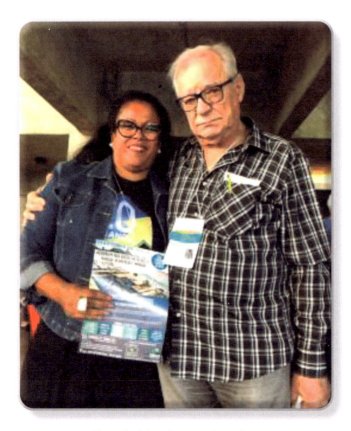

Foto 50 Selene Barreto e Oscar Cox.

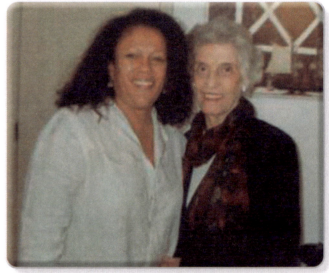

Foto 52 Conselheira Edy Cury (*in memoriam*) e Selene Barreto.

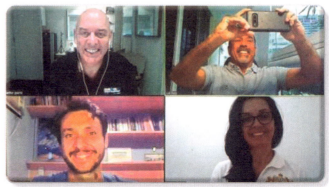

Foto 53 Luiz Guilherme com seus alunos, Tales Ferro e Andresa Gouveia, entrevistando Arthur Guerra de Andrade.

Álbum de Fotos **309**

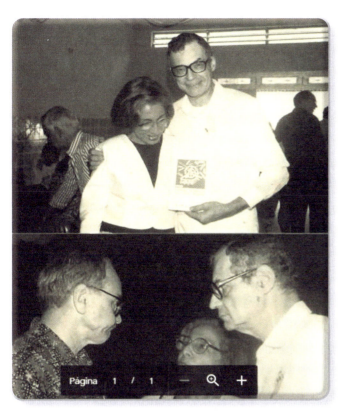

Foto 54 John Burns e Oscar Cox.

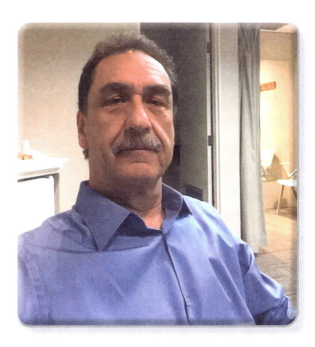

Foto 56 Dartiu Xavier da Silveira, médico psiquiatra, foi consultor do Ministério da Saúde e da Secretaria Nacional de Drogas (Senad/Ministério da Justiça). Criou o Proad (Programa de Orientação e Atendimento a Dependentes), um serviço ligado ao Departamento de Psiquiatria da Universidade Federal de São Paulo (Unifesp). Foi presidente da Sociedade Brasileira de Psicologia Analítica e da Associação Brasileira Multidisciplinar de Estudos sobre Álcool e Drogas (Abramed).

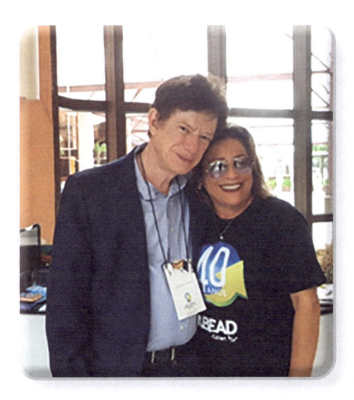

Foto 55 Osvaldo Saide, psiquiatra, e Hortênsia, psicóloga.

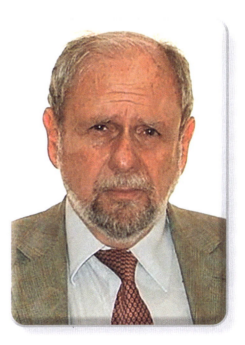

Foto 57 Sergio Dario Seibel, médico, um dos fundadores do Núcleo de Estudos e Pesquisas em Atenção ao Uso de Drogas (Nepad), da Universidade Estadual do Rio de Janeiro (Uerj).

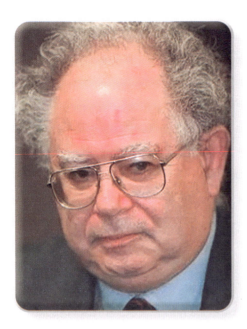

Foto 58 Claude Olievenstein, psiquiatra francês, especializado no tratamento da dependência de substâncias químicas. Pioneiro na área de tratamento e prevenção das adicções, teve importante papel na formação de vários profissionais brasileiros. Fundou, em 1971, o Centro Médico Marmottan, em Paris, um dos mais relevantes centros de tratamento das adicções em toda a história.

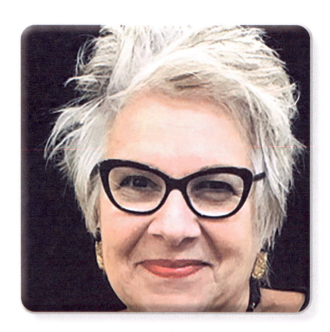

Foto 60 A psicóloga Clara Lúcia de Oliveira integrou o Conselho Federal de Entorpecentes e foi presidente da Câmara de Prevenção do Conselho Estadual de Entorpecentes. Também fez parte do Nepad como psicanalista e supervisora do setor de Assistência Terapêutica.

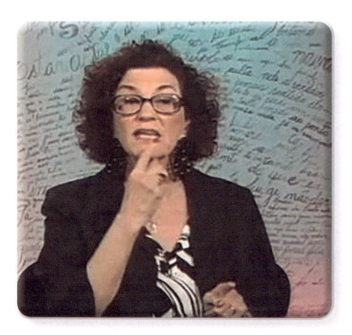

Foto 59 Miriam Schenker, psicóloga, é uma das pioneiras no tratamento clínico das adicções e do tratamento familiar. Integrou a equipe do Nepad.

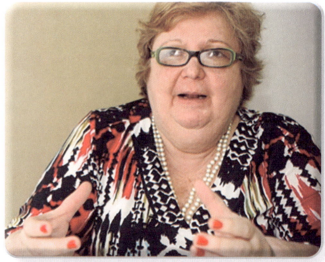

Foto 61 Ivone Stefania Ponczek, psicóloga, integrou a pioneira equipe do Nepad, na Uerj, na área de assistência e prevenção às adicções.

Índice Remissivo

A
AA (Alcoólicos Anônimos), 73, 195, 245
- história resumida, 76
Abead (Associação Brasileira de Estudos de Álcool e outras Drogas), 45, 98
Aborda (Associação brasileira de redução de danos), 85
ABRAMET, 5
Aconselhamento terapêutico, 250
Adicção
- clínica e psicólogo, 83
- espiritualidade no tratamento, 242
Adolescentes em famílias com adictos, 267
Aids, 174
Alcatrão, determinação dos níveis, 137
Álcool, 9
- covid-19, 290
Alimento-droga, 8
Alternativas e prevenção, 108
Ambiente de trabalho, políticas sobre álcool e outras drogas, 53
- adesão das empresas aéreas, 57
- implementação dos programas de prevenção, 62
- legislação, 53
- mudanças, 55
- novos paradigmas na prevenção, 58
- reconhecimento dos programas, 60

AME PSIQUIATRIA, 184
- objetivos, 184
Anfetamina, 11
Aparelho respiratório e o cigarro, 144
Aplicativos para encontros sexuais, 275
Araújo, Alberto José, 98
Araújo, Vicente Antônio, 93
Associações no Brasil, 49
Astecas, uso do tabaco, 120

B
Bafômetro para flagrar maconha no trabalho, 64
Beber e dirigir, 185
Bebidas alcoólicas, 19
Binge, 19

C
Cachimbo, época de ouro, 124
Cafeína, 11
Campanha nacional antitabagista do serviço nacional do câncer, 136
Câncer de pulmão, 131, 145
Caps-ad, 203
Carlini, Elisaldo Luiz de Araújo, 97
Cead/RJ (Conselho Estadual Antidrogas), 169
Centros de recuperação, 42
- fumantes, 136
Charuto, 118
- época de ouro, 125
Chemsex, 275

Cigarro, 117
- eletrônico, 142
- - cessação do tabagismo, 146
- - dependência, 145
- - doenças, 145, 146
- - iniciação do tabagismo entre adolescentes e adultos jovens, 146
- - risco à saúde, 143, 144
- - risco de câncer, 145
- - risco reduzido, 146
- - tabaco aquecido, 142, 143
- época de ouro, 128
- primeiro produto globalizado, 128
Clínicas
- adicção e psicólogos, 83
- populares, 172, 176
Cocaína, 11
- curiosidade, 19
Comissão de combate ao tabagismo na Associação Médica Brasileira, 137
Comunidades
- científica desperta para os efeitos do tabaco, 128
- terapêuticas, 196
- - crescimento, 200
- - nova política de drogas, 202
Conen/RJ (Conselho Estadual de Entorpecentes do Rio de Janeiro, 167
Congressos desenvolvidos pela Abead, 49
Controle do tabaco
- convenção-quadro, 133
- primeiras leis, 135
- primeiras tentativas, 121
Coração e tabagismo, 144

Covid-19 e a epidemia da
   dependência química, 290
- álcool, 290
- síndrome alcoólica fetal, 214
- tabagismo, 291
Crack, 12
Crianças em família de adictos, 267
Cristal de metanfetamina, 276
Cronologia do tabaco, 118

D
Dependência química
- atualidade e contradições, 227
- centros de tratamento, 41
- década de 1970, 30
- especializações acadêmicas, 281
- experiências históricas, 24
- instituições, 40, 45
- marcos históricos no tratamento, 3
- panorama político, 20
- personagens, 40
- risco de infecção pelo HIV, 274
- tratamento, 191
- - ambulatorial, 232
- - Caps-ad, 203
- - comunidades terapêuticas, 196-202
- - desenvolvimento, 220
- - Estados Unidos – pioneiros, 218
- - experiências profissionais, 206
- - hegemonia do modelo biomédico e centralidade da internação como modelo preferencial, 222
- - modelo de 12 passos, 195
- - modelo Minnesota, 191
- - momentos históricos, 191
- - moradias assistidas para dependentes químicos, 203
- - redução de danos, 205
- - reforma psiquiátrica no Brasil, 224
Depressores, 8
Disseminação do tabaco, 118
Ditadura militar (desafios e retrocessos), 21
Doze passos, 195
Drogas, 7
- abordagem, 9
- álcool, 9
- anfetamina, 11
- cafeína, 11
- classificação, 7
- cocaína, 11
- controladas, 9
- crack, 12
- curiosidades históricas, 18
- definição, 7
- de onde vem, 7
- depressoras, 8
- ecstasy (êxtase), 13
- efeitos, 7
- estimulantes, 8
- heroína, 13
- ilícitas, 9
- inalantes, 14
- injetáveis e risco de infecção pelo HIV, 274
- lícitas, 9
- maconha, 15
- medicinal, 8
- modos de uso, 7
- naturais, 8
- opiáceos, 15
- opioides, 15
- para onde vamos (direção da humanidade), 17
- perigos para a saúde, 7
- perturbadoras, 8
- recreativa, 8
- relação com o ser humano, 7
- religiosas, 8
- sedativos, 16
- semissintéticas, 8
- sintéticas, 8
- solventes, 14
- tabaco, 16
- uso e risco de infecção pelo HIV, 274

E
Ecstasy (êxtase), 13, 275
- alien verde, 14
- calvin Klein azul, 14
- charada azul/charada verde, 14
- curiosidades, 18
- dollar, 14
- F1, 14
- golfinho azul, 14
- shazan, 14
Enfiar o pé na jaca, 18
Esch, Ricardo, 95
Espiritualidade no tratamento da adicção, 242
Estimulantes, 8
Estudos epidemiológicos sobre a prevalência do tabagismo, 139

F
Filmes que retratam o uso abusivo de álcool, tabaco e outras drogas, 295
Fumo e saúde, 137

G
Gama-hidroxibutirato, GHB ou Gi, 275
Gênios na ciência, na assistência e na vida, 93
Greve do fumo, 136

H
Haxixe, 18
Heroína, 13
HIV uso de drogas e risco de infecção, 274

I
Inalantes, 14
- curiosidades, 18
Incas, uso do tabaco, 120
Inclusão do tabagismo no currículo médico, 136
Indústria do entretenimento, 132
Instituições para doentes mentais no Brasil, 218
Intervenção militar, 107

J
Jovens, vítimas preferenciais da indústria do tabaco, 133
Júnior, Ernani Luz, 94
Justiça terapêutica, 101
Juul, 145

K
Ketalar, 276
Kit kat, 276

L
Legislação e o papel das empresas no uso do álcool e drogas, 53
LSD (alucinógenos), 14, 276
- curiosidades, 19
Luta contra o tabaco no Brasil, 134

M
Maconha, 15
- curiosidades, 18
Maias, uso do tabaco, 120

Máquina de enrolar cigarros, 125
Masur, Jandira, 94
Mefedrona, 276
Ministério da Saúde, controle do tabagismo, 140
Modos de uso das drogas, 7
Monóxido de carbono, determinação dos níveis, 137
Moradias assistidas para dependentes químicos, 203
Mulheres dependentes de substâncias psicoativas no Brasil, 109

N
NA (Narcóticos Anônimos), 73
Nicotina, 118, 133
- determinação dos níveis, 137

O
Opiáceos, 15
Opioides, 15
Oração da serenidade, 245
Orgulho, intervenção e preconceito, 107

P
Perigo das drogas para a saúde, 7
Pnad, 163
Políticas
- nacional de drogas, 180
- - ambulatório de especialidades em psiquiatria (AME PSIQUIATRIA), 184
- - antigo modelo brasileiro, 182
- - criação de um sistema de atenção à saúde do usuário dependente, 182
- - medidas de redução da demanda, 180
- - necessidade de revisão das técnicas aplicadas, 182
- - pressupostos do tratamento, 181
- sobre álcool e outras drogas no ambiente corporativo, 53
Popper, 276
Prevenção das drogas, 150
- classificação, 154
- fatores de proteção, 157
- fatores de risco, 156
- indicada, 156
- intervenções psicossociais, 155
- seletiva, 156
- sistema de controle focado na saúde, 158
- universal, 156
- vários segmentos, 153
Profissionais, seus relatos, 83
Programa
- contra o fumo na TV, 137
- de combate ao fumo nos estados, 136
- de tabagismo em empresas, 65
- nacional contra o fumo, 136
Psicotrópico, 18

Q
Quetamina, 276

R
Rahm, Padre Haroldo, 96
Rapé, época de ouro, 124
Redução de danos, 85, 205
Reforma psiquiátrica e o redirecionamento do tratamento da dependência, 224
Renascentismo e o tabaco, 122
Rogers, Carl, 251

S
Século XVII – época de ouro do cachimbo, 124
Século XVIII – época de ouro do rapé e do tabaco mascado, 124
Século XIX
- época de ouro do charuto, 125
- primeiras instituições para doentes mentais no Brasil, 218
Século XX – época de ouro do cigarro, 128
Sedativos, 16
Síndrome alcóolica fetal (SAF), 210
- breve história, 213
- carta SAF Brasil, 216
- consumo de risco de bebida alcoólica, 211
- dados epidemiológicos, 212
- manifestações clínicas, 211
- pandemia da covid-19, 214
Sistema estadual antidrogas, 169
Sociedade
- brasileira de pneumologia e tisiologia, 142
- de combate ao fumo, 136
- e regulação, 105, 136

Solventes, 14
Special K, 276

T
Tabaco/tabagismo, 16, 65
- ações lideradas por médicos para controle, 136
- cigarro eletrônico e o tabaco aquecido, 142
- comissão de combate da Associação Médica Brasileira, 137
- considerações, 147
- covid-19, 291
- banimento, 119
- comunidade científica (efeitos do tabaco), 128
- controle
- - convenção-quadro, 133, 141
- - ministério da saúde, 140
- - movimento das entidades médicas junto ao estado, 140
- - primeiras leis, 135
- - primeiras tentativas, 121
- cronologia, 119
- década de 1980, eventos realizados, 138
- determinação dos índices de nicotina, alcatrão e monóxido de carbono, 137
- disseminação, 119
- engajamento das organizações médicas e da sociedade civil, 138
- história, 117
- implementação de programas em empresas, 65
- - etapas, 66
- - importância, 65
- - relato de uma empresa, 69
- indústria do entretenimento, 132, 133
- jovem, principal vítima, 133
- linha do tempo, 121
- luta contra o tabaco no Brasil, 134
- mesmo peso da ração e da bala, 127
- motivo de poesia, 127
- nicotina (negócio da indústria do tabaco), 133
- nome (de onde vem), 119
- período renascentista, 123
- primeiro fumante ocidental, uso do charuto, 118
- prevalência, estudos epidemiológicos, 139

- programa nacional contra o fumo, 137
- - na TV, 137
- rituais (maias, astecas e incas), 120
- século XVII (época de ouro do cachimbo), 124
- século XVIII (época de ouro do rapé e do tabaco mascado), 124
- século XIX (época de ouro do charuto), 125
- século XX (época de ouro do cigarro), 128
- uso medicinal, 120
Terapia familiar, 263

Tratamento, transtornos por uso do álcool e outras substância no Brasil, 191
- ambulatorial, 232
- Caps-ad, 203
- comunidades terapêuticas, 196-202
- desenvolvimento, 220
- Estados Unidos, os pioneiros, 218
- experiências profissionais, 206
- hegemonia do modelo biomédico e centralidade da internação como modelo preferencial, 222
- modelo de 12 passos, 195
- modelo Minnesota, 191
- moradias assistidas para dependentes químicos, 203
- redução de danos, 205
- reforma psiquiátrica no Brasil, 224

U
Uso medicinal do tabaco, 120

V
Veiga, Pires, 28
Velocidade do crack, 13

W
WHOQOL (World Health Organization Quality of Life Group), 240